NIRS
―基礎と臨床―

監修 酒谷　薫 日本大学医学部脳神経外科

編集 岡田英史 慶應義塾大学理工学部電子工学科

　　　星　詳子 東京都医学総合研究所ヒト統合脳機能プロジェクト

　　　宮井一郎 社会医療法人大道会森之宮病院

　　　渡辺英寿 自治医科大学脳神経外科

株式会社 新興医学出版社

NIRS : Basic and Clinical Applications

© First edition, 2012 published by
SHINKOH IGAKU SHUPPAN CO., LTD TOKYO.
Printed & bound in Japan

執筆者一覧

■ 監修

酒谷	薫	日本大学医学部 脳神経外科学系 光量子脳工学分野 教授

■ 編集

岡田	英史	慶應義塾大学理工学部 電子工学科 教授
星	詳子	東京都医学総合研究所 ヒト統合脳機能プロジェクト プロジェクトリーダー
宮井	一郎	社会医療法人 大道会 副理事長，森之宮病院 院長代理，同病院 神経リハビリテーション研究部 部長
渡辺	英寿	自治医科大学 脳神経外科 教授

■ 分担執筆者（執筆順）

酒谷	薫	日本大学医学部 脳神経外科学系 光量子脳工学分野 教授
岡田	英史	慶應義塾大学理工学部 電子工学科 教授
川口	拓之	独立行政法人 放射線医学総合研究所 分子イメージング研究センター 研究員
鈴木	進	浜松ホトニクス株式会社 システム事業部 第4設計部 第16部門 部門長
山下	豊	浜松ホトニクス株式会社 中央研究所 研究主幹
山田	幸生	電気通信大学大学院 情報理工学研究科 知能機械工学専攻 教授
星	詳子	東京都医学総合研究所 ヒト統合脳機能プロジェクト プロジェクトリーダー
五十嵐崇浩		日本大学医学部 脳神経外科学系 神経外科学分野 助教
岡本	雅子	帯広畜産大学 動物・食品衛生研究センターAGH 准教授，自治医科大学 先端医療技術開発センター 客員研究員
檀	一平太	自治医科大学医学部 先端医療技術開発センター 脳機能研究部門 准教授
桂	卓成	株式会社 日立製作所 中央研究所 ライフサイエンス研究センタ 基礎研究部
石川	亮宏	株式会社 島津製作所 医用機器事業部 技術部 開発グループ 主任
綱島	均	日本大学生産工学部 機械工学科 教授
河野	理	株式会社 島津製作所 医用機器事業部 技術部 開発グループ 主任
山田	亨	独立行政法人 産業技術総合研究所 ヒューマンライフテクノロジー研究部門 脳機能計測研究グループ 主任研究員
谷川ゆかり		独立行政法人 産業技術総合研究所 ヒューマンライフテクノロジー研究部門 医用計測技術グループ 主任研究員
西条	寿夫	富山大学医学薬学研究部（医学）システム情動科学 教授
竹内	幹伸	富山大学医学薬学研究部（医学）脳神経外科学 医局員
小野	武年	富山大学医学薬学研究部（医学）神経・整復学 特任教授
精山	明敏	京都大学大学院医学研究科 人間健康科学系専攻 情報理工医療学講座 医療診断機器学分野 教授
関	淳二	国立循環器病研究センター研究所 生体医工学部 細胞工学研究室 室長
田村	守	清華大学医学院 客座教授
渡辺	英寿	自治医科大学 脳神経外科 教授
黒田	敏	北海道大学医学研究科 脳神経外科 講師
村田	佳宏	日本大学医学部 脳神経外科学系 神経外科学分野 准教授
横瀬	憲明	日本大学医学部 脳神経外科学系 神経外科学分野 専修医
片山	容一	日本大学医学部 脳神経外科学系 神経外科学分野 主任教授
星野	達哉	日本大学医学部 脳神経外科学系 神経外科学分野 助教
藤原	徳生	日本大学医学部 脳神経外科学系 神経外科学分野 助教
福田	正人	群馬大学大学院医学系研究科 神経精神医学 准教授
須田	真史	群馬大学大学院医学系研究科 神経精神医学
武井	雄一	群馬大学大学院医学系研究科 神経精神医学
青山	義之	群馬大学大学院医学系研究科 神経精神医学
谷田	正弘	株式会社 資生堂 リサーチセンター 研究員
山脇	正永	京都府立医科大学大学院医学研究科 総合医療・医学教育学 教授
辻井	岳雄	日本大学医学部 脳神経外科学系 光量子脳工学分野 研究員
三原	雅史	社会医療法人 大道会 森之宮病院 神経リハビリテーション研究部 医員
宮井	一郎	社会医療法人 大道会 副理事長，森之宮病院 院長代理，同病院 神経リハビリテーション研究部 部長
皆川	泰代	慶應義塾大学大学院 社会学研究科 特任准教授
成田奈緒子		文教大学教育学部 特別支援教育専修 教授
日下	隆	香川大学医学部附属病院 総合周産期母子医療センター 講師
田中	英高	大阪医科大学 小児科学教室 准教授
石田	和慶	山口大学医学部附属病院 麻酔科・蘇生科 准教授
坂部	武史	山口労災病院 病院長
垣花	泰之	鹿児島大学医学部・歯学部附属病院 救急・集中治療部 教授
岡山奈穂子		鹿児島大学医学部・歯学部附属病院 救急・集中治療部 特任助教
生駒香名子		鹿児島大学医学部・歯学部附属病院 救急・集中治療部 医員
安田	智嗣	鹿児島大学医学部・歯学部附属病院 救急・集中治療部 助教
今林	徹	鹿児島大学医学部・歯学部附属病院 救急・集中治療部 助教

中原 真由美	鹿児島大学医学部・歯学部附属病院 救急・集中治療部 医員
大宮司 明子	鹿児島大学医学部・歯学部附属病院 救急・集中治療部 医員
菊池 忠	鹿児島大学医学部・歯学部附属病院 救急・集中治療部 助教
浜岡 隆文	立命館大学 スポーツ健康科学部 教授
征矢 英昭	筑波大学 教授 体育系運動生化学研究室
兵頭 和樹	筑波大学大学院人間総合科学研究科 体育学専攻 運動生化学研究室
森 浩一	国立障害者リハビリテーションセンター研究所 感覚機能系障害研究部 部長
小野 眞史	日本医科大学 眼科学教室 准教授
武田 友孝	東京歯科大学 スポーツ歯学研究室 准教授
石上 惠一	東京歯科大学 スポーツ歯学研究室 教授
水野 利彦	株式会社 ダイナセンス 代表取締役
三輪 光春	浜松ホトニクス株式会社 開発本部 光診断機器開発グループ グループ長
牧 敦	株式会社 日立製作所 トータルソリューション事業部 新事業開発本部 人間指向ビジネスユニット 部長（科学・技術担当）
大橋 三男	株式会社 スペクトラテック 代表取締役
深谷 親	日本大学医学部 先端医学系 応用システム神経科学分野 准教授
山本 隆充	日本大学医学部 先端医学系 応用システム神経科学分野 教授
宮崎 良文	千葉大学 環境健康フィールド科学センター 副センター長・教授
李 宙営	千葉大学 環境健康フィールド科学センター 助教
恒次 祐子	独立行政法人 森林総合研究所 主任研究員
小澤 邦昭	株式会社 日立製作所 中央研究所 ライフサイエンス研究センタ 基礎研究部
木戸 邦彦	株式会社 日立製作所 中央研究所 ライフサイエンス研究センタ 基礎研究部 主任研究員
木口 雅史	株式会社 日立製作所 中央研究所 ライフサイエンス研究センタ 基礎研究部 主任研究員
伊藤 嘉敏	元 株式会社 日立製作所 中央研究所 主任研究員（現 東洋大学理工学部 バイオ・ナノエレクトロニクス研究センター）
内藤 正美	東京女子大学現代教養学部 数理科学科 教授
金澤 恒雄	エクセル・オブ・メカトロニクス株式会社 代表取締役
尾形 勇	エクセル・オブ・メカトロニクス株式会社
柳田 憲佑	日本ALS協会 元理事
永岡 右章	日本大学医学部 脳神経外科学系 神経外科学分野 助教

序

　光技術は日本がもっとも得意とする先端科学技術の一つである．近赤外分光法（Near-infrared spectroscopy：NIRS）による脳循環・脳機能の非侵襲計測技術も世界に先駆けて日本が実用化した光技術である．当初，NIRSは脳虚血や低酸素による脳循環状態をモニタリングすることを目的に開発されたが，1993年に神経活動に伴う脳循環変化が計測できることが日本や海外で相次いで報告され，脳機能研究に使用されるようになった．NIRSはダイナミックに変化する脳機能を高い時間分解能でリアルタイムに捉えることができ，fMRIやPETと比較すると装置がコンパクトで移動できるため測定場所の制限がない．また測定時の被験者の拘束が少ないため，乳幼児や高齢者の脳機能研究に適している．さらにfMRIよりも神経活動時の賦活脳血流・酸素代謝変化を詳細に検討できる利点がある．さらに2004年に日本光脳機能イメージング研究会が初めて開催され，これを契機として，NIRSによる脳機能研究が急速に国内の研究者の間に広まったのである．

　近年のNIRS研究を振り返ると，ハードウエア，ソフトウエアともに大きな進歩を遂げたと思われる．特にマルチチャンネルNIRSによる脳機能イメージングはさまざまなデータ解析法が開発され，脳科学研究に新しい展開をもたらしてきた．さらに，短パルス光を用いた時間分解スペクトロスコピーや携帯型NIRSなど新しいNIRS装置が実用化され，NIRSの応用範囲が広がってきた．しかし一方では，NIRSには未だに解決されていない問題点が残されているのも事実である．たとえば光路長の問題である．脳組織の光路長がわからないため，脳内ヘモグロビン濃度を定量的に知ることはできない．また，ヘモグロビン濃度を算出するアルゴリズムやレーザー光の波長などが統一されていないなどの問題もある．これらの問題点に対する研究者の認識は必ずしも一致しておらず，その考え方の違いがNIRSデータの解析方法や解釈の違いとなって表れているのが現状である．

　本書は，最新の研究成果をもとにNIRSの基礎研究から臨床応用までカバーするスタンダードな教科書を目指して編集した．すでにNIRS研究を行っている上級者だけでなく，これからNIRSを使い始めようとする初心者まで幅広い読者層を想定して構成されている．本書の特徴は以下のような点である．第一には，NIRSの優れた点だけでなく問題点も明らかにすることに努めたことである．NIRSは発展途上にある技術であり，問題点も決して少なくないからである．第二に，データ解析や解釈に関してさまざまな立場に基づいた方法や考え方を紹介している点である．このため本書には相反する意見も述べられているかもしれないが，どれが合理的なのか，その判断は読者に委ねたいと思う．第三に，脳機能イメージングだけでなく，脳循環モニタリングについても解説した点である．NIRSはマルチチャンネル化されて以来，脳機能イメージングに応用されることが多いが，脳神経外科，麻酔科，小児科などでは脳循環モニタリングに使用されることも多いからである．

　現在，日本ではNIRSに関する用語は未だ統一されていない．NIRSの計測項目の名称や略称については電子情報技術産業協会（JEITA）と日本光脳機能イメージング研究会が中心となって議論しているところである（基礎編D-8「NIRSの標準化」参照）．本書では，本文中の測定パラメータの名称を酸素化ヘモグロビン，脱酸素化ヘモグロビン，総ヘモグロビンとし，ヘモグロビンの略語はHbとして統一することにした．なお，これらの名称，略称は学会や論文などにおける使用を強制するものではない．

本書の執筆者はいずれも国内だけでなく海外でも活躍をされているNIRS研究の第一人者の方々である．本書の編集は，基礎編に関しては岡田英史先生，星　詳子先生，臨床編に関しては宮井一郎先生，渡辺英寿先生に担当していただいた．本書にかかわった諸先生方および新興医学出版社の編集者の方々に，この場を借りて厚く御礼申し上げたい．

2011年6月

監修　酒谷　薫

追記
　本書執筆者の田村守先生が2011年8月7日に逝去されました．田村先生は日本のNIRS研究の草分けであり，本書の完成を心待ちにしておられました．心よりご冥福をお祈りいたします．

NIRS ―基礎と臨床―

第Ⅰ章 ● 基礎編

A 測定理論
1. NIRSの測定原理 …………………………………………………………………………… *3*
2. NIRSトポグラフィー ……………………………………………………………………… *6*
3. 空間分解スペクトロスコピーの測定原理 ……………………………………………… *15*
4. 時間分解スペクトロスコピーの測定原理 ……………………………………………… *19*
5. 拡散光トモグラフィー …………………………………………………………………… *23*

B NIRS計測の基礎生理
1. 神経血管カップリング …………………………………………………………………… *29*
2. 脳循環代謝障害 …………………………………………………………………………… *35*

C NIRSの測定方法
1. プローブ設定 ……………………………………………………………………………… *40*
2. 実験デザイン ……………………………………………………………………………… *45*

D NIRSのデータ解析
1. 統計解析総論 ……………………………………………………………………………… *49*
2. 光トポグラフィー計測信号の解析手法を検討するための基盤ソフトウェア ……… *55*
3. NIRS−SPM ………………………………………………………………………………… *60*
4. ウェーブレット変換 ……………………………………………………………………… *66*
5. 独立成分分析 ……………………………………………………………………………… *72*
6. 新しいアーチファクト除去法 …………………………………………………………… *78*
7. NIRS信号のゆらぎ解析 …………………………………………………………………… *82*
8. NIRSの標準化 ……………………………………………………………………………… *86*

E マルチモダリティー計測
1. EEGとNIRSの同時計測 …………………………………………………………………… *90*
2. fMRIとNIRSの同時計測 …………………………………………………………………… *97*

F NIRSのピットフォール
1. NIRSデータの統計解析ツールボックスは可能か？ ………………………………… *103*
2. 近赤外分光法の原理と限界，そしてその解決法―脳機能計測を中心に― ……… *108*

第Ⅱ章 ● 臨床編

A 脳神経外科
1. 言語機能障害とてんかん外科への応用 ………………………………………………… *121*
2. 脳血管障害，脳腫瘍における神経活動時の NIRS 計測 …………………………… *127*
3. 頸動脈内膜剝離術における術中モニタリング ……………………………………… *132*
4. 時間分解スペクトロスコピーを用いたクモ膜下出血後の脳循環モニタリング …… *141*
5. NIRS を用いた EC‒IC bypass 術のバイパス機能評価法 …………………………… *144*

B 精神科，神経内科
1. 精神疾患・心理現象への応用とうつ症状の先進医療 ……………………………… *148*
2. ストレスの評価 ………………………………………………………………………… *161*
3. 統合失調症の前頭葉機能 ……………………………………………………………… *164*
4. 摂食・嚥下障害の評価 ………………………………………………………………… *169*
5. 薬物効果の判定 ………………………………………………………………………… *174*
6. 高次脳機能と加齢 ……………………………………………………………………… *178*

C リハビリテーション
1. リハビリテーションへの応用 ………………………………………………………… *181*

D 小児科
1. 乳児の脳機能発達 ……………………………………………………………………… *187*
2. 自閉症スペクトラムの前頭葉機能 …………………………………………………… *193*
3. 新生児領域における近赤光を利用した脳機能，循環・代謝評価 ………………… *198*
4. 小児起立性調節障害と脳循環障害 …………………………………………………… *205*

E 麻酔科
1. 全身麻酔中の脳循環・酸素代謝と NIRS モニター ………………………………… *210*
2. 低酸素脳障害のチトクロームオキシダーゼ（cyt.ox.）計測 ……………………… *219*
3. TRS による周術期脳モニタリング法 ………………………………………………… *223*

F スポーツ医学
1. 活動筋の酸素・エネルギー代謝の測定 ……………………………………………… *227*
2. 運動による実行機能の向上と神経基盤：背外側前頭前野の役割 ………………… *232*

G その他（耳鼻科，眼科，歯科）
1. 聴覚領域への応用：聴覚機能 ………………………………………………………… *239*
2. 眼科領域への応用：眼不快の定量的評価 …………………………………………… *242*
3. 歯科領域への応用：顎口腔機能，ストレスなど …………………………………… *246*

第Ⅲ章 ● トピックス編

1 PocketNIRS Duo	*253*
2 ウェアラブル光トポグラフィ	*255*
3 Spectratech OEG-16	*257*
4 マルチチャンネル NIRS による頸動脈内膜剥離術の術中モニタリング	*258*
5 マルチチャンネル NIRS を用いた皮質マッピング中のモニタリング	*260*
6 脳深部刺激療法における脳機能モニタリング	*262*
7 森林浴によるリラクゼーション効果	*264*
8 ドライビング中の脳活動	*266*
9 社会脳	*267*
10 NIRS を用いた ALS 患者の意思伝達装置―Yes / No 判定装置「心語り」の開発―	*268*
11 酸素化ヘモグロビンをトレーサーとした脳虚血検出法	*270*
12 NIRS による Closed Loop Brain-Machine Interface を応用したリハビリテーションシステム	*271*

I 基礎編

A ● 測定理論

B ● NIRS 計測の基礎生理

C ● NIRS の測定方法

D ● NIRS のデータ解析

E ● マルチモダリティー計測

F ● NIRS のピットフォール

1 NIRSの測定原理

日本大学医学部 脳神経外科　酒谷　薫

- NIRSは生体透過性の高い近赤外光を用いて生体内のヘモグロビン酸素代謝変化を非侵襲的に計測できる．
- ヘモグロビンの近赤外領域における吸光スペクトルは酸素結合の有無により異なる．
- NIRSはヘモグロビン吸光スペクトルとmodified Beer-Lambert則に基づいてヘモグロビン濃度変化を算出している．

1 近赤外光の特性

1977年，Jöbsisは近赤外光を用いることにより生体内のヘモグロビン（以下Hb）酸素代謝変化を非侵襲的に計測できることを報告し，近赤外分光法（Near-infrared spectroscopy，以下NIRS）の基礎を築いた[1]．近赤外光は波長が約700～1,000 nmの電磁波で，可視光（波長350～700 nm）と異なり生体透過性が高い．図1Aは近赤外光を手掌側より照射して手背部より撮影した画像であるが，骨や血管（静脈）を透見することができる．静脈パターンによる個人認証システムはこの原理を応用している．近赤外光が頭部に照射されると，頭部のさまざまな構成成分（血液，骨，皮膚や脳組織等）により吸収と散乱を受けて減衰する．

2 ヘモグロビンの吸光スペクトル

生体内の酸素化状態により吸光度が変化する主な成分は血液中のHbである．Hbは酸素が結合した酸素化Hbと結合していない脱酸素化Hbでは吸光スペクトルが異なる（図1B）．近赤外光が通過する組織中のHb酸素化状態が変化すると，Hbの吸光スペクトルに従って通過する近赤外光の強度が変化する．この光強度変化を計測することにより，酸素化Hbと脱酸素化Hbの濃度変化を算出できる．

3 modified Beer-Lambert則

Hb濃度変化はBeer-Lambert則を基礎として算出している．Beer-Lambert則は，吸光物質を含む溶液に光を照射したときの光の減衰と吸光物質の濃度関係を示した法則である．光は散乱物質のない媒質中では直進するが，ミルクのような散乱物質が存在すれば光はさまざまな方向に散乱する（図2）．

Beer-Lambert則では，光の吸収はあるが散乱のない媒質中に光が入射したときには，光強度は指数関数的に減少し，入射光量（I_0）と透過光量（I）の関係は次式で与えられるとするものである．

$$OD(\lambda) = Log(I_0/I) = \varepsilon(\lambda) \times c \times L \quad (1)$$

ODは吸光度，λは光の波長，εはモル吸光係数（$\mu M^{-1} \cdot cm^{-1}$），cは吸光物質の濃度（mM），Lは光が飛行する距離，すなわち光路長（mm）を示す．散乱のない媒質中では光は直進するため，光路長は媒質の厚み（d：光の入射点と出射点の距離）と一致する（図3A）．

しかし，生体組織のように光散乱の強い媒質で

基礎編　A●測定理論

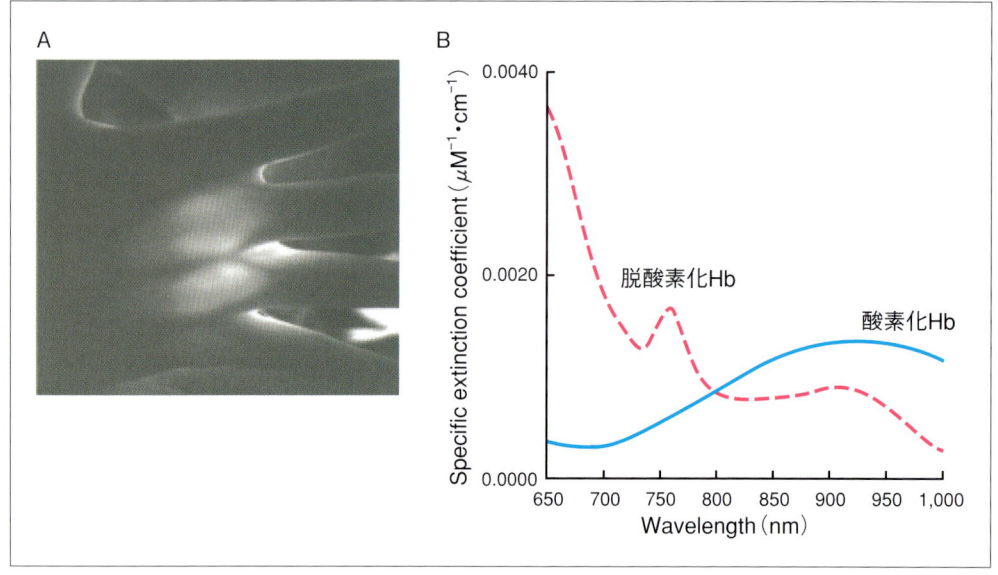

図1　近赤外光の生体透過性とヘモグロビンの吸光スペクトル
A：近赤外光による手のイメージング．
B：近赤外光領域における酸素化Hbと脱酸素化Hbの吸光スペクトル．

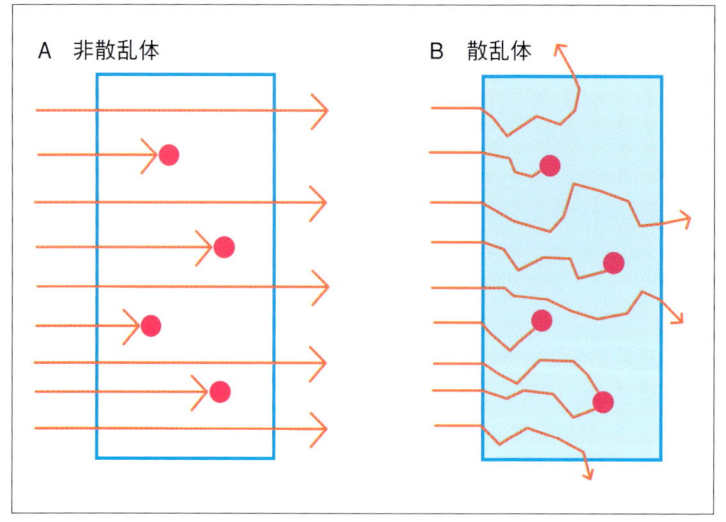

図2　非散乱体と散乱体における光の飛行
非散乱体の媒質中では光は直進するが，散乱体ではさまざまな方向に散乱し，光の飛行距離（光路長）は長くなる．

は，光は散乱を繰り返すために実際の光路長は媒質の厚みよりも長くなり，Beer-Lambert則はこのままでは適用できない（図3B）．これを解決するために次式が考案された[2]．

$$OD(\lambda) = \varepsilon(\lambda) \times c \times (d \times B) + OD(\lambda)_R \quad (2)$$

Bは散乱により光の飛行距離がどれだけ延長するかを示す係数（differential pathlength factor）を示している．d（媒質の厚み）とBの積は光路長

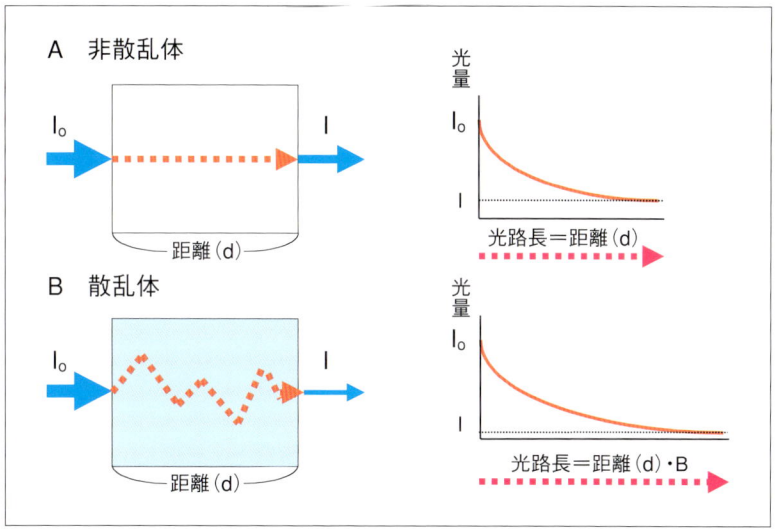

図3 非散乱体と散乱体における光路長の違い
非散乱体中では光路長は媒質の距離（d）に一致するが，散乱体中では，媒質の厚み（d：光の入射点と出射点の距離）に differential pathlength factor（B）の積が光路長（L）となる．

（L）となる．

OD(λ)$_R$は組織内の光散乱のため検出器に入らずに失われるフォトンを示している．OD(λ)$_R$が一定であると仮定すると，吸光物質の濃度変化に伴う吸光度 OD(λ) の変化量（ΔOD）を算出すると相殺され，次式（modified Beer-Lambert 則）になる．

$$\Delta OD = \varepsilon(\lambda) \times \Delta c \times L \quad (3)$$

吸光物質の濃度変化（Δc）は，次式のように求められる．

$$\Delta c = \Delta OD \div (\varepsilon(\lambda) \times L) \quad (4)$$

吸光度の変化（ΔOD）は Log（I$_o$/I）で示されるので，入射光量（I$_o$）と透過光量（I）を測定することにより求められる．$\varepsilon(\lambda)$ は Hb の吸光度スペクトル（図1B）より求められる．

ここで重要なのは，連続光を用いる NIRS，たとえば光トポグラフィーでは，光路長 L は頭部の部位，あるいは被験者にかかわらず一定と仮定して Hb 濃度変化を算出している点である．しかしながら，時間分解スペクトロスコピーなどを用いて光路長を実測すると，頭部の部位や被験者により異なることが報告されている[3]．

文 献

1) Jöbsis FF. Noninvasive, infrared monitoring of cerebral and myocardial oxygen sufficiency and circulatory parameters. Science 23(198)：1264-1267, 1977
2) Delpy DT, Cope M, van der Zee P, et al. Estimation of optical pathlength through tissue from direct time of flight measurement. Phys Med Biol 33：1433-1442, 1988
3) Zhao H, Tanikawa Y, Gao F, et al. Mapps of optical differential pathlength factor of human adult forehead, somatosensory motor and occipital regions at multi-wavelengths in NIR. Phys Med Biol 47：2075-2093, 2002

基礎編　A ● 測定理論

2　NIRS トポグラフィー

慶應義塾大学理工学部 電子工学科　岡田英史
放射線医学総合研究所 分子イメージングセンター　川口拓之

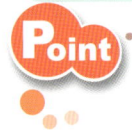

Point

- NIRS 装置が出力している信号の物理的意味の解釈と，そのために必要とされる仮定について説明し，測定の際に留意すべき事項を示す．
- 脳機能のイメージングを行うために必要な概念である NIRS の空間感度分布について説明し，成人と新生児の頭部における空間感度分布がどのようになるかを示す．
- NIRS トポグラフィーで脳機能をイメージングする方法について説明し，一般的なプローブ配置で測定したトポグラフィック脳機能画像をみるときの留意点を示す．
- 現在の NIRS トポグラフィーにおける問題点の解決方法の例を示す．

1　NIRS 信号の解釈

測定装置では，実際に計測した物理量を，物理法則や仮定を用いて，目的とする物理量に変換することが行われる．たとえば，ばねばかりを利用した体重計では，ばねの伸びの長さを身体の質量へと変換している．この変換には，ばねの伸びと力の関係を示すフックの法則のほかに，ばねにかかる力は身体の重量（質量×重力加速度）のみであり，重力加速度は既知であるという仮定が必要となる．

NIRS（Near-infrared spectroscopy）による脳機能計測において直接計測しているのは，照射プローブと検出プローブを頭皮上に装着したときの検出光の強度である．これに対して，NIRS 信号は，「脳信号」，「脳血流」，「血液量」，「ヘモグロビン（Hb）濃度」，などさまざまな異なる表現でよばれている．では，NIRS 装置では，光強度に対してどのような変換をして NIRS 信号を出力しているのであろうか？

NIRS 信号の解釈と，それを NIRS 装置で計測している光強度から変換するために必要とされる法則や仮定を図1に示す．照射プローブから入射

された光の強度 $I_s(\lambda)$ と検出光強度 $I_d(\lambda)$ の比の対数を減光度 $OD(\lambda)$ と定義する．光が減衰するさまざまな要因を考えると，減光度は次式で表される．

$$OD(\lambda) = \ln(I_s(\lambda)/I_d(\lambda))$$
$$= S(\lambda) + N_B(\lambda) + N_H(\lambda) + N_I(\lambda) \quad (1)$$

ここで，S：脳組織の Hb による吸光，N_B：脳組織の散乱や Hb 以外の物質の吸収による減光，N_H：脳組織以外の頭部組織における減光，N_I：頭部組織とプローブの接触部分や光ファイバーなどにおける装置のアーチファクトによる減光を示している．

脳組織中における Hb 濃度を定量的に測定するためには，$N_B(\lambda)$，$N_H(\lambda)$，$N_I(\lambda)$ を定量計測する必要があるが，それは不可能である．そこで，現在の NIRS 装置では，安静時の検出光量 I_{db} をベースラインとして，課題による脳機能賦活時の検出光量 I_{dm} との減光度変化 ΔOD を測定量として用いている．

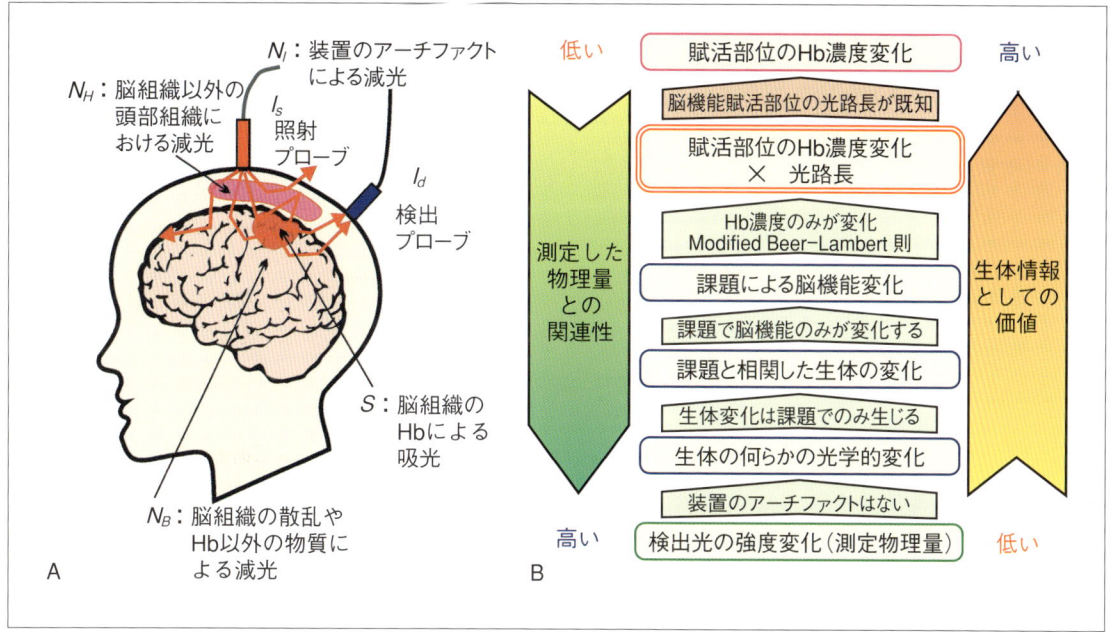

図1 NIRS信号の解釈
A：NIRS計測における減光の要因.
B：NIRS信号の解釈とNIRS計測における法則・仮定との関係.

$$\begin{aligned}\Delta OD(\lambda) &= \ln(I_s(\lambda)/I_{dm}(\lambda)) - \ln(I_s(\lambda)/I_{db}(\lambda)) \\ &= \ln(I_{db}(\lambda)/I_{dm}(\lambda)) \\ &= \Delta S(\lambda) + \Delta N_B(\lambda) + \Delta N_H(\lambda) + \Delta N_I(\lambda)\end{aligned} \quad (2)$$

NIRS信号はベースライン計測時からの変化を測定したものであるから，ベースライン計測時の状態が異なれば，同じ課題であっても異なる結果が生じる性質を持っている．したがって，安定したベースライン計測は，NIRS測定においてきわめて重要である．

ここで，測定中に装置のアーチファクトによる減光が変化しないと仮定できれば，$\Delta N_I(\lambda) = 0$となる．このとき，NIRS信号は，「頭部組織における何らかの光学的変化」であると解釈できる．さらに，生体の変化が課題によってのみ生じると仮定すると，NIRS信号は，「課題と相関した生体の光学的変化」と解釈することができる．しかし，課題とは無関係な，心拍，呼吸，血管運動などによる減光度変化も生じるため，ブロックデザインによる測定といった対策を講じないと，この仮定は成立しないことになる．

脳組織以外の頭部組織の吸収と散乱が測定中に変化しないと仮定できれば，$\Delta N_H(\lambda) = 0$となり，「課題による脳機能変化」を測定しているという解釈が成り立つ．この仮定の障害となるのが頭皮の血液量変化であり，課題によって頭皮の血行動態が変化しないように留意する必要がある．さらに，脳機能賦活によってHb濃度だけが変化するものと仮定すると，$\Delta N_B(\lambda) = 0$となり，modified Beer-Lambert則を適用することで，NIRS装置においてもっともよく用いられている，減光度変化と脳機能賦活部位におけるHb濃度変化の関係を示す次式が導かれる[1]．

$$\begin{aligned}\Delta OD(\lambda) &= \Delta S(\lambda) = \Delta \mu_a(\lambda) \langle L_{act}(\lambda) \rangle \\ &= \varepsilon_{oxy}(\lambda) \Delta c_{oxy} \langle L_{act}(\lambda) \rangle \\ &\quad + \varepsilon_{deoxy}(\lambda) \Delta c_{deoxy} \langle L_{act}(\lambda) \rangle\end{aligned} \quad (3)$$

ここで，$\Delta \mu_a(\lambda)$は組織の吸収係数の変化，$\varepsilon_{oxy}(\lambda)$, $\varepsilon_{deoxy}(\lambda)$は酸素化Hbと脱酸素化Hbのモル吸光係数，$\Delta c_{oxy}$, Δc_{deoxy}は酸素化Hbと脱酸素化Hbの濃度変化，$\langle L_{act}(\lambda) \rangle$は脳組織中のHb濃度が変化した領域（賦活領域）を検出光が伝播した部分的な平均実効光路長である．

賦活領域における部分実効光路長がわかれば，式(3)を複数の波長に対する連立方程式として解

くことで，酸素化・脱酸素化 Hb 濃度の変化量を求めることができる．頭部組織全体に対する平均実効光路長は時間分解計測法などで実測可能であるが，賦活領域の部分実効光路長を実測することは現在の技術では不可能である．このことから，多くの NIRS 装置は，式(3) を複数の波長に対する連立方程式として解く際に，Hb 濃度変化と部分実効光路長を分離せず，酸素化 Hb 濃度変化と部分実効光路長の積 $\Delta c_{oxy} \cdot <L_{act}(\lambda)>$ を酸素化 Hb 濃度変化信号，脱酸素化 Hb 濃度変化と部分実効光路長の積 $\Delta c_{deoxy} \cdot <L_{act}(\lambda)>$ を脱酸素化 Hb 濃度変化信号として出力している．この，「Hb 濃度変化と部分実効光路長の積」が一般的な NIRS 信号が示している量である．ここで，NIRS 信号の単位を物理的な次元で考えると，濃度は M (mol/L)，光路長は mm であるので，mM・mm，μM・mm のような単位をつけて表記されていることもある．ただし，単位がついていたとしても，NIRS 信号の大きさを直接比較する場合には注意が必要である．たとえば，ばねばかりで測定した重量（質量×重力加速度）は，kg・m/s^2 という単位をつけて表現される．もし，重力加速度が異なる地球と月で測定した値が混在していた場合，ばねばかりで測定した重量値を，そのまま質量の大小と解釈して比較することができないのは明白であろう．NIRS 信号における部分実効光路長は，頭蓋骨などの表層組織の厚さや，脳機能賦活部位とプローブ装着部位の位置関係などによって変化する．したがって，単位をつけて表記したとしても，NIRS 信号の値を Hb 濃度変化の大小と解釈して直接比較することはできない．一方，NIRS 装置の出力値に，検出光の平均実効光路長に相当する，プローブ間隔 d と DPF（differential pathlength factor）の積をかけることで，NIRS 信号から Hb 濃度変化を求める方法も用いられている．このときの $d \times$ DPF は，照射プローブから検出プローブの間を検出光が伝播した距離の平均を表している．これは，頭皮や頭蓋骨も含めた頭部組織内の Hb 濃度が一様に変化するものと仮定していることを意味している．脳機能賦活時の Hb 濃度変化は，脳組織の一部で生じるため，頭部組織全体に対する平均実効光路長を用いて Hb 濃度変化を算出した場合，部分体積効果（Partial Volume Effect）の影響を受け，得られた Hb 濃度変化値は実際の値よりも小さくなる．また，部分体積効果は部分実効光路長の影響を受けるため，測定値の大きさを直接比較できないという問題は，DPF を用いることでは解決できない．

このように，NIRS 信号の解釈は，どのような仮定の下で測定しているかによって異なる可能性がある．注意しなければいけないのは，「脳機能賦活による Hb 濃度変化と部分実効光路長の積」という一般的な解釈を行う場合でも，課題によって頭皮の血液量は変化しない，などといった仮定が成立していることが前提となっている点である．NIRS 装置を使用する際には，目的とする測定値の解釈を行うための仮定がきちんと成立する条件設定のもとで測定を行うことが重要である．そうでなければ，それは厚着をして物を持った状態で体重計に載った測定値を体重とすることと同じであり，NIRS 装置による脳機能計測の信頼性が低下することを意味している．

② NIRS の空間感度分布

NIRS トポグラフィー（Topography）では，頭皮上に複数の照射―検出プローブ対を装着して NIRS 信号を測定する．このとき，図 2A に示すように，賦活部位を伝播してきた光を検出しているプローブでは検出光量が変化するが，そうでないプローブでは検出光量は変化せず，ベースラインのままである．このことを利用して，各照射―検出プローブ対で捉えた NIRS 信号の分布から，脳組織を体表面からみたときの賦活部位を画像として表示することができる．ここで問題となるのは，照射―検出プローブ対が脳組織のどの部分で生じた Hb 濃度変化に対して感度を有しているかという点である．このことは，空間感度分布によって示すことができる．図 2B は空間感度分布の概念を示したもので，頭部組織を微小体積要素に分割している．式(3) に示したように，NIRS 装置が計測している減光度変化は，Hb 濃度変化による組織の吸収変化と部分実効光路長の積で与えられる．したがって，各微小体積要素における吸収変化 $\Delta \mu_{aj}(\lambda)$ と部分実効光路長との積を求め，組織全体について総和をとったものは減光度変化と等しくなる[2]．

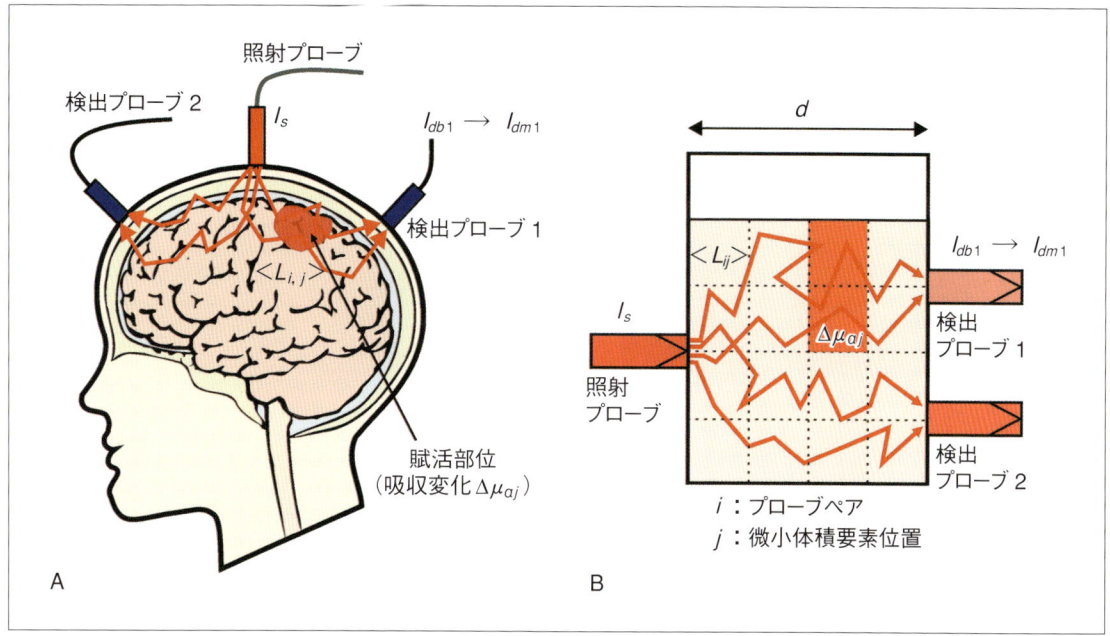

図2 空間感度分布
A：脳機能賦活部位と照射―検出プローブ対の位置とNIRS信号の関係.
B：空間感度分布の概念.

$$\Delta OD_i(\lambda) = \sum_j \Delta \mu_{aj}(\lambda) \langle L_{ij}(\lambda) \rangle \quad (4)$$

このとき，個々の微小体積要素に着目すると，同じ吸収変化が生じた場合には，部分実効光路長が長い場所ほどNIRS信号への寄与が大きいことになる．この各微小体積要素における部分実効光路長の分布を示したものが空間感度分布である．生体組織内の空間感度分布を実測することはできないため，対象組織のモデルを構築して，光伝播シミュレーションによって推定する必要がある．

成人の頭部組織に，間隔30 mmと50 mmで照射―検出プローブ対を装着したときの，空間感度分布をモンテカルロシミュレーションで求めた結果を図3Aと図3Bにそれぞれ示す．図3A1，3B1は，頭部組織の構造を無視して，頭部全体が同一の光学特性値を有するものとして計算を行った結果である．すべての検出光は照射プローブと検出プローブを通るので，空間感度分布は，照射・検出プローブの部分でくびれて，中間部分で広がったバナナ形状を呈している．感度がもっとも深い部位に達するのは照射プローブと検出プローブの中間点で，プローブ間隔が広くなると，空間感度分布が到達する深度が大きくなる傾向を示してい

る．一般に知られている空間感度分布は，このような均質な光学特性のモデルを対象としたものである．しかし，実際の頭部組織は，頭皮，頭蓋骨，脳脊髄液，灰白質，白質といった組織によって光学特性が異なっている．図3A2と図3B2は，組織による光学特性の非均質性を考慮したモデルで求めた空間感度分布である[3]．空間感度分布が脳組織表面の灰白質の部分に沿うように広がっていることがわかる．そして，プローブ間隔を広げてもこの傾向にあまり変化はみられず，空間感度分布が到達する深度はさほど大きくなっていない．これは，主として脳組織の表面を覆っている散乱・吸収が小さい脳脊髄液の影響によるものである．このとき，光は脳組織と頭蓋骨の間で散乱を繰り返しながら伝播しており，脳脊髄液がない場合よりも脳組織内の光路長は長くなっている．つまり，脳脊髄液の存在によって，脳の灰白質におけるHb濃度変化に対するNIRS信号の感度が向上していることを示している．

新生児の頭部モデルを対象に，照射―検出プローブ対を間隔30 mmと50 mmで装着したときの空間感度分布を図4A，Bに示す[3]．新生児の頭部の空間感度分布も頭部組織の光学特性の非均質

基礎編　A ● 測定理論

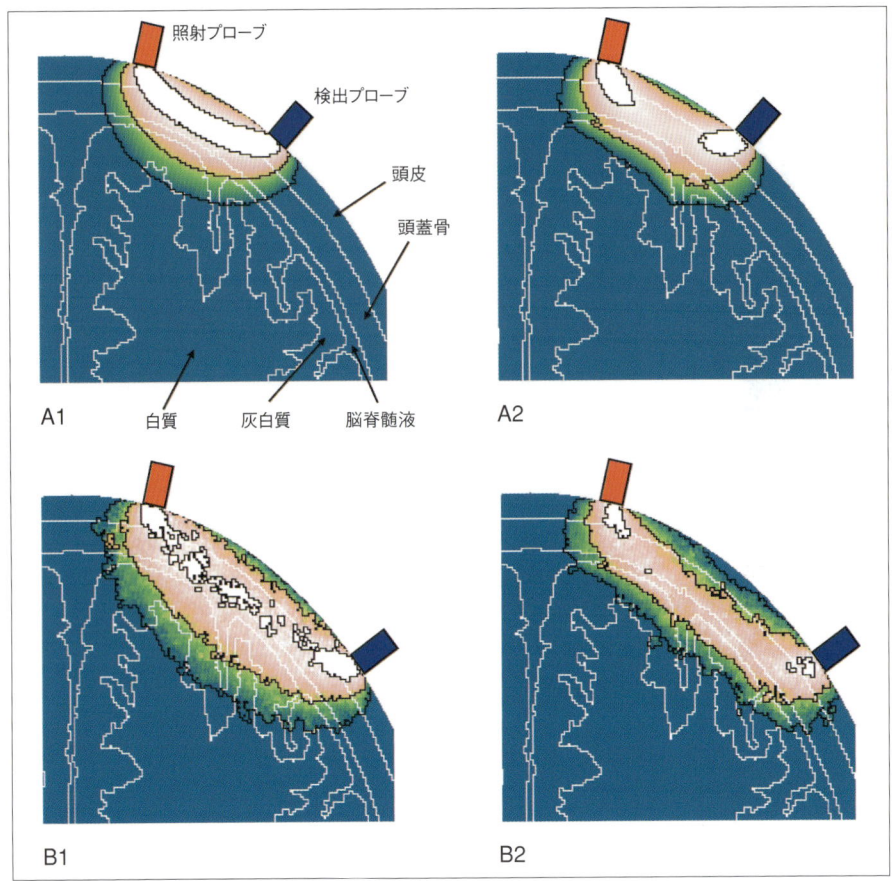

図3　成人頭部モデルの空間感度分布
A1, A2：プローブ間隔 30 mm，B1, B2：プローブ間隔 50 mm．A1, B1：頭部組織の構造を無視して光学特性を均質と仮定したモデル．A2, B2：頭部組織の光学的非均質性を考慮したモデル．等感度線は，最大感度の 50%，10%，1%の位置を示している．

性の影響を受け，灰白質部分の感度が高くなる傾向があることがわかる．しかし，新生児の頭部は成人に比べて小さいため，照射プローブと検出プローブを対向させて装着し，頭部組織の透過光を検出することもできる．したがって，新生児の場合には，NIRSによって脳の深部における吸収変化を測定したり，脳組織全体の断層像を再構成したりすることも可能である．

3　トポグラフィー脳機能画像の特徴

標準的な NIRS トポグラフィーでは，図 5A に示すように照射プローブと検出プローブを 30 mm 間隔で交互に格子状に装着して NIRS 信号を測定する．図 5A の例では，5つの照射プローブと4つの検出プローブによって 12 のプローブ対が形成されている．このとき，照射プローブと検出プローブの中点が測定点と定義される．図 5A のプローブ配置では，測定点間の距離は約 21 mm になっている．

NIRS トポグラフィーでまず問題となるのは，図 5A のように疎に配置された測定点で，対象とする領域内での脳機能賦活をきちんと捉えることが可能なのかという点である．このことを検討するためには，各測定点に対応する空間感度分布が脳組織表面でどのようになっているかという情報が必要である．図 5B は，照射—検出プローブ対の間隔を 30 mm としたときの脳表面における空間感度分布を，簡略化した頭部モデルによるシミュレーションで推定した結果である．測定点の

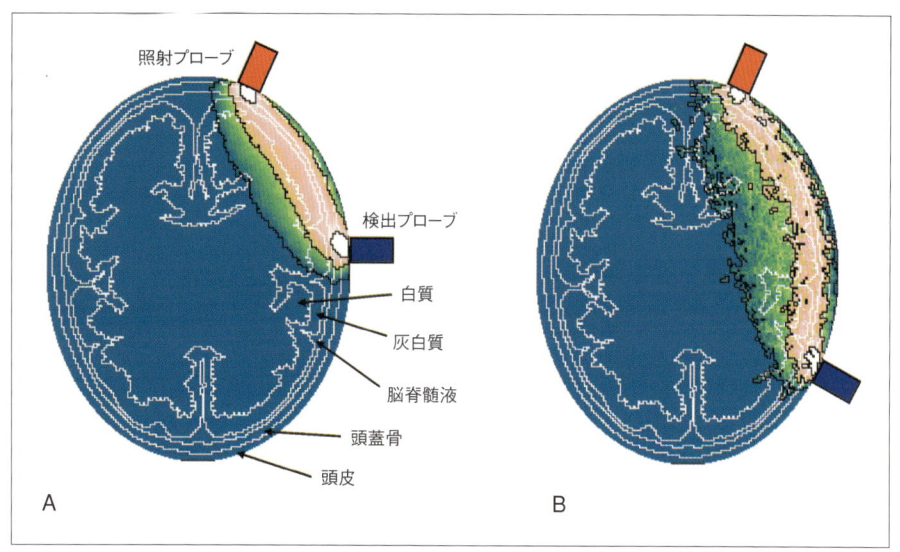

図4 新生児頭部モデルの空間感度分布
A：プローブ間隔30 mm，B：プローブ間隔50 mm．等感度線は，最大感度の50％，10％，1％の位置を示している．

感度がもっとも高く，等感度線は照射・検出プローブを通る軸を長軸，それに垂直な軸を短軸とする楕円形状を呈している．最大感度の10％を示す等感度線の長軸と短軸の長さは，それぞれ約40 mm，約30 mmとなっている．図5A中に破線で描かれた楕円は，各測定点に対応した最大感度の10％となる等感度線を模式的に示している．脳機能賦活によってHb濃度が変化する領域にある程度の広がりがあることも考えると，プローブを配置した領域内で生じたHb濃度変化は，いずれかの照射―検出プローブ対のNIRS信号として捉えられるということがわかる．

各照射―検出プローブ対で捉えたNIRS信号からトポグラフィー脳機能画像を作成する方法としては，マッピング法が一般に用いられている．マッピング法では，得られたNIRS信号の値を測定点に対応する画素にマッピングする．他の画素については，測定点の値をスプライン関数などで補間することで値を求め，画像を作成している．NIRSトポグラフィーによる脳機能画像を評価するうえでは，少数の疎に配置された測定点のデータから補間によって画像を作成することによる影響を理解しておくことが重要となる．図6は，成人の頭部組織モデルを用いて，脳組織中の同一のHb濃度変化を，異なるプローブ装着位置で測定したと

きのトポグラフィー脳機能画像をシミュレーションによって求めた結果である[4]．プローブの配置は，一般的なNIRSトポグラフィーで用いられている，照射プローブと検出プローブを30 mm間隔で正方格子状に交互に並べるものとした．プローブ位置は，もっとも感度が高い測定点の直下に賦活部位が位置するように装着した場合（図6A1）と，もっとも感度が低い隣接する4つの測定点の中間に賦活部位が位置するように装着した場合（図6A2）とした．

賦活部位の大きさを約10 mmに設定した場合，図6B1，B2に示すように，トポグラフィー脳機能画像中のNIRS信号の大きさには，プローブ装着位置による差異が顕著に表れている．また，破線で示した実際の賦活部位と比べて，トポグラフィー脳機能画像中の賦活部位はかなり広がっている．また，感度が低い位置に賦活部位がある場合，図6B2のように，画像中の賦活部位の中心と実際の賦活部位の中心に最大で10 mm程度のずれがみられた．これは，賦活の中心部分のデータが周囲の4つの測定点のデータの補間によって得られたものであるため，頭蓋骨の厚さなどによる各プローブ対の空間感度分布の差異の影響を受けたものと考えられる．図6C1，C2は賦活部位の大きさを約30 mmに設定して同一のシミュレー

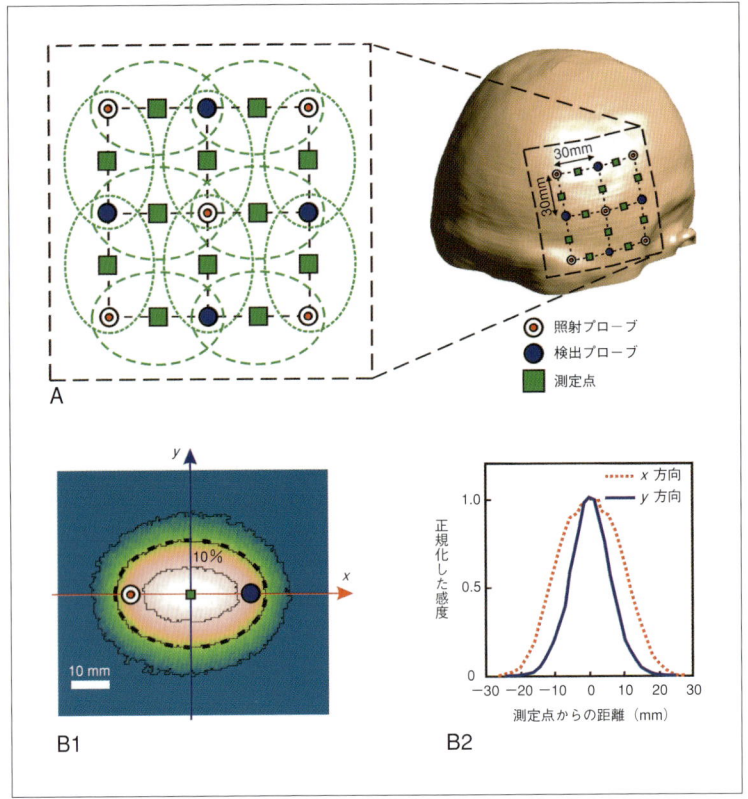

図5 NIRSトポグラフィーのプローブ配置例と空間感度分布
A：頭皮上のプローブ配置と各照射—検出プローブ対の空間感度分布.
B1：間隔30mmの照射—検出プローブ対の脳組織表面における空間感度分布. 等感度線は，最大感度の50%，10%，1%の位置を示している.
B2：照射・検出プローブを通る軸上と垂直な軸上の感度分布.

ションを行った結果であり，プローブ装着位置の違いによる画像の差異が少なくなっていることがわかる.

以上の結果から，NIRSトポグラフィーの画像を解釈するうえでは，以下の点に留意する必要があるといえる.

① トポグラフィー画像中の機能部位の中心位置は，頭蓋骨の厚さの影響などによるずれは生じるものの，ほぼ賦活部位の中心位置を示していると考えてよい.

② トポグラフィー脳機能画像中における賦活部位の広がりは，実際にHb濃度変化が生じた領域よりも広がっている. この影響は，賦活部位の大きさやプローブ装着位置と賦活部位の位置関係によって変化する. したがって，トポグラフィー脳機能画像の賦活領域の広がりを比較する際には注意が必要である.

③ トポグラフィー脳機能画像中の信号強度はプローブ配置と賦活部位の位置関係によって変化する. この現象は，賦活部位の広がりが小さいときほど顕著である. したがって，トポグラフィー脳機能画像中のNIRS信号の大きさから賦活によるHb濃度変化の大小を直接比較することはできない.

4 プローブ配置による　トポグラフィー脳機能画像の改善

前節で述べたNIRSトポグラフィーの問題点は，主として測定点が空間的に疎に分布していることに起因している. 測定点の密度を増やすことで，これらの問題点を改善できることが示されて

2 NIRSトポグラフィー

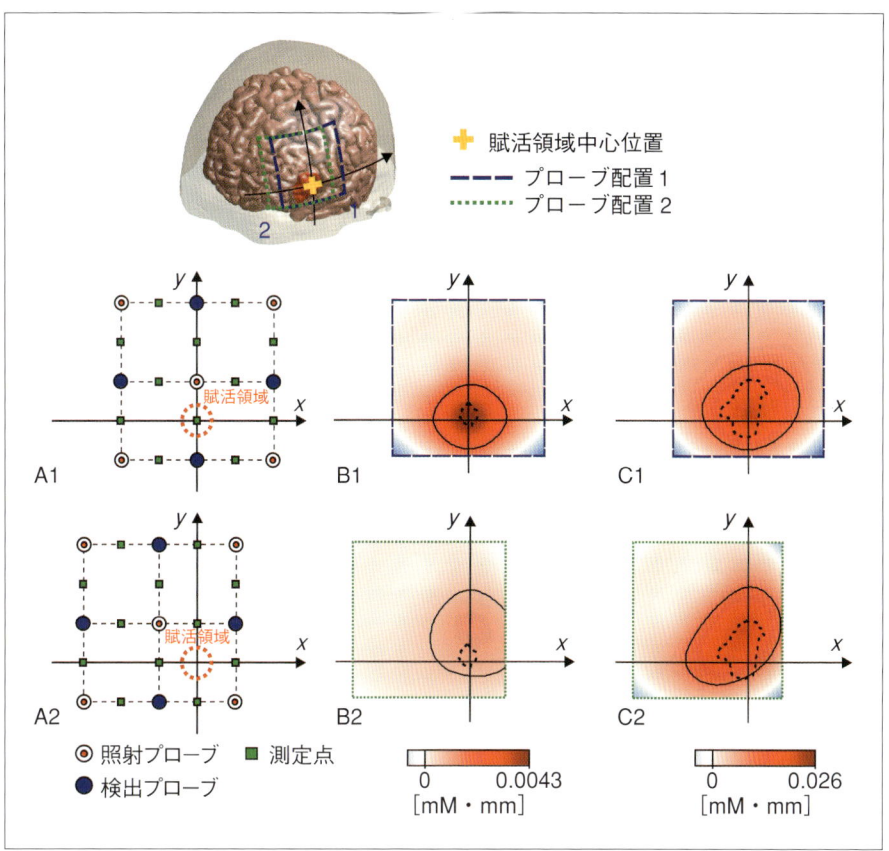

図6　プローブ装着位置によるトポグラフィー脳機能画像の変化
A：賦活部位とプローブ装着位置の関係.
B1, B2：賦活部位の広がりが小さい場合, C1, C2：賦活部位の広がりが大きい場合. B1, C1：測定点直下に賦活部位がある場合, B2, C2：隣接する4測定点の中間に賦活部位がある場合. 破線は実際の賦活部位, 実線はトポグラフィー脳機能画像においてNIRS信号が最大値の50％になる領域を示している.

いる[5]. 図7は，測定点の密度を高くしたプローブ配置の一例で，図6に示したプローブ配置よりも照射プローブと検出プローブが5つずつ増設されることで，9つの測定点が追加され，測定点の間隔は15 mmになっている. 図7B, Cは，このプローブ配置を用いて賦活部位の大きさが約10 mmの場合と約30 mmの場合のNIRSトポグラフィーの測定結果をシミュレーションしたものである. 図6と比較すると，トポグラフィー脳機能画像中の賦活領域の広がりや，プローブ装着位置によるNIRS信号の差異などの問題が明らかに改善されていることがわかる.

測定点密度とトポグラフィー脳機能画像の関係から，現在一般的に用いられているプローブ配置は，脳機能を捉えるために最低限必要なプローブ密度を満たすものであるといえる. 賦活位置や広がりに対する精度を高めるため，将来的には，より高い密度でプローブを装着する方法が用いられるようになるものと予測される.

文　献

1) Delpy DT, Cope M, van der Zee P, et al. Estimation of optical pathlength through tissue from direct time of flight measurement. Phys Med Biol 33：1433-1442, 1988
2) Okada E, Delpy DT. Near-infrared light propagation in an adult head model. II. Effect of superficial tissue thickness on the sensitivity of the near-infrared

基礎編　A●測定理論

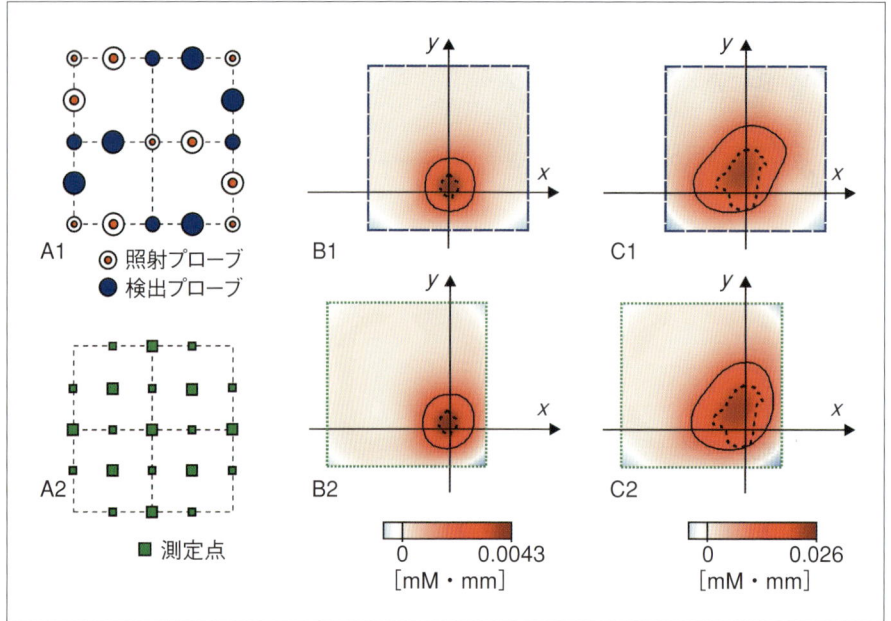

図7　測定点密度を高くしたプローブ配置による空間分解能の改善
A1：プローブ配置（大きい丸が追加されたプローブを示す），A2：測定点の分布（大きい四角が追加された測定点を示す）．
B1，B2：賦活部位の広がりが小さい場合，C1，C2：賦活部位の広がりが大きい場合．B1，C1：測定点直下に賦活部位がある場合，B2，C2：隣接する4測定点の中間に賦活部位がある場合．破線は実際の賦活部位，実線はトポグラフィー画像においてNIRS信号が最大値の50%になる領域を示している．

spectroscopy signal. Appl Opt **42**：2915-2922, 2003
3）Fukui Y, Ajichi Y, Okada E. Monte Carlo prediction of near-infrared light propagation in realistic adult and neonatal head models. Appl Opt **41**：2881-2887, 2003
4）Kawaguchi H, Koyama T, Okada E. Effect of probe arrangement on reproducibility of images by near-infrared topography evaluated by a virtual head phantom. Appl Opt **46**：1658-1668, 2007
5）Yamamoto T, Maki A, Kadoya T, et al. Arranging optical fibres for the spatial resolution improvement of topographical images. Phys Med Biol **47**：3429-3440, 2002

3 空間分解スペクトロスコピーの測定原理

浜松ホトニクス株式会社 システム事業部　鈴木　進

Point

- 生体組織のヘモグロビン酸素測定法の1つである空間分解スペクトロスコピー（SRS）について解説する．
- 測定原理は，時間分解スペクトロスコピー（TRS）や modified Beer-Lambert 則（MBL則）など，他の近赤外分光法と同じく光拡散理論に基づくが，この方法の特徴は定量性と実用性のバランスがよいことである．
- このため，手術中患者や ICU 患者などを対象とした臨床用脳酸素モニタの測定法として広く利用されている．

近赤外光は組織透過性がよい反面，組織により強い散乱を受けるため，測定対象である酸素化 Hb と脱酸素化 Hb の吸収特性が歪みを受け，測定の定量性が低下する．このため，散乱により歪んだ光信号から酸素化 Hb，脱酸素化 Hb の本来の吸収特性を抽出することが NIRS の重要な課題であり，そのためのいくつかの方法が提案されている．ここでは，臨床用 NIRS 装置に広く用いられている空間分解スペクトロスコピー（Spatially Resolved Spectroscopy：SRS）について，他の方法との比較を示しながら説明する．

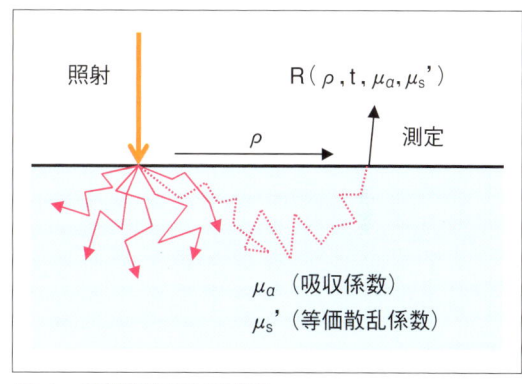

図1　組織透過光の測定

1　NIRS の測定手順

NIRS 法による組織成分の濃度測定は次の手順で行われる．

ステップ1：組織透過光の測定

2〜3種類の波長 λ_i の光を組織に照射し，照射点から数 cm 離れた点で組織を透過してきた光を測定する（図1）．照射光の波形は測定方法に応じて連続光であったりパルス光であったりする．

ステップ2：吸収係数の計算

波長ごとの測定光強度 $R(\lambda_i)$ から，所定のアルゴリズムを用いて吸収係数 $\mu_a(\lambda_i)$ を計算する．吸収係数は，ジグザグな光路に沿った単位距離（1 mm）あたりの減衰量である．得られる吸収係数の定量性は測定方法によって異なる（表1）．

ステップ3：成分濃度の計算

得られた吸収係数 μ_a より成分濃度 C を計算する．3波長（λ_1, λ_2, λ_3）を用いて酸素化 Hb と脱酸素化 Hb の濃度 C_{O_2Hb}，C_{HHb} 測定する場合，両者の関係は（1）式で与えられ，これを最小二乗誤差法を用いて解くことにより濃度 C_{O_2Hb}，C_{HHb} が求めら

表 各測定法の定量性と特徴

測定法	測定される吸収係数	得られる濃度	特徴
TRS	絶対値（μ_a）	絶対濃度（C）	短パルス光を用いる．絶対濃度の測定が可能．装置が複雑で高価．現在は研究用．
SRS	相対値（$k \cdot \mu_a$）	相対濃度（$k \cdot C$）	連続光を用いる．酸素飽和度の測定が可能．臨床用に広く使用されている．
MBL 則	相対変化量（$L \cdot \Delta\mu_a$）	相対濃度変化（$L \cdot \Delta C$）	連続光を用いる．プローブの構造が簡単．多点測定，脳機能測定に広く使用されている．

（k と L は未知定数）

れる．

$$\left.\begin{array}{l}\mu_a(\lambda_1)=C_{O_2Hb}\cdot\varepsilon_{O_2Hb}(\lambda_1)+C_{HHb}\cdot\varepsilon_{HHb}(\lambda_1)\\ \mu_a(\lambda_2)=C_{O_2Hb}\cdot\varepsilon_{O_2Hb}(\lambda_2)+C_{HHb}\cdot\varepsilon_{HHb}(\lambda_2)\\ \mu_a(\lambda_3)=C_{O_2Hb}\cdot\varepsilon_{O_2Hb}(\lambda_3)+C_{HHb}\cdot\varepsilon_{HHb}(\lambda_3)\end{array}\right\} \quad (1)$$

ここで $\varepsilon_{O_2Hb}(\lambda_i)$ と $\varepsilon_{HHb}(\lambda_i)$ は吸光係数とよばれる成分固有の既知の値である．(1)式では吸収係数 μ_a と濃度 C を絶対値として表記しているが，これは TRS の場合である．SRS，MBL 則の場合は表に示すように，それぞれ $k \cdot \mu_a$（相対値），$k \cdot C$（相対濃度）と $L \cdot \Delta\mu_a$（相対変化量），$L \cdot \Delta C$（相対濃度変化）で置き換えられる．

② SRS の原理と他の方法との関係

NIRS の測定原理は光拡散理論に基づく．図1に示すような半無限均一媒体にインパルス光を照射したとき，距離 ρ の点で測定される光 R（ρ, t, μ_a, μ_s'）は (2)式で与えられる[1]．

$$R(\rho, t, \mu_a, \mu_s') = (4\pi Dc)^{-\frac{3}{2}} \cdot \frac{1}{\mu_s'} \cdot t^{-\frac{5}{2}} \cdot \exp(-\mu_a \cdot c \cdot t)$$
$$\cdot \exp\left(-\frac{\rho^2 + \mu_s'^2}{4Dct}\right) \quad (2)$$

D は拡散係数とよばれ，$D = 1/3(\mu_a + \mu_s')$ で表される．生体に短パルス光を照射してその時間応答波形を測定し，これを (2) の理論式を用いて解析することにより，吸収係数 μ_a を絶対値として求めることができる．これが TRS である．一方，SRSと MBL 則では連続光を用いるが，この場合の測定光の強度は，R を時間的に積分した値 A（対数減衰量）で表される．

$$A(\rho, \mu_a, \mu_s') = -\log_{10}\int_0^\infty R(\rho, t, \mu_a, \mu_s')dt \quad (3)$$

ここで，A と μ_a の変化量（ΔA, $\Delta\mu_a$）に関する恒等表現 $\Delta A = (\partial A/\partial\mu_a) \cdot \Delta\mu_a$ に注目する．$\partial A/\partial\mu_a$ は長さの単位を持ち，照射点から測定点に至る平均的な光路長（L）を与える．L は μ_a と μ_s' の関数であり定数ではないが，生体組織で生ずる濃度変化 ΔC とそれに伴う吸収係数変化 $\Delta\mu_a$ の範囲内ではほぼ定数とみなすことができる．各組織での平均的な L の測定値は報告されている[2]．上式を，改めて L を用いて表現すると次のようになる．

$$\Delta A = L \cdot \Delta\mu_a = L \cdot \varepsilon \cdot \Delta C \quad (4)$$

これは，測定光の変化量 ΔA から相対的濃度変化 $L \cdot \Delta C$ を求める MBL 則の原理式である．さらに (3)式の両辺を距離 ρ で微分すると (5)式が得られ，これが SRS の原理式となる[3]．

$$\frac{\partial A}{\partial \rho} = \frac{1}{\ln 10} \cdot \left(\sqrt{3\mu_a \cdot \mu_s'} + \frac{1}{\rho}\right) \quad (5)$$

(5)式の左辺は測定光の距離に対する変化率で，図2に示すような，近接する測定点を持つプローブで測定できる．ここで $\mu_s'(\lambda)$ は，1次近似的には定数 k とみなすことができる．実際には μ_s' は λ に対してわずかに減少するため，より正確には $\mu_s'(\lambda) = k \cdot (1 - m \cdot \lambda)$ と表される．ここで m は組織によらずほぼ一定であり，$m = 4.6 \times 10^{-4}$（mm^{-1}）なる値が報告されている[4]．この値を用いることにより，(5)式より吸収係数の相対値 $k \cdot \mu_a$ が次のように計算できる．

$$k \cdot \mu_a(\lambda) = \frac{1}{3(1 - m \cdot \lambda)} \cdot \left(\ln 10 \cdot \frac{\partial A(\lambda)}{\partial \rho} - \frac{1}{\rho}\right)^2 \quad (6)$$

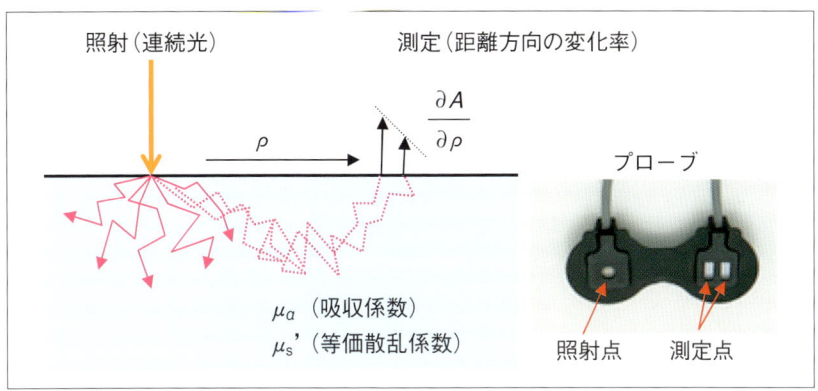

図2 SRSによる測定

たとえば3波長を用いて $\partial A/\partial \rho$ を測定することにより，(6)式から各波長での吸収係数の相対値 $k \cdot \mu_a(\lambda_1)$, $k \cdot \mu_a(\lambda_2)$, $k \cdot \mu_a(\lambda_3)$ が計算できる．これらを (1)式に代入することにより，酸素化Hbと脱酸素化Hbの相対濃度 $k \cdot C_{O_2Hb}$, $k \cdot C_{HHb}$ が求まる．さらにこれらより，臨床的に有効なパラメータである組織の酸素飽和度 $C_{O_2Hb}/(C_{HHb}+C_{O_2Hb})$ が計算される．

3 SRSを用いた装置と臨床データの例

SRSを用いた装置の例として，浜松ホトニクス製のNIRO-200NXを図3に示す．光源には3波長のLEDを用いており，測定項目は，MBL則による酸素化，脱酸素化および総Hbの相対濃度変化（$L \cdot C_{O_2Hb}$, $L \cdot C_{HHb}$, $L \cdot C_{cHb}$）と，SRSによる組織酸素化指標 $TOI = C_{O_2Hb}/(C_{HHb}+C_{O_2Hb})$ および組織Hb指標 $THI = k \cdot (C_{HHb}+C_{O_2Hb})$ である．これらの項目を2チャンネル同時に最高20 Hzで測定することができ，約30分のバッテリー動作機能も有している．またアダプタを追加することで4チャンネルの同時測定を可能とし，さらに多チャンネルアダプタを用いて，格子状に配列された16点でのMBL則の測定も可能となる．このためNIRO-200NXは，心臓手術，ICU，救急救命などの臨床分野から，筋肉測定，脳機能測定などの研究分野まで幅広い用途をカバーする．

おもな用途である心臓手術中の脳酸素モニタとしての測定例を図4に示す．人工心肺開始後，約16℃での低温灌流により，続いて行われる循環停止に対する脳保護の準備を行う．低温灌流中の脳

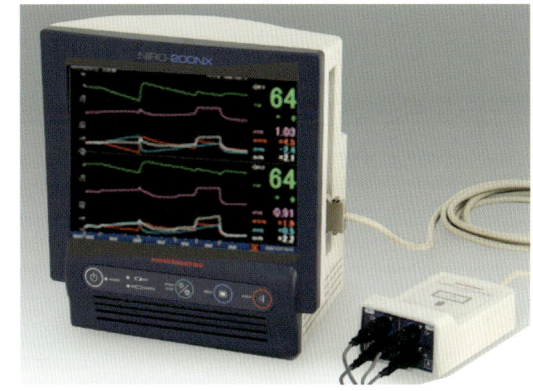

図3 装置例（浜松ホトニクス製NIRO-200NX）

代謝の低下に伴い，TOI（酸素量）は約25%上昇している．循環停止中にTOIは約40%減少し，THI（Hb量）は約45%減少している．この間，代謝の産物である脱酸素化Hb ΔHHbはほとんど変化していない．

まとめ

SRSの測定原理を他の方法と比較しながら述べた．SRSは定量性と実用性のバランスがよく，MBL則との組合せ測定も可能なため，臨床から研究まで幅広い分野で利用されている．今後さらなる有効性の評価を重ねることにより，一層の普及を期待したい．

文　献

1) Patterson MS, Chance B, Wilson BC. Time resolved reflectance and transmission for the noninvasive

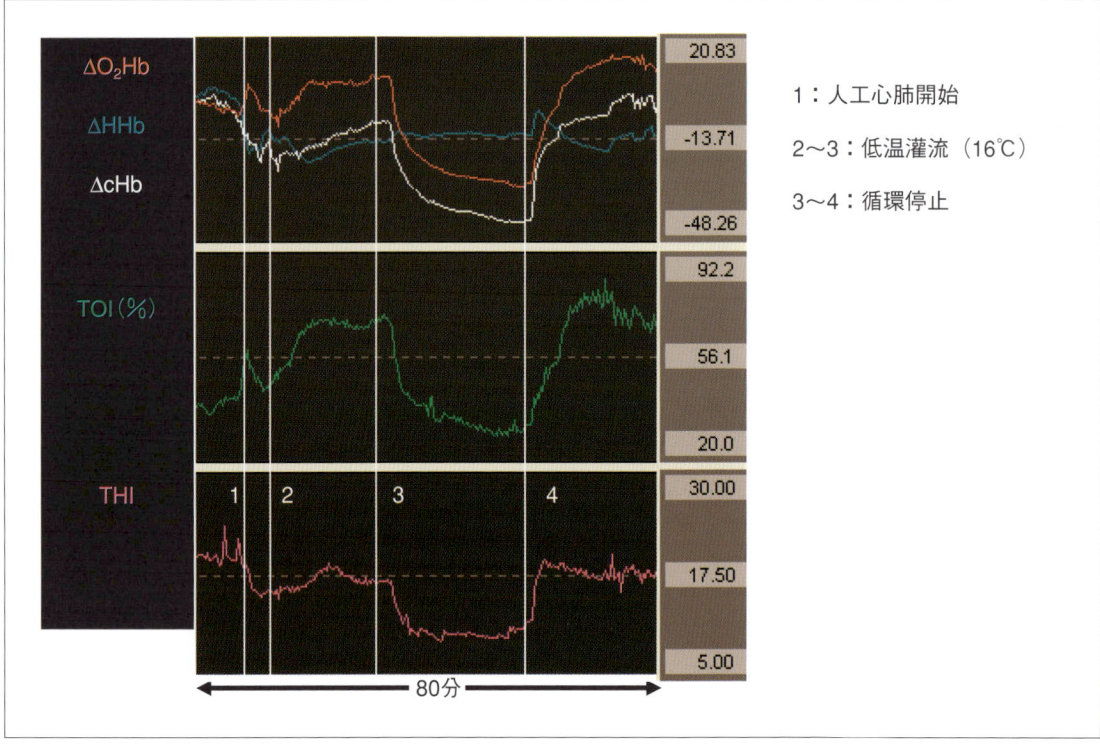

図4 心臓手術中の脳酸素測定の例

measurement of tissue optical properties. Appl Opt 28：2331-2336, 1989
2) van der Zee P, Cope M, Arridge S, et al. Experimentally measured optical pathlength for the adult head, calf and forearm and the head of the newborn infants as a function of interoptode spacing. Adv Exp Med & Biol 316：143-153, 1992
3) Matcher SJ, Kirkpatrick P, Nahid K, et al. Absolute quantification methods in tissue near infrared spectroscopy. Proc SPIE 2389：486-495, 1993
4) Matcher SJ, Cope M, Delpy DT. *In vivo* measurement of the wavelength dependence of tissue scattering coefficients between 760 and 900 nm measured with time resolved spectroscopy. Appl Opt 36：386-396, 1997

4 時間分解スペクトロスコピーの測定原理

浜松ホトニクス株式会社 中央研究所　山下　豊

Point

- 生体組織内ヘモグロビン（Hb）濃度の定量計測法として，時間分解分光法を解説する．
- 生体のような散乱媒質の吸収係数と散乱係数の分離測定が可能である．
- 吸収係数から組織内 Hb 濃度が算出される定量性，再現性に優れた計測法である．

　生体組織のような散乱吸収体に短パルス光を照射し，その時間応答特性から測定対象の光学特性を決定する計測法は，時間分解分光法（time-resolved spectroscopy：TRS）とよばれる[1]．一般に CW 光計測[2,3]では，生体組織を多重散乱した光の光路長が同定できないため，吸光度，あるいは吸収物質濃度の相対的な変化を得ている．これに対して検出光子の光路長分布を測定する時間分解分光法は，生体組織の吸収係数（μ_a）と等価散乱係数（μ_s'）を分離して求めることができ，(1)式から吸収物質濃度（C）の定量が可能となる．

$$\mu_a = \varepsilon C \quad \cdots\cdots(1), \quad (\varepsilon：モル吸光係数)$$

1　生体内の光伝播の解析

　生体組織に近赤外の短パルス光を入射すると，空間的，時間的に拡がった伝播特性を示す[4〜6]．ヒト前額部へ波長 800 nm の短パルス光（破線）を入射し，入射点から距離 4 cm の位置で拡散反射光を検出したときの時間応答特性（実線）を図1に示す．横軸は時間，縦軸は相対的な光強度を示す．入射パルスに対して生体内を伝播して検出された光は，時間遅れと時間拡がりを有することがわかる．この時間応答特性に生体内光速（ν）をかけることにより，生体内の光路長分布に変換することができる．この例では，いわゆる平均飛行時

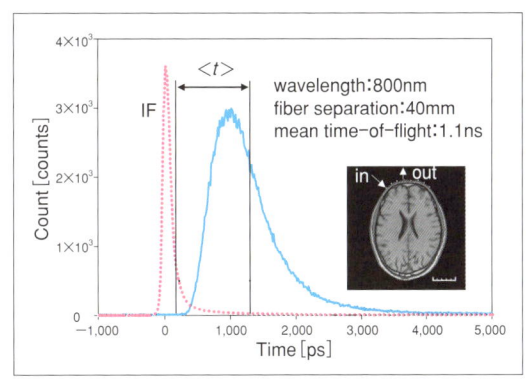

図1　ヒト頭部で測定した時間応答特性

間[5]は 1.1 ns であり，生体内光速を 22 cm/ns とすると平均光路長は 24 cm となる．

　生体組織の時間応答特性に対する理論的な解釈や応用については，多くの提案がなされている[7〜11]が，ここでは Patterson らの光拡散方程式[7]を利用する解析法を紹介する．

1．光拡散理論による解析

　光散乱媒質内での光の伝播に対しては，Patterson らにより (2) 式で示される光拡散方程式によって理論的解釈がなされた[7]．

$$\frac{\partial \Phi(\vec{r}, t)}{\nu \partial t} + \mu_a \Phi(\vec{r}, t) - \nabla \cdot [D \nabla \Phi(\vec{r}, t)] = S(\vec{r}, t)$$

$$\cdots\cdots(2)$$

ここで，Φ は光子フルエンス率，D（$=1/3\mu_s'$）は拡散係数[12]，ν は媒質内の光速，S は光源である．

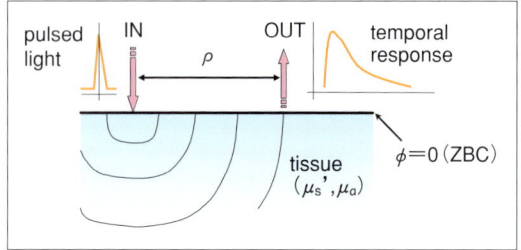

図2 半無限均一媒体における光検出の模式図

図2に示される半無限の幾何学条件で，一様な吸収係数 μ_a，等価散乱計数 μ_s' を有する散乱媒質の時間応答特性 $R(\rho, t)$ は，

$$R(\rho, t) = (4\pi D\nu)^{-\frac{3}{2}} z_0 t^{-\frac{5}{2}} \exp(-\mu_a \nu t)$$
$$\exp\left(-\frac{\rho^2 + z_0^2}{4D\nu t}\right) \cdots\cdots\cdots\cdots (3)$$

ρ は光源-検出器間距離，$z_0 = 1/\mu_s'$ である．計測された時間応答特性を (3) 式でフィッティングすることにより，吸収係数 μ_a，および等価散乱係数 μ_s' を求めることができる[13]．

光の波長が 700 nm～900 nm の領域における生体組織の光吸収は，血液中の Hb が支配的と考えられるため，この波長域の吸収係数 μ_a に対しては，

$$\mu_a(\lambda) = \varepsilon_{HbO_2}(\lambda) \cdot C_{HbO_2} + \varepsilon_{Hb}(\lambda) \cdot C_{Hb} + \mu_{a\_back}(\lambda) \cdots\cdots\cdots\cdots (4)$$

と数式化される．ここで，ε_{HbO_2}，ε_{Hb} は酸素化，脱酸素化 Hb のモル吸光係数，C_{HbO_2}，C_{Hb} は酸素化，脱酸素化 Hb 濃度，μ_{a_back} は Hb 以外の物質の光吸収を示している．3 波長の光に対する時間応答特性を計測し，各々の波長に対する吸収係数を求め，さらに (4) を利用した連立方程式を解くことにより酸素化，脱酸素化 Hb の絶対濃度を求めることが可能となる．酸素代謝のパラメータである生体組織中の Hb 酸素飽和度 (SO_2) の値は，

$$SO_2 = \frac{C_{HbO_2}}{C_{HbO_2} + C_{Hb}} \times 100 (\%) \cdots\cdots\cdots\cdots (5)$$

より算出される．

2．CW 光計測と時間分解分光法の関係

時間応答特性 $R(\rho, t)$ を吸収項とそれ以外の項にまとめて書き直すと，

$$R(\rho, t) = f(\rho, \mu_s', t) \exp(-\mu_a \nu t) \cdots\cdots\cdots\cdots (6)$$

上式を時間 t に対して積分すると，CW 光計測での検出光強度 $I(\rho)$ となる ((7) 式)．

$$I(\rho) = \int_0^\infty R(\rho, t) dt = \int_0^\infty f(\rho, \mu_s', t) \exp(-\mu_a \nu t) dt \cdots\cdots\cdots\cdots (7)$$

吸光度 (OD) は (8) 式で定義されるから，

$$OD = \ln(I_0/I(\rho)) = -\ln I(\rho) \cdots\cdots\cdots\cdots (8)$$

(8) 式を μ_a で偏微分すると[11]，

$$\frac{\partial OD}{\partial \mu_a} = -\frac{\partial}{\partial \mu_a} \ln I(\rho) = -\frac{1}{I(\rho)} \frac{\partial}{\partial \mu_a} I(\rho)$$
$$= \frac{\nu \int_0^\infty t f(\rho, \mu_s', t) \exp(-\mu_a \nu t) dt}{\int_0^\infty f(\rho, \mu_s', t) \exp(-\mu_a \nu t) dt} = \nu <t> = L$$
$$\cdots\cdots\cdots\cdots (9)$$

ここで $<t>$ は平均飛行時間，L は平均光路長を示す．(9) 式は吸光度 OD と吸収係数 μ_a の変化を関係付けるものが平均光路長 L であり，平均光路長 L を求めることにより，吸光度変化 ΔOD から吸収変化 $\Delta \mu_a$ を定量できる．

② 時間分解分光システム

時間分解分光システム (TRS-20)[14～16] の外観，およびシステム構成図を図3，4に示す．本システムは分光分析のために 3 波長 (760 nm, 800 nm, 830 nm) の半導体パルスレーザー光源 (PLP) を有しており，各波長に対する生体組織の時間応答特性を測定して，検出光強度 μ_a，等価散乱係数 μ_s'，平均光路長 L などの物理量を算出する．これらの値から (4) 式を利用して，酸素化 Hb 濃度，脱酸素化 Hb 濃度，組織酸素飽和度を連続的に与える．3 波長の PLP の光出力 (パルス幅約 100ps，繰り返し 5 MHz，クラス 1) は 3 対 1 の光カプラーにより，1 本の光ファイバーにて生体に照射される．生体内を拡散反射してきた光は，バンドルファイバーで検出器の光電子増倍管 (PMT) に導光される．時間分解計測には，高感度な単一光子時間相関法 (TCSPC) を採用している．測定ごとの時間応答特性データは，PC にて収集・解析される．測定インターバルは測定対象，ファイバー間距離にも依存するが，ヒト頭部では数秒の積算で S/N の高い測定が可能である．

4 時間分解スペクトロスコピーの測定原理

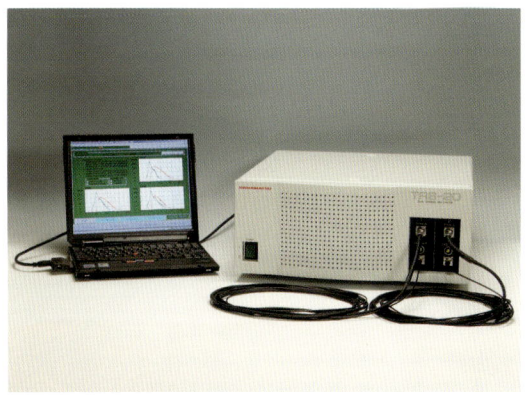

図3 時間分解分光システム (TRS-20)

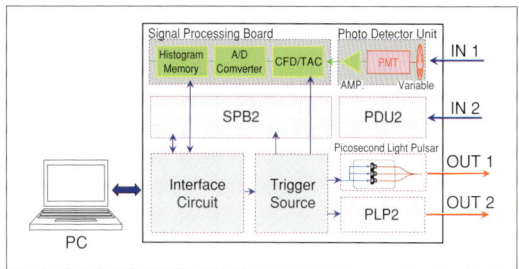

図4 TRS-20のシステムブロック図

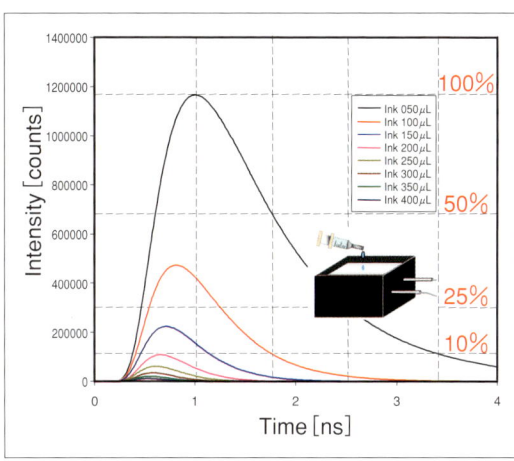

図5 液体ファントムで測定された時間応答特性

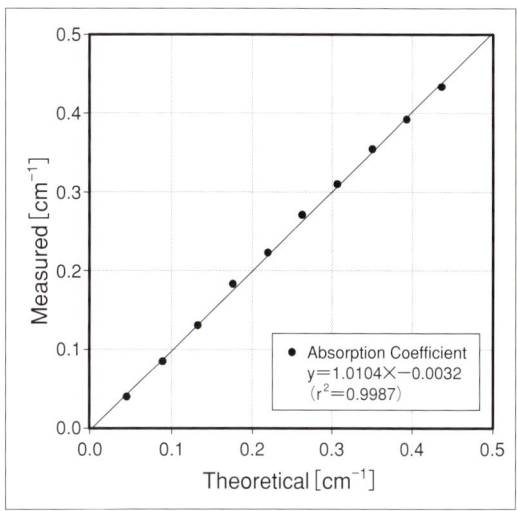

図6 時間分解分光法で求めた液体ファントムの吸収係数

3 液体ファントムによる定量性の検証

時間分解分光法の定量性を液体ファントムを用いて検証した．生体の散乱特性を模擬するために，懸濁液であるイントラリピッド20%水溶液を希釈して1%水溶液とした．またインディアインク水溶液を定量ずつ添加し，吸収係数を所定の範囲内で変化させた．この液体ファントムを黒色の容器に満たし，容器の側壁にTRS-20のファイバープローブを距離3cmで取り付けて時間応答特性を測定，解析した．添加インク量に対応した時間応答特性を図5に示す．インク添加量が増えるに従い，応答特性の面積（検出光量）が減少するとともに，平均光路長 L が短くなるのがわかる．時間応答特性を（3）式でフィッティングして求めた吸収係数を図6に示す．液体ファントムのような散乱媒質中であっても，時間分解分光法を利用することにより，吸収係数を定量的に計測できる．

まとめ

生体計測のための時間分解分光法について紹介した．本分光法は組織Hb動態と組織酸素代謝の定量計測を目指すものであり，脳機能モニター[17～19]，筋肉酸素代謝計測[20]などに利用されつつある．しかしながら，均一な散乱媒質においてはその定量性は明確であるが，解剖学的に不均一な生体組織では，たとえば頭部計測であれば頭皮・頭蓋骨，筋肉測定では脂肪層の影響とその補正について議論されている[21～23]．今後は，臨床データの蓄積とPETなどの他の方法論との比較研究[23]を通して，時間分解分光法の有効性と限界を明らかにしていくことが重要である．

文　献

1) Chance B, Nioka S, Kent J, et al. Time Resolved Spectroscopy of Hemoglobin and Myoglobin Resting and Ischemic Muscle. Anal Biochem **174**：698-707, 1988

2) Hazeki O, Tamura M. Quantitative analysis of hemoglobin oxygenation state of rat brain *in situ* by near-infrared spectrophotometry. J Appl Physiol **64**：796-802, 1988

3) Wray S, Cope M, Delpy DT, et al. Characterization of the near-infrared absorption spectra of cytochrome aa3 and hemoglobin for a non-invasive monitoring of cerebral oxygenation. Biochem Biophys Acta **933**：184-192, 1988

4) Chance B, Leigh JS, Miyake H, et al. Comparison of time-resolved and unresolved measurement of deoxy-hemoglobin in brain. Proc Natl Acad Sci **85**：4971-4975, 1988

5) Delpy DT, Cope M, van der Zee P, et al. Estimation of optical pathlength through tissue from direct time of flight measurement. Phys Med Biol **33**：1433-1442, 1988

6) Nomura Y, Hazeki O, Tamura M. Exponential attenuation of light along the nonlinear optical path in the scattered media. Adv Exp Med Biol **248**：77-80, 1989

7) Patterson MS, Chance B, Wilson BC. Time resolved reflectance and transmittance for noninvasive measurement of tissue optics. Applied Optics **28**：2331-2336, 1989

8) Nomura Y, Tamura M. Quantitative Analysis of Hemoglobin Oxygenation State of Rat Brain *in vivo* by Picosecond Time-resolved Spectrophotometry. J Biochem **109**：455-461, 1991

9) Ferrari M, Wei Q, Carraresiet L, et al. Time-resolved spectroscopy of the human forearm. J Photochem Photobiol **16**：141-153, 1992

10) Oda M, Yamashita Y, Nishimura G, et al. A Simple and novel algorithm for time-resolved multiwavelength oximetry. Phys Med Biol **41**：955-961, 1996

11) Tsuchiya Y, Urakami T. Quantitation of absorbing substance in turbid media such as human tissues based on the microscopic Beer-Lambert law. Optics Communications **144**：269-280, 1997

12) Furutsu K, Yamada Y. Diffusion approximation for a dissipative random medium and the applications. Phys Rev E **50**：3634-3640, 1994

13) Suzuki K, Yamashita Y, Ohta K, et al. Quantitative Measurement of Optical Parameters in Normal Breast Using Time-Resolved Spectroscopy. *In vivo* results of 30 Japanese Women. Journal of Biomedical Optics **1**（3）：330-334, 1996

14) Oda M, Yamashita Y, Nakano T, et al. Nearinfrared Time-Resolved Spectroscopy System for Tissue Oxygenation Monitor. Proc SPIE **4160**：204-210, 2000

15) 山下　豊, 小田元樹, 大前悦子, 他. 時間分解計測法を利用した組織酸素代謝計測. 脈管学 **42**（suppl）：59-63, 2002

16) 小田元樹, 垣花泰之, 山下　豊, 他. 近赤外時間分解分光法を用いた対外循環時の脳血液動態の測定. 脈管学 **45**（2）：75-80, 2005

17) Hoshi Y, Oda I, Wada Y, et al. Visuospatial imagery is a fruitful strategy for the digit span backward task：a study with near-infrared optical tomography. Cognitive Brain Research **9**：339-342, 2000

18) Ohmae E, Oda M, Yamashita Y, et al. Clinical evaluation of time-resolved spectroscopy by measuring cerebral hemodynamics during cardiopulmonary bypass surgery. Journal of Biomedical Optics **12**（6）：062112, 2007

19) Yokose Y, Sakatani K, Murata Y, et al. Bedside Assessment of Cerebral Vasospasms After Subarachnoid Hemorrhage by Near Infrared Time-Resolved Spectroscopy. In：（ed）, Takahashi E, Bruley DF. Oxygen Transport to Tissue XXXI, Advances in Experimental Medicine and Biology, volume 662 Part 2. Springer, pp505-511, 2010

20) Wolf M, Ferrari M, Quaresima V. Progress of near-infrared spectroscopy and topography for brain and muscle clinical applications. Journal of Biomedical Optics **12**（6）：062104, 2007

21) Kohri S, Hoshi Y, Tamura M, et al. Quantitative evaluation of the relative contribution ratio of cerebral tissue to near-infrared signals in adult human head. A preliminary study. Physiol Meas **23**：301-312, 2001

22) Okada E, Delpy DT. Near-infrared light propagation in an adult head model. I. Modeling of low-level scattering in the cerebrospinal fluid layer. Appl Opt **42**：2906-2914, 2003

23) Ohmae E, Ouchi Y, Oda M, et al. Cerebral hemodynamics evaluation by near-infrared time-resolved spectroscopy. Correlation with simultaneous positron emission tomography measurements. Neuroimage **29**：697-705, 2006

5 拡散光トモグラフィー

電気通信大学大学院情報理工学研究科 知能機械工学専攻　山田幸生

- 近赤外光を用いた拡散光トモグラフィーにより，生体内部の血液の酸素化度や血液量に関する断層像を非侵襲的に得ることができる．
- 生体表面に照射され，生体内部を伝播した後に再び表面に現れた近赤外光が計測され，断層像は，計測データから生体内の光伝播を記述する数学的モデルと，いわゆる逆問題とよばれる数学的手法によって得られる．
- これまで，ヒトの前腕の筋活動に伴う血液状態変化の断層像などが得られており，今後，さらに応用範囲が広がるものと期待される．

① 拡散光トモグラフィーの原理

　波長がおよそ 700 nm～1,200 nm の近赤外光は生体組織による吸収が小さいため生物学的光学窓 (biological optical window) とよばれ，10 cm 程度の生体組織であれば散乱透過した光を検出することができる．この特徴を活かして，数 cm 以上の大きさを持つ生体組織の光断層像を描き出す技術が拡散光トモグラフィー (Diffuse Optical Tomography : DOT)[1,2] であり，生体組織の近赤外光に対する光学特性値の断層像から，それが表す生理学的および解剖学的な情報の断層像を得ることができる．血液状態に関しては，異なる2波長 λ_1, λ_2 でヘモグロビン (Hb) の吸収係数 $\mu_a(\lambda_1)$, $\mu_a(\lambda_2)$ の断層画像を求め，酸素化 Hb と脱酸素化 Hb のモル吸光係数スペクトル $\varepsilon_{HbO_2}(\lambda)$, $\varepsilon_{Hb}(\lambda)$ が知られているので，式(1)(2)(3)を用いて，酸素化 Hb 濃度 [HbO$_2$]，脱酸素化 Hb 濃度 [Hb]，総 Hb 量 [Hbt]，および，血液の酸素飽和度 SO$_2$ の断層像が得られる．

$$\mu_a(\lambda) = \varepsilon_{HbO_2}(\lambda)[HbO_2] + \varepsilon_{Hb}(\lambda)[Hb] \quad (1)$$

$$[Hbt] = [HbO_2] + [Hb] \quad (2)$$

$$SO_2 = \frac{[HbO_2]}{[Hbt]} = \frac{[HbO_2]}{[HbO_2] + [Hb]} \quad (3)$$

　X線CT (X-ray computed tomography) では，X線が生体内を直進するため，その経路が確定しており，断層画像を得るためのアルゴリズムはいわゆる逆投影法 (back projection) を基本とし，比較的簡便なアルゴリズムで断層画像が再構成される．しかし，光は生体組織により強く散乱されるため，逆投影法は適用できず，いわゆる逆問題解法[3] を用いる必要がある．逆問題を解くためには生体内光伝播を記述する方程式が必要である．以下では，生体内光伝播をモデル化した光拡散方程式を説明し，その後，アルゴリズム・実際の装置，再構成画像等を説明する．

② 光拡散方程式による生体内光伝播のモデル化

　生体に照射したピコ秒パルス光の組織内伝播は式(4)の光強度に関する光拡散方程式[4] によって

記述される.

$$\frac{1}{c}\frac{\partial \phi(\bm{r},t)}{\partial t} = \nabla \cdot (D(\bm{r})\nabla \phi(\bm{r},t)) - \mu_a(\bm{r})\phi(\bm{r},t) + Q(\bm{r},t) \quad (4)$$

ここで，$\phi(\bm{r},t)$ は生体内部の位置 $\bm{r}$，時刻 t における光の強度，c は生体内の光速，$\mu_a(\bm{r})$ は吸収係数，$Q(\bm{r},t)$ は内部光源，$D(\bm{r})$ は拡散係数であり換算散乱係数 $\mu_s'(\bm{r})$ を用いて $D(\bm{r}) = (1/3)/\mu_s'(\bm{r})$ と表される．拡散光トモグラフィーにおいては，外部より生体組織に光を照射し，その光が内部で散乱・吸収を繰り返した後，生体表面に再び現れた光を検出して内部の光学特性値 $\mu_a(\bm{r})$ と $\mu_s'(\bm{r})$ を求めるため，通常，$Q(\bm{r},t) = 0$ である．連続光を用いる場合は左辺がゼロで，光の強度などは位置のみの関数となる．

式(4)は，生体組織内における換算散乱係数 $\mu_s'(\bm{r})$ および吸収係数 $\mu_a(\bm{r})$ の分布が与えられれば適当な初期条件および境界条件の下で，$\phi(\bm{r},t)$ について有限要素法などにより数値的に解くことができ，生体表面 $\bm{r}_b$ で測定される光強度の計算結果 $\varPhi(\bm{r}_b,t) = -D(\bm{r}_b,t)\nabla_n\phi(\bm{r}_b,t)$ (∇_n は表面に垂直な方向の微分を表わす) が得られる．これを順問題解とよぶ．

図1は，順問題解により得られた光の伝播経路の例[5]を示す．直径 70 mm の一様な半球状媒体の底面の一点に，ピコ秒パルス光を入射したときに，同じ底面で入射点から角度 60 度の点で検出した光が通過した経路を示している．早い時間で検出された光は入射点と検出点の間をほぼ直進しているが，時間が長くなるにつれてより深い内部を通った経路，いわゆるバナナ状経路となることがわかる．

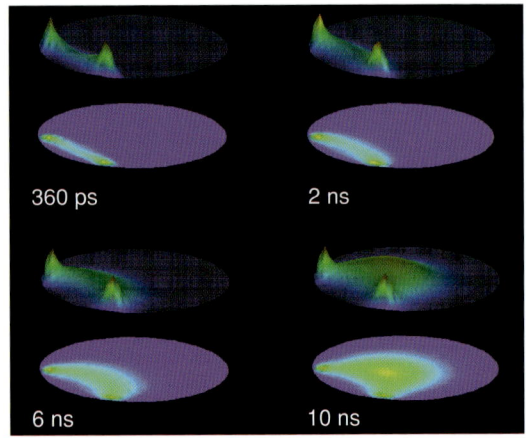

図1　半球状媒体に入射したインパルス光の伝播経路

(Takahashi S, et al. SPIE Proceedings 2979：250-260, 1997[5]より引用)

の光学特性値 $\mu_s'(\bm{r})$ および $\mu_a(\bm{r})$ の分布の推定値を用い，上に述べた順問題の計算結果 $\varPhi(\bm{r}_b,t)$ を求める．$\varPhi(\bm{r}_b,t)$ が $\varGamma(\bm{r}_b,t)$ に一致するように，$\mu_s'(\bm{r})$ および $\mu_a(\bm{r})$ を推定しなおすプロセスを繰り返し，一致したときの $\mu_s'(\bm{r})$ および $\mu_a(\bm{r})$ が再構成画像となる．$\mu_s'(\bm{r})$ および $\mu_a(\bm{r})$ を逆問題により求める一般的なプロセスの詳細は文献[6]を参照されたい．

なお，個々の測定結果 $\varGamma(\bm{r}_b,t)$ の時間分解計測曲線全体に対して計算結果を一致させれば高品質の画像が再構成される[7]．しかし，計算時間が過大となるため，曲線から抽出した特徴パラメータを用いてデータ量を減らし，計算時間の短縮化がしばしば行われる．さまざまな特徴パラメータが用いられるが，短い計算時間で質の良い画像を再構成できる特徴抽出の一手法として知られる一般化パルススペクトル法（Generalized Pulse Spectrum Technique：GPST）を拡散光トモグラフィーに適用するため多少の修正を加えた修正 GPST 法[8]が開発されている．

③ 拡散光トモグラフィー画像再構成の概念

図2に時間分解計測法を用いた拡散光トモグラフィーの一般的な概念を表す．生体組織表面の1点にパルス光を照射し，生体内を伝播して再び表面に現れたパルス光を多くの点で同時に検出する．照射点を次々に変えて測定を繰り返すことにより，生体組織表面で測定した検出光強度の多くの測定結果 $\varGamma(\bm{r}_b,t)$ を得る．一方で，生体組織中

④ ピコ秒時間分解計測法を用いた計測システム

拡散光トモグラフィーを実現するための計測システムは，世界各国で開発されており[2]，それらは，① 連続光を用いたシステム，② 100 MHz 程

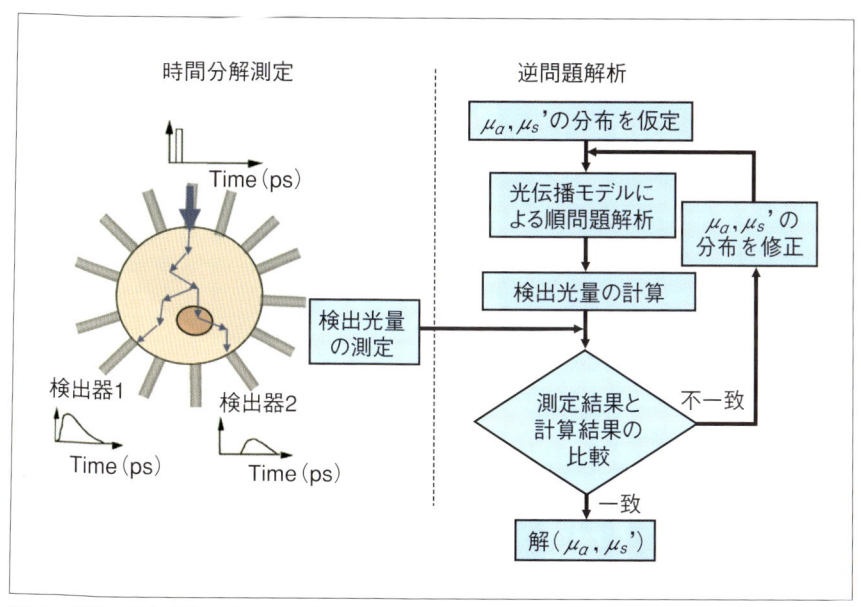

図2 逆問題解析手法に基づく拡散光トモグラフィー（DOT）の概念

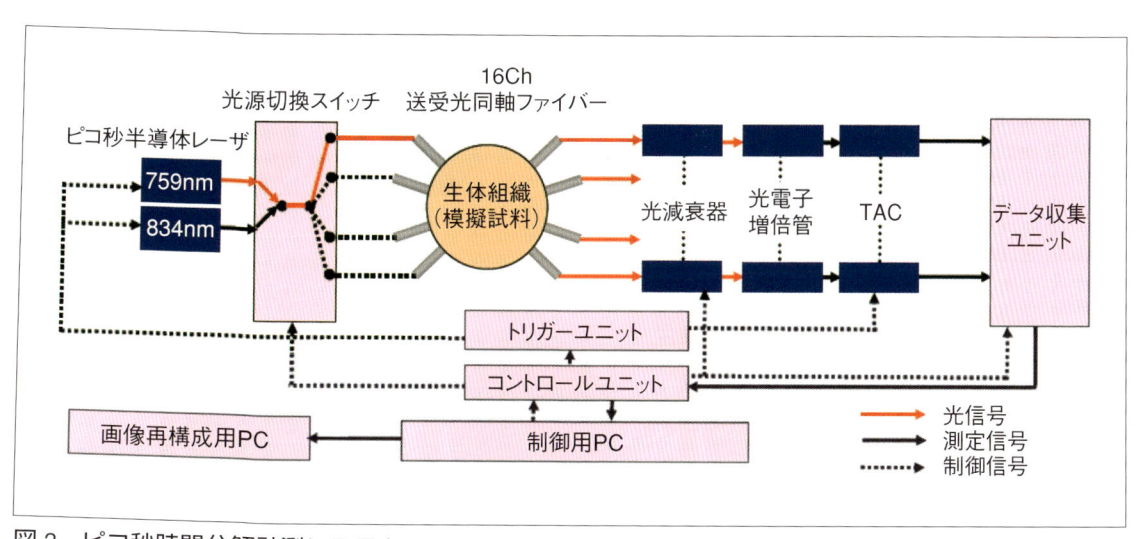

図3 ピコ秒時間分解計測システム

度の強度変調光を用いたシステム，および③ピコ秒時間分解計測法を用いたシステム，に分類される．このなかでも，高価であるがもっとも多くの有効な情報を含んでいるピコ秒時間分解計測法を用いたシステムの概要を図3に示す[9]．入射光源には約100 psのパルス幅を持ち，波長800 nm付近の近赤外光を射出する複数のダイオードレーザが用いられる．そのうちの一波長の光が光ファイバーにより対象物に照射され，対象物の周囲に取りつけた最大64本の光ファイバーにより集光された光が，それぞれ独立な光検出系に導かれる．検出系は単光子計数法を用い，TAC（Time-to-Amplitude Converter）により約100 psの時間分解能を持つ．光ファイバーの位置により光強度が大幅に異なるため，単光子計数法が有効となる強度にまで弱めるための減衰器が付属している．このシステムを用いれば，大きさが10 cm弱の生体組織を対象として拡散透過光の時間分解データを十

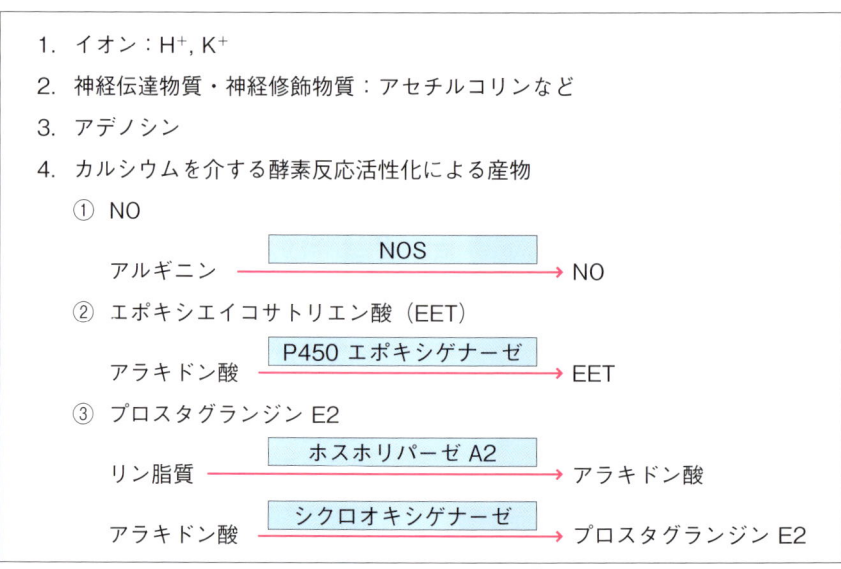

1. イオン：H⁺, K⁺
2. 神経伝達物質・神経修飾物質：アセチルコリンなど
3. アデノシン
4. カルシウムを介する酵素反応活性化による産物
   ① NO
      アルギニン ──[NOS]──→ NO
   ② エポキシエイコサトリエン酸（EET）
      アラキドン酸 ──[P450 エポキシゲナーゼ]──→ EET
   ③ プロスタグランジン E2
      リン脂質 ──[ホスホリパーゼ A2]──→ アラキドン酸
      アラキドン酸 ──[シクロオキシゲナーゼ]──→ プロスタグランジン E2

図3 主な血管拡張因子
神経血管カップリング機構に関連する血管拡張因子．4 では，神経活動の増加に伴い Ca が増加し，枠組みされている酵素が活性化される．

た[14]．その後抑制性の神経活動も考慮した実験系で検討したところ，血流反応は MUA とより相関があり，また LFP のなかで高周波数（30 Hz 以上）のγ帯域の活動とも関連していた．血流反応と LFP のγ帯域の活動との相関は，ネコの視覚野でも観察されており[15]，聴覚野や視覚野で計測された fMRI 信号（BOLD 信号）が，それぞれγ帯域の LFP[16]あるいは皮質脳波（ECoG）[17]と関連していたとする結果とも一致する．さらに，視覚刺激に対する NIRS 信号と脳波のγ帯域のパワーの変化に相関が認められたという報告もある[18]．したがって，近年は，速い変動を示す神経活動が脳血流変化と密接に関係しているという説が支持されている．しかし，γ波は知覚や意識に関連することが示唆されているが，γ波の生理学的意味はまだ不明である．

⑤ NVC の恒常性

神経活動に対する血流応答は，刺激条件が同じで神経細胞の賦活が同程度であっても，神経細胞を取り巻く環境によって変化する．たとえば，高酸素濃度の吸気ガスで呼吸をしているラットは，安静時の脳血流がコントロール状態（正常の酸素濃度ガスによる呼吸）に比べてやや低下し，この状態で後肢を電気刺激した場合，誘発される LFP はコントロール状態と同じであるが，脳血流のピーク値は高いことが報告されている[19]．

一方，Petersen らは，神経細胞は特別に刺激を加えなくても自発発火をして膜電位は変動しており，ラットの体性感覚野の細胞は，膜電位の状態によって刺激に対する反応が異なることを見出した[20]．彼らの実験では，低めの膜電位の状態で刺激を加えると，高めの状態に比べて神経細胞の活動電位の振幅は大きく，その継続時間が長く，より広い皮質領域で観察された．この結果は，神経機能イメージング研究において，神経賦活に対する血流応答関数をもとめる場合や，血流反応の再現性を評価するときに，考慮されるべき重要な所見と考える．

⑥ 神経代謝カップリング

賦活された神経細胞では，酸素・グルコース代謝が亢進するが，酸素消費量の増加は約 5% と少なく，それをはるかに上回る脳血流の増加とグルコースの取り込みが生じることが報告されている[21,22]．

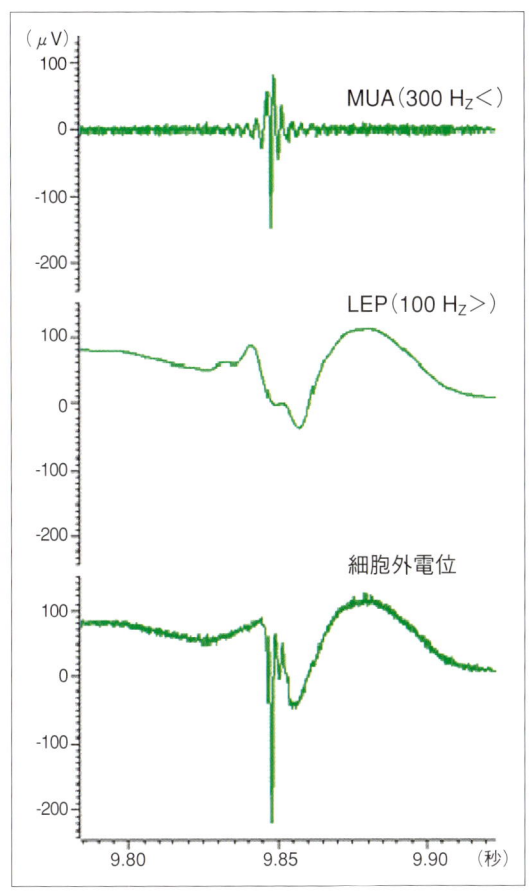

図4 細胞外電極で記録される電位

を反映して，酸素化 Hb と総 Hb の増加ならびに脱酸素化 Hb の減少が認められることが多い．しかし，乳児（特に 8 週齢以降）では，脳賦活領域で脱酸素化 Hb も増加することが，NIRS と fMRI 計測から明らかにされている[25,26]．生後 8 週以降はシナプスが急速に形成される時期で，安静時にも多くのエネルギーを必要として代謝が亢進しているため，脳賦活時の酸素代謝が変化して脱酸素化 Hb の増加をもたらしたと説明されている．しかし，このような脱酸素化 Hb の増加は新生児にもみられることがあり，また，同じ新生児が脳賦活時に脱酸素化 Hb の増加と減少を示す場合がある[27]．このことは，脱酸素化 Hb 増加は必ずしも酸素代謝に起因したものではなく，乳児では脳血流増加の程度が大きいか，あるいは脳血流増加によって静脈が拡張しやすいために細静脈まで拡張したことによる脱酸素化 Hb 増加とも考えられる．このような現象が乳児に認められやすいのは，大人に比べて，血流調整機構が未熟なためかも知れないと推測している．

まとめ

脳賦活時における脳血流の増加は，そのとき営まれている脳内プロセスに血流増加領域近傍の神経ネットワークが関与していることを示していると考えられる．しかし，そのネットワーク内における興奮系と抑制系を区別することは難しい．また，脳賦活時にみられる血流減少に対する解釈は今後の課題である．

グルコース代謝については，1994 年に従来の考えとはまったく異なり，アストロサイトと乳酸が重要な役割を担うとする説が Pellerin と Magistretti によって発表された[23]．彼らは，アストロサイトがグルタミン酸を取り込み，このグルタミン酸が解糖系を活性化して毛細血管から取り込んだグルコースを乳酸へ変えて神経細胞へ渡し，神経細胞は乳酸からピルビン酸を経て TCA サイクルで必要なエネルギーを産生するという経路を提唱している．この説は，その後部分修正が加えられたが[24]，現在広く受け入れられている．

⑦ 乳児における NVC

NIRS 計測では，酸素化 Hb と脱酸素化 Hb を計測することができ，両者の和が総 Hb であり，脳の賦活領域では酸素消費の増加を上回る血流増加

文 献

1) Roy CS, Sherrington CS. On the regulation of the blood-supply of the brain. J Physiol 1：85-108, 1890
2) Mosso A. Sulla circolazione del cervello dell'uomo. Mem Real Acc Lincei 5：237-358, 1880
3) Matsuura T, Fujita H, Seki C, et al. Hemodynamics evoked by microelectrical direct stimulation in rat somatosensory cortex. Comp Biochem Physiol. A 124：47-52, 1999
4) Harrison RV, Harel N, Panesar J, et al. Blood capillary distribution correlates with hemodynamic-based functional imaging in cerebral cortex. Cereb Cortex 12：225-233, 2002

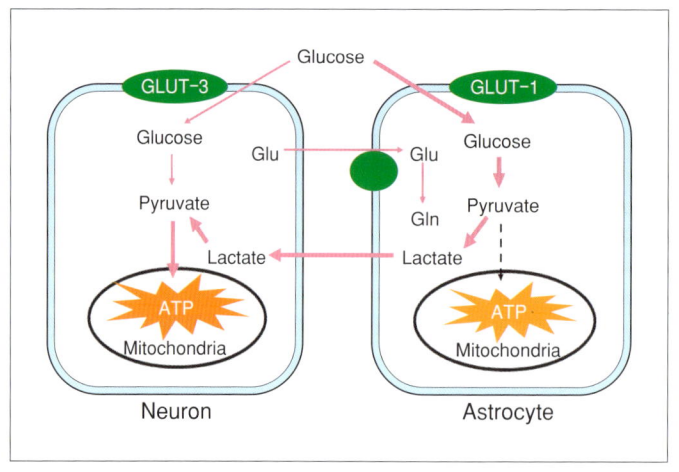

図1　神経活動時の脳代謝
GLUT：グルコース輸送体，Glu：グルタミン酸，Gln：グルタミン．

2　神経活動時の脳血流代謝

　Foxらは神経活動時の脳血流量と脳グルコース消費量は50％増加するが，酸素消費量の増加は5％にとどまることを報告した[4]．このような酸素の供給と需要のuncouplingは，神経活動時のエネルギー産生が主に解糖系に依存していることを示唆している．このため，活動部位の静脈側では酸素化ヘモグロビン（以下，Hb）が増加し，脱酸素化Hbはwashoutされ濃度は低下する．

　神経活動時には，星状膠細胞で産生された乳酸が神経細胞に移行してATP産生に寄与しているという仮説 Astrocyte-neuron lactate shuttle hypothesis（ANLSH）がある（図1）[5]．星状膠細胞は，神経活動によって細胞間に増加したグルタミン酸を取り込みグルタミンに変換する（グルタミン酸サイクル）．このときATP1分子を使用するため，ADPとPiが産生され，星状膠細胞のサイトゾルでの解糖が促進されてピルビン酸が生成される．このピルビン酸は乳酸に変換された後に神経細胞に移行し，乳酸脱水素酵素（LDH）の一つであるLDH-1によってピルビン酸に変換され，ミトコンドリア内で好気的リン酸化によりATPを産生すると考えられている．

3　脳循環代謝の調節

　一定範囲内の脳灌流圧，頭蓋内圧，体血圧の変

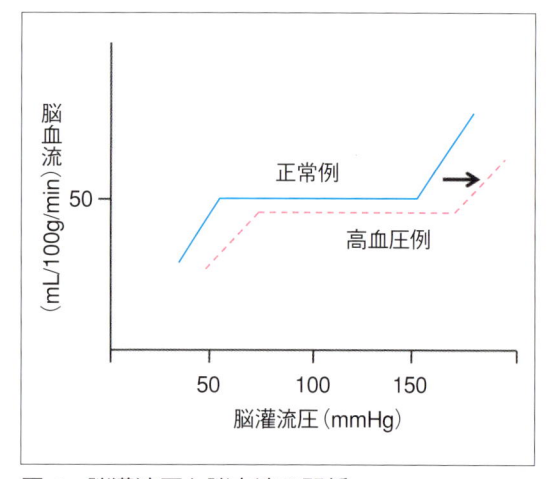

図2　脳灌流圧と脳血流の関係
脳血流は，自動調節能により脳灌流圧が60～140 mmHgの間では一定に保たれる．高血圧例（破線）ではカーブが右方偏位する．

化に対して，脳血流量を一定に保つ機能を静的脳血流自動調節能（static autoregulation）という（図2）．体血圧が変化すると脳灌流圧（全身血圧-頭蓋内圧）も変化するが，筋原性や神経原性調節により血管平滑筋の張度を調整して脳血流量を一定に保とうとする．健常人の自動調節の範囲は平均動脈圧が約70～150 mmHgの範囲である．これを脳灌流圧で表すと約60～140 mmHgとなる．自動調節能の範囲を超えて脳灌流圧が50 mmHg以下になると，脳血流は低下して脳虚血となり，逆に，

脳灌流圧が 150 mmHg を超えると脳血流が増加し，血液脳関門が破綻して脳浮腫をきたす．高血圧例や脳梗塞，脳外傷などの脳障害例では，自動調節能のカーブが右方に偏位しており，全身血圧の低下により脳虚血が発生しやすくなっている．

しかしながら，自動調節能が働く体血圧範囲内においても，血圧変動が急速な場合は，脳血流は影響を受ける．この急速な血圧変動に対する脳血管床の緩衝能力は，動的脳血流自動調節能（dynamic autoregulation）とよばれ[6]，前述の静的脳血流自動調節能（static autoregulation）と区別されている．

脳血流は，動脈血中の炭酸ガス（$PaCO_2$），酸素分圧（PaO_2），pH などの化学的調節因子により影響を受ける．$PaCO_2$は脳血流量に影響するもっとも大きい因子で，$PaCO_2$が 20〜80 mmHg の範囲では 1 mmHg の増減に対して，脳血流量が約 1〜2 mL/100 g/min 増減する．一方，PaO_2は 60〜300 mmHg の範囲では脳血流量にほとんど影響を与えず，PaO_2が 50 mmHg 以下になると脳血流量が著明に増加する．

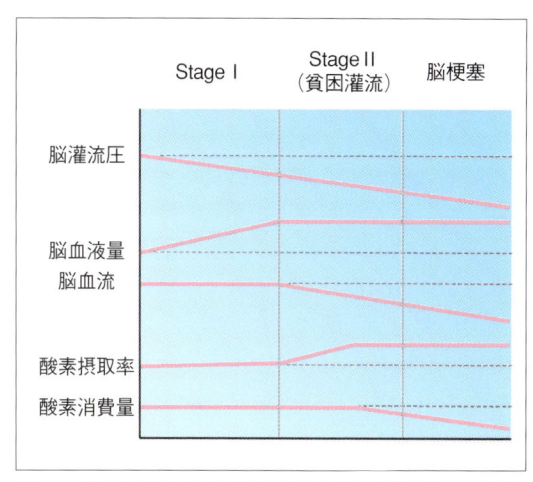

図3 脳虚血時の脳血流と酸素代謝の関係（Powers の分類）

4 虚血・再灌流時の脳循環代謝

脳血流が完全に停止する全脳虚血では，脳波は十数秒で平坦化するが，不完全虚血に対しては血流低下の程度により，次の2段階にわけられる．まず，脳血流が 16〜17 mL/100 g/min に低下すると，シナプス伝導障害が起こり脳波が平坦化する（electrical failure）．さらに，7 mL/100 g/min 以下に低下すると，細胞膜イオンポンプの障害により不可逆的な神経細胞死が始まる（membrane failure）．electrical failure と membrane failure の間の脳血流低下であれば，脳機能は停止しているが未だ脳梗塞にはなっていない．このような脳血流低下による可逆的な障害部位は虚血性ペナンブラとよばれ，脳梗塞の中心部と周囲の正常脳組織の間に存在すると考えられている．

Powers は脳梗塞に至るまでを2つの stage に分類している（図3）[7]．脳灌流圧が低下すると，脳血流を保つために細動脈が拡張し，脳血液量が増加する（Powers stage Ⅰ）．このような血管拡張による代償機能は，脳循環予備能とよばれ，炭酸ガスやダイアモックス®（Acetazolamide）の投与による脳血流変化を計測することにより評価できる．脳灌流圧の低下によりすでに細動脈が拡張した状態では，脳血流の上昇程度が低下する（脳循環予備能の障害）．さらに脳灌流圧が低下すると，脳血流が低下し始める．このとき，脳酸素代謝を維持するために，酸素摂取率が上昇する（Powers stage Ⅱ）．脳虚血に対して酸素摂取率の上昇により脳酸素代謝がかろうじて保たれている状態は，貧困灌流症候群（Misery perfusion syndrome）とよばれている．さらに脳灌流圧が低下すると，酸素摂取率上昇による代償機能が働かなくなり脳細胞の酸素代謝は低下し，やがて脳梗塞に至る．

5 虚血時の脳代謝

虚血状態になると，サイトゾルの phosphocreatine が低下して，貯蔵 ATP は枯渇してしまう．その後は解糖系により ATP が産生されるが，その ATP は膜機能の維持などに使用される．低酸素下ではピルビン酸脱水素酵素複合体活性が低下し，ピルビン酸をアセチル CoA に変換できないため，ピルビン酸はサイトゾルの乳酸脱水素酵素により乳酸に変換される．乳酸の蓄積によるアシドーシスは，蛋白合成の低下，酵素機能の低下を引き起こし，細胞障害を増強する．一方，星状膠細胞はグルタミン酸サイクルにより細胞外のグルタミン酸を処理しているが，虚血時にはグルタミン酸サイクルが抑制され，著しいグルタミン酸濃度の上

昇（グルタミン酸サージ）が引き起こされ，神経細胞はさらに障害される．

虚血時のミトコンドリア機能は低下するが，虚血時間が短い場合，再灌流により回復する．しかし長時間の脳虚血は神経細胞に不可逆的障害を引き起こす．不可逆的障害が発生するメカニズムには，主に次の4つの要素が関与している．① カルシウム依存性蛋白分解酵素による細胞障害，② 蛋白キナーゼのリン酸化，③ 遺伝子誘導による核内情報伝達の変動，④ フリーラジカルによる障害が挙げられる．

6 脳循環代謝におけるグリア細胞の役割

グリア細胞は，近年ではNeuro-glia-vascular couplingにおける神経細胞と血管の間で ① 脳循環の恒常性，② 神経活動時のエネルギー産生補助，③ 脳微小環境の恒常性，④ グリア伝達物質の放出，といった役割も担っており注目を集めている．

神経活動は星状膠細胞の終足内へのカルシウムイオン流入を引き起こし，結果，血管作動物質の放出が起き，それにより血管収縮・拡張が起こされている．また，星状膠細胞はグリコーゲンという形でエネルギー源を貯蔵している．神経活動時にグルタミン酸放出が増加する．結果，ナトリウムイオン依存性グルタミン酸輸送体によって星状膠細胞のサイトゾルにグルタミン酸が取り込まれる．これが引き金となり星状膠細胞内の乳酸合成が起き，乳酸が神経細胞内に移送されエネルギー産生に利用されている．

星状膠細胞は，細胞内外の水，イオン，代謝産物，神経作動物質の濃度を調整している．たとえば，星状膠細胞はグルタミン酸の貯蔵および回収場所になっており，シナプス間隙に放出されたグルタミン酸の80%は星状膠細胞に回収されている（残り20%はシナプス後神経細胞が回収する）．星状膠細胞に回収されたグルタミン酸はサイトゾルでグルタミンに変換され神経細胞に戻される．神経細胞内のグルタミンは再びグルタミン酸に変換されて神経活動時に使用されている．これはグルタミン-グルタミン酸シャトルとよばれ脳微小環境の恒常性を保つうえで重要な役割を果たしている[8]．

グルタミン酸，ATP，d-セリン，GABA，タウリン等はグリア伝達物質として，神経-グリア細胞間の情報伝達を行ううえで重要な役割を果たしている[9]．神経-グリア細胞間情報伝達は脳内部位によって異なり，皮質星状膠細胞は神経細胞からのNMDAやP2X1/5に対して受容体発現をするが，海馬星状膠細胞に関してはこの発現が欠如している．脳微小環境の恒常性保持にも神経-グリア細胞間情報伝達は重要な役割を果たしている．また，星状膠細胞はコレステロール合成をしていることが2009年に発見されており，産生・分泌されたコレステロールはシナプス形成に重要な役割を果たしていることから，脳内における星状膠細胞は神経細胞の機能的，構造的補助に不可欠の存在といえる[10]．

7 Neuro-glia-vascular unit について

脳組織が正常な機能を維持するためには，脳循環と脳代謝の間に適切な連携（cerebral blood flow-metabolism coupling）がなされていることに加えて，血液脳関門が正常な構造および機能を有している必要がある．すなわち，虚血，再灌流障害はこれらの連携が破綻して起こるため，血流動態の改善のみを目指しても集学的治療とは成りえない．前述のように，血管と神経細胞，神経細胞とグリア細胞，グリア細胞と血管の相補的関係（Neuro-glia-vascular unit）の正常化が脳卒中急性期治療に不可欠といえる[11]．現在，正常脳におけるneuro-glia-vascular unitの働きに関してさまざまなことが解明されてきている．今後の課題は，このunitが虚血時に陥る経時的な病態の解明にある．近年，脳梗塞急性期治療において「neuro-protection」という言葉が頻繁に使用されているが，今後は「neuro-glia-vascular unit protection」を主眼とした治療ならびに薬剤開発の必要性があると考えられている．

文 献

1) 太田富雄, 松谷雅生 編. 脳神経外科学. 金芳堂, 京都, 2008
2) 酸素ダイナミクス研究会 編. からだと酸素の事典. 朝倉書店, 東京, 2009
3) 坂部武史 編. 脳保護・脳蘇生. 克誠堂出版, 東京, 2008

4) Fox PT, Raichle ME, Mintun MA, et al. Nonoxidative glucose consumption during focal physiologic neural activity. Science 241：462-464, 1988
5) Magistretti PJ, Pellerin L, Rothman DL, et al. Energy on demand. Science 283：496-497, 1999
6) Aaslid R, Lindegaard KF, Sorteberg W, et al. Cerebral autoregulation dynamics in humans. Stroke 20：45-52, 1989
7) Powers WJ, Grubb RL Jr, Raichle ME. Physiological responses to focal cerebral ischemia in humans. Ann Neurol 16：546-552, 1984
8) Verkhratsky A, Kirchhoff F. Glutamate-mediated neuronal-glial transmission. J Anat 210：651-660, 2007
9) Volterra A, Meldolesi J. Astrocytes, from brain glue to communication elements：the revolution continues. Nat Rev Neurosci 6：626-640, 2005
10) Nieweg K, Schaller H, Pfrieger FW. Marked differences in cholesterol synthesis between neurons and glial cells from postnatal rats. J Neurochem 109：125-134, 2009
11) del Zoppo GJ. Stroke and neurovascular protection. N Engl J Med 354：553-555, 2006

基礎編　C ● NIRSの測定方法

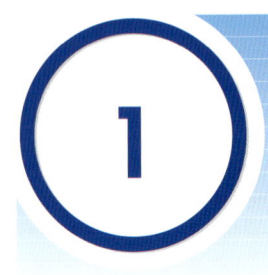

1 プローブ設定

帯広畜産大学 動物・食品衛生研究センター，自治医科大学 先端医療技術開発センター　岡本雅子

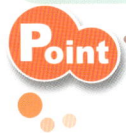

Point

- NIRSは脳の一部しか計測できないため，目的の場所に的確にプローブを設定する必要がある．
- まずは，脳のどこを測りたいか（region of interest）を明確にする．脳における位置表現には，標準脳座標が有用である．
- プローブを設置する際は，位置の再現性と，人の頭の上での安定性に気をつける．頭表における位置表現には，国際10-20法が有用である．

　この項をお読みの皆様は，NIRSを使い始めたばかりの方が多いのではないだろうか．著者が初めてNIRSを使おうとしたとき，被験者役の同僚の頭を前に当惑してしまった．この頭のどこにプローブをつければ，目的の脳活動を測れるのか？NIRSは全頭型のような例外を除き，脳表の一部しか計測できないため，計測したい対象脳領域を決め，その領域を覆うように的確にプローブを設置することが必要になる．ここでは，まず用語の確認をした後，プローブ設置プランを立てるのに必要な手順を，順を追って説明する．

1 プローブとチャンネル

　NIRS計測では，光ファイバーの断端を頭皮に接着させて計測を行う．この断端部分をプローブとよぶ（図1）．プローブには近赤外光を照射する送光器と，近赤外光を検出する受光器の2種類が存在し，そのペアを3 cm程度離して設置することにより1つの計測データを得る．光は散乱しながら脳組織を通過するため，計測データの信号源は1点には定まらないが，本稿では便宜上，もっとも感度が高いとされる送-受光器の中点を信号源と仮定し，その場所をチャンネルとよぶ．プローブは，ホルダー（図1A～C）を介して頭部に設置する．

　チャンネルの数やホルダーの形状は装置により異なり，プローブ設置上の留意事項もそれにより異なる．たとえば，シングルチャンネルの機種（図1A）では，ホルダーが小さく被験者への負担を最小にとどめることができるが，測れる領域が狭いので，設置位置の決定はシビアである．多チャンネルの機種では，計測原理上，プローブ配列が固定になっている機種（図1B）と，プローブ配置を自由に組み替えられる機種がある（図1C）．前者では，規定の配列をうまく設置することがポイントとなり，後者では非典型的な配置も視野に入れて計画を立てる．

2 計測脳領域（region of interest）を決める

　プローブ設定の第1ステップでは，脳のどこを測るかを明確にする．これには，先行研究が参考になる．
　たとえば，舌を動かす際の運動野の活動を評価したいと仮定しよう．舌の運動を扱った先行研究を検索すると，機能的核磁気共鳴画像法（fMRI）や陽電子断層撮像法（PET）を使った研究の結果

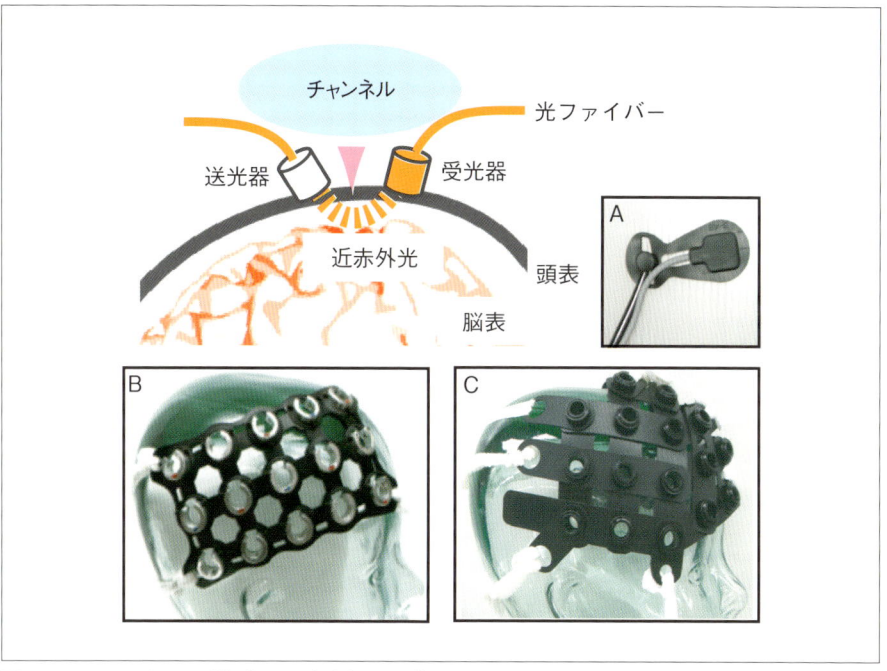

図1　チャンネルの模式図と各種ホルダーの例
A：シングルチャンネルホルダ（浜松ホトニクス製：自治医科大学精神医学教室 菊地千一郎先生，松本健二先生ご提供）．
B：多チャンネルホルダ（日立メディコ製）．
C：多チャンネルホルダ（島津製作所製）．

が多数見つかるだろう．図2A は，そうした文献にみられる結果の典型的な表示例である．脳活動を認めた場所の位置情報が示されている．①は脳回，②はブロードマン（Brodmann）エリア番号を示している．それぞれの領域を脳の上に示すと，図2C のオレンジ（脳回）とピンク（ブロードマン）のようになる．これらの情報から計測の候補となる領域がずいぶん絞れる．

しかし，プローブ設置にはもっと細かい位置情報が必要だ．このようなときに便利なのが③のカラムである．これは，標準脳座標（図2B）[2]の座標値で，活性中心の位置を3次元空間の一点に定めている．③の座標値の位置を，脳の上に示した（図2C 赤丸）．複数の先行研究の活性位置の座標情報を参照して，赤丸のようにプロットすれば，プローブ設定の標的とするべき脳の場所が明確になる．

③ 頭表位置を決める

第2ステップでは，目的とする脳領域が，頭表のどこの付近にあるのかを明らかにする．ここで留意すべき点に再現性がある．頭部は解剖学的な目印が少ないので，再現性よく位置を定義するのは意外に難しい．そこで，現在多くの NIRS ユーザーに利用されているのが，国際10-20基準点[3]（図3A）である．これは，標準脳座標と双峰をなす頭部の位置表現の標準法ともいうべきもので，巻き尺があれば，頭表上の基準になる点を簡単に定めることができる．基準点の定義を，図3に示した．

ではどの基準点の付近に，目的の脳領域が存在するのだろうか？　国際10-20基準点は，もともと脳波計測のために提案された方法であり，頭表と脳表の位置関係は重視されていなかった．しかし，NIRS では，プローブペアの直下の脳活動を計測する．そこで著者の所属する研究チームでは，

基礎編　C　NIRSの測定方法

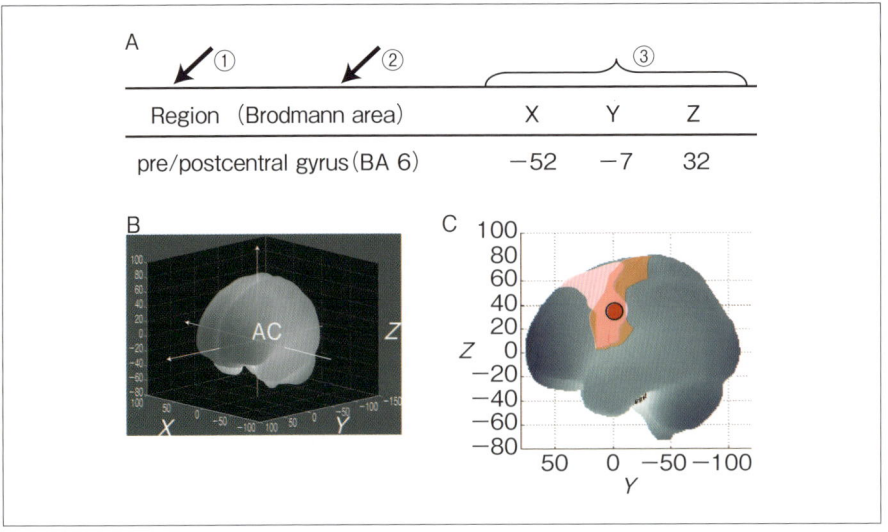

図2　標準脳座標を用いた位置表現

A：文献にみられる活性位置の結果の表示例．①は脳回，②はブロードマン（Brodmann）エリア番号，③は座標値を示す．データは，舌運動にかかわる18件の文献値の平均値を用いた[1]．

B：標準脳座標の模式図．前交連（AC）を座標の原点とし，左右方向をX軸，前後方向をY軸，上下方向をZ軸とする．よく使われるものにTalairach標準脳座標系とMNI（Montreal Neurological Institute）標準脳座標系がある．

C：Aの位置情報を標準脳の上に描画したもの．オレンジ色の塗りは中心前回と中心後回．ピンク色の塗りはBA6．赤丸は座標値の位置を示す．

国際10-20基準点から最短距離に存在する脳領域をMRI上で検索し，標準脳座標系の座標値や解剖学的情報をデータベース化した（図3B）[4]．これを参照すると，たとえば図2Cの舌の運動領域は，C3とT3の中点より少し頭頂側，顔側の付近に存在する（図3Bの赤丸），といった見当がつけられる．著者らのチームでは，臨床ニーズの高いプローブ設定の，標準脳上での推定位置も公開している（http://www.jichi.ac.jp/brainlab/virtual_reg.html）．頭表-脳表の位置関係を調べる際にご活用いただければと思う．

④ ホルダー設置方法を決める

頭表位置の目安がついたら，用いるプローブホルダーの種類を決め，具体的な設置方法を決定する．ここでは，多チャンネル計測でよく使われる，3×3の格子状のプローブホルダーを用いてみよう．図4に，舌運動野をターゲットとした設置例を示した．設定の再現性を望むためには，ホルダーの位置と方向を定める必要がある．例では，後ろから2列目の中央のチャンネルにC3/T3の中点を合わせ，後ろから2列目のチャンネルが，Cz-T3のラインに並ぶようにした．これで設定が一義的に定まる．

多チャンネル装置では，大小色々なホルダーを選択できることが多い．大きいほど計測できる脳領域が広くてよいように思いがちなので，あえて大きい場合の問題点を示すと，①被験者への負担が増す，②被験者の頭の大きさ・形の違いにより，ホルダーが頭表にフィットしないことがある，③被験者間でのチャンネル位置のずれが大きくなる，といったことが挙げられる．③については，基準点から離れるほど位置ずれが大きくなるので，基準点は一番計測したい場所の付近に設定する．プローブ配列については，汎用されている格子状配列以外に，プローブペアの並べ方を工夫することにより，空間解像度を高める提案がなされている[5]．紙面の都合上，詳細は紹介できないが，考慮してみてほしい．

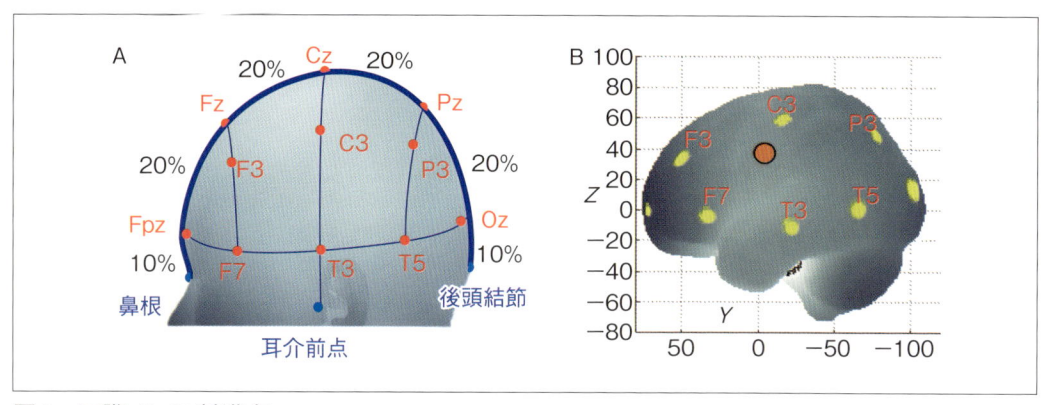

図3 国際10-20基準点
A：国際10-20基準点を頭部の左側のみ示す．基準点は，鼻根と後頭結節の間，および左右耳介前点の間の頭表距離を計測し，各々10，20，20，20，20，10%に分割することにより定める．
B：国際10-20基準点に対応する脳表の位置を黄色で示す．赤丸は図2に例示した舌運動にかかわる領域．

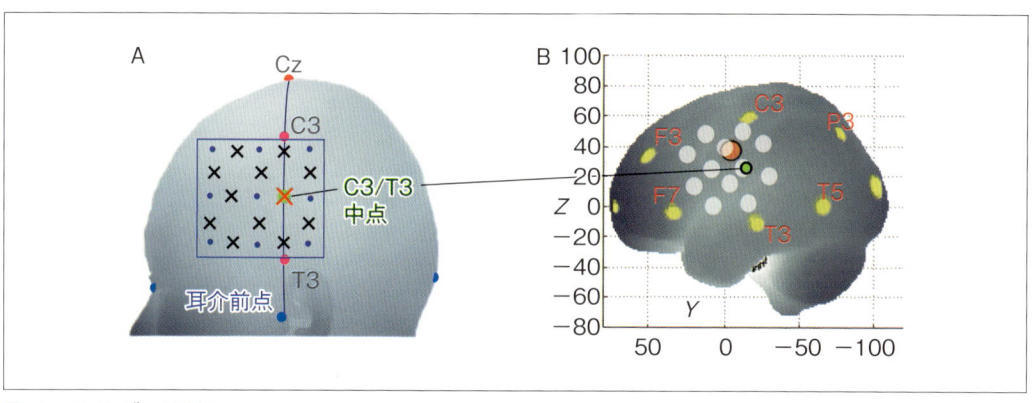

図4 ホルダー設定
A：国際10-20基準点を用いた3×3のホルダー設定の例．プローブを青点，チャンネルを×で示す．
B：Aの設定におけるチャンネルの位置を標準脳上に推定した結果（白丸）．国際10-20基準点の位置（黄丸）およびターゲットとしている，舌運動野の位置（赤丸）も合わせて示した．

⑤ 人形や実験者の頭に設置して確認する

以上，机上での計画方法を概説してきたが，実際に頭に設置しないと気づかない不具合もある．

そこで，まず人形などを用い，ホルダーが頭部に安定して設定できるか確認しよう．不安定だと計測中にプローブが動いてノイズの原因になってしまう．人形はマネキンなどでもよいが，最近では，NIRSのプローブ設定を助ける目的で，標準脳空間の位置データに基づく頭部立体模型が提案されている[6]．この提案では，「標準頭部」立体模型にホルダーを設置し，デジタイザーで位置計測を行えば，標準脳上でのプローブの位置が算出される仕組みとなっている．このような立体模型を用いれば，頭部での設置具合の確認と，標準脳上での位置確認の両方が行えて一石二鳥である．

人形で合格すれば，その後は模擬被験者に設置させてもらい，髪が存在する状態で，うまく設置できるか確認する．さらに最終確認として，実験者自身がプローブをつけて，計測メニューを一通りこなしてみるのがベストである．プローブの設定場所，計測時間の長さなどにより，ホルダーの締めつけによる不快感や痛みが生じることがある．そのような場合は計画を見直す．

⑥ フリーツールの紹介

最後にフリーツールを紹介する．脳における位置を確認するツールとして，Roden博士がウェブ上に公開している MRIcro というソフトが便利である．また著者の所属している研究室でも，MNI標準脳空間上の位置を描画する MATLAB®プログラムを公開している（http://www.jichi.ac.jp/brainlab/tools.html）．図3B, 4B のような図を簡単に描くことができ，解剖領域やブロードマンエリアの推定もできるので，どうぞご利用ください．

文 献

1) Okamoto M, Tsuzuki D, Clowney L, et al. Structural atlas-based spatial registration for functional near-infrared spectroscopy enabling inter-study data integration. Clin Neurophysiol 120(7)：1320-1328, 2009

2) Brett M, Johnsrude IS, Owen AM. The problem of functional localization in the human brain. Nat Rev Neurosci 3(3)：243-249, 2002

3) Jasper HH. The ten-twenty electrode system of the International Federation. Electroencephalogr Clin Neurophysiol 10：367-380, 1958

4) Okamoto M, Dan H, Sakamoko K, et al. Three-dimensional probabilistic anatomical cranio-cerebral correlation via the international 10-20 system oriented for transcranial functional brain mapping. Neuroimage 21(1)：99-111, 2004

5) Yamamoto T, Maki A, Kadoya T, et al. Arranging optical fibres for the spatial resolution improvement of topographical images. Phys Med Biol 47(18)：3429-3440, 2002

6) Cutini S, Scatturin P, Zorzi M. A new method based on ICBM152 head surface for probe placement in multichannel fNIRS. Neuroimage 54(2)：919-927, 2011

2 実験デザイン

東京都医学総合研究所 ヒト統合脳機能プロジェクト　星　詳子

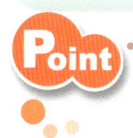

Point

- 基本的な NIRS の実験デザインは，fMRI の実験デザインと同じである．
- 課題または刺激呈示法により，ブロックデザインと事象関連デザインの2種類があるが，後者は NIRS の長所を生かすことができる．
- 解析方法により，categorical design, parametric design, factorial design などがあるが，NIRS 信号の性質から利用することができない実験デザインもある．
- 実験デザインを考える場合，NIRS 信号は物理単位を持たず，時系列データであることに注意が必要である．

神経機能イメージング研究では，通常課題遂行または刺激（視覚刺激や聴覚刺激など）負荷によって活動する脳領域の検出を行うが，実験デザインによって賦活される脳領域の分布が異なるため，適切な実験デザインを設定することはきわめて重要である．さらに，NIRS 信号の性質からデータ解析にいくつかの制約があり，このことを考慮した実験デザインが必要である．ここでは，まず実験デザインを考えるうえで考慮すべき NIRS 信号の特性についてふれ，次に実験デザインについて述べる．

1　物理単位を持たない NIRS 信号

一般に広く用いられている NIRS 装置は，連続光を組織に照射して検出された光の減光度を計測して，modified Beer-Lambert 則に基づいてヘモグロビン（Hb）濃度変化を算出している．しかし，NIRS 信号は Hb 濃度そのものではなく光路長との積であり，光路長は波長によって変化するが，装置ごとに用いられている波長は異なる．さらに単純に Hb 濃度と光路長との積の形として算出しない演算式を用いている装置もあり[1]，NIRS 信号は物理単位を持たない．したがって，NIRS 信号は [mM・mm]（濃度×長さ）の単位で表現されることもあるが，単位がないあるいは任意単位（au）として表現されるのが適切である．

光路長は散乱の影響で照射−受光間距離よりも長く，計測部位によって異なる（図1）．しかも，脳賦活のように脳局所に血流変化が限局している場合は，その領域での光路長（部分光路長）との積である．部分光路長の計測部位間でのばらつきは，図1に示すような総光路長のばらつきよりも大きい[2]．このように光路長が一定でないのは，主に脳外組織（頭皮，頭蓋骨，脳脊髄液）の解剖学的構造と，そこにおける光の吸収と散乱の程度が計測部位によって異なるためと考えられる．したがって，NIRS 信号の振幅の大小で Hb 濃度変化の大小を論ずることはできない．このことは，NIRS 信号の振幅の個体間比較や同一個体における部位間比較をするような実験デザインは，NIRS 計測では不適切であることを意味している．しかし，このような不適切な実験デザインは，患者群と健常者群の違いを調べる研究でよく用いられてきた．

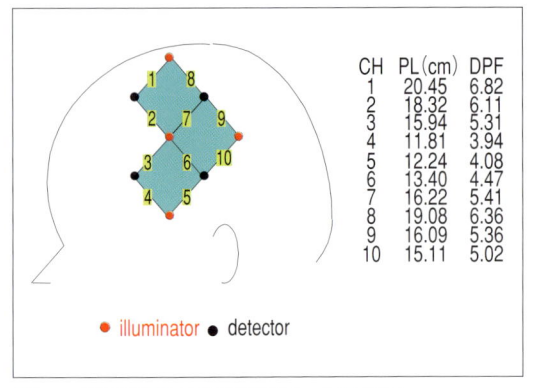

図1　総光路長の計測部位による違い

照射-受光間距離は3cmで780nmの光を用いた．
CH：チャンネル番号，PL：総光路長，DPF：総光路長と照射-受光間距離の比．
(Hoshi Y. Toward the next generation of near-infrared spectroscopy. Phil Trans R Soc A, 2011 (in press) より引用)

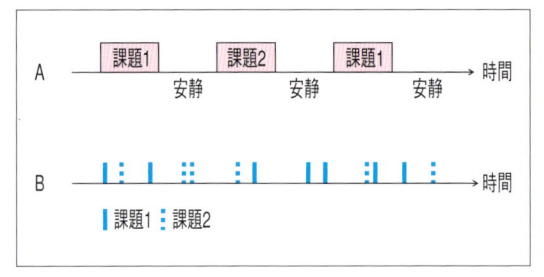

CH	PL(cm)	DPF
1	20.45	6.82
2	18.32	6.11
3	15.94	5.31
4	11.81	3.94
5	12.24	4.08
6	13.40	4.47
7	16.22	5.41
8	19.08	6.36
9	16.09	5.36
10	15.11	5.02

図2　ブロックデザイン（A）と事象関連デザイン（B）

② 時系列データであるNIRS信号

NIRS装置がfNIRSとして使われ始めたころは，一個人の一回の計測で安静時に対する課題遂行時の変化の有意性を，paired t-testを用いて解析するという方法が用いられた．たとえば，サンプリングタイム1秒で計測されたHbの変化について，安静時における30個（30秒間）のデータと課題遂行中の30個のデータを比較するという方法であるが，この方法は統計学的に誤りである．paired t-testを用いるためには，比較する集団内のデータは独立でなければならないが，NIRSデータは時系列データであり，時間的に前後のデータは関連があり独立とはみなせない．この場合は，安静状態をはさんで同じ課題を複数回繰り返すという後述のブロックデザインを用いると，課題遂行時にみられたHb変化を統計学的に解析することができる．ただし，繰り返して課題を行うことによる慣れの現象が生じる可能性はあるので注意が必要である．

③ 実験デザインの分類

NIRS計測でよく用いられている実験デザインは，基本的にはfMRIの実験デザインと同じである．fMRIの実験デザインには，刺激呈示方法に基づく分類とデータ解析方法に基づく分類がある．前者は，ブロックデザイン（block design）と事象関連デザイン（event-related design）の2種類で，後者にはcategorical design，parametric design，factorial designなどがあり，ブロックデザインや事象関連デザインと組み合わせて用いられる．

ブロックデザインでは，一定時間持続して課題や刺激呈示が行われ，次に一定時間持続する別の課題，刺激，あるいは安静状態が続き，繰り返し回数は実験目的に応じて決められる（図2A）．事象関連デザインでは，比較的短い刺激を複数回適当な間隔で繰り返し与え，脳活動を施行ごとの加算平均としてとらえる（図2B）．

Categorical designは，異なる2つの状態（課題遂行中と安静状態など）における脳活動の差を調べる方法で差分法ともよばれる．Parametric designとは，①実験条件の変化（課題難易度など）あるいは②被験者における反応の変化（課題成績など）に対応して変化する脳活動を特定する方法であるが，個体間比較が必要になる②のparametric designは，NIRS計測の実験デザインとしては不適切なことが多い．

Factorial designは，認知的構成要素の組み合わせが異なる課題を用いて，特定の認知的構成要素に対する脳活動や要素の交互作用を調べる方法である．たとえば，この方法を最初に提案したFristonらは，物体をみてその名前を言うときには，視覚的分析（VA），物体認知（OR），音韻検索（PR），スピーチ（S）という認知的構成要素が必要であるが，VAとORに関連する脳領域を分離して検出するために，VA・S（課題A），VA・OR・S（課題B），VA・OR・PR・S（課題C），VA・PR・S（課題D）からなる4課題を設定し，ANCOVA

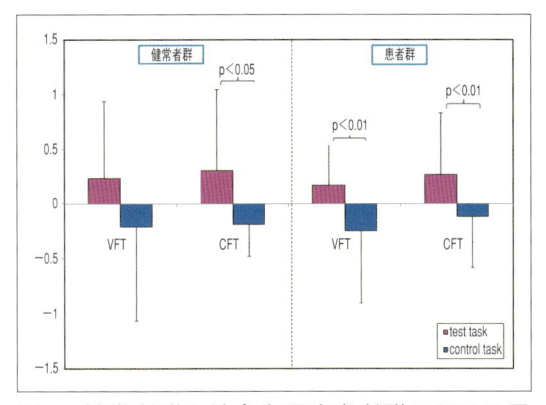

図3 健常者群と統合失調症患者群における言語流暢性課題（VFT）とカテゴリー流暢性課題（CFT），ならびにコントロール課題遂行時の酸素化Hbの変化

（analysis of covariance）を用いて，ORとPRの主効果とそれらの交互作用について調べた[3]．この実験デザインは，最近NIRS計測でもよく利用されるようになってきているが，NIRS信号は部位間比較ができないということを念頭において用いる必要がある．

4 ブロックデザイン

実験デザインを工夫することで，NIRS計測でも，ブロックデザインを活用することができる．たとえば，categorical designでテスト課題とコントロール課題における変化を比較する場合は，複数の被験者のデータを合わせて解析し，テスト課題とコントロール課題間の違いについてグループ間比較を行うことは可能である．

例として，健常者と統合失調症患者が，前頭葉機能を調べる言語流暢性課題（VFT）とカテゴリー流暢性課題（CFT）とそれぞれの課題に対するコントロール課題を行っているときの，左前頭極におけるNIRS計測を紹介する．図3は，統合失調症患者群と健常者群における，コントロール課題とテスト課題での酸素化Hbの変化を示している．患者群では2つの課題でそれぞれのコントロール課題遂行中より有意に酸素化Hbが増加したが，健常群ではVFTでコントロール課題に比べて有意な増加を認めないという結果で，統合失調症でよく知られている前頭葉機能低下を示唆す

る所見は，この計測からは得られなかった．

5 事象関連デザイン

事象関連デザインは，データ解析時にNIRS信号の振幅の大小を直接比較する必要がなく，さらに時間分解能が高いNIRSの利点を生かせる実験デザインである．ただし，NIRS装置に課題あるいは刺激呈示時点を示す同期信号を入力する必要があり，同期信号の時間軸上の位置が解析の正確さを左右するので，NIRS装置のサンプリングタイムはできるだけ短く設定するのが望ましい．

解析方法として，fMRIでは，あらかじめ信号変化のパターンを血行動態応答関数（hemodynamic response function：HRF）で予測し，一般線形モデルの説明変数をHRFでconvolution（畳み込み）して解析を行って活動領域を検出しているが，同様の方法がNIRSでも用いられている[4]．

一方，HRFを用いない解析も可能である．一例として，快・不快感情生成に関連した脳領域検出のために，14秒間の安静時間をはさんで，快・不快・中性感情を誘発する写真（各感情写真30枚ずつ合計90枚）をランダムな順番で6秒間提示し，それをみているときの前頭前野のHbの変化をNIRSで計測した（サンプリング時間は70 ms）ときの解析法を示す．図4は，左腹外側前頭前野を覆う頭皮上で計測された，30枚の不快画像に対して呈示時を0秒として6秒間の酸素化Hbのトレースを示している．この場合0, 1, 2, 3, 4, 5, 6秒の酸素化Hbの値はそれぞれ独立であると仮定して，まずtwo-way ANOVA（analysis of variance）で各時間における酸素化Hbの平均値に差があるかを検定し，次に1秒と他の時間における酸素化Hbの平均値をDunnet法で解析したところ，この例では4秒以降に有意の酸素化Hb増加が観察された[5]．

まとめ

ここで紹介した以外にも，さまざまな実験デザインがある．NIRSの実験デザインには，fMRIの実験デザインに基づくものが多いが，NIRS計測には不適切なものもあり，十分注意をして用いるべきである．今後は，NIRSの利点を生かせる実

基礎編　C ● NIRSの測定方法

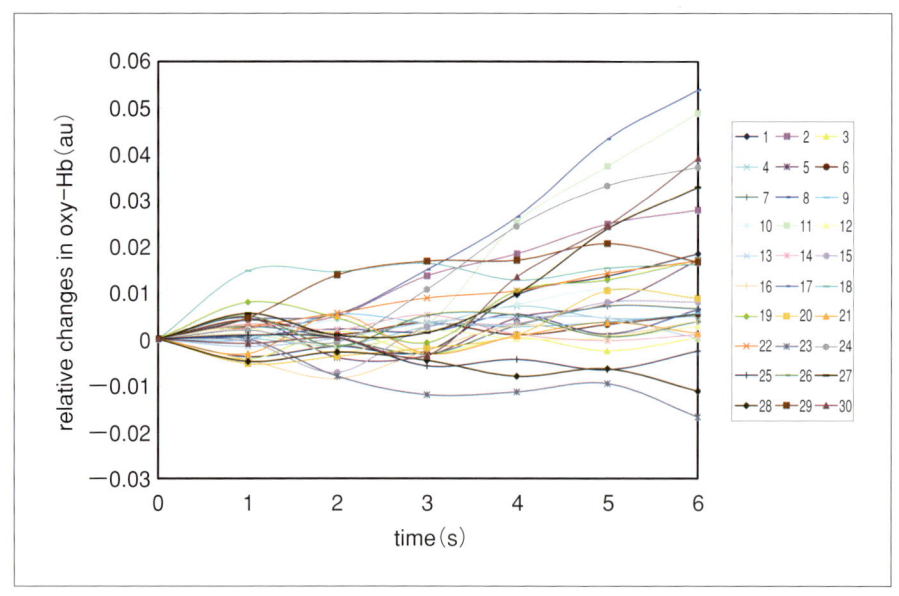

図4　不快画像をみているときの酸素化Hbの変化
一人の被験者の左腹外側前頭前野を覆う頭皮上で計測した30施行の結果.

験デザインも考案していくべきと考える.

文　献

1) Hoshi Y, Hazeki O, Kakihana Y, et al. Redox behavior of cytochrome oxidase in the rat brain measured by near-infrared spectroscopy. J Appl Physiol **83**：1842-1845, 1997
2) Hoshi Y, Shimada M, Sato C, et al. Reevaluation of near-infrared light propagation in the adult human head：implications for functional near-infrared spectroscopy. J Biomed Opt **10**：064032, 2005
3) Friston KJ, Price CJ, Moore C, et al. The trouble with cognitive subtraction. Neuroimage **4**：97-104, 1996
4) Plichta MM, Heinzel S, Ehlis AC, et al. Model-based analysis of rapid event-related functional near-infrared spectroscopy（NIRS）data：A parametric validation study. Neuroimage **35**：625-634, 2007
5) Hoshi Y, Huang J, Kohri S, et al. Recognition of human emotions from cerebral blood flow changes in the frontal region：a study with event-related near-infrared spectroscopy. J Neuroimaging **21**（2）：e94-e101, 2011

1 統計解析総論

自治医科大学 先端医療技術開発センター　檀一平太

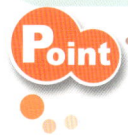

Point

- NIRSの統計解析には，個人解析とグループ解析の2つのレベルが存在し，それぞれは別個の概念として考える必要がある．
- 多チャンネルデータは，目的に応じて適切な空間的言及法，統計解析手法，多重比較補正法を選択する必要がある．しばしば誤用もみられるので，基本原理を理解したうえで，入念な吟味を行うべきである．
- 統計解析データの報告に際しては，空間的なレジストレーションを行う必要がある．

　NIRSデータの解析方法にゴールデンスタンダードは存在しない．しかし，だからといって，どんな解析を行ってもよいというわけではない．過去のNIRS研究，他の脳機能イメージング法における慣例，統計手法自体が有する方法論的特性によって，ある程度の幅のなかで，適切な手法を選択することになる．それらすべてを詳述することはスペース上不可能であるため，ここでは，運用上の注意に的を絞り，概説を試みる．

1　個人解析

　NIRSデータの統計解析には，大きくわけて，個人解析と集団解析という2つのレベルが存在する．まず，個人レベルの解析は，個人の脳のある計測領域で脳血流動態に有意な変化があったかどうかを統計的に検証する方法である．fMRIではファーストレベル解析とよばれる場合もある．いま，便宜的に，ブロックデザインのNIRSデータを考える．もっとも無難な手法は，個々のタスクがそれぞれ独立であると仮定し，その区間の酸素化ヘモグロビン（Hb）信号の変化がタスク前のベースライン区間に対して統計的に有意か否かを検定することである．データには対応があるので，対応のあるt検定によって，「タスク区間とベースライン区間の平均に差がない」という帰無仮説の成否を検定する．なお，この検定法は，差分データが0に対して差があるか否かを検証する1試料t検定と等価である．

　一方，個人内で2種類のタスクや差分データを比較する場合には，それぞれの試行に対応関係はない．この場合は，独立2試料t検定を用いる．あるいは，3種類以上の比較については，分散分析（ANOVA）を用いることになる．

　なお，検定には片側と両側がある．たとえば，両側検定は「酸素化Hbは変化するか」，片側検定は「酸素化Hbは上昇するか」を検討するときに用いる．まったく仮定がない場合は両側検定が推奨されるが，先行研究などにより変化の方向性が限定されるような場合には，片側検定が適切である．なお，上記の説明がまったく理解不能という場合，市原による統計入門書の一読を勧める[1]．

　さて，t値は（平均値）/（標準誤差）である．ここで，標準誤差は標準偏差を試行数の平方根（$\sqrt{n}$）で割ったものである．したがって，統計の感度を上げるためには，平均値を大きくするか試行数nを増やせばよい．

　ところが，感度を上げるために，俗に「GLM

（General Linear Model）とよばれる方法」も用いられ，NIRSへの適用も試みられている[2]．ここで但し書きをしたのは，GLMのごく一部が曲解され，GLMとよばれているからである．本来のGLMは日本語では，一般線型モデルとよばれ，応答変数（観察データに相当）Yをベクトルとして考え，これを予測変数（変動を表すモデルに相当）Xを表す行列と重みβ（平均値，振幅値などに相当）の積と残差eの和，すなわち，

$$Y = X\beta + e$$

で表すという統計モデルである．このなかには，t検定，ANOVA，ANCOVA（共分散分析），回帰分析なども含まれる．

一方，俗にGLMとよばれている方法は，時系列データに，モデル関数への回帰分析を適用させたものである．具体的には，矩形関数を，ガウス関数や脳血流動態変化を模する「血流動態反応関数」に畳み込み積分して，モデル関数を作る．これに，定数項ベクトルを加えた関数をXとし，残差eが最小となるように最小二乗法等を用いて，フィッティングを行う．適合度が最大のときに，モデル関数に対応する重み（βウェイト）が反応の大きさとなる．なお，モデル関数に矩形関数が用いられた場合，βウェイトは平均と等しい．

この際に注意すべきは，自由度である．上記の独立2試料t検定の自由度は，タスクの試行数の約2倍であるが，モデル関数への回帰に時系列のデータの観測点をすべて使用したとすると，自由度は数千となる．こうなると，かなりいい加減なデータであっても有意差が出てしまう．

単純化すれば，自由度は，観測データをどの程度の自由な独立した部分に分解できるかを表す値である．しかし，今日の気温が昨日の気温と無関係でないように，ある時間点のデータは前の時間点の影響を受けている．このような自己相関を考慮したうえで，自由度は調整すべきである．fMRIでは，共分散構造を考慮した調整により，自由度は観測点の40%程度に調整されているが[3]，NIRSでは自由度調整についての理論が未確立である．

たとえば，NIRS時系列データに5秒の移動平均を掛けると，時間変化は平滑となり，モデル関数へのフィッティングも良好になる．この場合，計測が0.1 Hzならば，自由度は少なくとも1/50に減じられるべきである．なお，NIRS-SPMでは，フィルター処理によるデータ平滑化に伴う自由度調整は，プレカラーリング法によりなされている[4]．NIRS時系列データの個人解析に適切な手法の確立は今後の研究に期待すべきだが，現状では，少なくとも，過度の自由度設定により統計的検出力を上げるという誤用は避けるべきである．ただし，グループ解析用にβウェイトを出すためだけならば，自由度の考慮は必要ない．

② グループ解析

全人類，成人日本人男子，高齢の認知症患者等，なんらかの集団における脳機能について言及を行う場合，その集団からサンプリングされた被験者グループについて，グループ解析を行うことになる．グループ解析はセカンドレベル解析ともよばれる．

グループ解析の一つの鉄則は，1人の被験者につき，1つのデータを扱う「ランダム効果解析」である．すなわち，被験者に応じたデータの変化をランダムな変動とし，ある特定の実験条件がその変動を超える効果をもたらすかどうかを検討する．たとえば，各々の被験者からあるタスクに対する加算平均データやβウェイトを用意し，これが0か否かを1試料t検定でテストする．グループ解析においては，試行数ではなく，被験者数がサンプル数nとなる．1人につき1つの要約的なデータを得て，統計解析をするので，このような手法をサマリー・スタティスティクス・アプローチとよぶ．

ここで注意すべきは，個人内の統計解析結果，端的にはt値は，グループ解析にはまったく反映されないという点である．言い換えれば，被験者内におけるデータのばらつきは，いったんキャンセルされてしまう．個人内の実験において繰り返された試行は，加算による精度向上のために使われることになる．

グループ解析においては，脳機能イメージデータといっても心理学や行動科学における統計的処理となんら変化はない．たとえば，被験者内に3つの要因があれば，1×3の被験者内反復ANOVA，被験者間で3つの要因があれば，1×3の被験者間反復ANOVA，被験者内に2つ，被験者間で3つの要因が存在するならば，2×3の混合効果

ANOVAを行うことになる．さらに，年齢やIQといった被験者特性を共変数としてANCOVAを実施したり，あるいはそれらを説明変数として，回帰分析を行うことも可能である．これらの統計手法の詳細については，成書を参考としていただきたい[5,6]．また，実際の解析手続きについてはSPSS等の市販解析ソフトやRのようなフリーソフトの使用が適切である．

③ 空間的な言及法の選択

現在のNIRSは1〜200チャンネルであり，さまざまな多重性を有している．さらに，空間補間によって得られたマップデータは，1 mmの画素で構成された場合，1チャンネルにつき約400画素の補間データが生成され，画素総数は万の桁になる．このような多重性の高いデータに対し，いかなる解析法が有効なのだろうか？

まず，もっとも直截な方法はチャンネル解析である．すなわち，チャンネルの同一性という条件を満たしたうえで，あるチャンネルが脳のどの位置に相当するかを言及し，そのチャンネルに対する統計結果を示すことになる．計測の単位と言及の単位が一致しており，過不足のない言及が可能となる．ただし，グループ解析の場合，被験者間でチャンネルの位置が同一とみなせるという仮定を満たす必要がある（基礎編C-1参照）．極端な例として，全頭計測等では，被験者間でのチャンネルの同一性は保てない．主に，計測に伴う作業仮説を絞らず，探索的な解析を行う場合にこの方略は向いている．

次に，関心チャンネル解析法は，多チャンネルのなかからもっとも関心のある特定のチャンネルを探索し，そのチャンネルのみのデータを解析する方法である．たとえば，計測チャンネルのなかから，一次聴覚野の中心にもっとも近いチャンネルを関心チャンネルとして選択するといった具合である[7]．このアプローチは，探索的というよりは，計測前に厳密な仮説を設定しておくような計測に向いている．

これを領域に拡大したものが，関心領域解析である．関心領域は，通常，脳の解剖学的アトラスに基づいて，複数のチャンネルデータを統合して設定する（基礎編C-1参照）．関心領域の数は単数でも複数でもよい．一方，関心領域の大きさについては，脳の解剖学的領域のサイズが均質ではないため，完全な統制は困難であるが，なるべく均質な設定が望ましい[8]．

補間マップデータの解析については，2つの問題がある．第一は，補間によって生成された画素データが，その下にある脳領域の信号を適切に反映しているかどうか，という問題である．ある程度賦活領域が大きければその可能性は高いが，明確な解答については，今後の研究を待たねばならない．

第二の問題は，補間マップデータの不均一性である．NIRS計測位置の光学的特性は異なり，信号の質もばらばらである．そのような計測から再構成される補間マップに空間的な等質性は保証されない．このため，NIRSデータにfMRIのSPM解析で用いられるようなランダムフィールド理論を適用することは不可能であったが，近年，提案されたNIRS-SPMは不均質な場に対して適用可能な手法であり，不均一な連続データのなかから，統計的に有意な賦活領域を抽出できる[4]．この手法は，現状では適用範囲が限られているが，今後，発展が期待できるアプローチである（基礎編D-3参照）．

④ 多チャンネルデータにおける統計手法の選択

多チャンネルのNIRSデータの統計解析を行う場合には，NIRSのチャンネルが均質でないことに注意する必要がある．NIRSで計測されるのは，Hb濃度変化量（ΔC）ではなく，これに光路長を掛け合わせた値であり，単位はmM・mmである[9]．光路長は計測位置によってばらつくため，統計処理上のアーチファクトを生じる危険がある．

NIRSデータにおいては，光路長が等しいか，あるいは，ランダムに変化するといういずれかの仮定が成り立つ場合に，Hb信号の比較が可能となる．このルールに従えば，まず，同じ被験者の同じチャンネルで得られた異なるデータの比較は可能である．光路長が同じであるからである．

一方，離れた領域にあるチャンネル間の場合，光路長は異なるので，比較は適切ではない[10]．すなわち，異なる領域間の直接比較はできない．た

とえば，領域をANOVAの要因に組み込んではいけない．

さらに，隣接するチャンネル間の場合，光路長はほぼ同じとなるので[10]，比較は可能であるように思えるが，系統的な差が積算され，バイアスが掛かってしまう．たとえば，前頭前野おいて，真の活性（ΔC）が領域内で等しい場合を考える．光路長の長い前方のチャンネルのほうが，後方のチャンネルに比べて光路長が長いため，みかけのNIRSシグナル（ΔCL）は大きくなってしまう．この結果は統計にも反映され，多被験者で前方と後方で対応2試料t検定を行ったとすれば，前方のチャンネルで有意な結果が得られてしまう．

一方，左右半球の対応チャンネル間では統計的に顕著な光路長の差は認められていない[10]．したがって，側性を解析するにあたって，対応チャンネル間，または，対応領域間の比較は可能であると考えられる．

⑤ 多重比較補正法

多チャンネル計測においては，あるチャンネルがたまたま間違って賦活領域と判定される確率はチャンネル数の増加とともに増える．これを，family-wise error（FWE）とよぶ．多チャンネル計測では，このFWEを抑制する多重比較補正が必要である．ここでは汎用性の高い3つの代表的方法，Bonferroni法，Holm法，FDR（False Discovery Rate）補正法を紹介する[11]．

まず，もっともよく使われる手法は，Bonferroni法である．多チャンネル計測では，チャンネルの数と同数の帰無仮説を立てることになる．この際に，擬陽性を一つも許さないために有意水準を仮説の数で割る．Bonferroni法は偽陽性の出現を厳密に制御するという意味では優れた方法であり，なるべく保守的な解釈を取りたいという場合には有用な補正法である．

しかし，Bonferroni法の長所は同時に短所でもある．補正が厳しすぎて，偽陰性，すなわち，本当は活性があるのに，活性がないと間違ってしまうという第二種の過誤を生じる危険性が増してしまうのである．このような統計的検出力の低下を防ぐためにHolm法が提案されている．この方法は，別名Step-down Bonferroni法，あるいは，Sidak法ともよばれる．Holm法では，もっとも有意確率の小さいチャンネルから順に，仮説の数を減らしながらBonferroni補正を逐次的に行っていく．Holm補正は，Bonferroni補正と同じ水準からスタートし，最後は補正なしの水準に行き着くという点で，直観的にも納得のいくバランスの取れた補正方法である．

FDR補正法は，使用者としては，Bonferroni法やHolm法よりも緩い補正法という感覚であるが，実際にはまったく異なる概念に基づいている．Bonferroni法やHolm法は，何が何でもFWEを抑制するという思想である．一方，FDR補正法は，陽性と検出された場合において，偽陽性が生じる確率を一定以下に制御するという考え方である．具体的な手続きとNIRS研究への適用例はSingh & Dan[11]を参考いただきたい．

FDR補正においては，統計的な言及に注意すべきである．FDR補正を$\alpha=0.05$で行った場合，「陽性チャンネルのなかに5％くらいは偽陽性が潜むことを許容して補正を行った」という意味になる．

⑥ 空間的レジストレーション法

NIRSは，脳の機能局在に基づいて，脳活動を可視化する脳機能マッピングのツールである．したがって，統計解析結果は脳の構造に対応化（レジストレーション）しなければならない．被験者のMRI画像があれば，それらを利用することが適切であるが，それらが得られない場合，確率的な手法を採る．

もっとも簡便な方法は，国際10-20システムの活用である．これは，頭表上の相対的な記述法であり，脳波電極の標準的な設置法として国際的に普及している．鼻根点，後頭結節，左右の前耳介を初期参照点として，それらの間の距離を系統的に10％と20％の比率で分割していくため，この呼び名がある．定義によって若干差はあるが，約20ヵ所の基準点を頭表に設置できる．

著者らは10-20システムとMNI（Montreal Neurological Institute）標準脳座標系，解剖学的構造の対応関係の記載を行った．このデータを参照とすれば，NIRS計測点のおおまかな情報が参照できる[12]．また，これを拡張し，10-10システム，

10-5システムとの対応も記載している[13]．フランスのグループも近年，この対応化の拡張を行っており，10-10システムの対応データが記載されている[14]．10-20系の頭表位置記述法とNIRSプローブ位置の関係が記述できれば，少なくとも計測の再現性は確保可能である．

さらに適切なのは，MNI標準脳座標系の活用である．MNI標準脳座標系は，fMRI研究で標準的に用いられるもので，数百人の脳画像を平均化して作られた標準脳に基づく座標系である．標準脳では，任意の脳の位置を x, y, z の3つの座標値として同一の座標系に表わすことが可能である．言い換えれば，この座標系を用いれば，脳に関連するさまざまな空間情報を定量的に処理し，確率的に表現することが可能となる．NIRS脳機能計測データの位置もまたしかりである．

NIRSデータを標準脳座標系で表現するためには，「確率的レジストレーション法」を利用する[15]．これは，被験者の脳構造画像がないので，「他人の頭と脳を借りてくる」方法である．実際には，推定を安定させるために，あらかじめ構築された参照脳データベースから，複数の参照脳をピックアップする．なお，被験者の脳と参照脳を対応させるために，10-20システム基準点とNIRSプローブの位置を，3Dデジタイザー（3次元空間物差し）で計測する必要がある．確率的レジストレーション法の推定精度は，脳領域によって異なるが，おおむね1cm以内である．脳の重要な機能単位である脳回の幅が1cm程度であることを考えれば，MRI計測なしでも脳回レベルの空間解析は可能といえるだろう．

ところが，3Dデジタイザー計測は煩雑な手順を伴い，必ずしも，限られた診断，計測時間のなかで行えるとは限らない．また，実際の臨床計測においては，NIRSホルダーの設置法はあらかじめ決められている場合が多い．そこで，NIRSプローブ設定に再現性があるという仮定を導入したうえで，NIRSのプローブ・ホルダー自体の設置と変形をコンピューター・シミュレーションに組み込む「バーチャル・レジストレーション法」を開発した[16]．この方法は，NIRSプローブの設置に再現性がある場合，3Dデジタイザー計測と同様の空間的推定精度で同等である．なお，これまでに行ったバーチャル・レジストレーションの結果は，ウェブ上（http://www.jichi.ac.jp/brainlab/）で随時公開している．また，このサイトでは，NIRSデータの空間解析に関するさまざまなツールも公開しているので，利用されたい．

7 統計解析法のまとめ

NIRSは簡便な脳機能計測法ではある．しかし，ただNIRSを頭に載せて計測を行えば，脳活動が計れるというわけではない．脳機能計測法としてはさまざまな問題を抱えているが，それをシステム的に補って，はじめて脳機能の計測に用いることが可能になるといったほうがよいだろう．ここで解説を試みたように，NIRSには，定量性の欠如，計測位置の空間推定の曖昧さといった技術的な問題がある．それらに対して，ハードウェアの性能向上といったような解決策を講じることも不可能ではないが，むしろ，確率論的アプローチのほうが現実的妥協としては有効である．計測方法として曖昧かつ不完全な部分があったとしても，計測されたデータに適切な統計解析を実施し，有意義な情報を取り出すことができるわけである．これからのNIRS研究における成功の鍵は，統計解析リテラシーの向上にあるといっても過言ではないだろう．

文 献

1) 市原清志．バイオサイエンスの統計学―正しく活用するための実践理論．南江堂，東京，1990
2) Schroeter ML, Bücheler MM, Müller K, et al. Towards a standard analysis for functional near-infrared imaging. Neuroimage 21：283-290, 2004
3) Friston KJ, Holmes AP, Poline JB, et al. Analysis of fMRI time-series revisited. Neuroimage 2：45-53, 1995
4) Ye JC, Tak S, Jang KE, et al. NIRS-SPM：statistical parametric mapping for near-infrared spectroscopy. Neuroimage 44：428-447, 2009
5) 森 敏昭，吉田寿夫．心理学のためのデータ解析テクニカルブック．北大路書房，京都，1990
6) Tabachnick BG, Fidell LS. Using multivariate statistics, 5th ed. Pearson Education, Boston, 2006
7) Minagawa-Kawai Y, Mori K, Sato Y. Different brain strategies underlie the categorical perception of foreign and native phonemes. J Cogn Neurosci 17：1376-1385, 2005

8) Yanagisawa H, Dan I, Tsuzuki D, et al. Acute moderate exercise elicits increased dorsolateral prefrontal activation and improves cognitive performance with Stroop test. Neuroimage 50：1702-1710, 2010
9) Maki A, Yamashita Y, Ito Y, et al. Spatial and temporal analysis of human motor activity using noninvasive NIR topography. Med Phys 22：1997-2005, 1995
10) Katagiri A, Dan I, Tsuzuki D, et al. Mapping of optical pathlength of human adult head at multi-wavelengths in near infrared spectroscopy. Adv Exp Med Biol 662：205-212, 2010
11) Singh AK, Dan I. Exploring the false discovery rate in multichannel NIRS. Neuroimage 33：542-549, 2006
12) Okamoto M, Dan H, Sakamoto K, et al. Three-dimensional probabilistic anatomical cranio-cerebral correlation via the international 10-20 system oriented for transcranial functional brain mapping. Neuroimage 21：99-111, 2004
13) Jurcak V, Tsuzuki D, Dan I. 10/20, 10/10, and 10/5 systems revisited：their validity as relative head-surface-based positioning systems. Neuroimage 34：1506-1518, 2007
14) Koessler L, Maillard L, Benhadid A, et al. Automated cortical projection of EEG sensors：anatomical correlation via the international 10-10 system. Neuroimage 46：64-72, 2009
15) Singh AK, Okamoto M, Dan H, et al. Spatial registration of multichannel multi-subject fNIRS data to MNI space without MRI. Neuroimage 27：842-851, 2005
16) Tsuzuki D, Jurcak V, Singh AK, et al. Virtual spatial registration of stand-alone fNIRS data to MNI space. Neuroimage 34：1506-1518, 2007

2 光トポグラフィー計測信号の解析手法を検討するための基盤ソフトウェア

株式会社 日立製作所 基礎研究所　桂　卓成

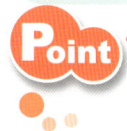

Point

- 光トポグラフィー計測におけるスタンダードな解析方法の確立をサポートするためのツールとして，基盤ソフトウェアを開発している．
- 基盤ソフトウェアにはさまざまな解析機能を追加することができる．
- t検定，計測位置のMNI座標化，ICAによる信号分離，GLM解析などの導入が予定されている．

　ここでは，日立製作所 基礎研究所において開発している信号解析ツール（Platform for Optical Topography Analysis Tools，以下POTAToと記す）の概要を説明する．

1　基盤ソフトウェアの位置づけ

　機能的MRIの信号解析の場合では，統計的な手法によって脳活動部位をマッピングするSPM（Statistical Parametric Mapping[1]）というソフトウェア・手法が一般的に普及している．光トポグラフィーも機能的MRIと同様に血行動態変化を観測しているものの，光トポグラフィーの信号は機能的MRIよりも時間分解能が高く，空間分解能が低いので，そのままSPMの手法を適用することはできない．そこで，光トポグラフィーの信号解析に関し，さまざまな手法が検討され，論文中で提案されている[2〜6]．しかしながら実際には，たとえば研究者が自分の持っているデータに対し，他の研究者の論文に掲載されているような新しい解析手法を適用するためには，それなりの労力を要し，たとえ解析プログラムのソースコードが公開されていたとしても，それを利用することは実際はなかなか難しい場合が多い．このようなハードルを乗り越えてまで，有効かどうかまだわからない解析手法を試す研究者は少ないであろう．そこで，我々は，解析手法を研究者同士が簡単に共有でき，その有効性を簡単に検証できるような解析基盤ソフトウェアとして，POTAToを開発している．POTAToでは新しい解析手法はプラグイン形式で提供され，これにより情報共有が可能となる．そして，マウスでの数ステップの操作によって解析を試みることができる．これまで論文化された新しい解析手法のいくつかがプラグイン化されている[7〜9]．また，自治医科大学・檀研究室では光トポグラフィー計測位置を標準化するためのツールがPOTATo用に開発されている[10]．POTAToの開発は数値解析ソフトウェア MATLAB®（MathWorks社[11]）上で行っており，MATLAB®上で動作する通常版POTAToと，Windows上で直接動作するコンパイル版POTAToがある（表1）．実際のPOTAToの画面構成の例を図1に示す．

2　基盤ソフトウェアの概要

　POTAToでの解析は大きくわけて，前処理（Preprocessing），要約統計量（代表値）の算出（Summary Statistics Computation），統計検定（Statistical Test）の3つの解析ステージから成る

基礎編　D ● NIRSのデータ解析

表1　POTAToのバリエーション

	通常版POTATo	コンパイル版POTATo
対応OS	Windows XP，Vista，7	Windows XP，Vista，7
必要なソフトウェア	MATLAB®バージョン2006b以降	MATLAB®ランタイム（無償提供）
機能限定	なし	一部のPluginによる追加

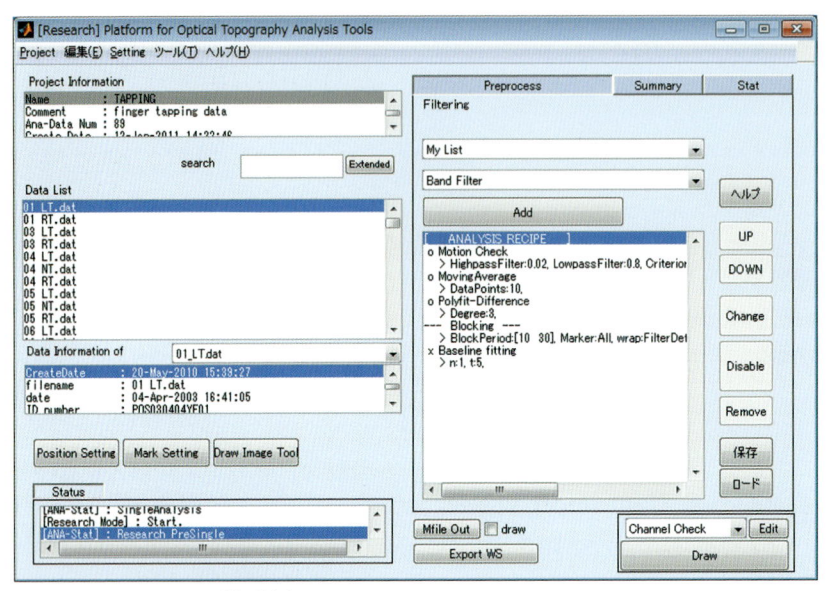

図1　POTATo画面構成例

画面左側に解析対象となるデータの情報が表示される．画面右側には解析処理の内容が表示される．例では前処理のための解析レシピ編集画面が表示されている．

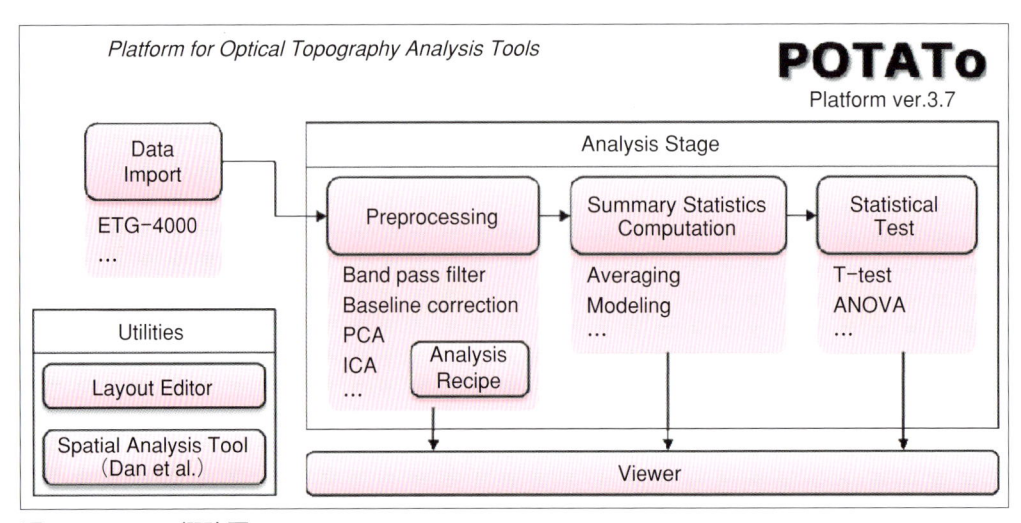

図2　POTATo概略図

解析の流れはデータ取り込み（Data Import）から，信号前処理（Preprocessing），代表値算出（Summary Statistics Computation），統計検定（Statistical Test）となる．

表2 POTATo の機能概要

Data Import	Preprocessing
・CSV→POTATo データ変換	・体動アーチファクト検出 ・周波数フィルタリング ・信号分離
Summary Statistics Computation	Statistical Test
・脳活動信号変化平均値算出 ・チャンネル間結合値算出 ・応答関数による線形モデル化	・t 検定 ・ANOVA

図3 実験条件の例

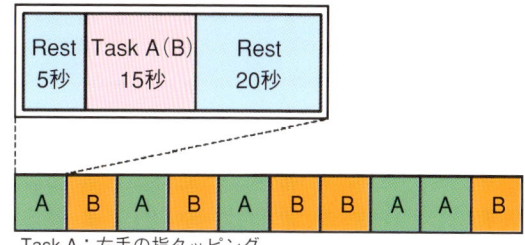

Task A：左手の指タッピング
Task B：左手の指タッピング
（それぞれ5回繰り返し）

この例では，安静状態（Rest）5秒後，15秒間の課題期間（Task）を行い，その後20秒間の安静状態を保つことを1つのブロックとし，2つの課題をそれぞれ5回ずつ繰り返し行う．

（図2）．すべての解析ステージでプラグインによる解析機能の追加が可能である．特に Preprocessing では，いくつかの解析処理を組み合わせた「解析レシピ」を作成することができる．また，各ステージでの処理結果を出力し，別の解析ソフトウェアで解析することも可能である．解析結果の表示は各ステージで可能であり，表示は POTATo の機能の一つである Layout Editor で作成された LAYOUT ファイルに基づき行われる．

具体的には，まずはじめに3つの解析ステージに先だって，POTATo では「Data Import」により光トポグラフィー装置から出力された計測結果を POTATo データ形式に変換し保存する．このとき，実験中に得られた反応時間や正答率，同時計測した血圧などの生体信号もデータに付加することができる．また光量変化信号からヘモグロビン（Hb）変化信号への変換もここで行う．このステージもプラグインに対応しているので，Hb 変換ルーチンなどを独自のものに変更することも可能である．

次に1つめの「Preprocessing」ステージでは計測信号の質を判断し，解析可能な信号に対して雑音の影響を低減するための処理を行う．解析処理としては体動アーチファクトの検出，周波数フィルタリング，信号分離（PCA，ICA 等）などが含まれる．これらの処理では解析パラメータの調整が重要である．POTATo では試行錯誤による解析パラメータの最適化が容易なように設定ユーザーインターフェイスや LAYOUT ファイルを設計している．

そして，2つめの「Summary Statistics Computation」ステージでは最終的な信号の特徴を検討するための準備として，前処理された計測信号を「要約」し，代表値を算出する．POTATo ではこの要約を「時系列ベクトルを単一の代表値で置き換えること」と定義している．これにより，たとえば1,000例規模の計測信号であっても，実用的な処理速度で解析・検討を行うことができる．ただし，この過程で失われる情報もあるので，適切に注意深く要約することが重要である．もっとも単純な要約は平均化である．たとえば，実験タスク期間に応じた適切な時間帯の信号の時系列ベクトルを平均化し，一つの代表値とすることである．また，チャンネル間の関連性（機能的結合）の指標として，時系列信号を相関・因果解析により係数化することも要約の一例である．そして，SPM のように線形モデル化によって実験タスクに関連した成分の寄与を数値化することもここでの要約に含まれる．

最後に3つめの「Statistical Test」では，要約されたデータ群の特徴を客観的に分析し，最終的な結果を得る．たとえば，「要約」として平均化を行った場合，実験タスク時のデータ群と実験コントロール時のデータ群との間の差異を統計的に検定する．統計値の閾値に関しては，その補正方法については議論がなされている[12]．少なくとも多チャンネル計測値について，計測対象（頭部血行動態）を一つの均質なものと仮定した場合には適当な多重比較補正を行うべきであろう．POTATo では t 検定や ANOVA などをこの解析ステージで実装する（表2）．

基礎編　D ●NIRSのデータ解析

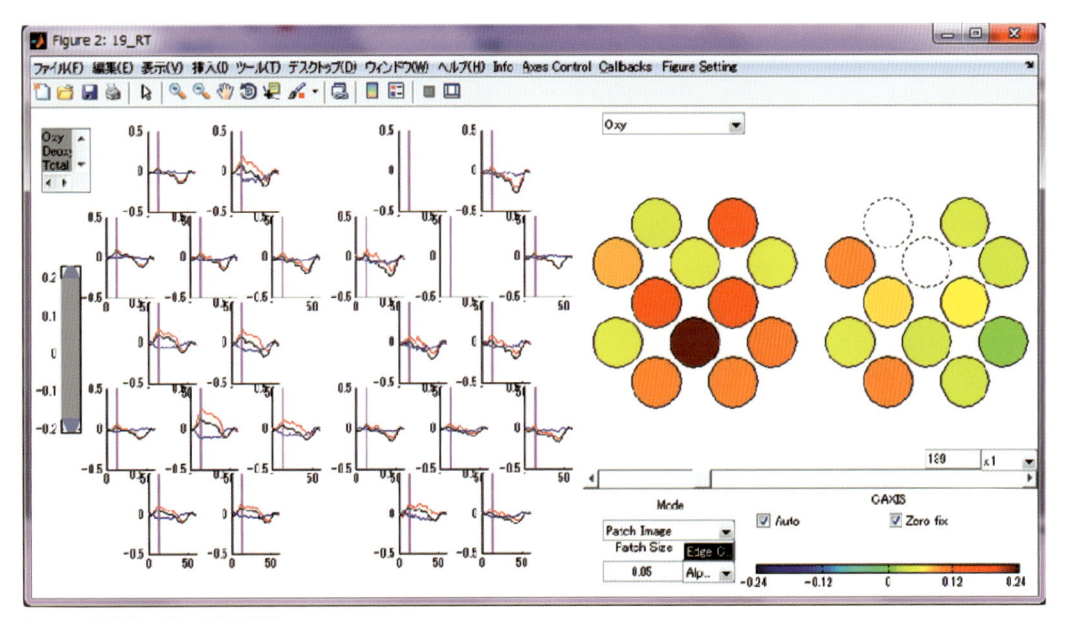

図4　解析結果の表示例
左側に加算波形，右側にマップを表示するレイアウトの例．左上の種別選択リストでは酸素化Hb（Oxy-Hb），脱酸素化Hb（Deoxy-Hb），総Hb（Total-Hb）が選択されており，グラフ中にそれぞれに対応して赤，青，黒の波形が表示されている．右側では酸素化Hbが表示種別として選択されている．他の種別も選択可能である．マップの表示パラメータは右下段に示されており，表示様式を調整することができる．右中段のスライドバーはマップ表示する時刻を設定するためのもので，表示している時刻は左のグラフ中に紫の縦線で示されている．

③ 基盤ソフトウェアでの解析

　POTAToを用いたもっともプリミティブな解析の流れを説明する．光トポグラフィー計測は図3に示すような条件で得られたとする．まずPre-processingステージでは，体動アーチファクトの検出を行い，体動が含まれる試行期間は以降の解析では用いないこととする．体動アーチファクト検出はたとえばPenaらの文献[13]の手法を用いる．次にSummary Statistics Computationステージでは，まず各試行の時系列信号を切り出し，ベースライン補正を行う．ここでのベースライン補正の方法もPenaらの文献[13]の手法を用いる．この解析結果の表示例を図4に示す．そして，要約値として課題期間中の信号変化の平均値を算出する．さらにStatistical Testステージで，試行ごとに算出された代表値群に対し，試行Aと試行Bとの差の検定をたとえばt検定によりチャンネルごとに行う．この例では1データに対する解析の流れを示したが，複数データに対しては，Prepro-cessing以降の処理で対応可能である．

まとめ

　以上がもっともプリミティブな解析の流れである．もちろん，この解析の妥当性について，議論の余地は大いにあると考える．しかし，POTAToは一つの解析手法を提供するものではなく，最適な解析を構築することを補助するためのものであり，研究者はPOTATo上で最新の解析手法を自由に試しながら，自分のデータにとって最適な解析手法を得ることができる．

文　献

1) Trust Centre for Neuroimaging at UCL-SPM (http://www.fil.ion.ucl.ac.uk/spm/)
2) Photon Migration Imaging Lab at MGH-HomER (http://www.nmr.mgh.harvard.edu/PMI/resources/homer/download-instructions.htm)
3) Plichta MM, Heinzel S, Ehlis AC, et al. Model-based analysis of rapid event-related functional near-infrared spectroscopy (NIRS) data: a parametric validation study. Neuroimage 35(2): 625-634, 2007

4）Bio Imaging Signal Processing Lab at KAIST-NIRS-SPM（http://bisp.kaist.ac.kr/NIRS-SPM.html）
5）Minagawa-Kawai Y, van der Lely H, Ramus F, et al. Optical Brain Imaging Reveals General Auditory and Language-Specific Processing in Early Infant Development. Cereb Cortex **21**(2)：254-261, 2010
6）Homae F, Watanabe H, Otobe T, et al. Development of global cortical networks in early infancy. J Neurosci **30**(14)：4877-4882, 2010
7）Sato H, Tanaka N, Uchida M, et al. Wavelet analysis for detecting body-movement artifacts in optical topography signals. Neuroimage **33**(2)：580-587, 2006
8）Katura T, Tanaka N, Obata A, et al. Quantitative evaluation of interrelations between spontaneous low-frequency oscillations in cerebral hemodynamics and systemic cardiovascular dynamics. Neuroimage **31**(4)：1592-1600, 2006
9）Katura T, Sato H, Fuchino Y, et al. Extracting task-related activation components from optical topography measurement using independent components analysis. J Biomed Opt **13**(5)：054008, 2008
10）Singh AK, Okamoto M, Dan H, et al. Spatial registration of multichannel multi-subject fNIRS data to MNI space without MRI. Neuroimage **27**(4)：842-851, 2005
11）MathWorks 社（http://www.mathworks.co.jp/）
12）Singh AK, Dan I. Exploring the false discovery rate in multichannel NIRS. Neuroimage **33**(2)：542-549, 2006
13）Pena M, Maki A, Kovacic D, et al. Sounds and silence：an optical topography study of language recognition at birth. Proc Natl Acad Sci USA **100**(20)：11702-11705, 2003

基礎編　D ● NIRS のデータ解析

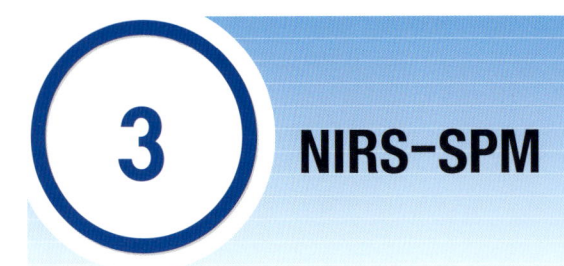

3　NIRS-SPM

株式会社 島津製作所 医用機器事業部　石川亮宏

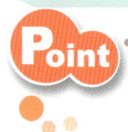

Point
- NIRS-SPM は研究者コミュニティにより発信された統計解析ソフトウェアである.
- 開発されて間もないがオープンソースコミュニティの活発な活動により今後普及が期待されている.
- NIRS-SPM では fNIRS 独自の処理法が含まれているのでそれらの特徴を理解したうえで使用する必要がある.
- NIRS-SPM の概要と処理手順について解説する.

　非侵襲的脳機能計測法の解析は視覚的評価や関心領域に基づく解析方法に加えて，次第に統計学的処理に基づいた評価方法が導入されてきた. fNIRS（機能的近赤外分光法）のように神経活動に伴う血流動態の変化を計測するものとしてfMRI（機能的磁気共鳴画像法）の解析では早くから，統計的な処理が適用された. その代表的ソフトとしてロンドン大学の Friston らによって開発された SPM（Statistical Parametric Mapping）[1]がある. SPM はフリーウェアとして公開され国際的に広く使われるようになり fMRI の統計解析の代表的ソフトウェアとなった.

　fNIRS の分野においても統計学的処理に基づいたソフトウェアが 2009 年 KAIST（Korea Advanced Institute of Science and Technology）の Jong Chul Ye らによって NIRS-SPM[2]が開発された. NIRS-SPM は SPM 同様にフリーウェアとして公開され普及が広まっている.

　ここでは NIRS-SPM の概要と使い方について解説する.

1　NIRS-SPM の概要

　NIRS-SPM の流れを説明する.

1．論理チャンネル位置の標準化（normalize）

　送光プローブと受光プローブのペアで形成される論理チャンネル（以下，チャンネルと称す）の位置を標準化する. fNIRS では送光プローブから受光プローブへの光伝播は空間的な広がりを持つため一点では表現できないが，ここでのチャンネルの位置は代表位置として送受光プローブの中点としている.

　標準化の目的は被験者ごとに異なる脳の大きさと形状を標準脳*とよばれるものに合わせこみ，解析結果を標準脳という共通座標上に表示することで被験者間での位置の比較を容易にすることと，集団解析へ展開させることを可能にする.

2．ノイズ除去（detrending）

　NIRS-SPM では独自の Wavelet-MDL（Minimum Description Length）法[3]を採用している. 本法はウェーブレット分解によるノイズ除去法でありウェーブレットパラメータ決定時に MDL（最小記述長）により最適化している. 記述長はfNIRS 時系列データに対してモデルを仮定し，データをそのモデルとの偏差で記述したときの符

＊ここでの標準脳とは国際的に定義されたテンプレート脳を意味する. SPM のテンプレート脳は，MNI（Montrol Neurological Institute）より供給されている.

号の数とし，MDL原理ではモデル自身の記述，モデルとデータの偏差の記述，モデルと偏差からデータを復元するために必要な最低限の記述の全てを合わせたものの記述長に関してその長さを評価基準とし，もっとも短い記述長を最適解とする方法である．

3．平滑化（smoothing）

被験者間でのチャンネル位置の差を空間的に補間によって補正する．fNIRSのデータの特徴として，fMRIと比較してプローブ間の距離が大きいことが挙げられるためsparse optode modelを用いて補間する．

4．一般線形モデル（GLM：General Linear Model）

NIRSの時系列データをチャンネルごとに回帰分析などの各種の統計処理を行う．この処理に一般線形モデル（GLM）を用いる．チャンネルごとの分析の結果に対して検定を行いカラーマップとして標準脳上に重ね合わせる．

5．統計的推論

各チャンネルの回帰分析の結果に対する検定結果について，検定の多重性によって増加する統計的第一種の過誤を補正する多重比較補正を行う．

② 標準化

3次元デジタイザによる計測データを入力し，標準化する．標準化の方法として，「1．個人MRIデータによる標準化法」と「2．個人MRIデータを必要としない確率的レジストレーション法[4]による標準化法」が用意されている．

1．個人MRIデータによる標準化法

個人MRIデータから標準脳に変換する変換行列を算出し，チャンネルの位置を変換行列によって変換する方法である．個人脳をより正確にテンプレート脳に合わせこむため，変換はアフィン変換と非線形変換（ノンアフィン変換）の2種類の変換が行われる．アフィン変換は剛体変換に拡大縮小およびシアーの変換を加えたもので，個人脳を全体的にテンプレート脳に合わせこむ．さらに離散コサイン変換により局所的にテンプレート脳に合わせこむ．これらの変換式を用いてfNIRSチャンネルの座標を変換する．

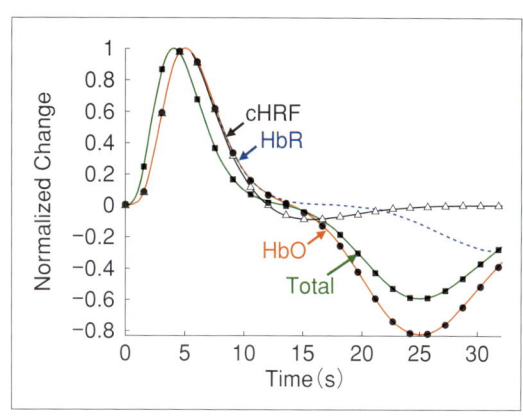

図1　血行動態反応関数
（Ye JC, et al. Neuroimage 44：428-447, 2009[2]より引用）

2．確率的レジストレーション法による標準化法

国際10-20基準点を媒介として，チャンネルの位置をMNI標準脳座標系にレジストレーションすることができる手法である．具体的には事前に撮像した別の被験者のMRIデータを利用する．各MRIデータについて10-20システム基準点とMRIデータをMNI空間に標準化しておき参照脳データベース化しておく．被験者の10-20システム基準点とfNIRSチャンネルの位置を3Dデジタイザで位置計測し，参照脳データベースの基準点と被験者の基準点から変換式を作成し，すべての変換式を適用して，被験者のfNIRS計測点をMNI空間に変換する．変換位置を統計的に処理することによって，確率が最大となる点を位置として推定する．

③ 活動部位の統計解析

NIRS-SPMではfNIRSを線形時不変（Linear Time Invarient：LTI）システムとしてモデルしている．LTIシステムではそのインパルス応答により特徴づけられる．インパルス応答を畳み込み積分によりLTIシステムを求めることができる．

fNIRSのインパルス応答は血行動態反応関数（Hemodynamic Response Function：HRF）によってモデル化される．NIRS-SPMでは図1に示す独自に求めたHRFを用いている．ただしこれはあくまでも経験的に導いたものであり神経活動と

fNIRS信号の正確な関係性は未だ不明であることに注意する必要がある．

1．GLMによる賦活部位の推定

GLMの詳細についてはHuman Brain Function[5]に詳細が記載されている．本書では紙面の都合上，重要な項目を抜粋し解説する．

NIRS-SPMではSPM同様すべてのチャンネルに対して同じモデルを立てそれをすべてのチャンネルに適用する．そのため実験要因などの入力に対して時系列信号をモデルする必要がある．

fNIRS時系列データを考えると，時刻（サンプリング番号）t_s，s＝1，……，NにおいてN個の観測値y_1，……，y_Nを得たとする．このyを独立変数として各チャンネルにおける時系列信号はすべての説明変数の線形結合＋誤差項として次式のようにモデル化できる．

$$y_s = \beta_0 + \beta_1 x_{1s} + \cdots + \beta_L x_{Ls} + \varepsilon_s \quad (1)$$

説明変数ベクトルx_1，……，x_Lは計測時のタイミングの刺激のonset-offset時間を図1のHRFで畳み込み加算（convolution）することにより作成され，GLMのモデルとなる．

(1)式を行列表現すると

$$\begin{bmatrix} y_1 \\ y_2 \\ \cdot \\ \cdot \\ y_N \end{bmatrix} = \begin{bmatrix} 1 & x_{11} & \cdot & \cdot & x_{L1} \\ 1 & x_{12} & & & x_{L2} \\ \cdot & \cdot & & & \cdot \\ \cdot & \cdot & & & \cdot \\ 1 & x_{1N} & & & x_{LN} \end{bmatrix} \begin{bmatrix} \beta_0 \\ \beta_1 \\ \cdot \\ \cdot \\ \beta_L \end{bmatrix} + \begin{bmatrix} \varepsilon_1 \\ \varepsilon_2 \\ \cdot \\ \cdot \\ \varepsilon_N \end{bmatrix}$$

$$Y = X\beta + \varepsilon \quad (2)$$

βは偏回帰係数ベクトル，Xは計画行列（デザインマトリックス）とよばれる．

ここで，Yは脳賦活信号の計測データ，Xは実験計画によって与えられる．

次にモデルがもっともフィットするパラメータβをみつけることになる．残差の2乗和S_eを最小化するβを求める方法として最小二乗法を用いる．2乗和S_eは次式で与えられる（Tは転置を表す）．

$$\begin{aligned} S_e &= \sum \varepsilon_i^2 = \varepsilon^T \varepsilon \\ &= (Y - X\hat{\beta})^T(Y - X\hat{\beta}) \\ &= Y^T Y - 2\hat{\beta}^T X^T Y + \hat{\beta}^T X^T X \hat{\beta} \end{aligned} \quad (3)$$

$\partial S_e / \partial \hat{\beta} = 0$より

$$\hat{\beta} = (X^T X)^{-1} X^T Y \quad (4)$$

また残差εの母分散の推定値$\hat{\sigma}^2$は残差の平方和$S_e = \varepsilon^T \varepsilon$をその自由度で割ったものとして$\hat{\sigma}^2 = S_e/(N-L-1)$となる．

$Y = X\beta + \varepsilon$，$E(\varepsilon) = 0$より$\hat{\beta}$の期待値$E(\hat{\beta}) = \beta$，分散$V = (\hat{\beta}) = \sigma^2(X^T X)^{-1}$となる．よって$\hat{\beta}$は(5)式の分布に従う．

$$\hat{\beta} \approx N(\beta, \sigma^2(X^T X)^{-1}) \quad (5)$$

次に計画行列を構成する各説明変数ベクトルの効果が有意であるかをt検定により検定する．そこで偏回帰係数β_1を検定する必要がある．$\beta_1 = 0$という仮定（帰無仮説）のもとでのt値は$\hat{\beta}$をその標準誤差で割った値として(6)式によって求められる．

$$t = \frac{\hat{\beta}}{\sqrt{\hat{\sigma}^2 c^T (X^T X)^{-1} c}} \quad (6)$$

ここで，cはコントラストベクトルとよばれ，要素iが1，その他の要素が0である．

2．統計的推論

有意確率p値を閾値として，MRI画像上にそれらの値を割り振り，最後にパラメータの大小でカラーマップ表示する．ここではチャンネルごとに検定を行う場合はuncorrectedを用いるが，多重検定を行う場合はその確率場の最大値の分布をSun[6]のチューブ法によって近似することにより検定を行う．

4 処理手順と結果例

NIRS-SPMはMATLAB®上で動くソフトウェアである．MATLAB®を使用可能な環境にあることが使用の前提となる．インストールにはNIRS-SPMのページ[7]からNIRS-SPMパッケージをダウンロードするとともにSPMのページ[8]からSPM5をダウンロードする必要がある．その後ダウンロードしたファイルを解凍し任意のフォルダに置き，MATLAB®のパスを設定すれば使用可能になる．

ここでは紙面の都合でより簡便でより普及しているブロックデザインと個人MRIデータを使用

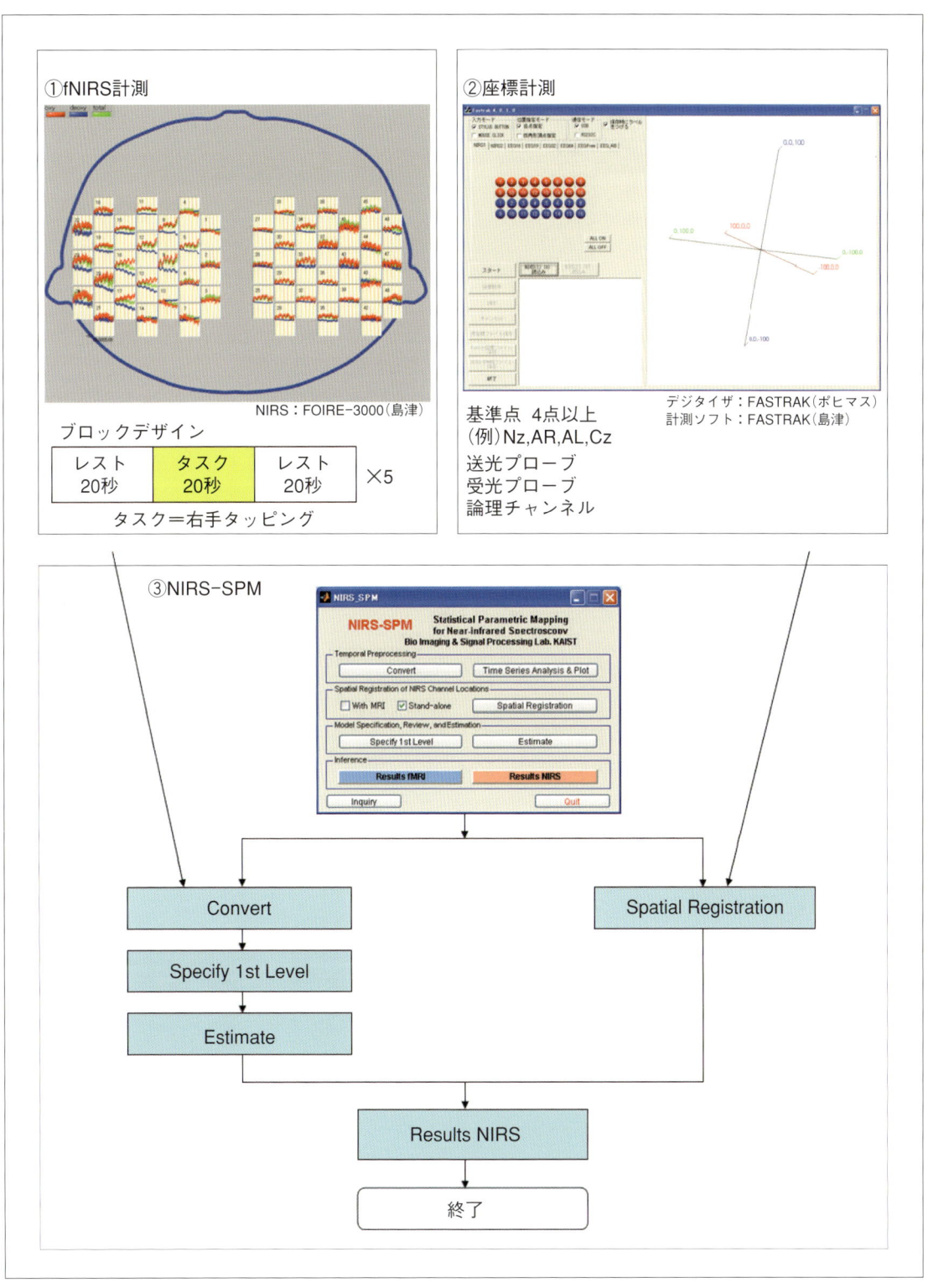

図2 fNIRS計測とNIRS-SPM処理の流れ

基礎編　D　NIRSのデータ解析

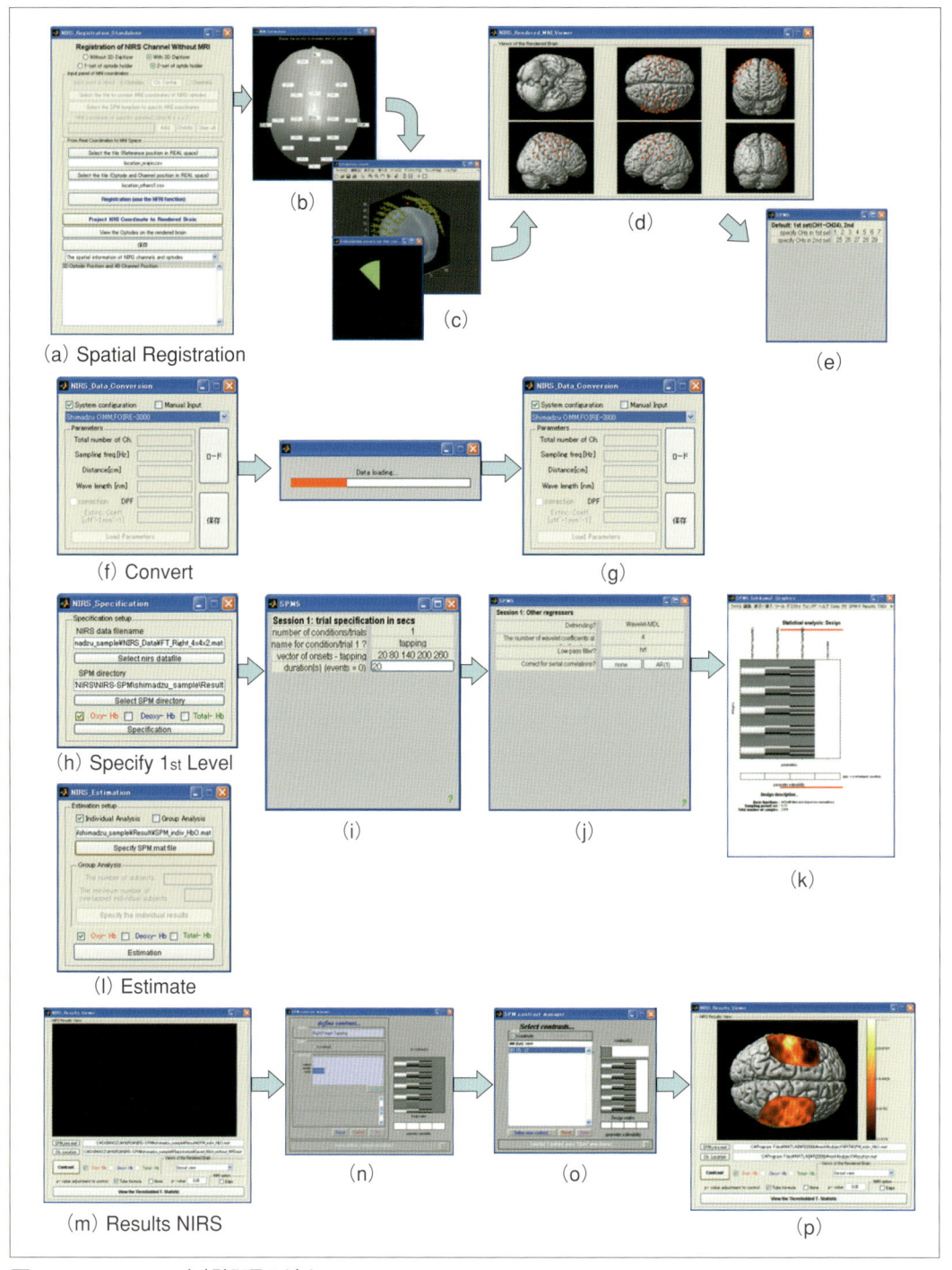

図3　NIRS-SPM内部処理の流れ

(a) Spatial Registration
(b)
(c)
(d)
(e)
(f) Convert
(g)
(h) Specify 1st Level
(i)
(j)
(k)
(l) Estimate
(m) Results NIRS
(n)
(o)
(p)

しないデジタイザを用いた座標計測について焦点を当てて具体的な処理手順について説明する．解析は個人レベルの解析とした．

fNIRS計測とNIRS-SPM処理の流れを図2に示す．被験者は健常な右利きの男性であり，図2の①に示すブロックデザインで右手の指タッピ

64

ングを20秒間実施した．安静期間（レスト）を前後に20秒設け，1ブロック60秒間とし5ブロックの繰り返しでfNIRS計測した．fNIRS計測後，プローブを脱着し，プローブ装着位置と国際10-20法システムにおける基準点についてデジタイザを用いて計測した．

　NIRS-SPMの処理は大きくわけて以下の6つの独立した機能から構成される．

① Spatial Registration：チャンネル位置を標準化する．
② Convert：データを読み込み変換する．
③ Specify 1st Level：データをデザインマトリクスとともにGLMに組み込む．
④ Estimate：GLMの線形予測子の重みを計算する．
⑤ Results NIRS：比較したい条件間のコントラスト作成を行い，その検定を行い結果を表示する．

　Spatial Registrationは位置計測データを参照し，Convert，Specify 1st LevelとEstimateはfNIRSデータを参照する．Results NIRSは上記の処理の完了後，結果を統計解析マップとして表示する．

　次に各機能の流れを図3を用いて説明する．

(a) Spatial Registrationでは基準点座標ファイルと，プローブ位置，チャンネル位置座標ファイルを指定する．
(b) Registrationボタンで基準点の確認を行う．
(c) ボタンで基準点の確認後，確率的レジストレーションの処理が実行する．
(d) Project MNI Coordinate to Rendered Brainで標準化したチャンネル位置が6方向から表示される．
(e) その後，任意のフォルダにmatファイルとして保存する．
(f) Convertでは測定システムを選択し，Loadにてファイルを選択する．
(g) その後，任意のフォルダにmatファイルとして保存する．
(h) Specify 1st Levelでは，fNIRSデータ（matファイル）と任意の処理フォルダを指定し，Specificationを押す．
(i) ブロックデザインのパラメータを設定する．
(j) ノイズ除去のパラメータをを設定する．
(k) ブロックデザイン図が表示される．
(l) Estimateでは（h）で指定したフォルダに自動生成されたファイルSPM_indiv_HbO.matを選択し，解析するヘモグロビン種別を選択しEstimateを押すと計算が実行される．
(m) Results NIRSでは（e）で保存した位置情報ファイルと，（l）で自動更新されたSPM_indiv_HbO.matを選択し，Contrastにてコントラストを設定する．
(n) コントラスト名とコントラスト行列を設定し，コントラストを作成する．
(o) 作成したコントラストを選択し，Doneにより計算処理が実行する．
(p) 結果がマップとして表示される．

　以上が一般的な処理手順である．集団解析する場合は事前に個人解析を行い，（l）において集団解析を選択することで可能になる．

文　献

1) Friston KJ, Ashburner J, Frith CD, et al. Spatial registration and normalization of images. Human Brain Mapping 3：165-189, 1995
2) Ye JC, Tak SH, Jang KE, et al. NIRS-SPM：Statistical parametric mapping for near-infrared spectroscopy. Neuroimage 44：428-447, 2009
3) Jang KE, Tak SH, Jung JW, et al. Wavelet-MDL detrending for near-infrared spectroscopy (NIRS). Journal of Biomedical Optics 14(3)：1-13, 2009
4) Singh AK, Okamoto M, Dan H, et al. Spatial registration of multichannel multi-subject fNIRS data to MNI space without MRI. Neuroimage 27(4)：842-851, 2005
5) Frackowiak RSJ, Friston KJ, Frith C, et al. Human Brain Function. 2nd edition, Academic Press, 2003 (www.fil.ion.ucl.ac.uk/spm/doc/books/hbf2/)
6) Sun J. Tail probabilities of the maxima of Gaussian random fields. Ann Probab 21(1)：34-71, 1993
7) Bio Imaging Signal Processing Lab. KAIST, NIRS-SPM (http://bisp.kaist.ac.kr/NIRS-SPM.html)
8) The Functional Imaging Laboratory, University College London, SPM (http://www.fil.ion.ucl.ac.uk/spm/)

基礎編　D●NIRSのデータ解析

4 ウェーブレット変換

日本大学生産工学部 機械工学科　綱島　均

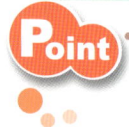

Point

- NIRSの計測データには，神経活動以外のさまざまな影響が含まれており，これらをどのように除外するかが重要となる．
- ウェーブレット変換は，ウェーブレットとよばれる局在した小波状の関数を用いて行う時間-周波数解析方法であり，信号のより詳細な情報を得ることができる．
- 離散ウェーブレット変換を用いた多重解像度解析により，課題に関連した信号を抽出することが可能となる．

　NIRSのデータは，神経活動に伴う2次的局所血流変化を各チャンネル近傍の相対的なヘモグロビン（Hb）濃度変化として測定している．計測データには，神経活動以外のさまざまな影響が含まれており，これらをどのように除外するかが重要となる．これまで，加算平均によるノイズの除去，周波数フィルタの利用，異なるプローブ間距離による皮膚血流の影響の除外，独立成分分析（ICA）の利用などが行われている．

　加算平均は，そのデータをタスクごとに平均化する方法である．加算平均は，反応が毎回同じように発生する場合には有効である．しかし，同じ刺激に対しても反応のばらつきが大きい脳血流においては，有意な信号があっても，加算平均によって捉えられなくなる場合も考えられる．

　ベースライン補正は，緩やかなトレンドを除去するために，ブロックの始点と終点がゼロになるように補正する．しかし，血流は不規則な変動を含むため，基準とする点は不安定である．したがって，そのベースライン補正の方法によっては，もとの信号を大きく歪めてしまう可能性がある[1]．

　ここでは，これらの問題に対応するために，時間-周波数解析法の1つであるウェーブレット変換[2]を用いたタスク関連成分の抽出方法について説明する．

1 ウェーブレット変換による信号の分解と再構成

　ウェーブレット変換は，ウェーブレットとよばれる局在した小波状の関数を用いて行う信号解析方法であり，非定常な信号の解析に適している．

　連続ウェーブレット変換は，1つの母関数を平行移動，拡大伸縮させて構成される基底関数を核関数とする積分変換である．連続ウェーブレット変換では，まず，マザーウェーブレットとよばれる関数 $\psi(t)$ を平行移動，拡大伸縮させてウェーブレット基底とよばれる関数

$$\psi_{a,b}(t) = \frac{1}{\sqrt{a}} \psi\left(\frac{t-b}{a}\right)$$

を構成する．ただし，a はスケールパラメータ，b はシフトパラメータである．

　信号 $S(t)$ の連続ウェーブレット変換 $\tilde{S}(a, b)$ は次のように定義される．

$$\tilde{S}(a, b) = \int_{-\infty}^{\infty} S(t) \psi_{a,b}^{*}(t) dt$$

ただし，$*$ は複素共役を示す．

　連続ウェーブレット変換は，もとの信号が

ウェーブレット基底とどの程度相関があるかを示している.

フーリエ変換は，時間領域の情報を周波数領域の情報に変換するものであり，信号の周波数分布を把握することができるが，変換の過程で，時間情報が欠落してしまう欠点がある．これに対して，ウェーブレット変換では，局在波を用いて時間軸の情報も得られるため，時間-周波数解析が可能になり，信号のより詳細な情報を得ることができる．特に，時間分解能，周波数分解能を適応的に変化させて解析するため，信号の性質が未知の場合に有効である．

連続ウェーブレット変換は，情報が重複し，多くの計算量を必要とする．そこで a と b を離散化して，次式のように与えたものを，離散ウェーブレット変換という．

$$D_m = \int_{-\infty}^{\infty} S(t)\psi_{m,n}(t)dt$$

ここで，$\psi_{m,n}(t)$ は次式で与えられる．

$$\psi_{m,n}(t) = 2^{-m/2}\psi(2^{-m}t-n)$$

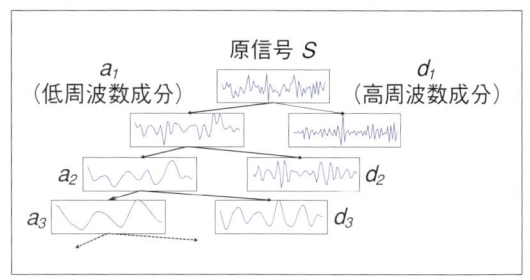

図1 多重解像度解析

離散ウェーブレット変換は，信号をより効率的に変換できる特徴がある．また，正規直交基底を用いることにより，原信号の完全な再構成が冗長性なしに可能になる．また，高速計算が可能であるので，処理の高速性が求められるような場合には適している．

多重解像度解析は，離散ウェーブレット変換を用いて信号を階層構造に分解するものである．対象の時系列信号を近似成分（低周波数成分）と詳細成分（高周波数成分）に分解するという処理を繰り返して行う（図1）．

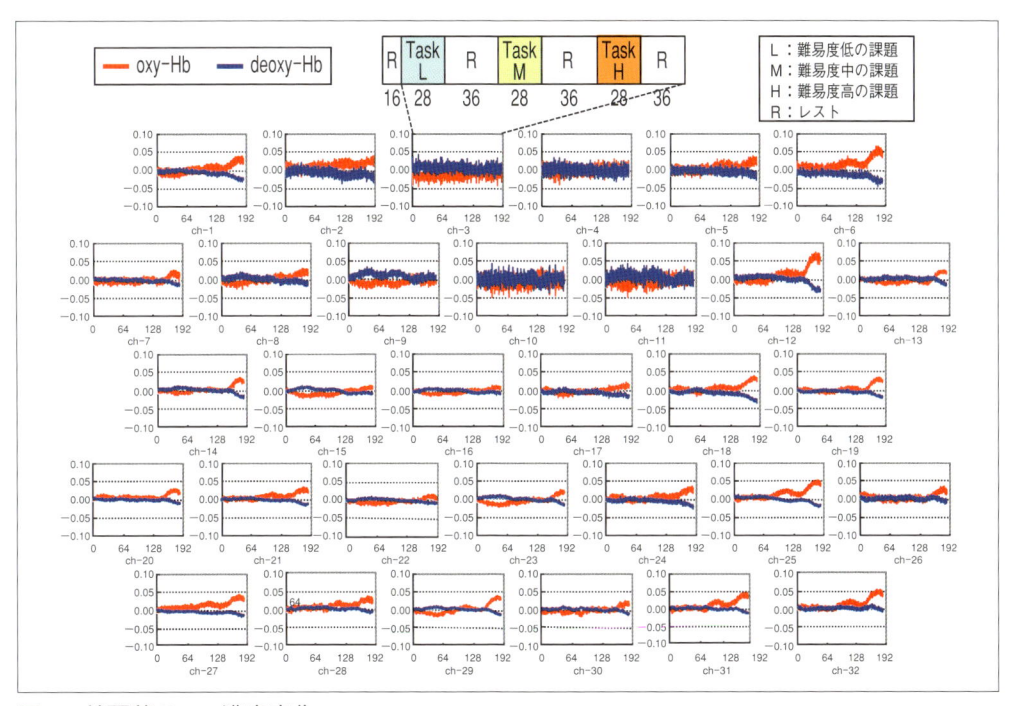

図2 前頭葉のHb濃度変化

(Tsunashima H, Yanagisawa K. Computational Intelligence and Neuroscience Vol 2009, Article ID 164958：1-12, 2009[1] より引用)

基礎編　D NIRSのデータ解析

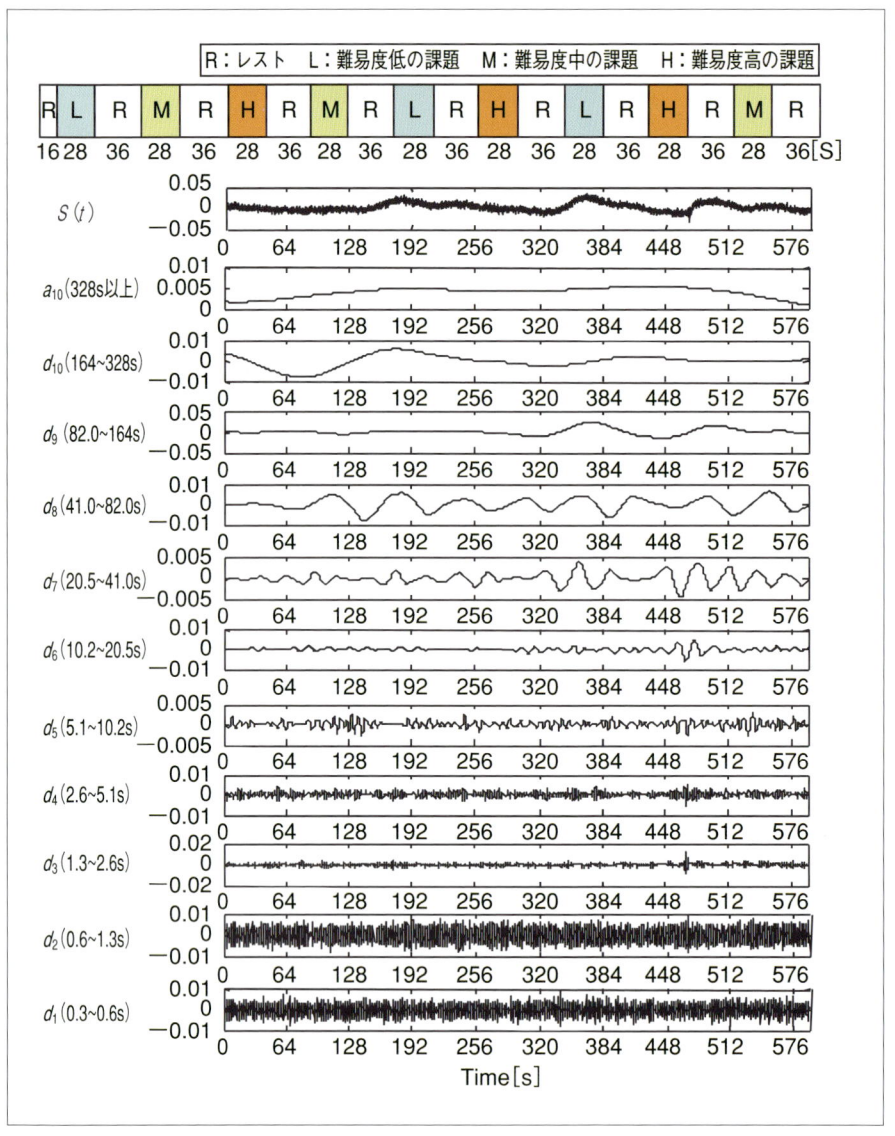

図3　多重解像度解析によるNIRS信号の分解
（Tsunashima H, Yanagisawa K. Computational Intelligence and Neuroscience Vol 2009, Article ID 164958：1-12, 2009[1]）より引用）

正規直交基底を用いた離散ウェーブレット変換により，信号 $S(t)$ は次のように表現できる．

$$S(t) = \underbrace{\sum_{n=-\infty}^{\infty} A_{m_0,n}\phi_{m_0,n}(t)}_{a_{m_0}} + \underbrace{\sum_{m=-\infty}^{m_0}\sum_{n=-\infty}^{\infty} D_{m,n}\psi_{m,n}(t)}_{d_m}$$

ここで，$\phi_{m,n}(t)$ はスケーリング関数であり，次式で定義される．

$$\phi_{m,n}(t) = 2^{-m/2}\phi(2^{-m}t-n)$$

近似成分の係数は，次式で計重できる．

$$A_{m,n} = \int_{-\infty}^{\infty} S(t)\phi_{m,n}(t)$$

レベル m における信号の詳細成分は

$$d_m = \sum_{n=-\infty}^{\infty} D_{m,n}\psi_{m,n}(t)$$

となるので，信号 $S(t)$ は，次のように表現でき

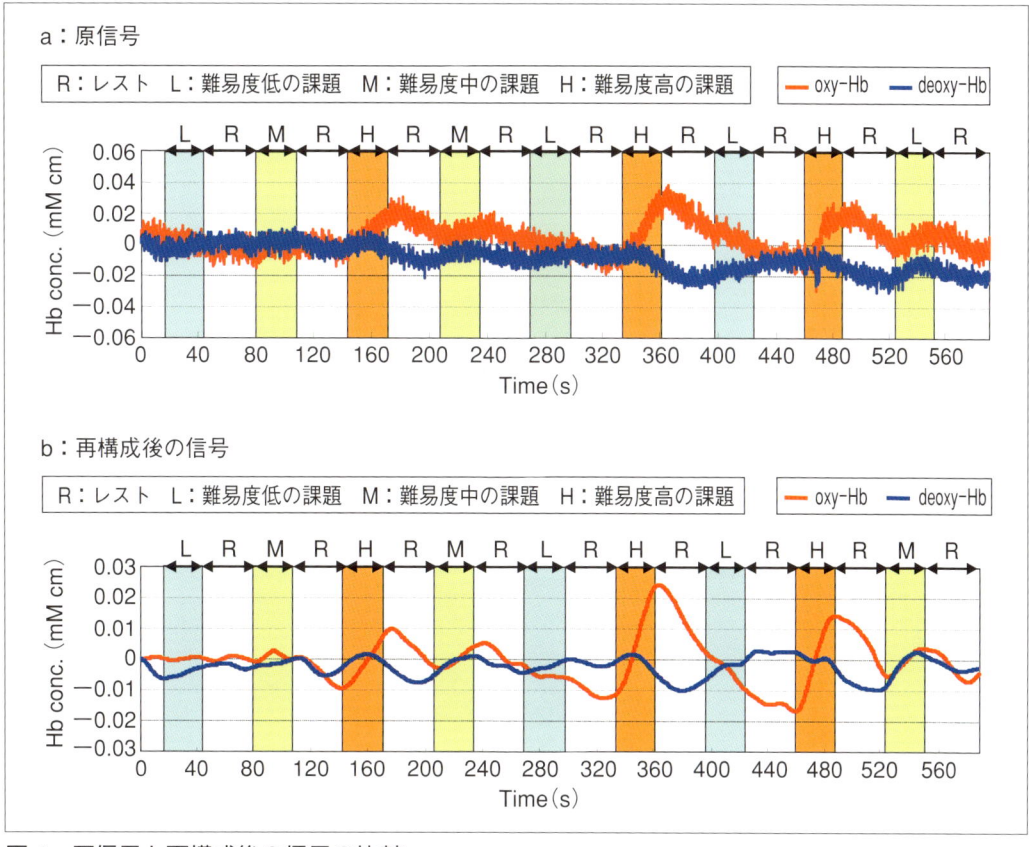

図4 原信号と再構成後の信号の比較
(柳沢一機, 他. ヒューマンインタフェース学会論文誌 11(2)：183-191, 2009[3] より引用)

る．

$$S(t) = a_{m_0} + \sum_{m=-\infty}^{m_0} d_m$$

したがって，特定の周波数領域の詳細成分を加え合わせることにより，タスクに関連した信号を抽出することが可能になる．

② 適用事例[3]

前節で説明した信号処理方法の有効性を確認するため，NIRS と fMRI を同時に用いた脳機能計測を行った．負荷に対する脳活動が計測しやすい課題として，暗算による負荷を用いた．暗算課題は，難易度低（1桁の繰り上がりのない足し算：例 3＋5），難易度中（3つの数字の足し算：例 6＋5＋9），難易度高（小数点の引き算と割り算：例 72÷(0.45 −0.32)）とした．

実験は，1セットを前レスト18秒，タスク28秒，後レスト18秒で出題し，難易度低，中，高を各3回ずつランダムに配置し，合計9セット，592秒とした．タスク28秒間において，難易度低は，2秒間隔で14問，難易度中は2.8秒間隔で10問，難易度高は14秒間隔で2問，問題を提示した．被験者は，画面に提示される問題をみて，声に出さずに解答した．レスト36秒間は，画面に提示される十字記号を注視し，安静にするようにした．被験者は，健常な20～40代の男女9名として，実験実施前には実験の趣旨説明とあわせてインフォームドコンセントを行った．

NIRS 信号の計測は，近赤外光イメージング装置 OMM-3000（島津製作所）を用いて，前頭葉（全32 ch）について行った．MRIの撮像は，日本大学医学部の MRI 装置（Symphony, SIEMENS, Germany, 1.5T）を使用した．T2*-weighted gra-

基礎編　D　NIRSのデータ解析

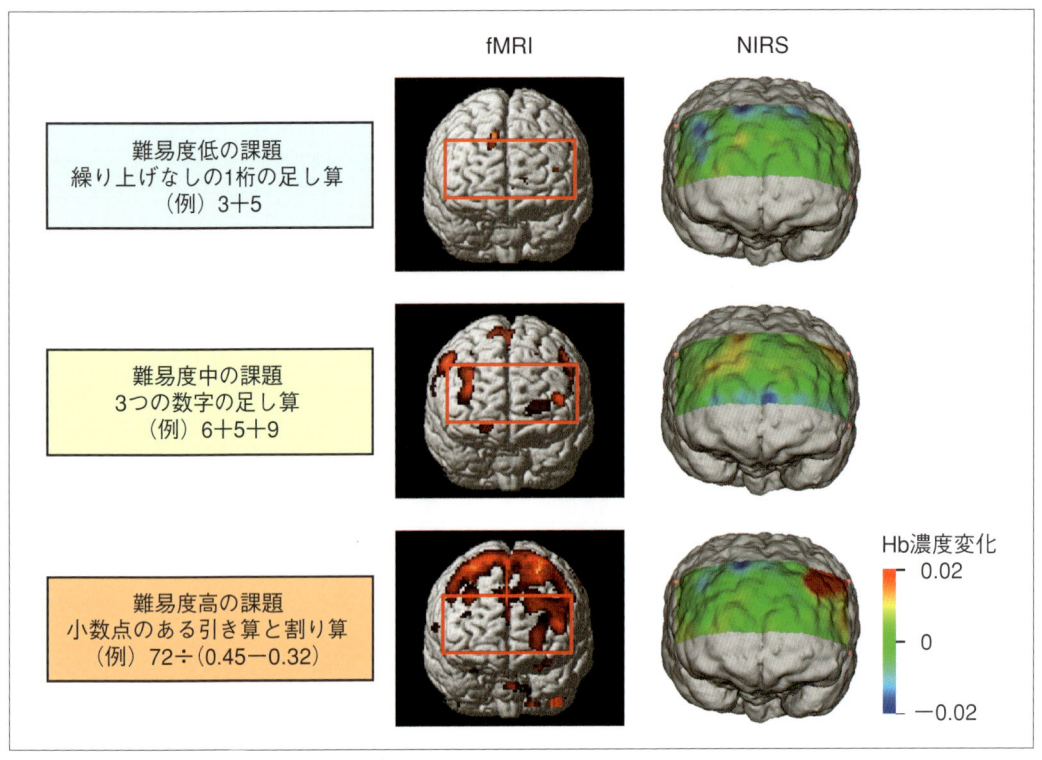

図5　脳機能画像の比較（被験者A）
（Tsunashima H, Yanagisawa K. Computational Intelligence and Neuroscience Vol 2009, Article ID 164958：1-12, 2009[1]）より引用）

dient-echo EPI法により，全脳の水平断で4秒おきに40枚のMR画像を撮像した（厚さ3 mm，TR＝4,000 ms，TE＝50 ms，FA＝90 deg，64×64 pixels，FOV＝192 mm）．さらに，すべての課題終了後に全脳のT1強調画像（TR＝2,200 ms，TE＝3.93 ms, FA＝15 deg, TI＝1,100 ms, 1 mm³ voxel, FOV＝256 mm）を撮像した．

データ解析には，機能的MRIデータ解析パッケージであるSPM99（Welcome Department of Imaging Neuroscience, UK）を用いた．統計閾値はp＜0.001とし，10 voxel以上のクラスタのみについて検討を行った．

図2に，被験者Aの最初の3タスクにおける全チャンネルの計測結果を示す．図2では，3番目のタスクである難易度高の暗算課題において前頭葉両外側部にて，酸素化Hbが上昇し，脱酸素化Hbが減少していることがわかる．

被験者9名ともにタスク関連の変化が顕著であった前頭葉左外側部26 chの酸素化Hbの多重解像度解析の結果を図3に示す．図中の（　）内は分解した信号の周期の範囲を示す．なお，離散ウェーブレット変換の基底として，Daubechiesのウェーブレット族D7を使用した．

d_1，d_2の高周波成分は，計測ノイズ成分が支配的であると考えられる．さらに，d_3，d_4成分は，一般的に人間は4〜6秒の周期で呼吸をすることから呼吸による影響，d_5，d_6成分は，Mayer関連成分（0.04〜0.15 Hz）による影響と考えられる．タスク，レストの反復が64秒であるので，d_8成分がタスクに関連する信号の中心成分となる．ここではd_7からd_9成分を加算して信号を再構成した．図4に被験者Aの前頭葉左外側部26 chの原信号と再構成後の信号を示す．再構成後の信号が原信号に比べ，タスクの難易度ごとの変動が評価しやすくなっていることがわかる．

最後に，再構成後の酸素化Hb信号から作成した脳機能画像をfMRIの結果と比較したものを図5に示す．両者の結果がよく一致していることか

ら，多重解像度解析によるタスク成分の抽出が有効であることがわかる．

文　献

1) Tsunashima H, Yanagisawa K. Measurement of Brain Function of Car Driver Using Functional Near-Infrared Spectroscopy（fNIRS），Computational Intelligence and Neuroscience Vol 2009, Article ID 164958：1-12, 2009
2) 新　誠一．中野和司 監訳．ウェーブレット変換ハンドブック．朝倉書店，東京，2005
3) 柳沢一機，綱島　均，秦羅雅登，他．機能的近赤外分光装置（fNIRS）を用いた高次脳機能計測とその評価．ヒューマンインタフェース学会論文誌 11(2)：183-191，2009

基礎編　D ● NIRSのデータ解析

5　独立成分分析

株式会社 島津製作所 医用機器事業部　河野　理

Point
- 統計的独立性と無相関性の相違および主成分分析との相違を示すことによって，独立成分分析の特徴を明確に説明した．
- また，独立成分分析の fNIRS（functional Near-Infrared Spectroscopy）計測における応用として，実際の取得データを用いて，頭皮血流等による表層信号変化の除去を目的とした適用例について解説した．

　独立成分分析とは，「混ぜ合わさった信号を信号源に分離する方法」である．

　独立成分分析を用いると，たとえば，複数のマイクで録音された人々の混ぜ合わさった音声から，個々の人の音声を分離することができる．また，EEG（Electroencephalogram：脳波計測法），MEG（Magnetoencephalography：脳磁計測法），fMRI（functional Magnetic Resonance Imaging：機能的磁気共鳴画像法），fNIRS（functional Near-Infrared Spectroscopy：機能的近赤外分光法）などの脳機能計測法を用いて得られた脳内の独立な信号成分を分離することができる[1~4]．さらに，分離された成分がアーチファクトであれば，アーチファクトの除去にも利用できるであろう．

　「信号源が何であるか？」を知ることは，現象の原因を究明するために重要であり，実用においても有用である．独立成分分析は，混ぜ合わさった信号を信号源に分離するために，「統計的独立性」という理にかなった原則を用いており，このことが，主成分分析や因子分析との相違として，脚光を浴びている一つにあると思われる．

　ここでは，紙面の都合上，独立成分分析の詳細なアルゴリズム等は，他書[5]に譲ることにして，独立成分分析の基本的な考え方と fNIRS への応用について解説する．

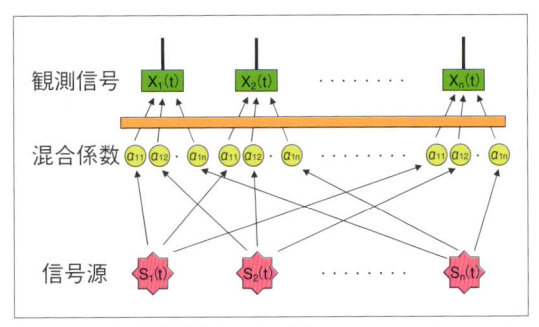

図1　独立成分分析のモデル

1　問題の定式化

　n 個の信号源 $S_1(t)$, $S_2(t)$ … $S_n(t)$ が，混合係数 a_{ij} の重み付けで混ぜ合わさって，n 個の信号 $X_1(t)$, $X_2(t)$ … $X_n(t)$ が観測されているモデルを考える（図1）．行列を用いた数式で表現すると，

$$\begin{pmatrix} X_1(t) \\ X_2(t) \\ \cdot \\ \cdot \\ X_n(t) \end{pmatrix} = \begin{pmatrix} a_{11} & a_{12} & \cdot & \cdot & a_{1n} \\ a_{21} & a_{22} & \cdot & \cdot & a_{2n} \\ \cdot & \cdot & \cdot & \cdot & \cdot \\ \cdot & \cdot & \cdot & \cdot & \cdot \\ a_{n1} & a_{n2} & \cdot & \cdot & a_{nn} \end{pmatrix} \begin{pmatrix} S_1(t) \\ S_2(t) \\ \cdot \\ \cdot \\ S_n(t) \end{pmatrix}$$

(1)

ここで，混合行列 A（混合係数 a_{ij} からなる行列）

の値がわかっていれば，混合行列 A の逆行列を求めることによって，信号源 S は容易に求められるが，一般には混合行列 A も未知である．よって，このままでは，信号源 S を求めることができない．そこで，観測信号 X や信号源 S を確率変数の標本と考え，信号源 S に対して，統計的な原則を用いることによって，混合行列 A を決定し，信号源 S を求めることを考える．

独立成分分析では，この統計的な原則として，信号源 S の各成分が統計的に独立であることを利用する．これは，信号源 S のどの成分も他の成分に関する情報を一切含んでいないことを意味する．

② 統計的独立性と無相関性

信号源 S に対して，統計的独立性を要請するだけで，線形に混ぜ合わさった測定信号から，信号源 S を推定できるのは，驚嘆すべきことであろう．もし，無相関性だけを要請するのであれば，信号源 S を推定できない．無相関となる信号表現は数多く存在するからである（主成分分析では，無相関性だけでなく，残差平均最小化（分散最大化）の統計原則を利用することによって，信号の各主成分を決定する）．統計的独立性を要請するだけで，信号源 S を推定できるのは，統計的独立性が，データに対して，無相関性よりも強い制限を加えるからである．統計的に独立であるならば無相関であるが，無相関であるからといって，統計的に独立であるとは限らないのである．ただし，データがガウス分布に従うとき，統計的独立性と無相関性は同値になる．よって，独立成分分析が有効であるのは，データがガウス分布に従わない場合となる．

③ 主成分分析との相違

主成分分析と独立成分分析の相違を表に示す．
主成分分析の主目的は，いかに少ない次元で，データを表現できるかという次元縮約にある．よって，主成分分析では，互いに直交する軸に対して，データの残差平均が最小（分散が最大）になるように各主成分の座標軸が決定される．これは，数学的に，固有値問題に帰着される．

表 主成分分析と独立成分分析の相違

	主成分分析	独立成分分析
主目的	次元の縮約	信号源への分離
統計的原則	残差平均最小化 （分散最大化） 無相関	統計的独立
座標系	直交座標系	斜交座標系まで拡張
解法	固有値問題	損失関数 ＋最適アルゴリズム

一方，独立成分分析の主目的は，信号源への分離にあり，統計的独立性の原理を利用して，独立成分（信号源）を推定する．このとき，座標系は，直交座標系に限定せず，斜交座標系まで拡張される．しかし，独立成分は，測定値の関数としての表現によって，直接的に計算できるものではなく，独立性の基準となる損失関数を最大あるいは最小にするアルゴリズムを用いることによって計算される．たとえば，独立性の基準となる損失関数として，最尤法，尖度，相互情報量（エントロピー，カルバック＝ライブラーのダイバージェンス），時間差共分散などを用いる方法がある．また，最適化アルゴリズムとして，勾配法，不動点法，ヤコビ法などの方法があり，その損失関数とアルゴリズムの組み合わせによってさまざまな手法が提案されている．

ここで，主成分分析と独立成分分析の相違を明確に示すために，あるデータに対する独立成分分析と主成分分析における座標変換の例を図 2 に示す．

主成分分析では，データの残差平均が最小（分散が最大）になるように，第一主成分の軸（PC1）が決定され，それと直交する方向に第二主成分（PC2）の軸が決定されている．第一主成分の軸は，全体のデータ値に沿った方向に選ばれており，第一主成分によって，データの主要な情報が得られていることがわかるであろう．

一方，独立成分分析では，データ構造に沿った形で，2 つの軸が決定されている．その結果，データ構造より，独立と考えられるデータ成分が分離されていることがわかる．

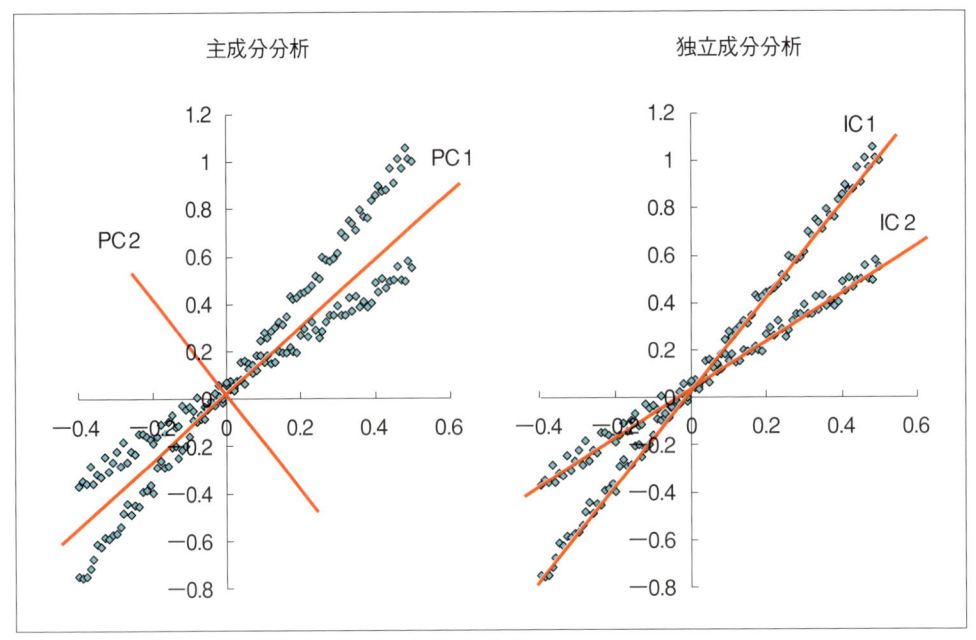

図2 主成分分析と独立成分分析における座標変換

4 fNIRSへの応用

独立成分分析のfNIRSへの応用として，脳賦活信号の抽出[4,6~8]，頭皮血流の除去[4,9]，モーションアーチファクトの除去[10]，高速神経信号の抽出[11,12]，ファンクショナルコネクティビティーの抽出[13]などがある．

本応用例では，頭皮血流等による表層信号変化の除去を目的として，独立成分分析を適用した著者らの研究[4]を以下に説明する．

1．頭皮血流信号成分を判別するための空間均一係数の導入

fNIRS装置で測定された脳機能計測データは，脳賦活に伴う血流変化だけでなく，血圧変動や脈動・呼吸による変化および皮膚血流等の表層信号変化成分も重畳されていると考えられる．一般には，加算平均や周波数フィルター等を用いることによって，脳賦活に伴う血流変化以外の成分を除去することが可能であると考えられるが，運動を課題とするタスク等においては，タスクに関連して頭皮血流等の変化が重畳する場合があり，従来の周波数解析に基づいた手法では，それらを除去することは不可能であると考えられる．

そこで，著者らは，脳賦活に伴う血流変化と頭皮血流等の変化は，統計的に独立であると仮定することができ，時間パターンだけでなく，空間パターンも利用する独立成分分析によって，それらの信号成分を分離できるのではないかと考えた．

著者らは，独立成分と混合行列を求めるために，時間差共分散最小化に基づくアルゴリズム[14]を採用した．さらに，頭皮血流の独立成分を判別するために，独立成分の空間分布を評価する空間均一係数（CSU：Coefficient of Spatial Uniformity）を導入した[4]．

$$\mathrm{CSU}(j) = |<a_j>/\sigma_j| \quad (2)$$

ここで，$<a_j>$，σ_jは，それぞれ，j番目の独立成分の各チャンネルの加算平均と標準偏差を表す．

2．過度な指タッピングタスクにおいて発生した頭皮血流成分の除去

左側頭部に光脳機能イメージング装置（FOIRE-3000，島津製作所製）の送受光ファイバ（52チャンネル，送光ファイバ：16本，受光ファイバ：16本），前額部にレーザ組織血流計（FLO-C1，オメガウェーブ社製）のセンサを設定し（図3），前レスト（15秒）−右指タッピング（2Hz：30秒）−後レスト（15秒）を6回繰り返すタスクパラダイムを実行した．図4に，頭皮血流変化が計測された

5 独立成分分析

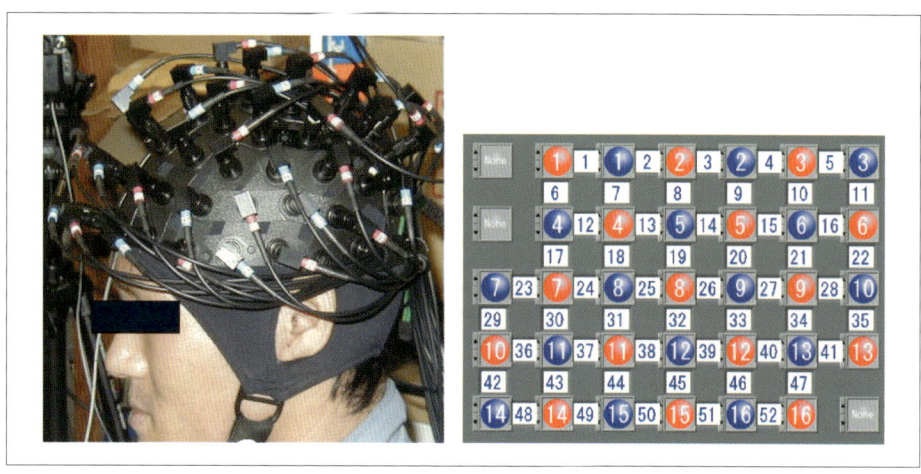

図3 送受光ファイバのセッティングとチャンネル配置
赤丸は送光ファイバ，青丸は受光ファイバを表す．

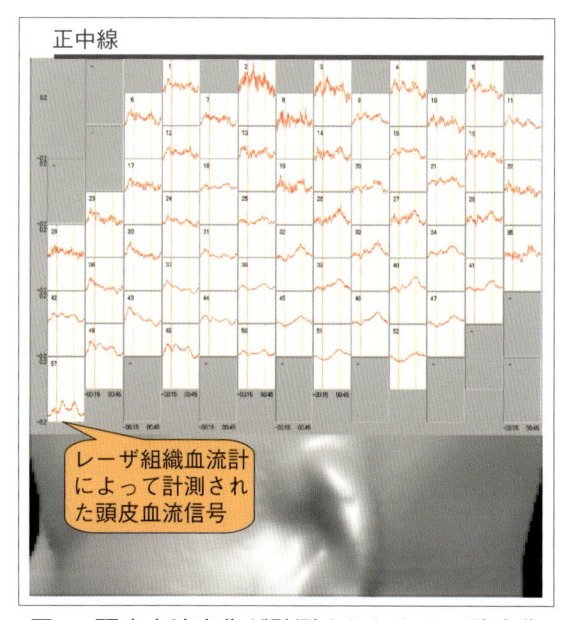

図4 頭皮血流変化が計測されたときの酸素化Hbの変化

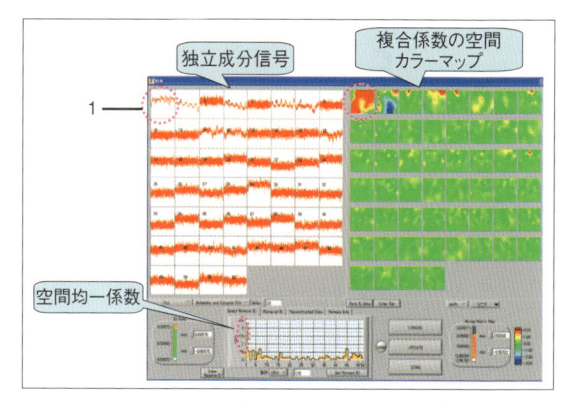

レーザ組織血流計によって計測された頭皮血流信号

図5 FOIRE-3000に搭載された独立成分分析ソフトウェアによる解析結果

FOIRE-3000に搭載された独立成分分析の解析結果として，各独立成分信号，対応する混合係数空間カラーマップおよび空間均一係数を表すグラフを示している．独立成分番号1の混合係数空間カラーマップは，広い空間範囲が賦活されていることを示しており，その空間均一係数は，2以上の特異的に高い値を示している．

ある繰り返し時の酸素化ヘモグロビン（Hb）の変化を示す．図4の第57チャンネルは，レーザ組織血流計からのアナログ入力が行われており，タスクに関連した頭皮血流の変化が計測されていることがわかる（2本の垂直ラインに挟まれた時間領域がタスクの実行された領域である）．また，図4のいくつかのチャンネルにおいて，頭皮血流成分が重畳されていると思われる信号変化が計測されていることがわかる．

計測された酸素化Hbのタイムコースに対して，独立成分分析を行ったところ，空間均一係数のきわめて高い成分が出現した（図5）．

そこで，この成分が頭皮血流成分である可能性が高いと判別し，その成分を除去したところ，重畳されていた頭皮血流成分が除去され，手の運動野に相当する領域に限局した賦活が抽出された．

基礎編　D ●NIRSのデータ解析

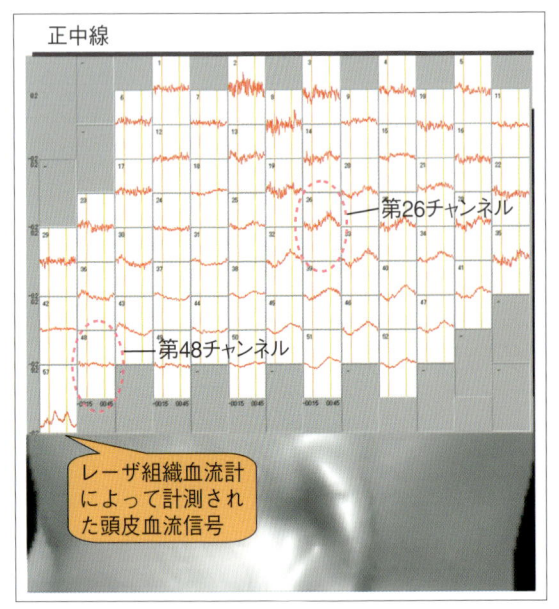

図6　頭皮血流成分を除去したときの酸素化Hbの変化

運動野領域に相当し，脳賦活信号成分であると考えられるが，図6において，その信号波形と振幅が保持されていることがわかる．図7に，指タッピングタスク時の酸素化Hbのカラーマップ，(A) オリジナルなカラーマップ，(B) 頭皮血流成分の除去を示す．

たとえば，図4の第48チャンネルの信号は，運動野領域と異なった位置に現れ，レーザ組織血流計で計測された波形の挙動と似ているため，頭皮血流信号成分の可能性が考えられるが，図6において，この信号成分が見事に抑制されていることがわかる．一方，図4の第26チャンネルの信号は，

文献

1) Makeig S, Jung TP, Bell AJ, et al. Blind separation of auditory event-related brain responses into independent components. Proc Natl Acad Sci USA 94(20)：10979-10984, 1997
2) McKeown MJ, Makeig S, Brown GG, et al. Analysis of fMRI data by blind separation into independent spatial components. Hum Brain Mapp 6(3)：160-188, 1998
3) Ziehe A, Müller KR, Nolte G, et al. Artifact reduction in magnetoneurography based on time-delayed second-order correlations. IEEE Trans Biomed Eng 47(1)：75-87, 2000
4) Kohno S, Miyai I, Seiyama A, et al. Removal of the skin blood flow artifact in functional near-infrared spectroscopic imaging data through independent component analysis. J Biomed Opt 12(6)：062111, 2007
5) Hyvärinen A, Karhunen J, Oja E. Independent component analysis. Wiley-Interscience, Hoboken, New Jersey, 2001
6) Akgul CB, Akin A, Sankur B. Extraction of cognitive

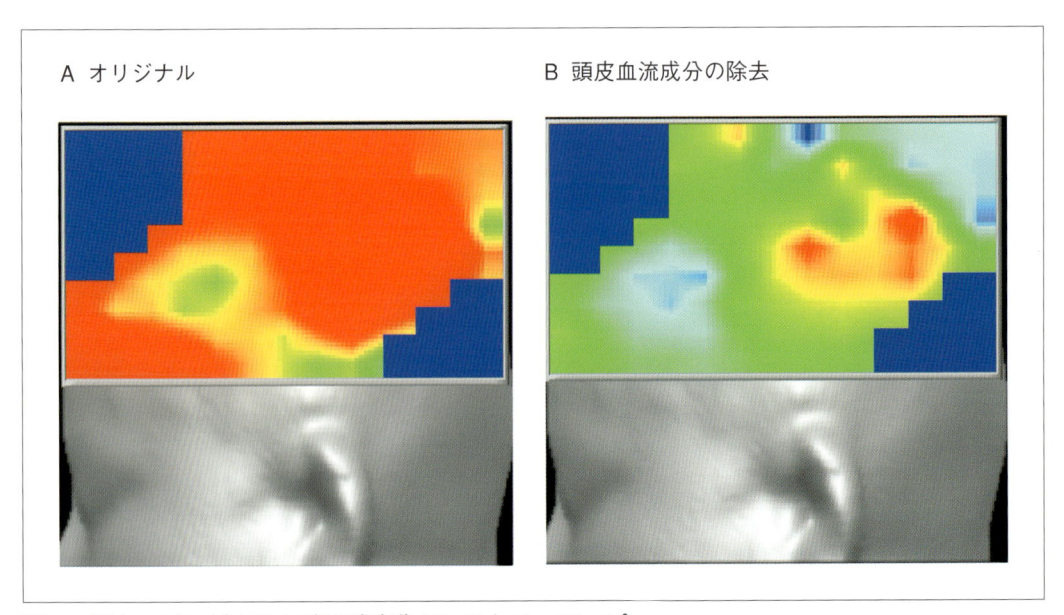

図7　指タッピングタスク時の酸素化Hbのカラーマップ

activity-related waveforms from functional near-infrared spectroscopy signals. Med Biol Eng Comput **44**(11): 945-958, 2006
7) Katura T, Sato H, Fuchino Y, et al. Extracting task-related activation components from optical topography measurement using independent components analysis. J Biomed Opt **13**(5): 054008, 2008
8) Markham J, White BR, Zeff BW, et al. Blind identification of evoked human brain activity with independent component analysis of optical data. Hum Brain Mapp **30**(8): 2382-2392, 2009
9) Virtanen J, Noponen T, Merilainen P. Comparison of principal and independent component analysis in removing extracerebral interference from near-infrared spectroscopy signals. J Biomed Opt **14**(5): 054032, 2009
10) Robertson FC, Douglas TS, Meintjes EM. Motion artifact removal for functional near infrared spectroscopy: a comparison of methods. IEEE Trans Biomed Eng **57**(6): 1377-1387, 2010
11) Morren G, Wolf U, Lemmerling P, et al. Detection of fast neuronal signals in the motor cortex from functional near infrared spectroscopy measurements using independent component analysis. Med Biol Eng Comput **42**(1): 92-99, 2004
12) Medvedev AV, Kainerstorfer J, Borisov SV, et al. Event-related fast optical signal in a rapid object recognition task: improving detection by the independent component analysis. Brain research **1236**: 145-158, 2008
13) Zhang H, Zhang YJ, Lu CM, et al. Functional connectivity as revealed by independent component analysis of resting-state fNIRS measurements. Neuroimage **51**(3): 1150-1161, 2010
14) Molgedey L, Schuster HG. Separation of a mixture of independent signals using time delayed correlations. Phys Rev Lett **72**(23): 3634-3637, 1994

基礎編　D NIRSのデータ解析

6 新しいアーチファクト除去法

産業技術総合研究所 ヒューマンライフテクノロジー研究部門　山田　亨

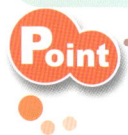

Point

- 体動その他によるアーチファクトは定常光fNIRS計測の妨げとなる．ここでは，その原因を表層組織の血流変化に由来するものと考えて，表層組織と脳組織の二層光学モデルに基づく簡便な計測アルゴリズムを提案する．
- 従来の光源-検出器配置と異なる距離に新たに検出器を付加して同時計測を行うことにより，このアルゴリズムを用いて脳機能信号を従来よりも高い信頼性で抽出できる．

1 NIRS脳機能計測における表層信号や散乱変化の問題

頭皮など頭部表層組織での血流動態は，姿勢変化や心拍数，血圧変化などによって比較的容易に変化する．シミュレーションによれば，そこで生じる吸収/散乱変化は大脳灰白質層の10倍もの大きさでのNIRS信号に影響を及ぼす[1]．たとえば，心拍数，血圧変化を伴いやすい手指運動[1,2]や心理課題[2]でNIRS信号が広汎な領域にみられた場合，こうした表層信号が影響しているとも考えられる．また血流速度の変化によって散乱係数が変化することが近年指摘されている[3]．従来の単層モデルとmodified Beer-Lambert（MBL）則を用いたNIRS計測では，これらは十分考慮されてこなかった．これらの誤差要因を正当に取り扱い，できるだけ簡便な計測アルゴリズムと測定装置を用いて脳機能計測信頼性の向上を目指したのが，ここで紹介する手法である．

2 測定理論[1]

検出器dで計測される波長λにおける吸光度変化$\Delta A_{d,\lambda}$を表層での吸収変化$\Delta \mu_{a,\lambda}^{sp}$と散乱変化$\Delta \mu_{s,\lambda}^{'sp}$，および灰白質層での吸収変化$\Delta \mu_{a,\lambda}^{gm}$を主

に反映する二層モデルで近似する．すなわち

$$\Delta A_{d,\lambda} = l_{d,\lambda}^{sp} \Delta \mu_{a,\lambda}^{sp} + m_{d,\lambda}^{sp} \Delta \mu_{s,\lambda}^{'sp} + l_{d,\lambda}^{gm} \Delta \mu_{a,\lambda}^{gm} \quad (1)$$

$l_{d,\lambda}^{L}$はL層での吸収変化の寄与率で部分光路長とよばれる．同様に$m_{d,\lambda}^{L}$は散乱変化の寄与率である．これらはともに距離の次元を持ち，光源-検出器距離によって異なる値を持つ．上式右辺の第3項のみしか考慮しない場合は従来のMBL則に一致する．

いま，光源から同一直線上の異なる距離に2つの検出器d_1，d_2を置き，各々で吸光度変化$\Delta A_{d_1,\lambda}$，$\Delta A_{d_2,\lambda}$を計測する．

$$\begin{cases} \Delta A_{d_1,\lambda} = l_{d_1,\lambda}^{sp} \Delta \mu_{a,\lambda}^{sp} + m_{d_1,\lambda}^{sp} \Delta \mu_{s,\lambda}^{'sp} + l_{d_1,\lambda}^{gm} \Delta \mu_{a,\lambda}^{gm} \\ \Delta A_{d_2,\lambda} = l_{d_2,\lambda}^{sp} \Delta \mu_{a,\lambda}^{sp} + m_{d_2,\lambda}^{sp} \Delta \mu_{s,\lambda}^{'sp} + l_{d_2,\lambda}^{gm} \Delta \mu_{a,\lambda}^{gm} \end{cases} \quad (2)$$

この連立方程式から$\Delta \mu_{a,\lambda}^{gm}$に関して以下の解が得られる．

$$\Delta \mu_{a,\lambda}^{gm} = \frac{\Delta A_{d_1,\lambda} - k_\lambda \Delta A_{d_2,\lambda}}{l_{d_1,\lambda}^{gm} - k_\lambda l_{d_2,\lambda}^{gm}} \quad (3)$$

ただし，$k_\lambda = l_{d_1,\lambda}^{sp}/l_{d_2,\lambda}^{sp} = m_{d_1,\lambda}^{sp}/m_{d_2,\lambda}^{sp}$とする．この条件は，適切なプローブ配置を採ることにより実現できることが頭部組織の光伝搬のシミュレーションから確認されている．その他，測定感度のシミュレーションなどの情報と併せて，著者らは2つの光源-検出器の適切な距離を20 mm，30 mmと決

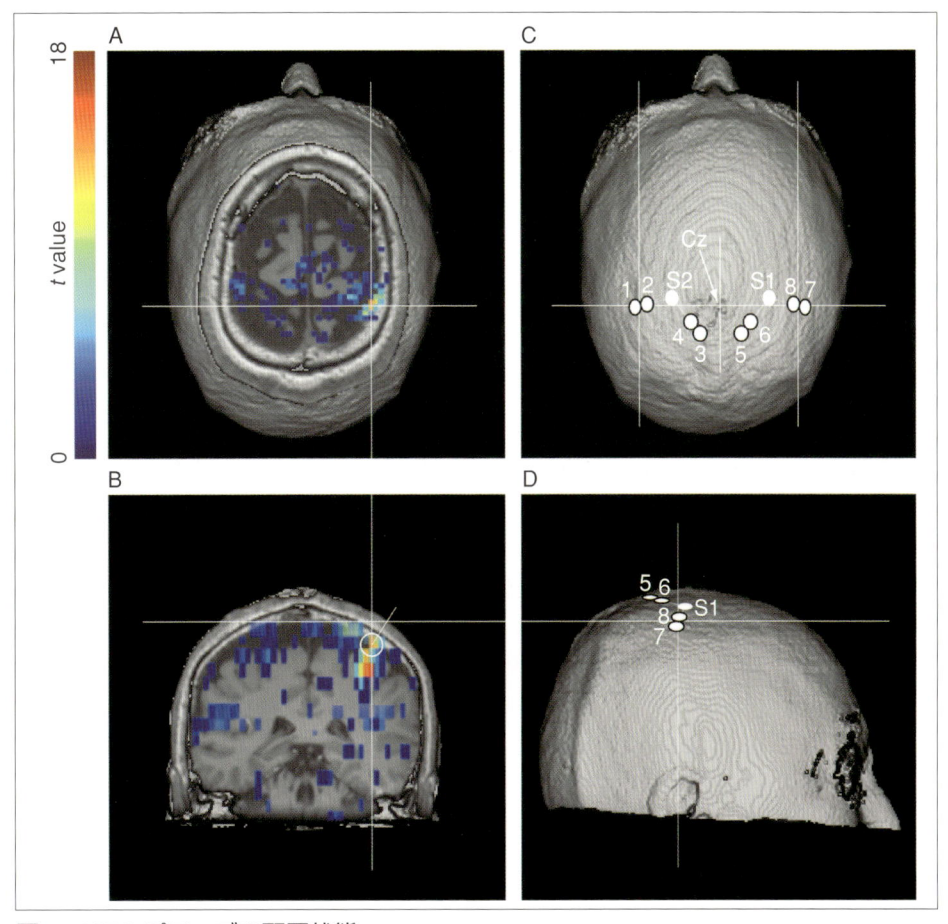

図1 NIRSプローブの配置状態

A, B：左手指先のタッピング動作を行ったときの機能的磁気共鳴画像 (fMRI)．右一次運動野に t 値が高い場所（活動野）が局在している．

C, D：頭表上で NIRS プローブの置かれた位置．左右の活動野直上に Ch1, 2 および Ch7, 8 をそれぞれ配置した．

(Yamada T, et al. J Biomed Opt 14：064034, 2009[1]の図6を改変)

定した．

灰白質層での酸素化，脱酸素化ヘモグロビンの変化量 $\Delta \mathrm{HbO}$, $\Delta \mathrm{HbR}$ は以下のように算出される．

$$\begin{pmatrix}\Delta \mathrm{HbO}\\ \Delta \mathrm{HbR}\end{pmatrix}=\begin{pmatrix}\varepsilon_{\mathrm{HbO},\lambda_1} & \varepsilon_{\mathrm{HbR},\lambda_1}\\ \varepsilon_{\mathrm{HbO},\lambda_2} & \varepsilon_{\mathrm{HbR},\lambda_2}\\ \vdots & \vdots\end{pmatrix}^{+}\begin{pmatrix}\Delta_{\mu_{a,\lambda_1}}{}^{\mathrm{gm}}\\ \Delta_{\mu_{a,\lambda_2}}{}^{\mathrm{gm}}\\ \vdots\end{pmatrix} \quad (4)$$

ここで，$\varepsilon_{X,\lambda}$ は分子種 X の波長 λ におけるモル吸収係数，行列 M^{+} は M の一般化逆行列である．実際の計測では被験者それぞれ，また同一被験者でも測定部位それぞれで k_λ の値は異なることが予想される．このため著者らは，個々の被験者のタスクの実行に先立つ安静時数分間の各チャンネルのデータを用いて個別の k_λ を推定した．

3 手法の効果―アーチファクト低減と脳機能信号局在化―

両大脳半球の一次運動野とその近傍の4つの位置で計測を行った（図1）．体動等の影響を調べるために上体前傾，頭部前傾，呼吸休止を行った結果を図2に示す．光源-検出器距離 30 mm で測定した結果は従来の fNIRS 計測に対応するものであるが，この場合には課題遂行に伴って大きな信

基礎編　D ● NIRS のデータ解析

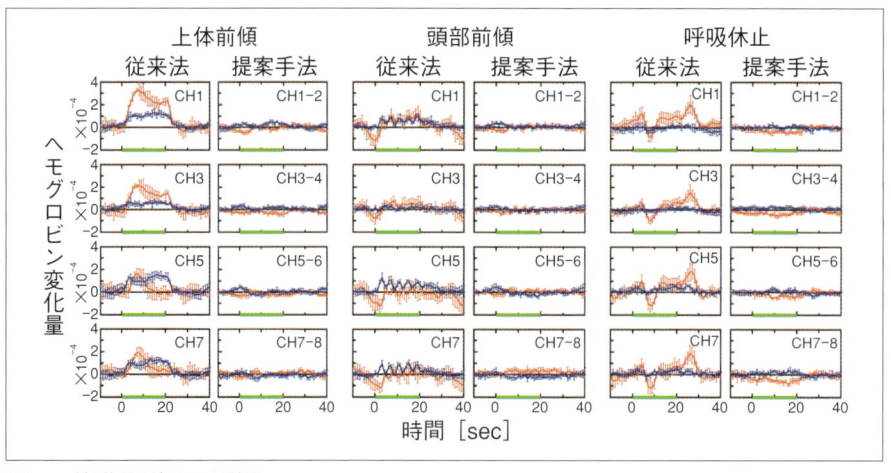

図2　体動や呼吸の影響

従来法と提案手法に対して体動や呼吸状態が及ぼす影響の比較．各課題を5回繰り返したときの平均と標準偏差（SD）．赤は ΔHbO，青は ΔHbR，緑は課題遂行期間を示す．従来法に比較して提案手法ではアーチファクトがよく低減されている．

(Yamada T, et al. A multidistance probe arrangement NIRS for detecting absorption changes in cerebral gray matter layer. In：(ed), Azar Fred S, Intes Xavier. Multimodal Biomedical Imaging V, Proceedings of the SPIE, Volume 7557. SPIE, pp 75570X-75570X-12, 2010[4]の図6を改変)

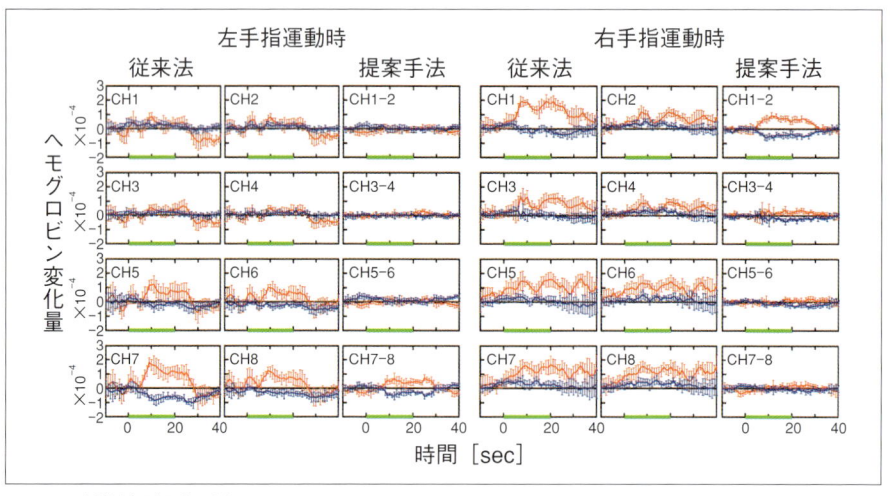

図3　脳機能計測の結果

従来法と提案手法で手指タッピング時の脳活動を観測した結果の比較．各課題を5回繰り返したときの平均と標準偏差（SD）．赤は ΔHbO，青は ΔHbR，緑は課題遂行期間を示す．従来法に比較して提案手法では左手指運動のときに Ch1, 2，右手のときに Ch7, 8 でのみ顕著な ΔHbO の増大と ΔHbR の減少が生じている．

(Yamada T, et al. A multidistance probe arrangement NIRS for detecting absorption changes in cerebral gray matter layer. In：(ed), Azar Fred S, Intes Xavier. Multimodal Biomedical Imaging V, Proceedings of the SPIE, Volume 7557. SPIE, pp 75570X-75570X-12, 2010[4]の図6を改変)

号変動が生じていることがわかる．これに対して，提案手法で得られた結果ではベースラインは安定している．

運動野の機能性信号の検出を調べるために被験者に指先のタッピング動作を課した結果を図3に示す．従来のfNIRS計測では，両半球に設置したほとんどのチャンネルでタスクの遂行に伴ってΔHbO信号の変動が生じていることがわかる．この変動はΔHbRの変動に比べて卓越している．これに対して，提案手法ではおおむねのチャンネルでΔHbO，ΔHbRとも安定したベースラインを維持しており，運動指の対側半球の一次運動野直上のチャンネルのみで運動時に明瞭なΔHbRの減少とΔHbOの増大がみられることがわかる．

まとめ

表層信号の影響に配慮した他の計測例（課題配列により影響を低減した例[5]，DOTによる灰白質の信号抽出[6]，頭蓋除去ラット[7]など）でも上述とよく似たΔHbRの減少とΔHbOの増大の信号パターンが報告されており，空間的局在性の良好さと併せて，この手法の妥当性を示すと考えられる．また従来法でΔHbOの増大のみを神経活動の指標とする場合，特に生理心理学的な負荷の伴う課題ではfalse-positive検出の危険に留意しなければならないことを結果は示している．ここで述べた手法は比較的簡便なため市販装置への実装も可能であり，将来，NIRSによる脳機能計測の発展と普及の一助となれば幸いである．紙数の都合で詳述しなかった点は拙稿[1]をご参照いただき，ぜひご意見を賜りたい．

文献

1) Yamada T, Umeyama S, Matsuda K. Multidistance probe arrangement to eliminate artifacts in functional near infrared spectroscopy. J Biomed Opt **14**：064034, 2009
2) Franceschini MA, Fantini S, Thomspon JH, et al. Hemodynamic evoked response of the sensorimotor cortex measured noninvasively with near-infrared optical imaging. Psychophysiol **40**：548-560, 2003
3) Tomita M, Ohtomo M, Suzuki N. Contribution of the flow effect caused by shear-dependent RBC aggregation to NIR spectroscopic signals. Neuroimage **33**：1-10, 2006
4) Yamada T, Umeyama S, Matsuda K：A multidistance probe arrangement NIRS for detecting absorption changes in cerebral gray matter layer. In：(ed), Azar Fred S, Intes Xavier. Multimodal Biomedical Imaging V, Proceedings of the SPIE, Volume 7557. SPIE, pp 75570X-75570X-12, 2010
5) Boden S, Obrig H, Köhncke C, et al. The oxygenation response to functional stimulation：Is there a physiological meaning to the lag between parameters? Neuroimage **36**：100-107, 2007
6) Zeff BW, White BR, Dehghani H, et al. Retinotopic mapping of adult human visual cortex with high-density diffuse optical tomography. PNAS **104**：12169-12174, 2007
7) Huppert TJ, Allen MS, Benav H, et al. A multicompartment vascular model for inferring baseline and functional changes in cerebral oxygen metabolism and arterial dilation. J Cereb Blood Flow Metab **27**：1262-1279, 2007

7 NIRS信号のゆらぎ解析

東京都医学総合研究所 ヒト統合脳機能プロジェクト　星　詳子

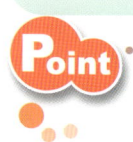

Point

- NIRS信号にみられる自然変動は，通常0.05 Hz以下の遅いゆらぎであるが，決まったパターンはない．
- 安静時のNIRS信号のゆらぎは，部分的に神経活動の変動と関連している．
- fMRI信号にも安静時に0.1 Hz以下の遅い変動が認められ，異なる脳領域間で時間的相関がみられる場合があり，機能的結合とよばれている．
- NIRS信号による機能的結合解析が近年進められているが，fMRI信号と異なり皮膚血流の影響を考慮する必要がある．

　NIRS信号は安静状態でも一定ではなく，ゆっくりと変動している．このような変動は，fMRIのBOLD信号でも観察されており，基底状態の脳活動を反映していると考えられ，近年，自発性・内因性脳活動という新しい脳機能研究領域が発展しつつある．

1　NIRS信号のゆらぎ

　安静時に認められるNIRS信号の変動は，比較的早い周期と遅い周期の2つのパターンにわけられる．前者は，心拍（〜1 Hz）や呼吸（〜0.3 Hz）などによる生理的ノイズであるが，後者は通常0.05 Hz以下の遅い変動で（図1），次のような特徴を持つ．①決まった周期を持たない，②変化の方向は一定していない，③血圧，心拍，呼吸などの生理学的パラメータとの相関が認められない，④計測部位によっては非同期性である，⑤極低出生体重児にも認められる，⑥脳賦活に伴うNIRS信号変化と同程度あるいはそれ以上の振幅を示すことがある[1]．睡眠時にもNIRS信号の変動は認められるが，覚醒時と同じメカニズムによるものであるかは不明である．

　著者らは，NIRS信号の自然変動は神経活動を反映しているという仮説を検証するために，安静時に前額部中央1ヵ所でNIRS計測を，同時に頭部5ヵ所で脳波（EEG）計測を行い，NIRS信号の変動と脳活動との関連性を検討した．照射と受光用ファイバの中央に位置する電極（国際10-20法による脳波電極部位Fz付近）で記録されたEEGのスペクトラム解析からピーク周波数を求め，NIRS信号については，脳血流変化の指標である酸素化ヘモグロビン（Hb）を解析した．酸素化Hbの最大値と最小値がつくる振幅を100%としたとき，50%以上の振幅を示す酸素化Hbの変化は，ピーク周波数の変化を伴うことが明らかになった（酸素化Hbの増加相と減少相でピーク周波数に有意の差が認められた）[2]．したがって，比較的大きなNIRS信号の変動は，神経細胞の自然変動[3]に関連していると考えられた．

2　fMRI信号のゆらぎとデフォルトモードネットワーク

　fMRIのBOLD信号にも安静時に0.1 Hz以下の遅い変動が認められ，Biswalら[4]左右の運動野

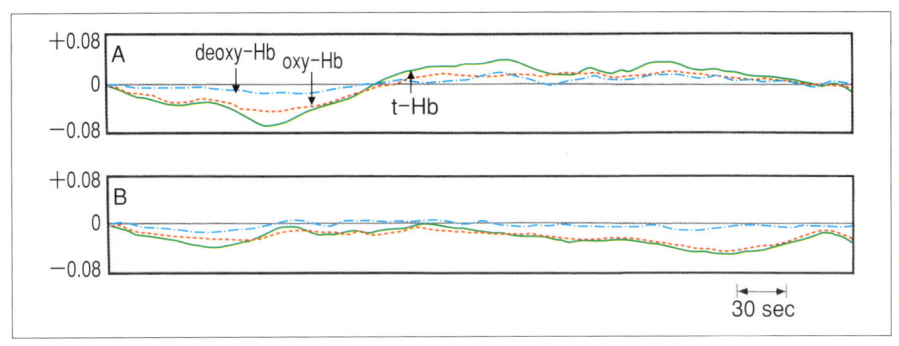

図1 安静時におけるNIRS信号の自然変動
A：前頭部，B：後頭部．
oxy-Hb：酸素化Hb，deoxy-Hb：脱酸素化Hb，t-Hb：総Hb．縦軸はHbの相対変化量で任意単位（au）．
（Hoshi Y, Tamura M：Med Biol Eng Comput 35；328-330, 1997[1]より転載）

でfMRI計測を行い，両部位における変動に相互関係が認められることを見出し，単なるノイズではないと結論した．

同時期に，Raichleらは蓄積されたPETデータから，タスク中に特定の脳領域（内側前頭前野，後帯状回・楔前部，頭頂葉外側部など）の活動が低下することに気がついた．彼らは，意識的な活動をしていないときでもこれらの脳領域は活動しているが，タスクに集中すると活動が低下することを確認し，このような基底状態の脳活動に対してデフォルトモードという概念を提唱した[5]．その後，Greiciusらは安静時にデフォルトモードを構成する脳領域（後帯状回と内側前頭前野）のfMRI信号が同期して変動していることを報告した[6]．デフォルトモードはこの報告によって一躍注目されるようになり，また，安静時のfMRI信号解析から同期して変化する脳領域を検出し，領域間の機能的結合を調べる新しい研究が，盛んに行われるようになった．その結果，脳では複数の領域がネットワーク（デフォルトモードネットワーク）を構成して協調的な活動を行っていることが明らかになった[7]．

3 fMRI信号とNIRS信号のゆらぎ解析

fMRI信号のゆらぎに対して，前述のごとく脳領域間の機能的結合解析が行われ，その空間分布を示す脳地図がつくられている．この解析にはいくつかの方法があるが，もっとも一般的なのは，基準となる関心領域（シード）を定め，そのシードの経時的信号変化と相関するボクセルを検出する相互相関解析法である．この方法はシンプルで広く用いられているが，複数の領域間の解析を行うことができず，この場合には複数のシードを用いたクラスター解析が行われる．しかし，検出された複数のネットワークが独立している保証はないという欠点がある．

独立成分分析（ICA）もよく用いられる解析法であり，あらかじめシードを定める必要はないが，高度なアルゴリズムが必要である．また，独立したネットワークの推定が可能であるが，結果は成分数に依存し，どの成分がノイズであり，どの成分が神経活動を反映しているかを見きわめる必要がある．

最近，NIRS信号の揺らぎ解析から機能的結合を調べる研究も報告されるようになったが，解析方法はfMRI信号と同じで，シードに対する相互相関解析やクラスター解析が用いられている[8~10]．

4 NIRS信号のゆらぎと脳活動

fMRIとNIRS信号のゆらぎの解析から，脳内における多くの機能的結合が明らかにされているが，これらのゆらぎと神経活動との関係を調べた研究は少ない．Heらは[11]，皮質脳波（ECoG）と

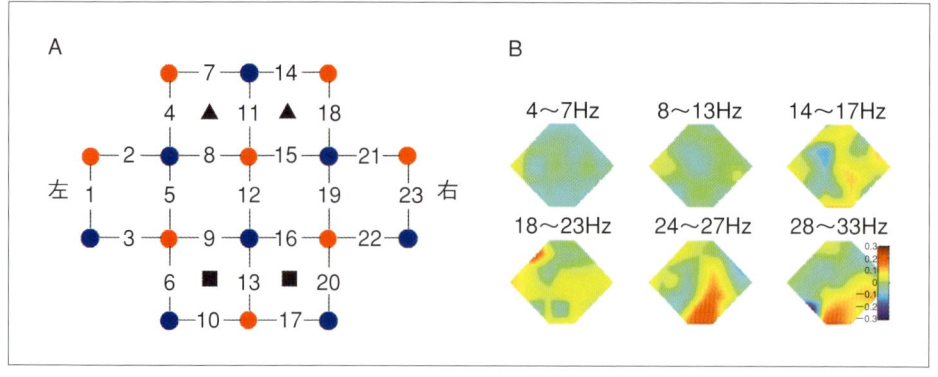

図2 EEG変化に対するNIRS信号（酸素化Hb）の応答

A：光ファイバと脳波電極設置部位．●：照射部位，●：受光部位，■：脳波電極（O1，O2），▲：脳波電極（P3，P4）．脳波電極は，F3，F4，C3，C4，T3，T4にも設置した．O1，O2，P3，P4，F3，F4，T3，T4は国際10-20法の脳波電極配置を示す．図中の数字は計測部位（チャンネル）を示す．

B：各周波数帯域におけるインパルス応答．1人の被験者の結果を示す．β帯域の脳波を変化させたとき，脳波電極O1，O2付近で酸素化Hbの優位な増加反応を認めた．

fMRI信号を同時計測して，ECoGを0.5 Hz以下の超低速振動，1〜4 Hzの低速振動，そして50〜100 Hzのγ帯域にわけて，まず各周波数帯域のECoGとfMRI信号で個別に体性知覚・運動野ネットワーク内外における相関関係を調べ，周波数帯域ごとにECoGでの相関係数とfMRI信号の相関係数をプロットして，両者に高い相関がみられたことから，fMRI信号の変動に低ならびに高周波数の神経活動が関与していると結論した．しかし，安静時のfMRI信号変動に神経活動が関与していることを直接的に示した報告はまだない．

安静時のNIRS信号変動と神経活動の関係についても，我々の研究以降ほとんどなされていなかったが，最近 Miwakeichi らは多変量自己回帰モデルにおけるインパルス応答で，脳活動がNIRS信号に与える影響を調べた．この研究では，図2Aに示すように照射・受光用ファイバと脳波電極を後頭-頭頂部に設置し，安静（30秒）と光刺激（赤色LED，10 Hz，30秒）を1ブロックとして5ブロック行い，その間にNIRSとEEGの同時連続計測を行った．解析前のデータ処理として，EEGデータにはウェーブレット変換を施して，NIRSデータとのサンプリング間隔をそろえた．さらに，周波数帯域ごとに（4〜7 Hz，8〜13 Hz，14〜17 Hz，18〜23 Hz，24〜27 Hz，28〜33 Hz）平均化した変動の時系列データを解析に用いた．このようにして処理されたEEGデータもNIRSデータも，それぞれ時刻 t の値は過去の時間 t-1 から t-k までの k 個のデータと白色ノイズを用いて説明する多変量自己回帰モデル（この場合は，NIRSが23チャンネルでEEGが10チャンネルの33変量）で表される．ここでは，安静時のデータをもとに作成したモデルを用いて，EEGの値を変化させてインパルス応答を調べた結果を示す．図2Bは安静時にEEGの各周波数帯域を変化させてから2秒後の酸素化Hbの変化であるが，α帯域よりβ帯域の脳波成分が酸素化Hbに対して強い影響を与える傾向があることが観察された．まだ例数が少なく断定的なことはいえないが，NIRS信号のゆらぎと脳活動の関係を調べる新しいアプローチと考える．

5 NIRS信号による機能的結合解析

「3. fMRI信号とNIRS信号のゆらぎ解析」で述べたように，安静時のNIRS信号のゆらぎ解析から，脳の機能的結合を解析する研究が増加しつつあるが，NIRSの場合は頭皮上からの計測であるため信号には皮膚血流の影響もあるということに注意すべきである．NIRSの計測法の1つである時間分解計測法を用いて光拡散理論に基づいてHb変化を算出した場合，より選択的に脳組織の

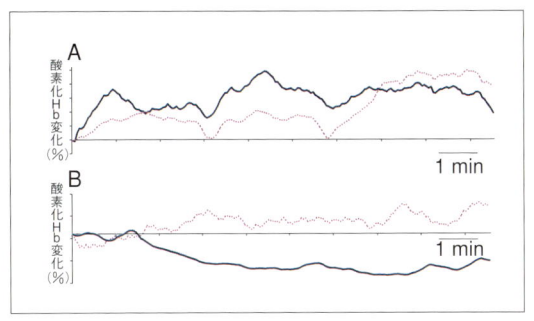

図3 安静時の前頭部における酸素化Hbの変化
A：両解析方法による結果の一致例，B：不一致例．
modified Beer-Lambert 則に基づく解析結果（実線）と光拡散理論に基づく解析結果（点線）．

信号を検出することができる．たとえば，過呼吸時に前額部でNIRS計測を行うと，努力性に呼吸することにより血圧・心拍が増加した場合，通常のmodified Beer-Lambert 則に基づく解析では皮膚血流の影響を受けて二酸化炭素濃度低下にもかかわらず酸素化Hbが増加することがあるが，光拡散理論に基づく解析では脳血流低下による酸素化Hbの減少を検出することができる．

図3は，安静時に前額部で計測し，modified Beer-Lambert 則と光拡散理論の2つの方法で解析した酸素化Hbの結果を示している．多くの場合，両解析法による結果はほぼ同じであるが（図3A），ときに異なることがある（図3B）．したがって，NIRSによる機能的結合解析には，文献10で用いられているような拡散光トモグラフィー（より選択的に脳内Hbの変化を検出することができる）や，時間分解計測が必要である．

まとめ

NIRS信号は動脈から静脈までさまざまな血管内のHb変化を反映しており，安静時におけるNIRS信号のゆらぎを内因性脳活動のみで説明することは難しいと思われる．そのメカニズムについては，さらなる検討が必要と考える．

文 献

1) Hoshi Y, Tamura M. Fluctuation in the cerebral oxygenation state during the resting period in functional mapping studies of the human brain. Med Biol Eng Comput **35**：328-330, 1997
2) Hoshi Y, Kosaka S, Xie Y, et al. Relationship between fluctuations in the cerebral hemoglobin oxygenation state and neuronal activity under resting conditions in man. Neurosci Lett **245**：147-150, 1998
3) Petersen CCH, Hahn TTG, Mehta M, et al. Interaction of sensory responses with spontaneous depolarization in layer 2/3 barrel cortex. Proc Natl Acad Sci USA **100**：13638-13643, 2003
4) Biswal B, Yetkin FZ, Haughton VM, et al. Functional connectivity in the motor cortex of resting human brain using echo-planner MRI. MRM **34**：537-541, 1995
5) Raichle ME, MacLeod AM, Synder AZ, et al. A default mode of brain function. Proc Natl Acad Sci USA **98**：676-682, 2001
6) Greicius MD, Krasnow B, Reiss AL, et al. Functional connectivity in the resting brain：a network analysis of the default mode hypothesis. Proc Natl Acad Sci USA **100**：253-258, 2003
7) Raichle ME, Synder AZ. A default mode of brain function：a brief history of an evolving idea. Neuroimage **37**：1083-1090, 2007
8) Lu CM, Zhang YJ, Biswal BB, et al. Use of fNIRS to assess resting state functional connectivity. J Neurosci Meth **186**：242-249, 2010
9) Homae F, Watanabe H, Otobe T, et al. Development of global cortical networks in early infancy. J Neurosci **30**：4877-4882, 2010
10) White BR, Synder AZ, Cohen AL, et al. Resting-state functional connectivity in the human brain revealed with diffuse optical tomography. Neuroimage **47**：148-156, 2009
11) He BJ, Synder AZ, Zempel JM, et al. Electrophysiological correlates of the brain's intrinsic large-scale functional architecture. Proc Natl Acad Sci USA **105**：16039-16044, 2008

基礎編　D● NIRSのデータ解析

8　NIRSの標準化

産業技術総合研究所 ヒューマンライフテクノロジー研究部門　谷川ゆかり

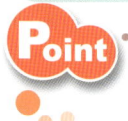

Point

- NIRS装置は製品化が進み，医療機器のみならず脳機能計測，運動下の代謝計測など広い分野に応用されている．
- その一方で，NIRS装置には国際規格がなく，さまざまな用語が用いられ，性能試験方法もメーカー独自の基準で行っている．
- この用語を統一し，系統だった性能試験方法で装置較正を行うことによって装置の安全性と性能を担保し，装置の信頼性の向上を図ることを目的として工業標準の作成が行われている．

1　NIRS装置の工業標準とは

　工業標準化の意義は具体的には，自由に放置すれば多様化・複雑化・無秩序化してしまう「もの」や「事柄」について，経済・社会活動の利便性の確保（互換性の確保等），生産の効率化（品種削減を通じての量産化等），公正性を確保（消費者の利益の確保，取引の単純化等），技術進歩の促進（新しい知識の創造や新技術の開発・普及の支援等），安全や健康の保持，環境の保全等のそれぞれの観点から，技術文書として国レベルの「規格」を制定し，これを全国的に「統一」または「単純化」することである．

　NIRS装置はその優れた特徴から製品化が進み，医療機器としてのみならず脳機能計測，運動時の代謝計測等，広い分野に応用されている．また一方でシングルチャンネルから多チャンネル，ウェアラブル化と装置の形態・計測法も多岐に展開している．しかしその一方で，未だ装置の国際規格もなく，さまざまな用語が用いられ，市販の装置においても性能試験は装置の製造メーカーが各々独自の基準で行っているのが現状である．そこで，工業標準を作成し，市販の装置で用いられる用語を統一し，系統立った試験方法で装置較正を行うことによって装置の安全性と性能を担保し，装置の信頼性の向上を図るのを目的として，現在，社団法人電子情報技術産業協会（JEITA）標準化センター医用光生体計測ワーキンググループにおいて工業会規格であるJEITA規格案「機能検査オキシメータ　安全と基本性能に関する個別要求事項」の作成が行われている[1,2]．メンバーはメーカー4社からの委員5名，大学・研究機関の客員5名である．

2　工業標準の適用範囲

　NIRS装置は人体に照射した近赤外光または可視光もしくはその両方を検出することで，血液中のヘモグロビンの相対的な濃度，または濃度変化，または酸素飽和度もしくはその組み合わせを計測し，生体の機能情報を提供する装置である．この装置は，その計測法から主に連続光型（CW（Continuous Wave）-NIRS），時間分解型（TR（time-resolved）-NIRS），位相分解型（PR（Phase-resolved）-NIRS）の3種類，解析方法においてはmodified Beer-Lambert則による解析法，空間分解

表　NIRS装置の工業標準用語と意味

用語	説明
計測チャンネル	装置本体と接続されているプローブから照射される光出力器と装置本体と接続されているプローブから受信する受信器の組み.
オキシヘモグロビン	酸素分子と結合したヘモグロビンをいう．ヘモグロビンは分子状酸素を可逆的に結合する蛋白質.
デオキシヘモグロビン	酸素分子と結合していないヘモグロビン.
ヘモグロビン変化（略称）$\Delta C \cdot L$	装置で得られる受信信号の変化から modified Beer-Lambert 則を用いて導き出される数値で，ヘモグロビン濃度変化（ΔC）と平均光路長（L）の積で，正式名称はみかけのヘモグロビン濃度変化光路長積である．Beer-Lambert 則は均質媒体・光路長一定と仮定しているが，ヒトでは不均一媒体，光路長も不明であるため modified Beer-Lambert 則で得られる値はみかけの値となる．
吸収係数（μ_a）	吸収係数は，散乱のない透明媒体において，入射光強度 I_0，透過光強度 I，媒体厚さ d としたとき，透過光強度 I は Beer-Lambert 則により $$I=I_0 \exp(-\mu_a d)=I_0 e^{-\mu_a d}$$ で与えられる．これらを変形して吸収係数 μ_a $$\mu_a = -(1/d)\log_e(I/I_0)$$ で与えられる．常用対数を用いた場合の吸収係数 β（JIS-Z8120 光学用語）は分析化学の分野で古くから用いられており，自然対数を用いた場合の吸収係数との関係は $\mu_a=2.303\beta$ となる．
等方換算散乱係数（μ_s'）	吸収がなく散乱が1回程度しか起きないような薄い媒体に対して，入射光強度 I_0，透過光強度 I，媒体厚さ d としたとき，Beer-Lambert 則に基づき，透過光強度 I は $$I=I_0 \exp(-\mu_s d)=I_0 e^{-\mu_s d}$$ で与えられ，これを変形して散乱係数 μ_s は $$\mu_s = -(1/d)\log_e(I/I_0)$$ で与えられる．散乱の位相関数（角度関数）の平均余弦で定義される散乱異方パラメータ（anisotropy parameter）を g とすると等方換算散乱係数（reduced scattering coefficient, transport scattering coefficient）は $\mu_s'=(1-g)\mu_s$ で与えられる．散乱は回数を重ねるに従い，マクロにみると等方散乱に近づき，医用光生体計測では主にこの近似が成り立つ．

（電子情報技術産業協会（JEITA）規格案より引用）

分光（Spatially Resolved Spectroscopy：SRS）法，光拡散方程式による解析法の3種類に大別されるが，これらのなかでも特に製品化および普及の進んでいる連続光型計測で解析に modified Beer-Lambert 則を適用する装置，すなわち厚生労働省の一般的名称で「機能検査オキシメータ」と定義されている装置を対象として工業標準作成を行っている．

3　工業標準用語

「機能検査オキシメータ」の工業標準化にあたり，用語を定義した．表に標準作成に用いた工業標準用語と意味の一部を示す．なお，これらの用語については，日本光学会（応用物理学会）・生体医用光学研究グループ（Biomedical Optics Group：BOG）メーリングリストや光脳機能イメージング研究会の世話人の方々にご討議いただき決定した．

「機能検査オキシメータ」は単一の光源-検出の組み合わせを持つ装置もあるが，その多くは複数の光源と複数の検出器の組み合わせによって構成されている．この複数の光源-検出器を持つ装置においては，計測結果の画像化が可能になるが，

基礎編　D●NIRSのデータ解析

この画像化に使用する光源と検出器の組には，複数の光源に対して複数の点で検出が行われるために，光源と検出器の数だけでは一意に決められない多様な組み合わせが考えられる．そこで，解析に用いた光源-検出器の組を「計測チャンネル」とよび，画像化に用いた光源-検出器の組の配置や数などを表現することとした．

NIRS計測において計測ないしモニタリングが可能なのは酸素と結合したヘモグロビン（oxygenated hemoglobin），酸素と結合していないヘモグロビン（deoxygenated hemoglobin）である．これらのヘモグロビンは，それぞれ酸素化ヘモグロビン，酸素ヘモグロビン，オキシヘモグロビン（oxy-Hb），脱酸素化ヘモグロビン，デオキシヘモグロビン（deoxy-Hb），など各種の呼称が存在する．しかし，酸素との結合は酸化-還元反応によるものではないため，「酸化ヘモグロビン（oxidized hemoglobin）」と「還元ヘモグロビン（reduced hemoglobin）」という呼称は不適当と考える．そこで工業標準においては「オキシヘモグロビン」「デオキシヘモグロビン」を用いた．

「機能検査オキシメータ」は modified Beer-Lambert 則の原理から，不均質な媒体を均質な媒体と仮定し，その媒体中のみかけのヘモグロビン濃度変化 ΔC と光路長 L の積：$\Delta C \cdot L$ が解析結果として表示/画像化されている．この結果の呼称として，従来は（オキシ/デオキシ）ヘモグロビン濃度変化，（光路長変化がある場合には不適当），ヘモグロビン濃度変化光路長積など，さまざまな用語が提案されたが，正式名称は「みかけのヘモグロビン濃度変化光路長積」，略称を「ヘモグロビン変化」とした．

等方換算散乱係数（reduced scattering coefficient, transport scattering coefficient）は，「等価散乱係数」，「換算散乱係数」などの表記が用いられてきたが，等方散乱に換算した散乱係数であるところから，「等方換算散乱係数」と定めた．

これらの用語は，あくまでも工業標準用語であり，市販の装置の表示や取扱説明書に用いられる用語について使用者の誤解を招かないように用いるものであり，学会発表や論文等で用いるような強制力は一切ないことを明記しておく．

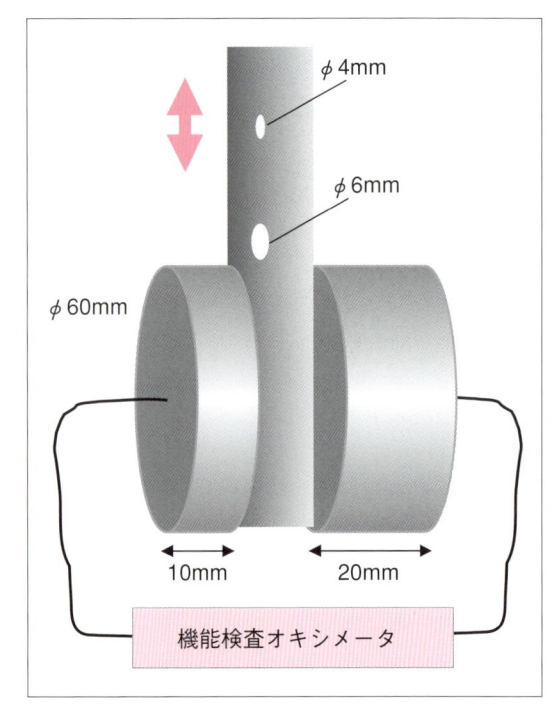

図1　透過型NIRS装置較正用ファントム概念図

4　性能試験項目および性能試験方法

性能試験項目として，①光平均パワー，②ピーク波長，③スペクトル半値幅，④信号の安定性，⑤信号の漏れ込み，⑥時間応答性，⑦計測感度，の7項目を行うことを検討した．この性能試験の中で必要不可欠なのが標準ファントムである．標準ファントムは各装置の特性を共通の基準を用いて評価するために使用する．ファントムの材料として必要とされる条件は，まず生体に近い光散乱特性を持っていること，そして一様・均質であること，エンドユーザや工場の製品検査において簡便に使用できる必要があるため固体であること，などが挙げられる．これらを考慮した結果，ポリアセタール（polyacetal, polyoxymethylene：POM）樹脂が均質で生体に近い散乱特性を持つことからファントムのベースとした．光学特性については，積分球付き分光光度計（島津製作所 UV-3100）を利用して，主な製品で使用されている波長範囲（680～840 nm）内の拡散透過率・反射率を計測した．また，表面の加工精度による試料間のばらつきを調べるため，表面処理の影響についても調べた．

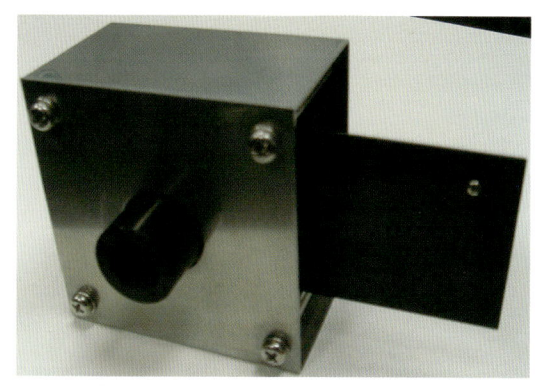

図2 透過型NIRS装置較正用ファントム

　このPOM樹脂を用いて標準ファントムを作製するにあたり，生体に光を照射したときと同程度の検出光量が取得でき，かつ，血液量変化に対応する程度の光量変化を与えられるという条件を満たすため，図1のような構造を考えた．基本的な構造は，その厚さを生体と同程度の光減衰率になるように調整したPOM樹脂板2枚の間に穴の開いたスリットを入れ，光量変化を与えるものである．これらの検討から，図2のような光ファイバ型装置用のファントムを作製し，メーカー3社と一部の研究機関で検証試験を行い，装置性能検証に十分な性能を持つことを確認した．

　なお，このファントムは装置に既知の透過光量変化を与えることで，擬似的にヘモグロビン変化を与えるものであり，ファントムにより得られるヘモグロビン変化をあらかじめ定めておき，その値との差異を評価するものである．実際の装置では使用波長や解析に用いる吸光係数等が異なるため，このファントムより得られる計測値は各装置で同じになるとは限らないこと，また，ヘモグロビン変化の絶対値較正は装置の性質上不可能であることに注意が必要である．

まとめ

　現在，上記のような用語，試験項目，ファントムなどを盛り込んだ工業標準として電子情報技術産業協会規格（JEITA規格）案をまとめている．このJEITA規格制定を足掛かりに将来的には国内工業標準である日本工業規格（JIS規格）や国際標準である国際電気標準規格（IEC規格）へと発展させていく予定である．

文　献

1) 谷川ゆかり，江田英雄．NIRS計測の標準化について．第2回光脳機能イメージング研究会抄録集．2004
2) 谷川ゆかり．NIRS計測のための標準ファントムの開発とNIRS装置標準化．第9回光脳機能イメージング研究会抄録集．2008
3) 鈴木弘道．医用光生体計測標準化報告（用語とファントムについて）．第13回光脳機能イメージング研究会抄録集．2010

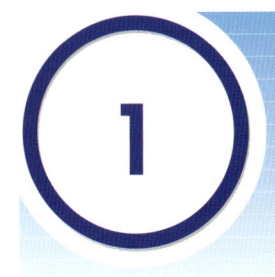

基礎編　E ●マルチモダリティー計測

1　EEG と NIRS の同時計測

富山大学大学院医学薬学研究部（医学）*システム情動科学，**脳神経外科，***神経・整復学
西条寿夫*，竹内幹伸**，小野武年***

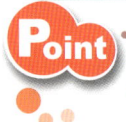

Point

- 近赤外分光法（NIRS）と脳波の同時測定のため，全頭型 NIRS 測定用のヘッドキャップを用い，NIRS プローブ間の中間点に脳波電極を設置した．この設定により，NIRS 測定点と脳波電極の位置を一致させることができた．以上により，正中神経刺激時の体性感覚誘発電位（SEP）および脳血行動態を同時記録した．
- NIRS データを，オンセットディレイを導入した GLM により解析した結果，脳活動が対側 SI 野から対側および同側頭頂連合野に広がる過程が明らかになった．
- これら血行動態に基づく脳活動の変化は，脳波解析（双極子および電流源密度解析）による神経反応の電気的変化と相関していた．

　著者らは，これまでサルを用いて硬膜外記録電極を埋め込み，正中神経刺激による体性感覚誘発電位（somatosensory evoked potential：SEP）を，CT 画像に基づく 3 次元実形状一層（脳）モデルを用いた脳内双極子追跡法（dipole tracing method：DT 法）により解析し，脳内活動部位の時間的遷移を明らかにしてきた[1,2]．その結果，双極子は，対側視床，第一次体性感覚野（SI 野），および 5 野に経時的に移動していくことが明らかになっている．また，この結果は，マルチユニット活動を同領域から侵襲的に記録した神経生理学的研究により細胞レベルでも確認され，さらに，5 野の破壊により長潜時の SEP 波形が選択的に消失することが判明している．一方，ヒトでは，頭部 3 次元実形状四層（頭皮–頭蓋骨–脳脊髄液–脳）モデルを用いた DT 法を開発し，同方法により視覚誘発電位（visually evoked potentials：VEP）を解析して，ヒト後頭葉における網膜局在性を明らかにしている[3]．

　1890 年に，神経活動に伴う局所脳血液供給量の増加が報告されて以来[4]，さまざまな脳機能イメージングが開発され，positron emission tomography（PET）や，functional magnetic resonance imaging（fMRI）による報告が相次いでいる．一方，近赤外分光法（near-infrared spectroscopy：NIRS）は，近赤外線を頭部外から照射し，その吸収度合いから，酸素化ヘモグロビン（Hb），脱酸素化 Hb および総 Hb 濃度を測定する方法である[5]．同方法は，fMRI に比べ，体動や磁場の影響を受けず，局所神経活動と相関する毛細血管レベルの血行動態の変化を反映していることが示唆されている[6]．このようにさまざまな非侵襲的脳機能計測法があるが，空間解像度および時間解像度においてそれぞれメリットおよびデメリットが報告されている．このため，最近ではそれぞれ単独ではなく，NIRS と脳波（EEG），脳磁図（MEG），および核磁気共鳴画像法（MRI）を併用した同時計測法が報告されている[7〜9]．

　NIRS は，脳血行動態を，また EEG や MEG は，神経活動を反映することから，NIRS および EEG（MEG）の同時記録により，神経–血行動態カップリングが研究されている．しかし，非侵襲的研究において両データ間の空間的分布の相関についてはほとんど報告されていない．ここでは，全頭型ヘッドキャップを用いて，NIRS による血行動態

と脳波による神経活動の同時測定を行い，正中神経刺激時の神経活動-脳血行動態の時空間的反応を比較解析した研究について紹介したい[10]．

1 研究方法

1．全頭型NIRSヘッドキャップによるEEG記録および正中神経刺激

ポリプロピレン製プレートを組み合わせて作製した全頭型ヘッドキャップ（FLASH-PLUS，島津製作所製）を頭部に設置し，次いでNIRSプローブと脳波電極をヘッドキャップに設置した．本ヘッドキャップでは，脳波電極用ソケットが送光および受光用NIRSプローブの中間に位置しており，NIRSチャンネル（測定点）と脳波電極の位置が一致するようになっている（図1）．脳波計は，Biosemi社（オランダ）製のアクティブ型電極を用いた．電極先端が円筒型になっており，脳波電極用ソケットに挿入することで短時間でヘッドキャップに設置することができる．

右正中神経刺激は，刺激強度を運動閾値の90％とし，刺激頻度は2，5，および10Hzで，30秒間刺激した．同電気刺激（30秒）およびこれに続く休止期（60秒）を1サイクルとし，合計12サイクルを呈示した[10]．記録終了後，頭部のNIRSプローブおよび脳波電極の位置を，デジタイザーを用いて脳定位的に計測した．NIRS測定装置は，島津製作所製OMM 3000を用いた．

2．NIRS解析

NIRS計測では，酸素化Hb濃度変化が神経活動に特異的に相関することが示唆されており[6,11]，本研究では特に酸素化Hb濃度変化に注目した．酸素化Hb濃度変化の統計学的解析では，脳血行動態の変化が，正中神経刺激に由来する大脳皮質のニューロン活動による代謝活動に引き起こされたものであると想定し，ガウス関数を組み込んだボックスカー曲線を用いて近似した．次いでこのボックスカー曲線と記録した酸素化Hb濃度変化曲線との相関をGeneral Linear Model（GLM）により解析し，T値により評価した．さらに，GLM解析において，ボックスカー曲線の開始を刺激開始から5〜15秒遅延させるオンセットディレイ（onset delay）を導入することにより，脳活動の経時的変化を明らかにすることを試みた．これらの

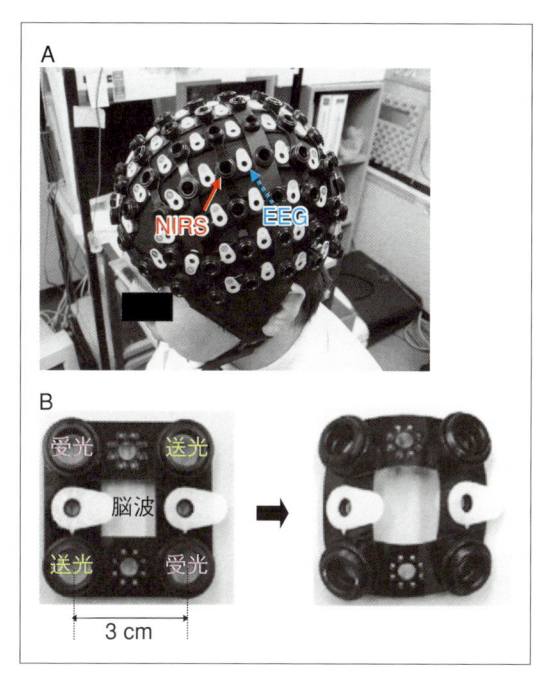

図1 NIRSおよび脳波の同時記録用ヘッドキャップ

A：NIRS用プローブを装着した状態．
B：ヘッドキャップ用ポリプロピレン製プレートを4枚組み合わせた状態．NIRS測定用の送光，受光プローブのソケット，および脳波電極用ソケットの配置が示されている．柔軟性を有しているので頭部に合わせて変形できる．

データは，被験者各々の頭部3D-MRI上に脳定位的にスーパーインポーズし，酸素化Hb濃度マップおよびT値マップを作成した．

3．脳波解析

脳波データからは，正中神経刺激によるSEPを求めた．次いでMRI画像から作成した3層実形状頭部モデルを用いてSEPの双極子を推定し，酸素化Hb濃度変化マップの局在と比較・解析した．また，SEPの電流源密度解析から，各電極直下の電流源密度を求め，電流源密度と酸素化Hb濃度変化の分布の相関性を解析した．

2 脳波およびNIRSの同時計測データ

図2Aには，NIRSデータの加算平均した結果を示してある．酸素化Hb濃度変化は，特に刺激対側中心溝近傍のSI領域で上昇している．さらに，オンセットディレイを用いた解析により，オン

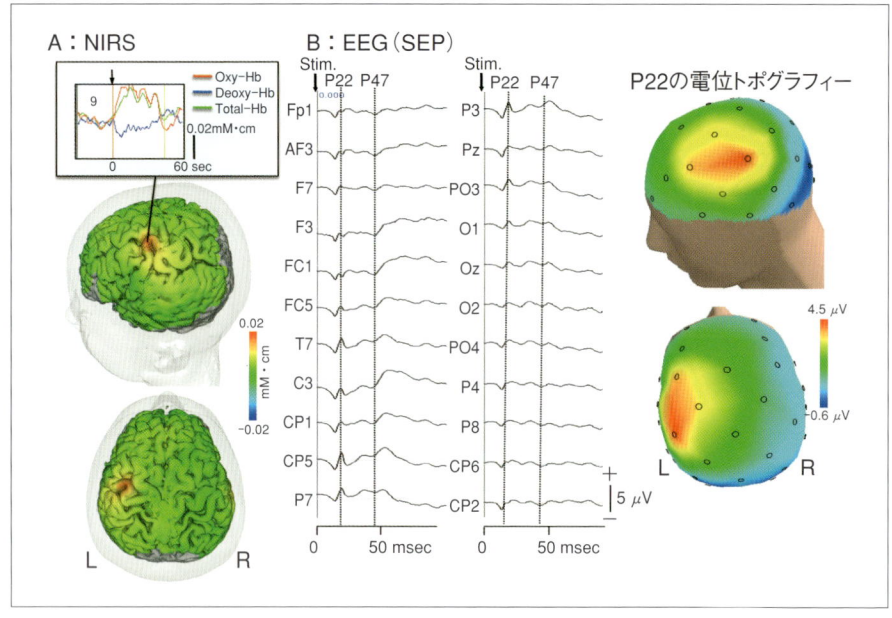

基礎編　E●マルチモダリティー計測

図2　右正中神経刺激（10 Hz）時に同時記録した NIRS データ（A）および EEG データ（SEP）（B）
矢印：正中神経の刺激時点．
（Takeuchi M, et al. Brain Topogr 22：197-214, 2009[10]より一部改変）

セットディレイ 0 秒と比較し，5 および 10 秒では対側 SI 領域の後方，および刺激と同側の頭頂連合野で T 値が上昇した（図 3Ab, c）．一方，オンセットディレイを 15 秒に設定すると T 値は低下した（図 3Ad）．これらの結果は，刺激対側 SI 領域の後方および刺激と同側の頭頂連合野では，対側 SI 領域と比較すると酸素化 Hb が遅れて上昇することを示している．

図 2B には，加算平均した SEP を示してある．対側頭頂領域を中心に陽性電位 [P22（潜時 22 msec の陽性波），P47（潜時 47 msec の陽性波）] が認められる．P22 を電位トポグラフィーで表示すると，刺激対側の頭頂領域に陽性電位の局在が認められる．一方，脳波電位トポグラフィーは，不関電極の位置に大きく左右されることおよび必ずしも記録電極下の電気活動を反映していないことなどが知られている．このため，脳波データをさらに電流源密度に変換して解析した（図 3B）．その結果，P22 の潜時では対側頭頂領域に限局して電流沸き出し口が認められたが（図 3Ba），P47 の潜時では対側だけでなく同側頭頂領域にも電流沸き出し口が認められ（図 3Bb），潜時 100 msec では刺激前と同様の状態に戻った．以上の結果は，時間経過が NIRS データでは秒の単位で，脳波データはミリ秒の単位で変化する違いはあるが，空間的分布の広がりの変化が類似していることを示している．

次に，1 双極子を用いた DT 法でこれら陽性電位の双極子を解析し，双極子の局在を 3D-MRI 上で同定した（図 4）．その結果，P22 の双極子は対側 SI 野に存在し，P47 の双極子はその後方の対側頭頂連合野に存在した．

3　脳波-NIRS 間の相関

図 5 には，電流源密度-NIRS 間の相関を解析した結果を示してある．1 人の被験者の例であるが，P22 の電流源密度分布は（図 5Aa），NIRS の酸素化 Hb 濃度変化の分布（図 5Ab）と非常によく類似していることが一見してわかる．定量的に解析するため，同一位置の NIRS チャンネルおよび脳波電極に由来するそれぞれの酸素化 Hb 濃度および電流源密度をリストアップし（図 5B：円筒で示した分布図），その相関を解析した．その結果，この被験者では，相関が r = 0.838 と非常に高く，他の被験者においても相関が全員有意であることが

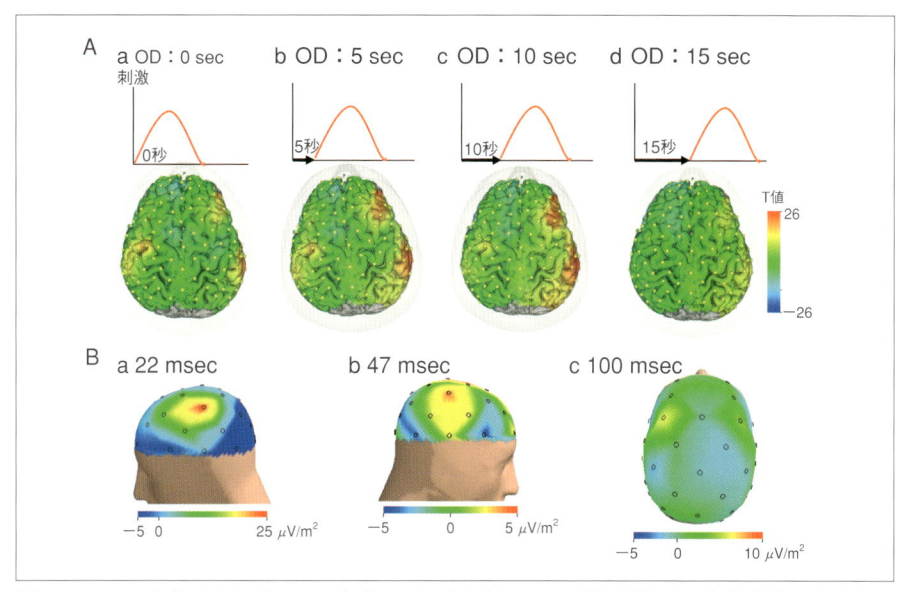

図3 NIRS（A）およびEEG（B）の同時記録による脳活動の経時的変化の解析
A：Onset Delay（OD）を用いたNIRS反応（酸素化Hb濃度変化）の解析．ガウス関数を組み込んだボックスカー曲線を刺激開始からODだけ遅らせ，GLMにより反応の有意性を解析した．結果（統計学的有意性）はT値で示してある．OD＝5秒のときは左SI領域でT値が高く，OD＝5および10秒では両側頭頂領域でT値が増大した．
B：脳波の電流源密度による解析．P22（a）の潜時では対側頭頂領域に，P47（b）の潜時では対側だけでなく同側頭頂領域にも電流沸き出し口が認められる．
（Takeuchi M, et al. Brain Topogr 22：197-214, 2009[10]より一部改変）

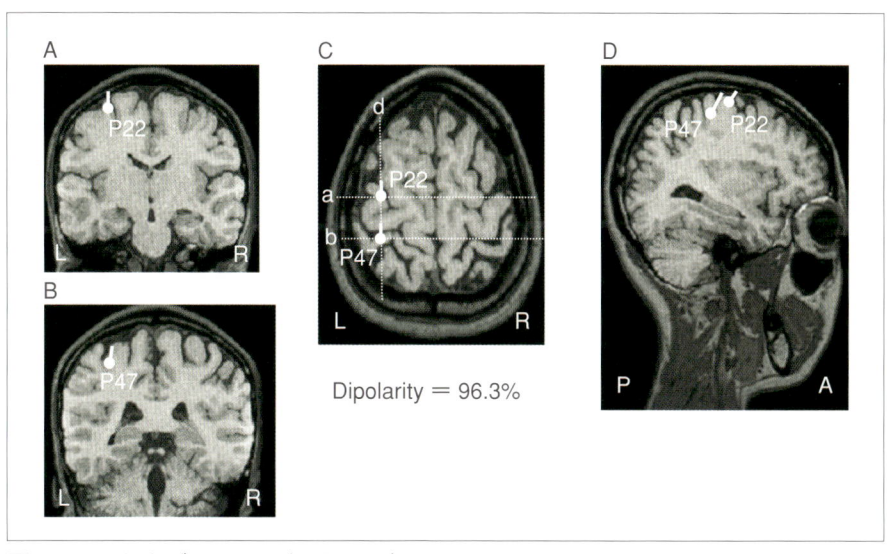

図4 P22およびP47の双極子の局在
推定双極子をMRI上に脳定位的にスーパーインポーズしてある．白丸：双極子の位置，白色の直線：双極子の向き．
（Takeuchi M, et al. Brain Topogr 22：197-214, 2009[10]より一部改変）

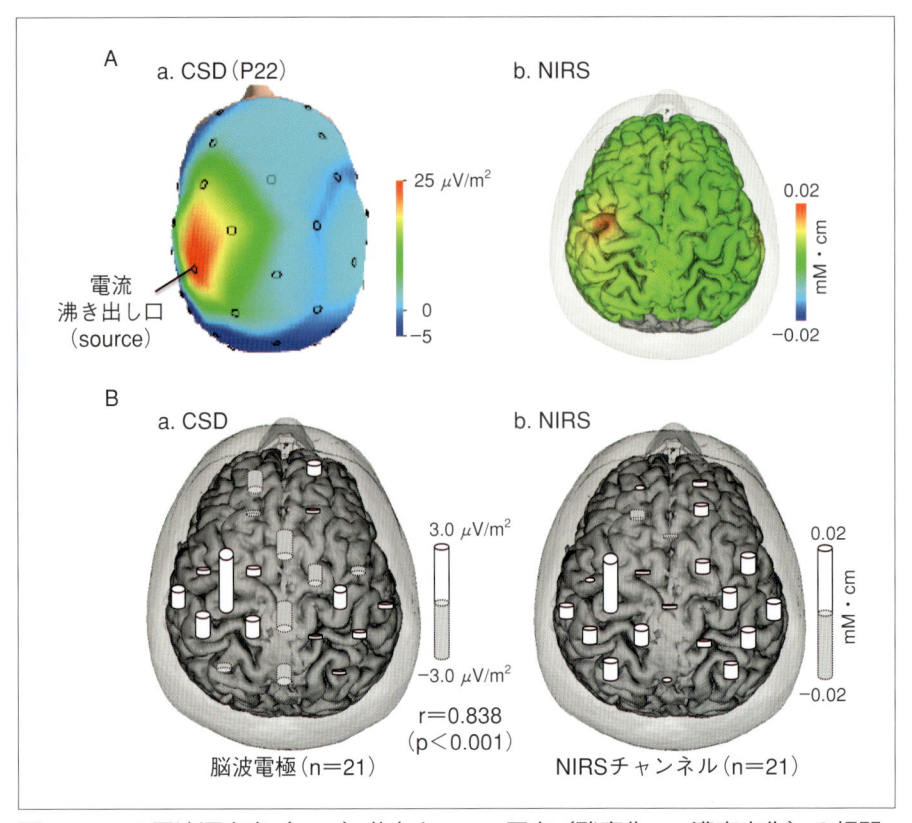

基礎編　E●マルチモダリティー計測

図5　P22の電流源密度（CSD）分布とNIRS反応（酸素化Hb濃度変化）の相関
A：電流源密度（a）およびNIRS反応（b）の分布（全データを表示してある）．
B：電極とNIRSチャンネルの位置が一致する合計21部位から同時記録した電流源密度および酸素化Hb濃度変化をヒストグラムで脳表に示してある．灰色のヒストグラムは，負の値を示している．
（Takeuchi M, et al. Brain Topogr 22：197-214, 2009[10]）より一部改変）

明らかになった．

次に，DT法でこれら陽性電位の双極子を解析し，双極子および酸素化Hb濃度変化の局在を比較解析した．図6Aには，図2～5で示した同一被験者のデータを用い，P22の双極子の3次元的局在（図6Aa），酸素化Hbの濃度分布（図6Ab），およびそれらを融合した図（図6Ac）を示してある．これらの図から，P22の位置は，酸素化Hb濃度の高い領域と一致していることがわかる．以上のようにして15人のデータを解析した結果（図6B），P22の双極子の位置と，酸素化Hb濃度変化で最大値を示したNIRSチャンネルとの3次元的距離は，15人中14人では10mm以内であり（平均6.72±0.87 mm），酸素化Hbの最大上昇点と双極子が非常に近傍に位置することが明らかになった．

4　体性感覚領野における神経-血行動態相関

本研究では，NIRSと脳波の同時測定を行い，神経活動に由来する脳波の反応と，局所脳血行動態を示すNIRSの反応が有意に相関していることが明らかになった．第一にNIRSおよび脳波データともに，刺激対側でもっとも反応が大きかった．また，対側SI野におけるP22の双極子と最大反応NIRSチャンネルが非常に近接して存在した．さらに，酸素化Hb濃度分布とP22の電流源密度分布が有意に相関していた．これらの結果は，NIRSと脳波データの空間的相関性が非常に高いことを示している．第二に，ここでは示さなかったが刺激周波数の増大により，NIRS反応が増大した．同様に，以前の報告により，酸素化Hb濃

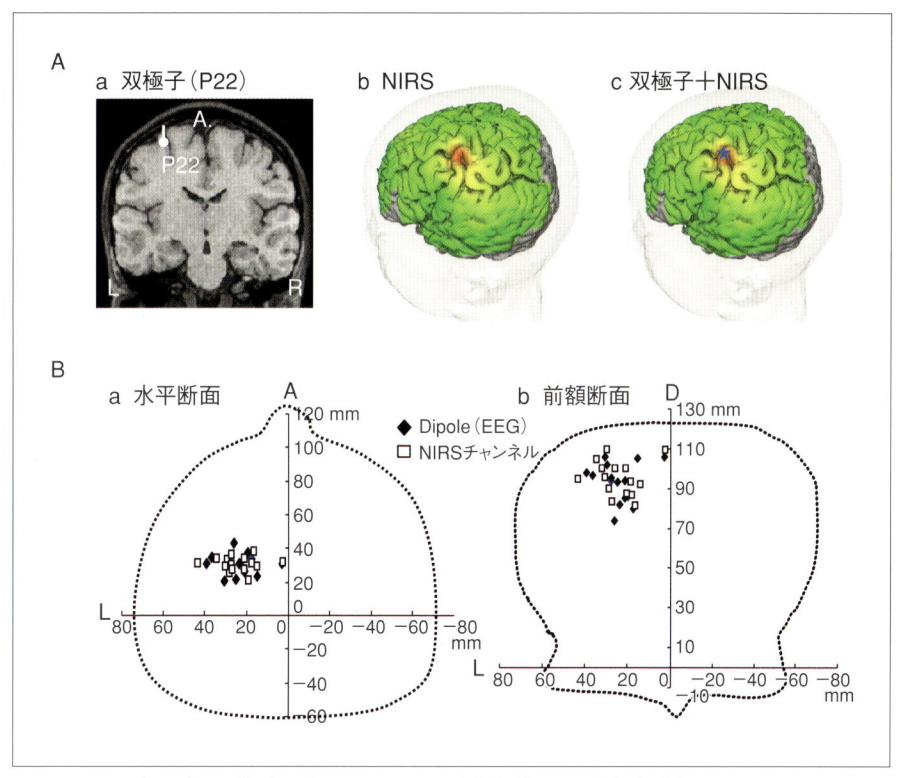

図6 SEP（P22）の推定双極子とNIRS（酸素化Hb濃度変化）における最大反応チャンネルの位置の比較

A：一人の被験者（図2〜4と同じ）において双極子を推定し，酸素化Hb濃度変化の3次元マップ上に脳定位的にスーパーインポーズしてある．

B：被験者全員（15人）について，P22の推定双極子とNIRS最大反応チャンネルの位置をプロットしてある．

（Takeuchi M, et al. Brain Topogr 22：197-214, 2009[10]より一部改変）

度変化量が，刺激頻度を増大させるとより大きくなることがTanosakiら[12,13]により報告されている．これは刺激頻度を上げると神経細胞の活動頻度も上昇し，それにつれて酸素化Hb濃度が増大することを示している．第三に，正中神経刺激によるSEPの双極子解析により，潜時が遅くなるにしたがって，電気的活動部位が対側SI領域からその後方に推移することが明らかになった．以前の神経生理学的研究も，本研究と一致して体性感覚野における同様の活動の推移を報告している[1,2,14〜17]．一方，EEG，MEGおよびfMRIを用いた研究により，体性感覚野における神経活動は，脳梁を介して，刺激対側から同側運動体性感覚領野に移動することが報告されている[16〜20]．本研究においてもオンセットディレイを用いたNIRSデータの解析および電流源密度解析により同様の現象を明らかにすることができた．これらのことから，NIRS反応は神経活動を直接記録したものではないが，NIRS反応が脳神経系の電気的興奮過程を反映したものであることが強く示唆される．

本研究のように異なる種類の計測を同時に行うマルチモーダル・モニタリングは，それぞれの利点をうまく組み合わせることが可能である．本研究では，EEGおよびNIRSを同時記録したが，それぞれの利点として，①EEGは，時間的解像度が高い，②EEGは，ニューロンの電気活動を直接記録したものであり，脳活動の機能的解析が可能である．③NIRSデータは，プローブ周囲の血行動態を反映していると考えられ，活動源の位置

データ収集が比較的容易であることなどが挙げられる．また，本方法はすべて脳定位的にデータを処理することが可能であり，脳外科的分野にも応用できると考えられる．このように NIRS-EEG の全頭型同時計測法は，脳機能マッピングを用いた臨床応用に有用であり，今後さまざまな応用が想定される．

文　献

1) Nishijo H, Hayahi N, Fukuda M, et al. Localization of dipole by boundary element method in three dimensional reconstructed monkey brain. Brain Res Bull 33：225-230, 1994
2) Hayashi N, Nishijo H, Ono T, et al. Generators of somatosensory evoked potentials investigated by dipole tracing in the monkey. Neuroscience 68：323-338, 1995
3) Ikeda H, Nishijo H, Miyamoto K, et al. Generators of visual evoked potentials investigated by dipole tracing in the human occipital cortex. Neuroscience 84：723-739, 1999
4) Roy CS, Sherrington CS. On the regulation of the blood-supply of the brain. J Physiol 11：85-108, 1890
5) Villringer A, Plank J, Hock C. Near-infrared spectroscopy（NIRS）：a new tool to study hemodynamic changes during activation of brain function in human adults. Neurosci Lett 154：101-104, 1993
6) Yamamoto Y, Kato T. Paradoxical correlation between signal in functional magnetic resonance imaging and deoxygenated haemoglobin content in capillaries：a new theoretical explanation. Phys Med Biol 47：1121-1141, 2002
7) Sander TH, Leistner S, Wabnitz H, et al. Cross-correlation of motor activity signals from dc-magnetoencephalography, near-infrared spectroscopy, and electromyography. Comput Intell Neurosci, Article ID 785279, 2010（E pub）
8) Koch SP, Steinbrink J, Villringer A, et al. Synchronization between background activity and visually evoked potential is not mirrored by focal hyperoxygenation：Implications for the interpretation of vascular brain imaging. J Neurosci 26：4940-4948, 2006
9) Roche-Labarbe N, Wallois F, Ponchel E, et al. Coupled oxygenation oscillation measured by NIRS and intermittent cerebral activation on EEG in premature infants. Neuroimage 36：718-727, 2007
10) Takeuchi M, Hori E, Takamoto K, et al. Brain cortical mapping by simultaneous recording of functional near infrared spectroscopy（fNIRS）and electroencephalograms（EEGs）from the whole brain during right median nerve stimulation. Brain Topogr 22：197-214, 2009.
11) Hoshi Y, Kobayashi N, Tamura M. Interpretation of near-infrared spectroscopy signal：a study with a newly developed perfused rat brain model. J Appl Physiol 90：1657-1662, 2001
12) Tanosaki M, Sato C, Shimada M, et al. Effect of stimulus frequency on human cerebral hemodynamic responses to electric median nerve stimulation：a near-infrared spectroscopic study. Neurosci Lett 352：1-4, 2003
13) Tanosaki M, Hoshi Y, Iguchi Y, et al. Variation of temporal characteristics in human cerebral hemodynamic responses to electric median nerve stimulation：a near-infrared spectroscopic study. Neurosci Lett 316：75-78, 2001
14) Arezzo JC, Legatt AD, Vaughan HG Jr. Topography and intracranial sources of somatosensory evoked potentials in the monkey. Ⅰ. Early components. Electroencephalogr Clin Neurophysiol 46：155-172, 1979
15) Arezzo JC, Vaughan HG Jr, Legatt AD. Topography and intracranial sources of somatosensory evoked potentials in the monkey. Ⅱ. Cortical components. Electroencephalogr Clin Neurophysiol 51：1-18, 1981
16) Allison T, McCarthy G, Wood CC, et al. Human cortical potentials evoked by stimulation of the median nerve. Ⅰ. Cytoarchitectonic areas generation short-lasting activity. J Neurophysiol 62：694-710, 1989
17) Allison T, McCarthy G, Wood CC, et al. Human cortical potentials evoked by stimulation of the median nerve. Ⅱ. Cytoarchitectonic areas generating long-latency activity. J Neurophysiol 62：711-722, 1989
18) Noachtar S, Luder HO, Kinner DS, et al. Ipsilateral median somatosensory evoked potentials recorded from human somatosensory cortex. Electraoencephalogr Clin Neuroshysiol 104：189-198, 1997
19) Kanno A, Nakasato N, Hatanaka K, et al. Ipsilateral Area 3b Responses to Median Nerve Somatosensory Stimulation. Neuroimage 18：169-177, 2003
20) Hlushchuk Y, Hari R. Transient suppression of ipsilateral primary somatosensory cortex during tactile finger stimulation. J Neurosci 26：5819-5824, 2006

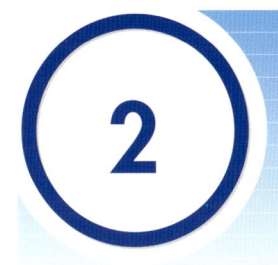

2 fMRIとNIRSの同時計測

*京都大学大学院医学研究科 人間健康科学系専攻 **国立循環器病研究センター研究所 生体医工学部
JST-CREST　精山明敏*,，関　淳二**,***

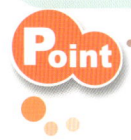

Point

- 近赤外光イメージング法（fNIRS）と機能的磁気共鳴画像法（fMRI）はいずれも局所的な脳活動の変化に伴う血行動態の変化を検出する方法として知られている．
- fNIRSの信号変化は循環血液中の酸素化ヘモグロビン（Hb）量および脱酸素化Hb量の変化を反映し，fMRI（BOLD法）の信号変化は循環血液量，Hbの酸素化率，および血流速度の変化に依存して変化する組織の磁気的性質の変化を反映している．

　1990年代になり，陽電子放射断層撮影法（PET），機能的磁気共鳴画像法（fMRI），脳磁図（MEG），さらには近赤外光イメージング法（NIRS imaging：fNIRS）などがヒト脳機能計測法として実用化された．これらの非侵襲脳機能計測法は，計測されるパラメータの違いから，①1次信号検出型方法：脳の神経活動を反映した信号変化を検出するMEGや脳波計測法（EEG），②2次信号検出型方法：脳の基質であるグルコースや酸素などの代謝変化を測定することができるPETや磁気共鳴スペクトル法（MRS），さらに，③3次信号検出型方法：脳活動の変化に伴って生じる局所的な血行動態の変化を反映するfMRIやfNIRSの3つのタイプに区分でき，ヒト脳機能を統合的に研究するうえで，必要かつ不可欠な手段となった（図1）．一方，これらの装置の脳機能計測への応用が進むにつれて，脳活動の亢進が期待されるにもかかわらず，活動に伴う信号変化（主に増加）の検出が困難な事例が多く報告されてきた．その代表的な例として"Sensory Motor Paradox"とよばれる現象がある．これは，触覚刺激や痛み刺激などの体性感覚野の賦活検査の際に，（EEGやMEGを用いた先行研究で）推定されている脳の活動部位がfMRIやPETを用いて検出できないことがしばしば起こることで知られている[1,2]．このほか

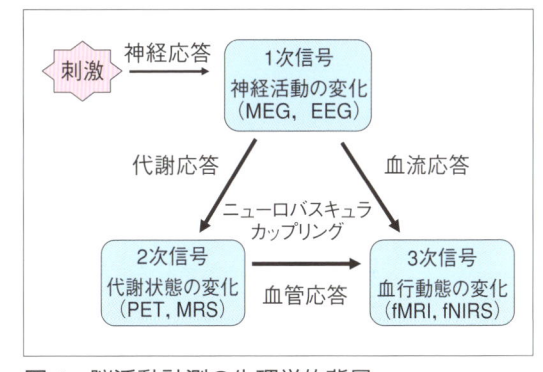

図1　脳活動計測の生理学的背景

にも，イメージ想起の際にPETで検出が報告されている一次視覚野の活動がfMRIでは検出できないケース[3]や，脳賦活時に期待される信号変化（増加）とは逆の信号変化が生じることなど[4,5]が報告されている．これらのことは，計測される信号量の変化と脳活動あるいは脳機能が必ずしも対応しているわけではないことを示唆している．

　そこで，ここではいずれも局所的な脳活動の変化に伴う血行動態の変化を検出する技術として知られているfMRIおよびfNIRSを用いて①同時測定し，②fNIRS信号を用いたBlood Oxygenation Level Dependent（BOLD）-fMRI信号の帰属，③脳賦活時の血流変化のモデル化とfNIRS-fMRI

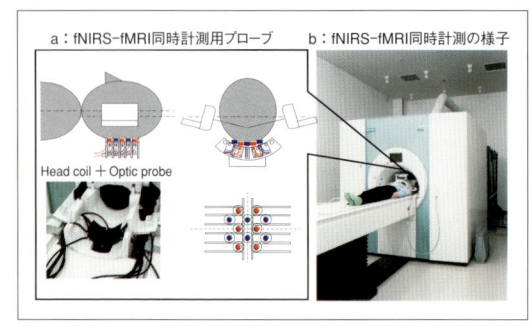

基礎編　E●マルチモダリティー計測

図2　fNIRSとfMRIの同時計測用プローブ（a）と同時計測の様子（b）

図中青丸は受光ファイバー，赤丸は送光ファイバーを示す．これらの光ファイバーは，1本1本が直径45μmステップ・インデックス型光ファイバー（NA=0.56）を束ねて，直径が4mmとしたバンドルファイバーより構成されている．送・受光ファイバー間隔は27mm．

信号変化の関係，④fNIRS-fMRI同時計測によるそれぞれの信号変化の生理学的意味づけを検討した結果について紹介する．

1　fNIRS-fMRI同時計測システム

図2はfNIRSとfMRIの同時計測用プローブ（a）と同時計測の様子（b）を示している．送光ファイバーと受光ファイバーの間隔を27mmにとり，7cm×7cmの領域のNIRSイメージングを行うことができる．光ファイバーの長さは8mで，マグネット室からスルーパネルを通して制御室に導き，MRIと同期させてfNIRSを測定する．本システムを用いることによって，脳の局所的な活動の変化に伴う血行動態の変化をfNIRSとfMRIの両者で同時に測定することができるようになった[6〜9]．

2　fNIRS信号によるBOLD-fMRI信号の帰属

図3にfNIRSとBOLD-fMRIの同時測定の結果の一例を示した．すでに述べたように，fNIRSもBOLD-fMRIも脳活動の変化に伴う血行動態の変化を反映することが知られており，活動部位のマッピングによる視覚機能の実験では，fNIRSによる検出部位（図3Aa）とfMRIによる検出部位（図3Ba）がよく対応していることがすでにわかっている[7]．図3Abは二次体性感覚野で得られたfNIRS信号の経時変化を示している（赤線：酸素化Hb量の変化（Δ[oxy-Hb]），青線：脱酸素化Hb量の変化（Δ[deoxy-Hb]），黄線：総Hb量の変化（Δ[total-Hb]））．このfNIRSの信号変化を用いてBOLD-fMRI信号のシミュレーションを行った．

刺激提示に伴うBOLD-fMRI信号の変化（$\Delta S/S_{rest}$）は次の式で表すことができる[7]．

$$\Delta S(=S_{stim}-S_{rest})/S_{rest} = -TE \cdot R_2^*{}_{rest} \cdot (\Delta R_2^*/R_2^*{}_{rest})] \quad (1)$$

ここで，S_{stim}およびS_{rest}は，それぞれ刺激時と安静時のMR信号を表す．また，$R_2^*{}_{rest}$およびΔR_2^*は，それぞれ，安静時のシグナル減衰速度および刺激時と安静時のシグナル減衰速度の差を表している．Ogawaらのモデル[10]をもとに，常磁性の脱酸素化Hbが血管周辺組織のMR信号に与える影響を考えると，式(1)の"$\Delta R_2^*/R_2^*{}_{rest}$"は次のように表すことができる．

$$\Delta R_2^*/R_2^*{}_{rest} = -k \cdot \Delta Y/(1-Y_{rest}) + \Delta V/V_{rest} \quad (2)$$

式中のY_{rest}およびV_{rest}はそれぞれ，安静時の血液中のHbの酸素飽和度およびボクセル中で血液が占める割合を表す．ΔYおよびΔVは，刺激時と安静時の酸素飽和度の差およびボクセル中で血液が占める割合の差を表す．kは定数で，ボクセル内の血管直径に依存し，毛細血管の場合はk=2，細静脈の場合はk=1をとる．ここで，ΔY（および，Y_{rest}）およびΔV（および，V_{rest}）を，fNIRSにより求めた組織内のHb酸素飽和度（Sa）および血液量（[total-Hb]）を用いると[7]，刺激時のMR信号（S_{stim}）とBOLD信号（$\Delta S/S_{rest}$）はそれぞれ式(3)および式(4)で表すことができる．

$$S_{stim} = S_{rest} \cdot [1+TE \cdot R_2^*{}_{rest} \cdot \{k \cdot \Delta Sa/(1-Sa_{rest}) - \Delta[total\text{-}Hb]/[total\text{-}Hb]_{rest}\}] \quad (3)$$

$$\Delta S/S_{rest} = TE \cdot R_2^*{}_{rest} \cdot \{k \cdot \Delta Sa/(1-Sa_{rest}) - \Delta[total\text{-}Hb]/[total\text{-}Hb]_{rest}\} \quad (4)$$

先にも述べたように，体性感覚野の賦活実験で

2 fMRIとNIRSの同時計測

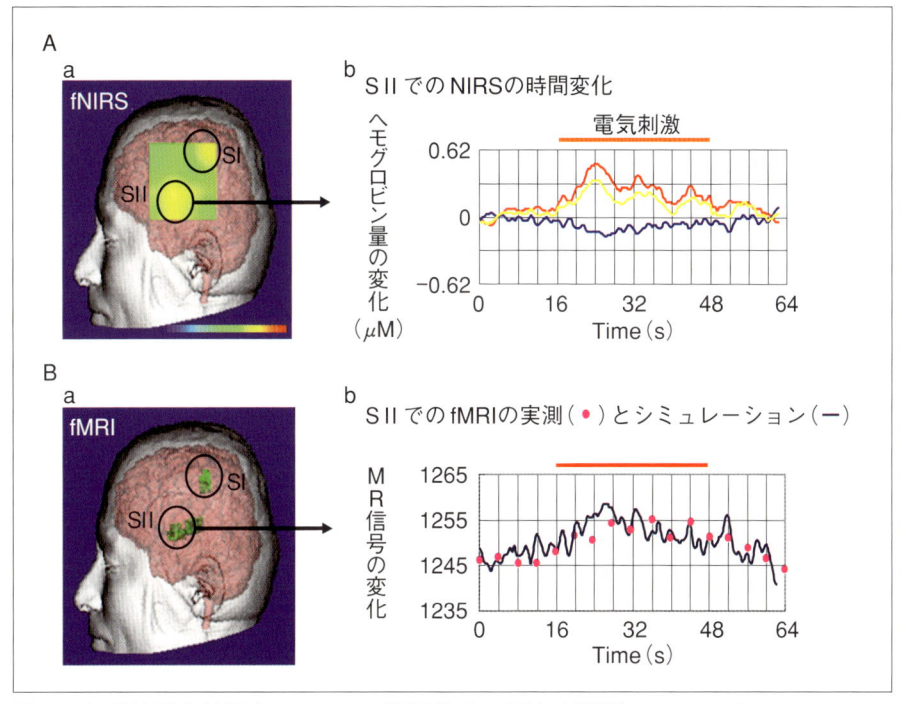

図3 右手首正中神経を2.1 mAの電流強度で電気刺激時のfNIRSとBOLD-fMRIの同時測定の結果

SIは一次体性感覚野を，SIIは二次体性感覚野を表す．右下図のシミュレーションの実線は，本文中の式(3)から導かれる．ここで，2.1 mAの電流強度は被験者の感覚閾値（1.1 mA）と運動閾値（3.4 mA）の間の刺激強度である．
（Seiyama A, et al. Neuroimage 21：1204-1214, 2004[7]より引用）

は，脳の活性化が予測されるにもかかわらずfMRIによる検出がしばしば困難であることが報告されている．著者らの示した式(4)からは，次に示す3つの脳の活動状態が存在することが予測される．

① BOLD信号の増加が起こる脳の活性化状態
　（$\Delta S/S_{rest} > 0$：BOLD-positive activation）
② BOLD信号の減少が起こる脳の活性化状態
　（$\Delta S/S_{rest} < 0$：BOLD-negative activation）
③ BOLD信号の変化がみられない脳の活性化状態（$\Delta S/S_{rest} = 0$：BOLD-silent activation）

fNIRSとBOLD-fMRI同時計測の結果，手首の正中神経刺激では刺激強度に依存して上記の3つの現象が実際に起こることを見出した（図4）[7]．感覚閾値より10％程度強い刺激強度で電気刺激を行った場合（図4Aa），二次体性感覚野（SII）ではfNIRSおよびBOLD-fMRIのいずれも活動が検出されるが（BOLD-positive activation），一次体性感覚野（SI）の活動は，BOLD-fMRIでは検出されなかった（BOLD-silent activation）．このとき，刺激を与えた手首と同側の縁上回ではBOLD-negative activationが観測された．次に刺激強度を上げて感覚閾値と運動閾値の間の強度では（図4B），fNIRSおよびBOLD-fMRIのいずれもSIおよびSIIの活動が検出されたが（BOLD-positive activation），刺激強度が運動閾値を超えると（図4C），SIIの活動がBOLD-fMRIでは検出されなかった（BOLD-silent activation）．ここで述べたBOLD-silent activationでは，fNIRS信号の酸素化HbおよびHbの増加が起こり脳の活性化が確認されており，また，BOLD-negative activationは酸素消費速度の増加によるものと考えられる脱酸素化Hbの増加がみられた[7]．

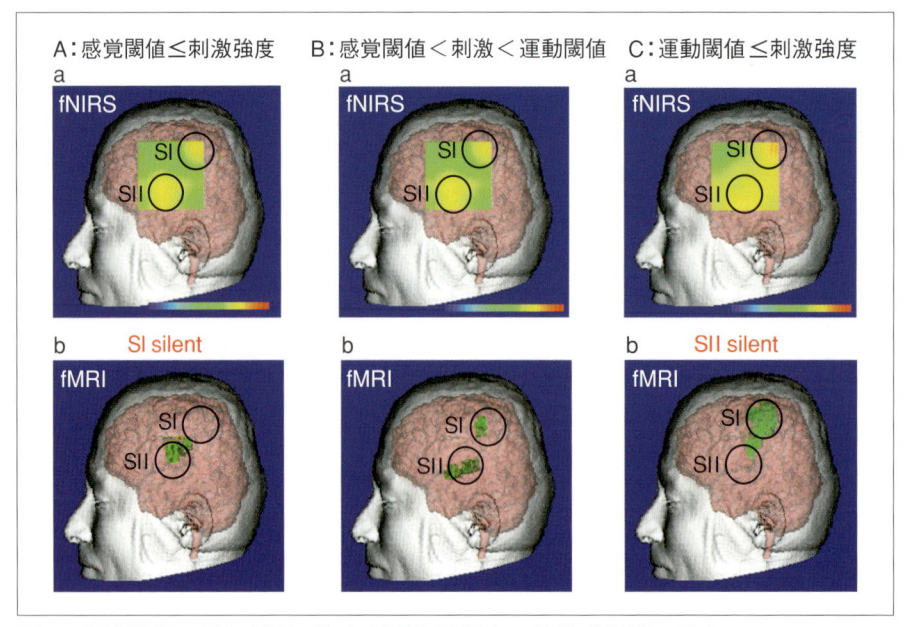

基礎編　E●マルチモダリティー計測

図4　正中神経の電気刺激で強度が異なる場合の体性感覚野の反応
（Seiyama A, et al. Neuroimage 21：1204-1214, 2004[7]より引用改変）

3　脳賦活時の血行動態変化のモデル化とfNIRS-fMRI信号変化の関係

　上記の実験結果をもとに，図5に脳賦活により酸素消費が25％増加したときの血行動態の変化とBOLD信号の関係を示した．図右上の赤い線で囲んだ四角の領域が，脳の賦活に伴う血流速度および血液量の増加を示す．青の斜線領域が脳賦活検査時に実際に文献で報告されている血流速度および血液量の変化している領域である[11]．緑の実線（$\Delta S_1/S_1=0$，k＝1）および赤の曲線（$\Delta S_2/S_2=0$，k＝2）は，BOLD-silent activationを示す領域になる．

　ここで，もともとのBOLD信号の定義にあるように酸素消費速度の変化が無視できるくらい小さければ[10]，直線（$\Delta S_1/S_1=0$）および曲線（$\Delta S_2/S_2=0$）は原点（血流比＝1，血液量比＝1）を通る．すなわち，BOLD-fMRIによる脳の活性化はBOLD-positive activation（$\Delta S/S>0$）として検出される．しかし，実際には脳の賦活により賦活部位の脳の酸素消費速度は変化する．図5に示すように酸素消費速度が25％変化する場合，汎用の1.5テスラMR装置を用いて脳の賦活検査をする場合には（k＝1に相当する），半分以上の脳の賦

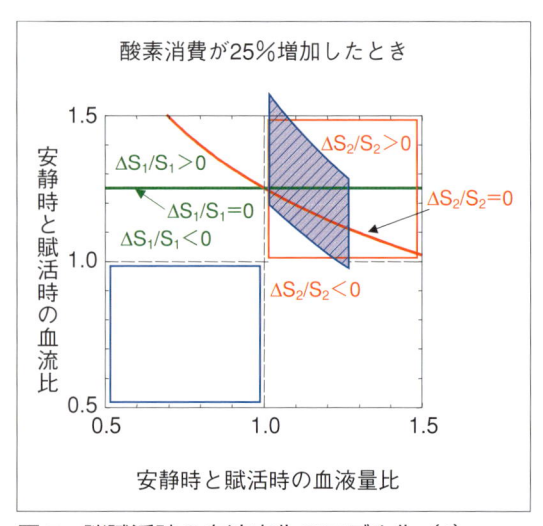

図5　脳賦活時の血流変化のモデル化（1）
右上の赤い四角で囲んだ部分は脳が活性化したときの，左下の青い四角の部分は脳が不活性化したときの血行動態の変化を示す．また，左上は貧血ときの，右下は鬱血時の血行動態の変化を示す．

活状態は，先の実験例で示したように，BOLD-negative activation（$\Delta S_1/S_1<0$），あるいは，BOLD-silent activation（$\Delta S_1/S_1=0$）として現れる可能性が示唆される．一方，超高磁場MR装置を用いて

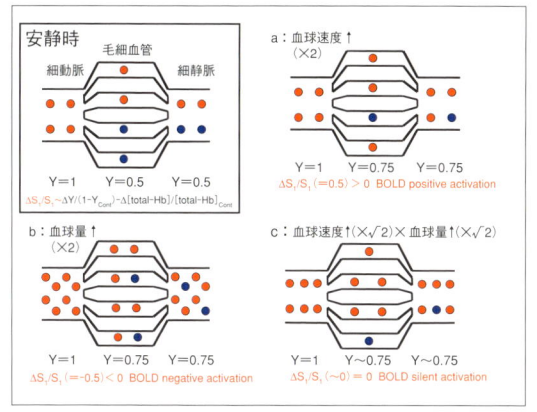

図6 脳賦活時の血流変化のモデル化（2）
図では組織の酸素消費の変化が無視できる条件で，脳賦活時に血流量が2倍に増えた場合を考えている．ここで，血流量は血球量と血球速度の積で与えられる．

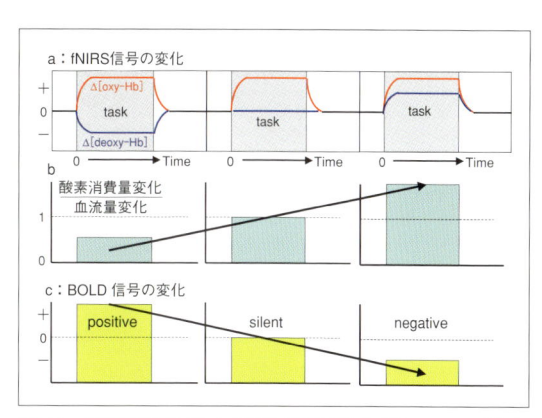

図7 酸素消費および血流の変化が fNIRS および BOLD 信号の変化に与える影響

脳の賦活検査をする場合には（k=2に相当する），同じ酸素消費速度の増加が起こっても BOLD-positive activation（$\Delta S_2/S_2>0$）として検出される可能性が高くなる．図5の緑と赤の実線で囲まれた領域が，1.5 T-MR 装置では脳賦活時に BOLD-negative activation（$\Delta S_1/S_1<0$）となるが，超高磁場 MR 装置では BOLD-positive activation（$\Delta S_2/S_2>0$）として検出される領域になる．

図6に脳賦活時の血流変化と BOLD 信号の関係のイメージ図を示した．図5では各パラメータは生理的な範囲で変動させていたが，この図では定性的な説明をするためにパラメータを極端に変化させている．血流量（Flow）は血球量（Mass）と血球速度（Velocity）の積で与えられることを利用し，また，安静時の条件として毛細血管および静脈中の Hb の酸素飽和度（Y）の初期値を50%と仮定している．今，組織の酸素消費の変化が無視できる条件で脳賦活時に血流量が2倍に増えた場合を考える．血流増加の原因が血球速度の増加のみによって生じた場合を考えると静脈領域の BOLD 信号の変化は「正」になる（図6a）．一方，血流増加の原因が血球量の増加のみによって生じた場合，BOLD 信号の変化は「負」になる（図6b）．実際には，血球量とその速度の両方が変化すると考えられるので，お互いの効果により静脈領域の BOLD 信号の変化は図6cに示すように「0」の変化を示すことになる．このように，BOLD 信号はあくまでも測定上の物理量の変化であり生理学的な情報に乏しく，BOLD 信号の詳細な生理学的意味づけのためには fNIRS や EEG など他の装置とのマルチモーダルな計測が必要となる．

④ fNIRS-fMRI 同時計測によるそれぞれの信号変化の生理学的意味づけ

図7に酸素消費や血流の変化（図7b）が fNIRS 信号（図7a）および BOLD 信号（図7c）の変化に与える影響のイメージ図を示した．先に述べた fNIRS 信号による BOLD 信号のシミュレーションの式から，酸素化 Hb や脱酸素化 Hb の挙動と酸素消費-血流比および BOLD 信号の変化の間には図で示すような関係が予測される．

まとめ

MRI は空間分解能に優れ，脳の三次元構造画像に機能画像を重ね合わせて活動部位を検出できるという利点がある．しかしながら，同時に，複雑な脳活動のすべてを fMRI により検出できるわけではない．MRI を用いた脳機能検査法としては，ここで紹介した BOLD 法の他にも，血液量の変化から脳の活動状態をイメージングする VASO 法（Vascular Space Occupancy 法）[12]，血流の変化から脳の活動状態をイメージングする ASL 法（Arterial Spin Labeling 法）[13]，さらに水分子の拡散状態の違いから脳の状態をイメージングする DWI 法

(Diffusion-Weighted Imaging 法)[9]などが考案されている．しかしながら，信号雑音比や定量性を含めていずれも発展途上の技術といってよく，fNIRS や EEG とのマルチモダル計測によるヒト脳機能解明への期待は今後ますます高まっていくものと考えられる．

文　献

1) Paulesu E, Frackowiak RSJ, Bottini G. Maps of somatosensory systems. In：(ed), Frackowiak RSJ, Friston KJ, Frith CD, et al. Human Brain Function. Academic Press, San Diego, pp183-242, 1997
2) Petrovic P, Petersson KM, Hansson P, et al. A regression analysis study of the primary somatosensory cortex during pain. Neuroimage **16**：1142-1150, 2002
3) Richardson JTE. Imagery. Psychology Press, East Sussex, 1999
4) Raichle ME, MacLeod AM, Snyder AZ, et al. A default mode of brain function. Proc Natl Acad Sci USA **98**：676-682, 2001
5) Stark CE, Squire LR. When zero is not zero：the problem of ambiguous baseline conditions in fMRI. Proc Natl Acad Sci USA **98**：12760-12766, 2001
6) Sase I, Eda H, Seiyama A, et al. Multi-channel optical mapping：Investigation of depth information. Proc SPIE **4250**：29-36, 2001
7) Seiyama A, Seki J, Tanabe CH, et al. Circulatory basis of fMRI signals：relationship between changes in the hemodynamic parameters and BOLD signal intensity. Neuroimage **21**：1204-1214, 2004
8) Seiyama A. Dissociation of stimulus-induced responses in regional cerebral blood flow and blood volume in the visual cortex of humans. Health Science **4**：7-18, 2007
9) Kohno S, Sawamoto N, Urayama SI, et al. Water-diffusion slowdown in the human visual cortex on visual stimulation precedes vascular responses. J Cereb Blood Flow Metab **29**：1197-1207, 2009
10) Ogawa S, Menon RS, Tank DW, et al. Functional brain mapping by blood oxygenation level-dependent contrast magnetic resonance imaging. Biophys J **64**：803-812, 1993
11) Jezzard P. Education Lectures：Introduction to fMRI (http://www.fmrib.ox.ac.uk/physics)
12) Lu H, van Zijl PC, Hendrikse J, et al. Multiple acquisitions with global inversion cycling (MAGIC)：a multislice technique for vascular space occupancy dependent fMRI. Magn Reson Med **51**：9-15, 2004
13) Hendrikse J, van der Grond J, Lu H, et al. Flow territory mapping of the cerebral arteries with regional perfusion MRI. Stroke **35**：882-887, 2004

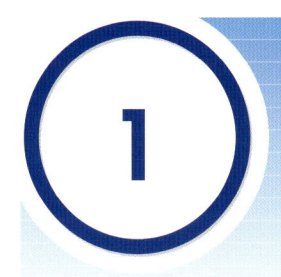

1 NIRSデータの統計解析ツールボックスは可能か？

東京都医学総合研究所 ヒト統合脳機能プロジェクト　星　詳子

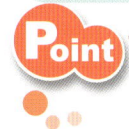

Point

- NIRS信号の振幅の部位間・個体間比較で，脳活動の大きさの相違を論じることはできない．
- NIRS信号は，脳外組織の構造的・光学的特性と照射-受光ファイバの位置によって変化する．
- NIRS信号の集団解析は難しいが，まず個人解析を行い，その結果について集団解析を行うことは可能である．
- 信号の本質が異なるfMRIの解析ツールを取り入れるのではなく，NIRS信号にふさわしい解析ツールを考案すべきである．

近年の神経機能イメージング研究において，統計解析は重要な位置を占めている．fMRIやPET計測では，statistical parametric map（SPM）[1]に代表されるような標準的な脳画像統計解析法が確立しており，それらの解析ソフトを用いることによって，大量のデータを半ば自動的に解析することができる．一方，NIRS計測では標準的解析法開発の試みはあるが（基礎編D「NIRSのデータ解析」参照），一般化しているものはまだない．この理由は，基礎編C-2「実験デザイン」のところでも述べたが，NIRS信号の性質に起因している．ここでは，統計解析法に制約を与えている要因を整理し，NIRSデータ解析ツールボックスの可能性について述べる．

1　総光路長と部分光路長

modified Beer–Lambert則に基づいてHb濃度変化を算出した場合，その値はHb濃度変化と光路長の積になるが，脳賦活時は限局した脳部位で血流が変化するので（皮膚血流は変化しないと仮定する），その部位での光路長（部分光路長，p-PL）との積である（図1）．総光路長（t-PL）は，時間

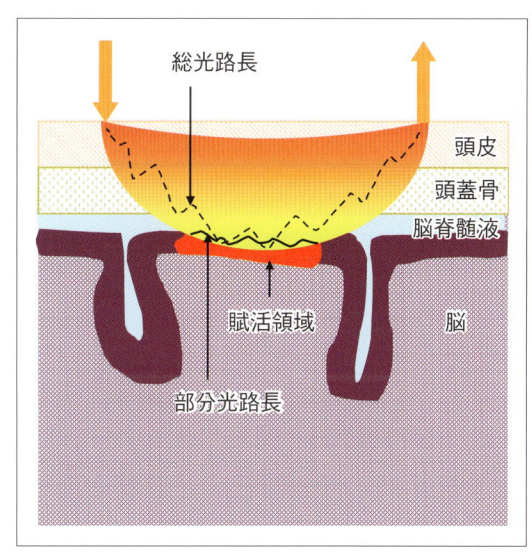

図1　頭部における光伝播
平均的な総光路長（破線）と部分光路長（実線）を黒線で模式的に示した．
（Hoshi Y. Functional near-infrared spectroscopy：potential and limitations in neuroimaging studies. In：(ed), Glabus MF. Neuroimaging Part A：international Review of Neurobiology. Elsevier Academic Press, New York, pp 238-266, 2005より引用）

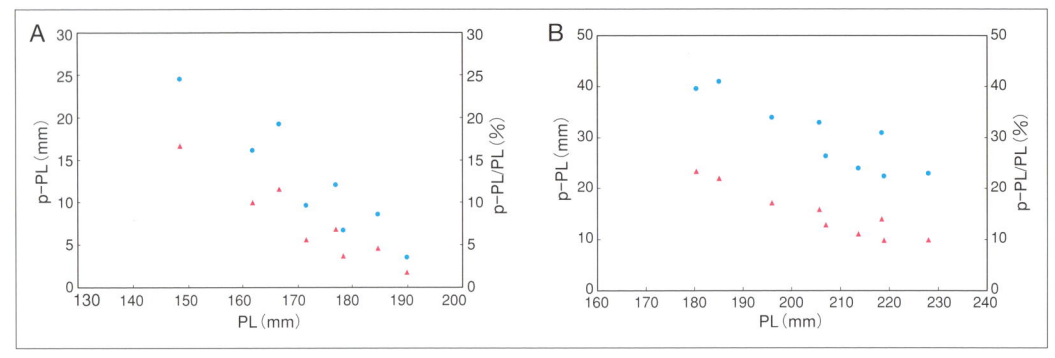

基礎編　F ● NIRSのピットフォール

図2　MRI画像に基づくヒト頭部4層モデルにおけるモンテカルロシミュレーションで求めた部分光路長（p-PL）と総光路長（t-PL）の関係
●：PL，▲：PL/t-PL．A, Bはそれぞれ異なる被験者の結果．照射-受光間距離は30 mmで一定であるが，計測部位によりt-PLとp-PLは異なる．
（Hoshi Y, et al. J Biomed Opt 10：064032, 2005[2]より引用）

分解計測法や周波数分解計測法で計測することができるが，p-PLを計測することはできない．そこで，p-PLについては理論モデルを用いて数学的に見積もられている．

著者らは，頭部を頭皮，頭蓋骨，脳脊髄液，脳組織の4層にわけ，各被験者（健康成人）のMRI画像から各層の厚さを決め，時間分解計測から得られた平均的な光学特性値（吸収係数と換算散乱係数）を与え，それぞれの層における光学特性値を逆問題を解いて求めて4層頭部モデルを作り，モンテカルロシミュレーションによってp-PLを求めてt-PLとの関係を調べた[2]．図2A, 2Bは2人の被験者における両者の関係を示している．照射-受光間距離はすべて30 mmで一定であるが，t-PLは同じ被験者であっても計測部位によって異なり，どちらの被験者においてもp-PLはt-PLに対して負の関係にあった．このことは，t-PLの値を用いてNIRS信号を補正した場合（NIRS信号の値をt-PLで除してHb濃度変化を求める），Hb濃度変化が小さく見積もられるばかりでなく，誤った値が算出されることを意味している．また，t-PLとp-PLの関係は被験者によって異なるため，t-PLの値からp-PLを予測することはできない．さらに，t-PLの計測部位による違いは，2倍を超えることはほとんどないが，p-PLは2～3倍以上の違いは生じうる．

t-PLに左右差が認められないので，左右差の比較は可能であるという意見もあるが，少人数の計測結果に基づいている[3]．さらに，図2は同じ被験者でt-PLが同じ値であっても，計測部位が異なるとp-PLは異なることも示している．もともと，t-PLに比べてp-PLの値は小さいためこの差は無視できないものと考える．したがって，NIRS信号の振幅の個体間，部位間比較は，脳内Hb濃度変化の比較にはならない．マルチチャンネルNIRS装置計測において，もし脳血流が計測領域内で一様に変化した場合，得られる画像はp-PLの分布を示しているにすぎないということもありうる（図3）．

② 照射-受光ファイバ位置とNIRS信号

マルチチャンネルNIRS計測装置による光トポグラフィでは，照射-受光ファイバの配置によって得られる画像が異なることが問題視され，倍密度プローブ[4]などの対策案が提案されている．この方法によって，脳血流が変化した領域の空間的広がりをより正確に検出できるようになったが，図4に示すように，NIRS計測では照射と受光ファイバペアの位置によって，信号の振幅は異なるという基本的な問題は残っている．このことは，Strangmanらによっても指摘されており[5]，NIRS信号の振幅の部位間・個体間比較をしても，正確に脳活動の大きさの違いを論じることができないことを意味している．

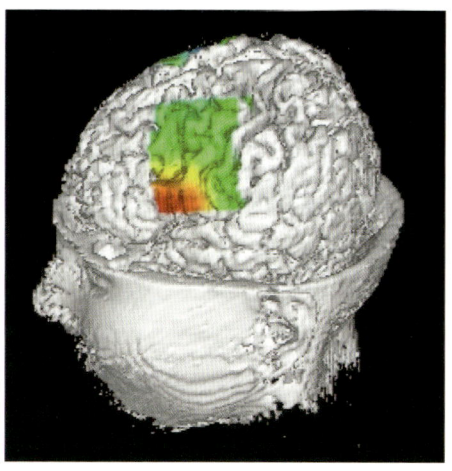

図3 光トポグラフィー画像
計測領域で血流が一様に変化した場合は、脳の活動領域ではなく、部分光路長分布を示している（赤い部分がもっとも部分光路長が長い）.

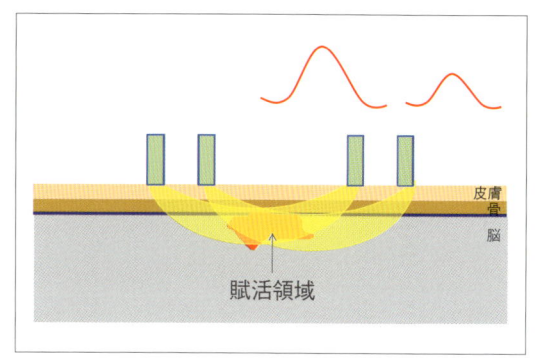

図4 照射-受光ファイバの位置と NIRS 信号（酸素化 Hb）
照射-受光ファイバの位置が変化すると信号強度も変化する.

3 NIRS 信号に対する脳脊髄液・頭蓋骨の影響

　脳脊髄液（CSF）が脳組織における光伝搬に大きく影響することは，理論モデルを用いた解析によって明らかにされている[6,7]．Wangらは，頭皮，頭蓋骨，CSF，灰白質，白質の5層からなり，灰白質に吸収体（脳賦活を模擬）を持つ頭部モデルを想定して，頭蓋骨あるいは CSF の厚さが吸光度のマッピングに与える影響をモンテカルロシミュレーションで検討した[7]．頭蓋骨と CSF ではその影響の仕方が異なり，前者では骨が厚くなるほど賦活領域に対する感度が低下するのに対して，CSF は3 mm より薄い場合は灰白質を透過する光が増加して，CSF 層がない場合（0 mm）より感度が高くなるが，それ以上の場合は逆に灰白質へ到達する光が少なくなり感度は低下するという結果であった．

　この研究グループは理論モデルを再現するファントム実験からも，光マッピング画像には頭部構造や光ファイバの配置などが複合的に影響することを確認している．したがって，光トポグラフィーによって得られた画像から，脳賦活の程度を定量的に論じることはできない．

4 NIRS 信号の集団解析

　fMRI や PET 計測においては，複数の被験者データを同一空間（標準脳）で解析することがルーチンに行われている．ある個人に特異的な所見ではなく，多くの人に共通に認められる現象を見出すためであるが，マルチチャンネル NIRS 装置で得られたデータ解析において，もっとも困難なことの1つである．NIRS 計測の前あるいは後で頭部 MRI 画像も取得して，デジタイザーで光ファイバの位置を脳表に投射してから，解剖学的正規化と空間的平滑化を行って標準脳に変形させることは可能である．しかし，たとえ，国際10-20法などの脳波電極設置部位をランドマークにして光ファイバ固定用ホルダーを設置しても，各照射-受光ペアが計測する脳領域は被験者ごとに異なる．これは，ホルダーの大きさは同じでも，頭の大きさは個人で異なるためで，さらにホルダーを取りつけるときに多少ずれてしまうこともある．

　標準脳に変形させてから，計測領域がほぼ同じとみなせる被験者のデータのみを用いて解析することは可能であるが，賢明な解決法とはいいがたい．脳磁場計測（MEG）や脳波計測（EEG）も NIRS と同様に標準的な集団解析の方法はなく，個人解析がまず行われ，その結果が集団解析の対象になっている．NIRS 信号の解析においても，ダイレクトに集団データのなかから共通項を見出すのではなく，MEG や EEG のように個人データ解析から行うのが確実であると考える．

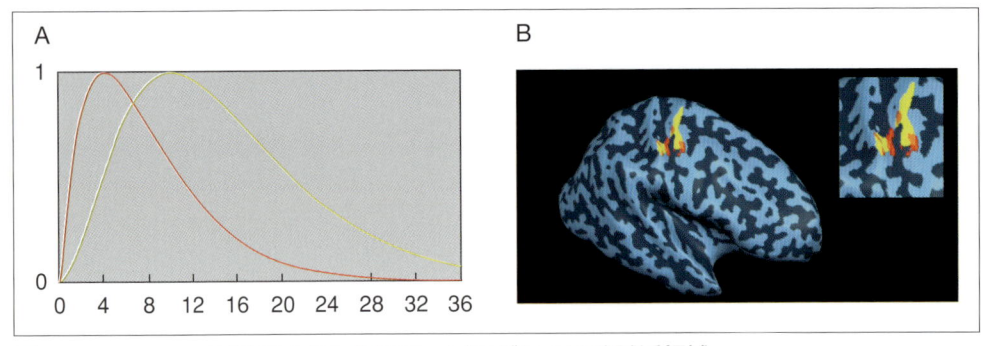

基礎編　F　NIRSのピットフォール

図5　BOLD-fMRI で検出された左指タッピングによる脳賦活領域
A：2種類の HRF を用いて解析した結果を示している．
B：赤領域：赤の HRF を使用，黄色領域：黄色の HRF を使用．

5　血行動態応答関数を用いた解析

　fMRI では，刺激や課題に対する脳賦活に伴う信号変化を血行動態応答関数（hemodynamic response function：HRF）でモデル化し，一般線形モデルの説明変数を HRF で convolution して解析する方法がよく用いられている．この方法は，NIRS データ解析にも応用することができ，NIRS 信号の振幅に影響を与える因子を考える必要がなく，NIRS データ解析には適した方法と思われる．しかし，使用にあたっては以下のことに注意が必要である．fMRI で用いられている HRF は，経験的に導かれたモデルであって，神経活動と fMRI 信号との正確な関係は不明である．また，解析ソフトでは複数の HRF から適切と思われる HRF を選択することができるが，どの HRF を用いるかによって結果は異なる（図5）．この解析では，ある課題に対する血流反応に再現性があることが前提になるが，指タッピング課題のような比較的単純な課題でも，ブロックごとに NIRS 信号の変化パターンが異なることもある．また，ブロックデザインで行われる認知課題などは，1ブロックが60秒程度と比較的長めであるが，このような長めの課題に対して確立している適切なモデルはなく，データの蓄積が必要である．さらに，一般線形モデルで解析するためには，繰り返し計測が必要になり，実験デザインによってはこの解析法を用いることができないものもある．

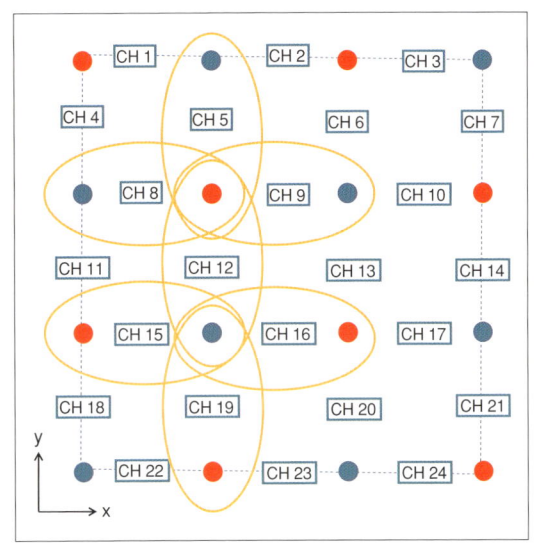

図6　マルチチャンネル NIRS 計測における NIRS 信号の空間的独立性
●：照射ファイバ，●：受光ファイバ，◯：模式的に示した各照射−受光ペアの X-Y 軸上での検出光の空間感度分布．

6　相互相関分析

　ある脳領域の NIRS 信号と時間的相互相関がある領域を検出するときには，計測領域（ここではチャンネル CH とよぶ）における信号の独立性に注意する必要がある．たとえば，図6が示すような照射−受光ファイバ配列の場合，CH12 の信号には，CH 5，8，9，15，16，19 で計測される脳領域での Hb 変化に基づく信号が部分的に含まれるた

め，これらのCHに対しては独立であるとはみなせない．したがって，相互相関分析を行うときには，分析するCHの選定に注意が必要である．

⑦ NIRSデータ解析ツール

データ解析は研究の醍醐味の1つで，方法に間違いがない限り，実験者が適切と思う方法で解析することに何ら問題はない．しかし，初めてNIRS計測を行う場合には，標準的な解析ツールがあると便利であるが，前述のようにさまざまな理由から，SPMのようなツールは望めない．近年，マルチチャンネルNIRS計測装置が普及し，一回に得られるデータ量が多くなり，また複雑な実験デザインが用いられるようになり，テキストデータをエクセルなどで解析するのでは，かなり時間がかかるばかりでなく困難である．そこで，解析用のプログラムの作成が独自に行われている．今後，これらのプログラムを集めてNIRSデータ解析ツールボックスを作ることは可能と考える．

しかし，たとえ優れたデータ解析ツールが開発されたとしても，データ解析は生データをみることから始まる．NIRS信号の解析では，まず光ファイバのずれなどによるアーチファクトと信号の区別が必要であるが，EEGと同様に最終的には実験者の目視によって判定されるので，日頃からデータをよくみて慣れておく必要がある．NIRS信号はリアルタイムでディスプレイ上に提示されるので，計測時に信号変化を観察するのが，信号判読能力を養うのにもっとも簡単な方法である．

まとめ

神経機能イメージング研究では，個人解析の結果はその個人に特有の現象である可能性があり，重要ではないと考えられている．また，NIRS計測者にはfMRI計測追従の傾向があり，SPMのような集団解析ツール確立の要望は高い．しかし，近年注目されている薬剤感受性など個人の特性に基づいて行われるテーラーメード医療のように，個人特有の所見に目を向けることは，脳機能そして心の神経メカニズムを理解するうえで有用で，脳機能研究の新たな展開が期待される．したがって，信号の本質が異なるfMRIの解析ツールをNIRS用に修正するのではなく，NIRS信号にふさわしい独自の解析ツールを考案すべきと考える．

文 献

1) Fristron KJ, Holmes AP, Worsely KJ, et al. Statistical parametric maps in functional imaging：A general linear approach. Hum Brain Mapping 2：189-210, 1994
2) Hoshi Y, Shimada M, Sato C, et al. Reevaluation of near-infrared light propagation in the adult human head：implications for functional near-infrared spectroscopy. J Biomed Opt **10**：064032, 2005
3) Katagiri A, Dan I, Tuzuki M, et al. Mapping of optical pathlength of human adult head at multi-wavelengths in near infrared spectroscopy. Adv Exp Med Biol **662**：205-218, 2010
4) Yamamoto T, Maki A, Kadoya T, et al. Arranging optical fibers for the spatial resolution improvement of topographical images. Phys Med Biol **47**：3429-3440, 2002
5) Strangman G, Franceschini MA, Boas DA. Factors affecting the accuracy of near-infrared spectroscopy concentration calculation for focal changes in oxygenation parameters. Neuroimage **18**：865-879, 2003
6) Okada E, Firbank M, Schweiger M, et al. Theoretical and experimental investigation of near-infrared light propagation in a model of the adult head. Appl Opt **36**：21-31, 1997
7) Wang S, Shibahara N, Kuramashi D, et al. Effects of spatial variation of skull and cerebrospinal fluid layers on optical mapping of brain activities. Opt Rev **17**：410-420, 2010

基礎編　F●NIRSのピットフォール

2 近赤外分光法の原理と限界，そしてその解決法
― 脳機能計測を中心に ―

清華大学医学院　田村　守

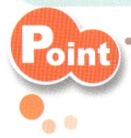

Point
- fNIRSの持つ原理的課題を取り上げ，その解決法を提案する．
- 現状の単純な2元連立方程式を解くアルゴリズムは，吸収と散乱のアーチファクトを除けない．
- 統計的手法を止め，個人で完結する使用法に限定すべきである．

近赤外反射光を用いた多チャンネル計測で得られる光脳機能イメージング（広義のFunctional Near-infrared Spectroscopy：fNIRS）は，各チャンネルを構成する一組の入射-受光ファイバー間で生じた光吸収の強度を，ある種の演算を介して酸素化ヘモグロビン（Hb），脱酸素化Hb，総Hbの濃度に換算し，個々のチャンネルにおけるこれらの変動の時間経過や濃度分布の画像表示を行う手法である．しかしながら，"脳組織のような不均一多重散乱系における光吸収の定量的測定は可能なのか？"という分光学の基本問題は解決されずに，本邦を中心に装置が市販され，その応用も脳機能解明の基礎研究から臨床診断へと広がろうとしている．近赤外分光法の持つ多くの利点はいうまでもないが，しかしながらその計測限界を超えたさまざまな分野への応用は非常に危険である．

ここでは近赤外分光法の持つ原理的な問題を整理し，実際の脳機能計測で遭遇するさまざまな困難さを明確にして，その克服のためにもっとも有効と思われる使用方法を提案したい．差し当たりここでの議論は広く普及している定常光測定（CW光）に限定する．

1 脳組織構築からみた微視的および巨視的視点の差異

通常，我々は入射-受光ファイバー間を3cm程離してその間の光吸収を計測する．この場合，模式的な図1のように，光は皮膚，頭蓋骨，脳脊髄液の層構造を通過し白質・灰白質に到達する（この光の広がりは実測されたものではなく，通常シミュレーションで散乱係数と吸収係数を仮定して描かれる）．したがって検出された光の信号（この場合，検出された光の強度）はこれらの層構造を構成する各組織やそれを作り上げているさまざまな細胞や血管系などの違いを区別せず，みかけ上すべて"平均化"されて検出される．言い換えれば，血液内の赤血球とさまざまな血管系，そしてそれを囲む脳組織の違いを光は区別できず，あたかも血管内部に閉じ込められた血液を脳組織全体に均一に溶かした濁った溶液状態として扱っている．しかし実際は強い光の散乱体である脳組織のなかを色々な太さの血管（体積として毛細血管が大部分を占める）が，ある間隔をおいて複雑に走っている．模型として豆腐のなかに細いガラス管（実際は毛細血管の太さ）に血液を満たして，突き刺した状態を想像してほしい（図2）．そしてこの血液が流れる微小ガラス管が多数差し込まれた豆腐全体に，一方から光を当てて，数cm離した所か

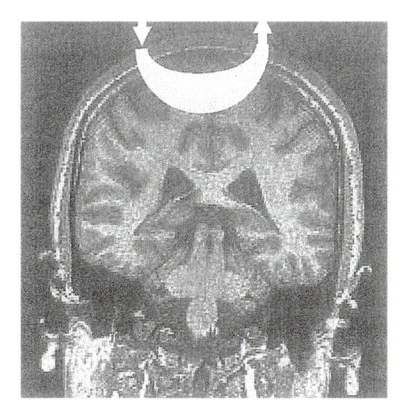

図1 ヒト頭部のCT像と照射および検出部位における光の強度分布の模式図
実際の光の拡がりはブロードで,このバナナ型の光の拡散の形は,シミュレーションによる.

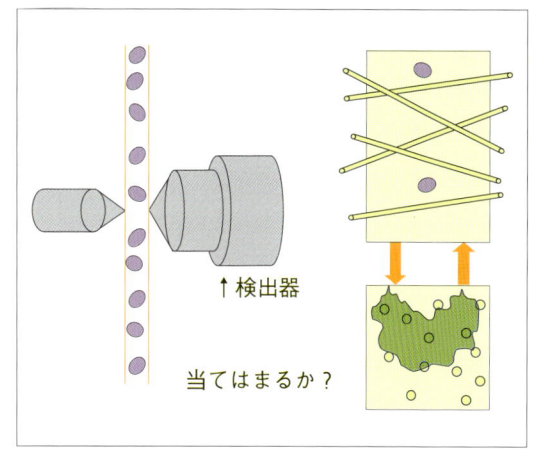

図2 脳組織の微視的および巨視的視点
観測されるHbの吸光度変化は,主に静脈血赤血球(〜80％程度)であり,毛細血管と細静脈に大部分由来する.図ではわかりやすいように毛細血管のみを示してある(左図).この変化が右図のように,我々が計測する実際の脳組織では空間的に平均化されている.

らの反射光を測定している状態が,我々の人頭部の計測に対応する(さし当たり,皮膚や頭蓋骨のような層構造は考慮していない).

第一の問題はこのような巨視的な測定系に対し,単一赤血球や毛細血管系に血液を流した際に観察される光吸収と光散乱の現象(微視的視点)が,果たして我々の頭部の測定系(巨視的視点)と同じように扱えるだろうか?

第二の問題は観測された吸収変化から酸素化Hbと脱酸素化Hbの濃度を連立方程式から求める際,用いた波長の吸光係数が必要である.この値は透明溶液で求められた値がそのまま用いられているが,20 mM(ヘム濃度)の高濃度で存在する赤血球内部と同じだろうか.さらに,血管内に閉じ込められた赤血球で生じる吸収変化が,実測される脳組織全体で均一に薄められたHbの吸収変化として等価に扱えるだろうか.

これらは,多くのシミュレーション研究や現行の計測装置で自明のこととされているが必ずしも実験的に証明されたわけではない.特に,単純な2つの波長を用いた連立方程式の係数に透明溶液での吸収係数をそのまま用いる場合,得られる酸素化Hb,脱酸素化Hbの挙動に疑問が残る.

2 不均一多重散乱系における吸収と散乱の関係—in vitro 実験系

単純な血液のみを測定対象にした in vitro 実験系において,「散乱が,吸収をほとんどマスクするため,真の吸光度を求めることは不可能である」との指摘は,100年近く前からよく知られた事実であり,通常の物理化学や分析化学の教科書に,一般論として「濁ったサンプルでの吸収や蛍光測定は定量性がなく避けるべきである」と書かれている.図3Aはその典型例である.図3Bは通常の分光光度計を用い,キュベットに赤血球濃度(ヘマトクリット)を変えながら,そのとき観測されるみかけの吸光度(実際は減光度)を求めたものである.比較のため赤血球中のHb濃度から(実際的には溶血して)求めた真のHb(この場合酸素化Hb)の吸収も図に加えてある.すぐにわかるように,赤血球混濁液で観測される吸光度は,真のHbの吸光度より約10倍大きく,しかも濃度に対し直線的には変化しない(図3B下図).すなわち,赤血球の濃度の変化に伴う散乱変化は真の吸収変化よりはるかに大きく,観測された吸光度(減光度)は血液の吸収ではなくほとんどすべて散乱変化に由来するアーチファクトである.この赤血球混濁液のみかけの吸光度は,図3Bの上

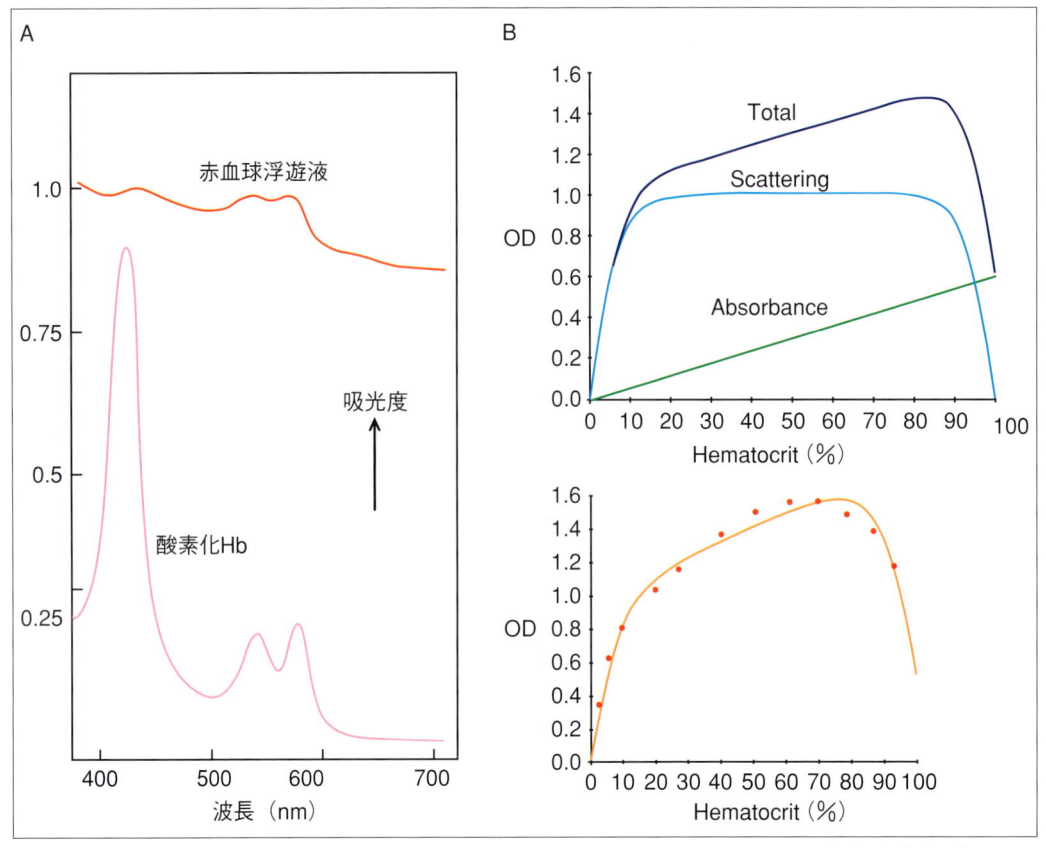

基礎編　F ● NIRS のピットフォール

図3　赤血球浮遊液と精製された溶液中での酸素化 Hb の吸収スペクトルと赤血球濃度（ヘマトクリット）と吸光度（OD）の関係

A：赤血球浮遊液の吸光度が高いのは散乱による．スペクトルも大きく歪む．濃度は同じなので，吸光係数は透明溶液と赤血球でみかけ上大きく異なる．

B 上図：理論から導かれた吸収と散乱の足し合わせの関係を示す．

B 下図：実測された赤血球濃度と吸光度（OD）との関係．直線を与えない．

（O plus E 連載（光を使った生体計測），1987 を参照）

図に示すように散乱による減光度と Hb の光吸収による減光度（吸光度）の足し合わせであり，散乱強度は溶媒（水）と赤血球膜の屈折率の比で決まる．高濃度の赤血球領域で吸光度が低下するのは，水よりも赤血球の占める体積が大きくなり，ここでは赤血球が溶媒となるためである．

③　生きた生体組織での光の挙動（*in vivo* 実験）

図3が血液のみで得られる実験事実である．それでは実際の我々の頭部では血流変化に伴う散乱変化が大きすぎて吸収変化は測れないのだろうか？

毛細血管を模した図2のような実験系の代わりに我々は生きた生体組織で図3を検証した[1]．フルオロカーボンを含む人工血液でラット頭部を灌流し（脳組織が intact であることは脳波等で確認した）．種々の濃度の血液を灌流液に加え，各濃度（ヘマトクリット）におけるラット頭部の透過光（〜3 cm 程度の厚さ）から吸光度を求めたものである．実験的に直線関係が成立する（図4）．

図3と図4の違いは何に由来するのだろうか？図4で測定されたラット頭部は図2のように血管が光を強く散乱する脳組織（神経細胞など）に周りを囲まれている．したがって，もともと非常に

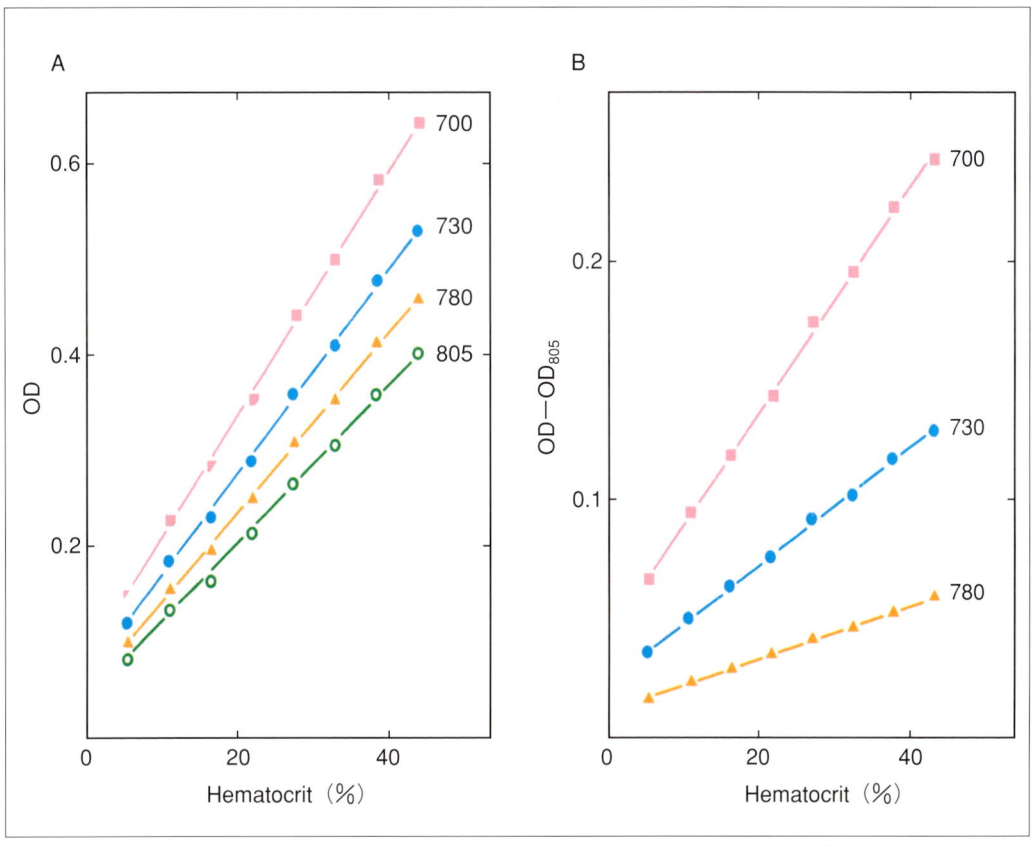

図4 人工血液で灌流したラット頭部透過光強度（吸光度）と加えた赤血球濃度との関係
両者は直線を与える．
（Hazeki O, Tamura M. J Appl Physiol 64：796-802, 1988[1]）より引用）

大きな散乱体が存在するなかに，血管があり，その全体を光が通るので，血管内で生じる血液由来の散乱変化はこの全体の大きな散乱に比べ相対的に小さくなり，ほとんど検出されない．これに対し，光吸収はすべて血液のヘモグロビンに由来するので，濃度（ヘマトクリット）と比例する．

模式的に書けば，図5のようにキュベットの後に大きな光を散乱させる物体，たとえば濾紙のようなもの（拡散板として市販されている）を置けば，図4のような直線を与える．このようにキュベットと検出器の間に光を強く散乱させる物体（拡散板）をあらかじめ置いておいて，実験的にサンプルから生じる散乱変化を除去する方法は，通常のミトコンドリアの測定や細胞のサスペンションなどで，濁った試料の吸収測定においてごく当たり前に行われている方法である．

図4の結果は少なくとも，毛細血管内を赤血球

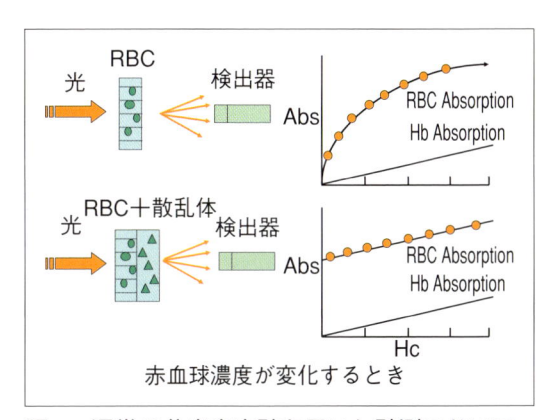

図5 通常の分光光度計を用いた計測において，キュベットの後方に強い散乱体を置いたときと置かないときとの違い
上図：散乱体なし．下図：散乱体有り．Abs：吸光度，HC：ヘマトクリット，RBC：Red Blood Cell（赤血球）．強い散乱体が存在すると，吸収と濃度は直線になる．

が流れる脳組織の系が，散乱系に吸収物質（ヘモグロビン）を均一に溶かした状態で近似してもよいといえる．これが，シミュレーションで吸収と散乱の平均値である，吸収係数 μ_a，散乱係数 μ_s，を用いてもよいとの理由である．ただし酸素化，脱酸素化 Hb に換算する際に必要な吸光係数は，本来の赤血球の *in vivo* の値を使うべきである．

④ 透明溶液での光吸収の基本原理 —Beer-Lambert 則

すべての光吸収の基本則である透明系での Beer-Lambert 則は，与えられた波長に対し，

$$Abs = \log I_0 / I = \varepsilon CD \tag{1}$$

と書ける．ここで，I_0：溶媒のみの透過光強度，I：溶質が存在するときの透過光強度，ε：分子吸光係数，C：溶質の濃度，D：光路長（普通はキュベットの厚さ）である．ここで(1)式は通常透明溶液であれば光は直進するので，直進光のみで成立するとの誤解があるが，光が直進するか否かは関係しない．簡単な例を挙げれば，キュベットのなかに鏡を入射光に対し直角に置いて 90 度方向へ曲げ，この光で光強度を求めても，あるいはキュベットの向こう側に鏡を立てて，もう一度キュベットを戻った光（反射光測定）でも(1)式は成り立つ．ただし，このときの D は実際に光が通った距離で与えられる．(1)式で濃度 C を求めるには，吸光係数と光路長の両方を知る必要があり，以下に述べる散乱系でも同様である．さらに，(1)式で，異なった複数の成分が系に含まれるとき，与えられた波長での全体の吸光度はそれぞれの吸光度の和で与えられる（重ね合わせの原理）．

⑤ 散乱系における正しい Beer-Lambert 則の定義

さて図 4 の実験結果は生体組織において，血管内の血液濃度（ヘマトクリット）を変えても，検出光強度との間に直線関係が近似的に成立することを示している．言い換えれば，局在する吸収物質の吸光度を，均一に溶媒に溶けた溶質の吸光度として扱えることを意味する．これを(1)式と同じように書くと，

$$Abs = \log I_0 / I = \varepsilon CD_{scatt} \tag{2}$$

と書ける．I_0 および I は溶質が存在しないときと存在するときの散乱系で得られる検出光強度である．(1)式との違いは，D（光路長）を D_{scatt} と書き入射ファイバーの先端と受光ファイバーの先端の物理的距離（この場合ラット頭部の厚さ）と異なる値になる．これは生体組織のような強い散乱系に光が入ると散乱粒子（この場合，血液を含む脳内組織を作り上げている種々の細胞や細胞内の小器官）によって多重散乱を受け，ほとんど直進せず，その結果より長い距離を光が走る（通常，平均して 5〜8 倍）ことに由来する．この(2)式の関係は図 1 のようなバナナ型の光路を通った反射光測定においても成立する．

ここで(2)式の I_0 はラットの場合，血液を含まない人工血液で得られた透過光強度であり，(1)式の溶媒のみの透過光強度に対応する．(2)式が散乱系に拡張した正しい Beer-Lambert 則の定義である．

⑥ modified Beer-Lambert 則

しかし，実際の人の計測において，(2)式は使えない．それは血液を除いたときに得られる I_0 を求めることが困難だからである（イヤーオキシメーターは例外）．そこで一般に広く使われているのが London 大学グループによって導入された modified Beer-Lambert 則である．

$$Abs = \log P_0 / P = \varepsilon C\beta D + S \tag{3}$$

ここでは，(1)あるいは(2)式と異なり，P_0 は照射光強度，P は検出光強度，D は物理的光路長，β は光路長因子，S は散乱項である．(2)式の $D_{scatt} = \beta D$ となる．(3)式の意味は，散乱系に照射された光は吸収と散乱の 2 つの因子によって減光され，その和が吸光度（正しくは減光度）として検出されることを意味している．したがって S が，吸収が存在しないときの散乱のみに由来する光の減衰の強さを与える．散乱系における正しい Beer-Lambert 則は(2)式であるが，(3)式がわかりやす

いため，広く使われている．しかしながら，(3)式は光の吸収のみを記述すべき Beer-Lambert 則である(2)式に光吸収とまったく異なった物理現象である散乱による光の減衰が等価の形で加わっていることが議論を複雑にしている．(3)式においても，透明溶液と同様に，複数の成分が存在するときの全体の吸光度に対して，それぞれの成分の吸光度の和，重ね合わせの原理が成立する（厳密には仮定であり，たとえば層構造を持つ場合には必ずしも成立しない）．

実際の生体組織では，図2のような血管分布であり，圧倒的に大きな脳組織が持つ散乱強度に血管内を流れる血液の散乱変化が加わるが，この変化は脳組織全体が持っているもともとの散乱強度に対して非常に小さくほとんど検出されない．したがって，血管内の赤血球濃度を変えても（流速の変動に対応），散乱項 S は一定とみなせる．これが図4および図5を表す(3)式である．しかしながら，この事実から，我々は脳賦活時の光吸収変化を散乱の妨害なしで選択的に計測できると結論することは早計である（次節）．

⑦ 近赤外分光計測における散乱変化

実際の生体組織で得られた図4の直線関係とそれを式として書いた(3)式の modified Beer-Lambert 則によって fNIRS（特に光トポグラフィー）は正しく脳賦活時の血流変化に伴う酸素化，脱酸素化および血液量変化を測定しているといえるだろうか？　ここで図4の系で赤血球濃度（ヘマトクリット）と吸光度との間に直線関係が得られたのは，

①血液由来の散乱変化は，脳組織全体の大きな散乱に比べ十分小さい．
②測定中，"ゲタ"となる脳組織由来の散乱光強度は変化しない．

との2つの条件が存在したからである．しかし実際の脳機能計測時を考えてみよう．

通常，脳賦活実験において，我々はコントロール（安静時）とタスク負荷時との両者間で血液（Hb）由来の吸光度差を求めてその時間変化や画像化を行っている．したがって散乱に関しても同じように賦活時前後の散乱光強度の差，散乱変化量を定量的に評価する必要がある．今，血管系も含む脳全体（頭部全体）の散乱光強度について，賦活前を $S_{(int)}$，血管（血液）のみを $S_{Blood(int)}$，血液以外の脳組織を $S_{Tissue(int)}$ とすると吸収と同様に散乱に関しても，重ね合わせの原理が成立するので（層構造を持つ場合，一般的に成立しないが，吸収と散乱は等価として扱う modified Beer-Lambert 則に基づく連立方程式を解く際のもっとも基本になる原理），

$$S_{(int)} = S_{Blood(int)} + S_{Tissue(int)} \quad (4)$$

と書ける．今，$S_{Blood(int)} \ll S_{Tissue(int)}$ であるが，賦活後の時間 t における散乱光強度と賦活前との差を $\Delta S_{(t)}$ とすると，

$$\begin{aligned}\Delta S_{(t)} &= S_{(int)} - S_{(t)} \\ &= S_{Blood(int)} + S_{Tissue(int)} - (S_{Blood(t)} + S_{Tissue(t)}) \\ &= \Delta S_{Blood(t)} + \Delta S_{Tissue(t)}\end{aligned}$$

ここで $\Delta S_{Blood(t)}$，$\Delta S_{Tissue(int)}$ は，賦活前と賦活後の時間 t における血管内の血液および脳組織のそれぞれの散乱光強度の差である．

上記の条件②が成立するとして，組織散乱強度変化量 $\Delta S_{Tissue(t)} = 0$ と仮定しても，血液由来の散乱強度変化量，すなわち $\Delta S_{Blood(t)}$ は，みかけ上薄まった Hb の吸光度変化量，$\Delta A(t)$ に対して無視できるだろうか．実際の測定では，濃度はみかけ上薄まるが，脳組織の強い散乱によって，光路長が平均5〜8倍程度長くなるので，吸光度変化はそれほど小さくはならないが，この散乱変化は図2のように，血管内部の血液量，主として細静脈（赤血球数）の変化で生ずるもので，周りの脳組織の散乱によって，光吸収と同様に，その強度はみかけ上薄まる（小さくなる）が，ゼロにはならず，赤血球の数（濃度）の変化に由来する散乱と吸収の相対的な関係は維持される．血管拡張が生じたときも，光吸収と同時に散乱も変わる．変わらないのは酸素化，脱酸素化のみが生じる場合だけである．実際の脳機能計測では決して $\Delta S_{Tissue(t)} = 0$ とはならず，動物実験からも，賦活に伴う脳組織の散乱変化の存在が示されている．ここでの議論は，脳組織全体に均一に赤血球が溶けた状態で，赤血球の個々の散乱が変わるか，あるいは数（濃度）が変化したときを想定した従来の考え方と異なっておりさらに検討が必要である．

基礎編　F ● NIRSのピットフォール

表　二波長差の吸光係数

$\lambda_m - \lambda_r$	In vitro oxy	In vitro deoxy	In situ deoxy
700 − 805	−1.15	2.00	1.96
730 − 805	−0.87	1	1
750 − 805	−0.62	1.30	1.41
780 − 805	−0.25	0.45	0.47

二波長吸光度差を用いれば，生体（ラット頭部）と in vitro 赤血球浮遊液で，ほぼ同じ吸光係数が得られる．
λ_m：測定波長，λ_r：参照波長 730−805 nm を 1 に取り，相対値で表した．
(Hazeki O, Tamura M. Adv Exp Med Biol 248：63-69, 1989 より引用)

⑧　二波長差分光法

次に，この血液量（赤血球数）が変わることによる散乱変化の除去をいま一度 in vitro の系で再現することを考える[2]．図3と同じ実験を，より毛細血管に近い 20％ヘマトクリットの近傍で行うと，5％以上で散乱の影響を受け直線からずれる．これに対し，805 nm の吸光度を同時に求め，その差をプロットすると，きれいに直線となり，in vitro においても，赤血球由来の散乱に起因するアーチファクトを除去できることがわかる．この関係を示したのが表である．赤血球サスペンションの in vitro の系と実際の生体組織（ラット脳）で得られたヘマトクリットに対する二波長吸光度差の直線の傾き（みかけの吸光係数差）は実験誤差範囲で同じ値を与え，生体組織由来の散乱によるアーチファクトを取り除ける．なぜ図6で示したように 805 nm を基準とした二波長差は散乱変化を消してくれたのだろうか？

この手法は昔から広く二波長差分光法（Dual wavelength Photometry）として混濁試料（細胞やミトコンドリアのサスペンション，あるいは赤血球や筋肉など）として広く使われたものである（二波長差分光光度計として製品化されている）．原理は"混濁試料の散乱強度は非常に近い2つの波長において，ほぼ等しい"に由来する．これを用いると，（3）式は2つの波長 λ_1, λ_2 で，

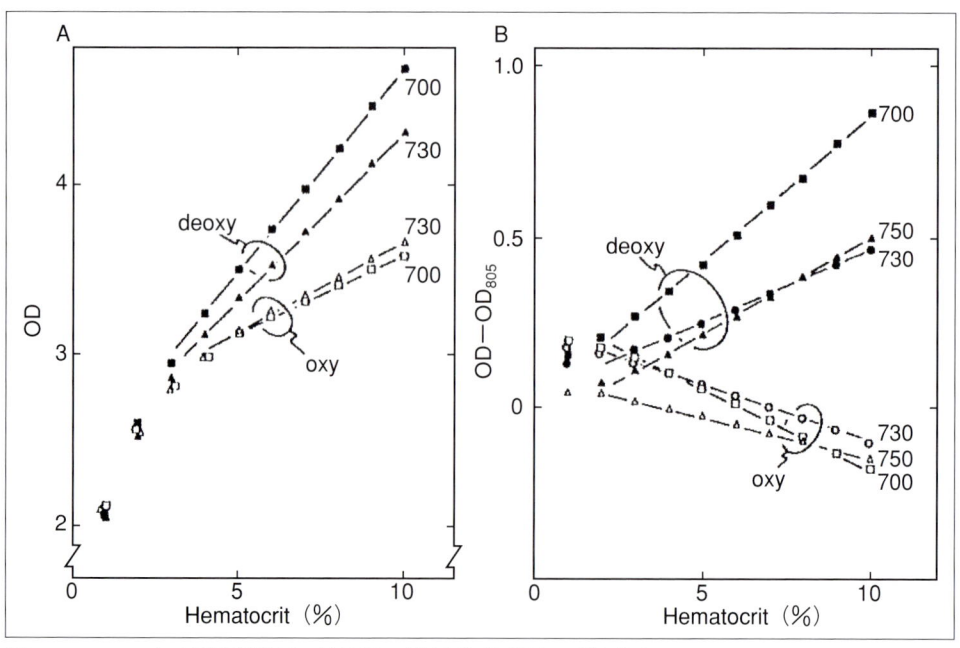

図6　in vitro 赤血球浮遊液における二波長差分光法の計測例
805 nm を参照波長に用い，各波長での吸光度の差を濃度に対してプロットした．
A：各波長での吸光度と濃度との関係．
B：805 nm の吸光度とそれぞれの波長の吸光度との差をプロット．酸素化Hb，脱酸素化Hbともに全領域で直線を与える．
(Hazeki O, Tamura M. Adv Exp Med Biol 248：63-69, 1989[2] より引用)

$$Abs_{(\lambda_1)} = log {I_o}^{\lambda_1}/I^{\lambda_1} = \varepsilon_{\lambda_1} C \beta_{\lambda_1} D + S_{\lambda_1}$$

$$Abs_{(\lambda_2)} = log {I_o}^{\lambda_2}/I^{\lambda_2} = \varepsilon_{\lambda_{21}} C \beta_{\lambda_2} D + S_{\lambda_2}$$

となり，2つの波長での吸光度差は2つの波長での散乱がほぼ等しいと置ける．すなわち，$S_{\lambda_1} \approx S_{\lambda_2}$ と $\beta_{\lambda_1} \approx \beta_{\lambda_2}$ なので，

$$\Delta Abs^{\lambda_1 - \lambda_2} = \varepsilon_{\lambda_1 - \lambda_2} \cdot C \beta_{\lambda_1} D \quad (5)$$

となる．これを賦活前後の時間変化 t で書けば，

$$\Delta Abs^{\lambda_1 - \lambda_2}(t) = \varepsilon_{\lambda_1 - \lambda_2} \cdot \Delta C(t) \beta_{\lambda_1} D \quad (6)$$

となり，実際に計測時に散乱が変化しても，光路長因子の変化はキャンセルされる．ただし，これが成立するには使用する波長は可視部で～10 nm 以内，近赤外で～50 nm 以内の近い2波長が必要である．

しかし現状の2組の波長を用いて連立方程式を解く光トポグラフィー装置では，単純に (3) 式のみを用いて，113 ページに示した条件①と②を仮定している．しかし，この仮定が成立するとは言い難く，血液由来および組織由来の散乱変化を除去するには不十分であり，上記の二波長差分光法が不可欠である．

(6) 式の出発である modified Beer-Lambert 則の (3) 式に含まれる S は，実際の計測時において，脳組織の散乱のみではなく，さまざまな外乱因子も含まれる．これらを除くためにも二波長の吸光度差を使うべきである．

modified Beer-Lambert 則から出発して散乱を除くもう一つの手法が，安静時と賦活時の吸光度の差を使う方法であり，(3) 式で，最初の状態の吸光度と時間 (t) における吸光度の差は，散乱が変わらないと仮定して

$$\Delta S(t) = 0, \quad \Delta \beta D(t) = 0 \quad \text{したがって,}$$
$$\Delta Abs(t) = \varepsilon \Delta C(t) \beta D \quad (7)$$

と書ける．酸素化および脱酸素化 Hb の2つの成分なので，2つの波長を用いて連立方程式を解く手法はこの (7) 式に基づいている．しかしこの仮定は通常成立しない．もし成立するならば，我々は，物理や化学でいわれている"混濁サンプルで吸収や蛍光の定量的な測定は不可能"は間違いであり，たとえば 805 nm の一波長の吸光度変化だ

けで，血液量の追跡が可能なはずである．

⑨ 二波長差分光の連立方程式を用いた光路長補正による画像化と統計処理

散乱を除くため近接した二波長吸光度差を使うべきである．このことは言い換えると光による脳機能計測において変数は血液の Hb に由来する酸素化と脱酸素化の2つと，散乱変化も含まれ，変数は3つである．これが少なくとも三波長計測がなぜ必要かの理由である．

光脳機能計測において賦活前後の各チャンネルで得られた吸光度変化から酸素化 Hb，脱酸素化 Hb，そして総 Hb 量を求め，画像表示を行っている．このとき，(3) 式や (6) 式に含まれる光路長 βD を知る必要がある．現在市販の装置（定常光）では，この光路長はすべて同じとして画像を作っている．しかしこの光路長は各チャンネル間（計測部位）で大きく異なり，また，異なった個人間で同じ部位にセットしても，大きく異なる．あるいは同一個人で左右対称の位置に各チャンネルをセットしたとしても，それぞれの光路長が同じであるとの保障はなく，脳表の機能局在部位が必ずしも左右対称とはいえないであろう．

結論からいえば，CW 光を用いる限り，観測された光吸収の強度から求めた，酸素化 Hb，脱酸素化 Hb の画像や個々のチャンネル間の強度やその時間経過の相互比較について定性的な議論は可能であるが，統計的処理などに耐える観測量とは言い難い．特に，散乱除去を考慮しない単純な連立方程式の解は，吸収変化をみているか，散乱変化をみているか，あるいは，光路長変化をみているか，区別ができない．

⑩ 光路長を同じにするには，出力のバランスを取る

この光路長をそろえる方法は二波長差分光法で簡単にできる．図 7 にその原理を示す．計測の最初に観測される光信号の強度は，それぞれの波長，λ_1, λ_2 で，散乱と吸収による減光度を反映している．通常，散乱は吸収の 10 倍以上大きいので，この検出された光強度は散乱強度とみなしてよい．光路長はこの散乱強度の関数であり，時間分解計

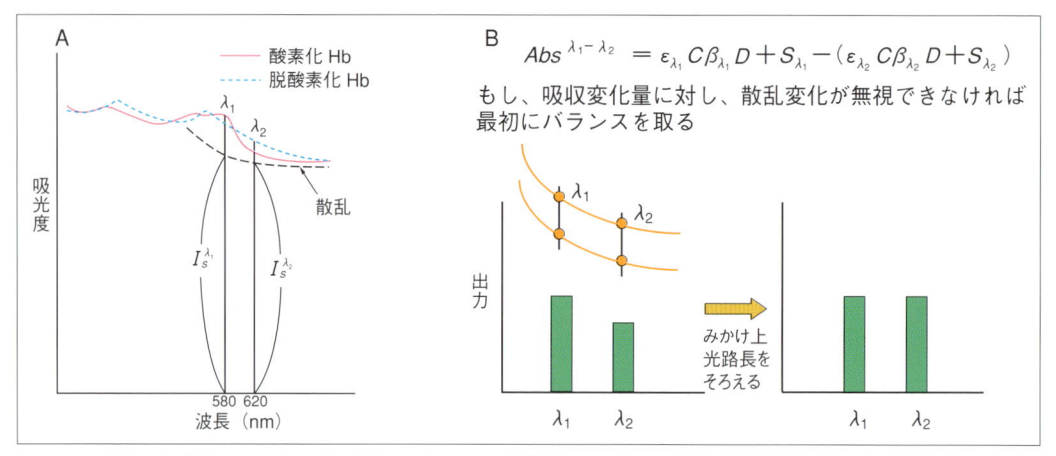

図7　二波長差分光法の持つ散乱除去の2つの原理
A：単純な二波長差で"ゲタ"である散乱を除く場合．
B：測定開始時に2つの波長の検出信号強度を等しくし，バランスをとる．これにより，みかけ上，各波長の光路長を同じに設定できる．

測による平均光路長として求めることができる．今，最初に，検出された光の出力を，適当な数字をかけて等しくすれば，この操作はみかけ上，2つの波長での光路長を等しくしたことになる．この2つの波長での出力を等しくし，バランスを取る操作は二波長差分光法の基本である．光脳機能計測で使用される多チャンネル測定では，この原理を拡張して，計測開始時にすべてのチャンネルの出力を同じにそろえればみかけ上すべての光路長を同じにしたことになる．こうすれば少なくとも絶対値は求められないが，相対的な光吸収の異なった部位間の相互比較は可能である．今後光イメージング装置でこのような操作を行い，そのうえで正しい画像が得られるようにメーカーに強く望みたい．ただし，この操作は皮膚，頭蓋骨，脳脊髄液，脳組織等の層構造全体の平均光路長を同じにそろえる方法であることは注意すべきである．現在，真の脳組織の部分光路長が求められないので，第1近似として，共通のものさしを用いて，現行の統計処理などを再検討することは価値がありそうである．

さらに図8に示す問題が残る．今一つのチャンネルは通常～3 cm程度照射と受光ファイバーを離す．そのとき，賦活部位がこのファイバー間のどの位置にあるかで，得られた画像（特定チャンネルでの時間変化も同じ）は異なる．図8では，観測チャンネルを，1.5 cm離した二組みの計測を同時に行った結果である．本来なら，2つの画像は1.5 cmだけずらせば同じでなければならない．しかしそうなっていない．結論は，賦活部位（時間変化も）は，多チャンネル測定で，ファイバーの位置が計測時に変わるので，観測された信号は正しく賦活領域を反映しているとは言い難い．これが，再現性の低さの一つの要因でもある．解決には高密度プローブ配置での計測が不可欠であろう．

⑪ 使用上の問題点と勧められる使い方

以上をまとめると，現状の問題点は，①血管系およびそれを取り巻く脳組織の脳賦活に伴う散乱変化等のアーチファクトをできるだけ取り除いた計測システムの確立，②統計処理に耐えうる信号なのか否かの評価の欠如，③各チャネルの光路長のバラツキによる光吸収の信頼性の欠如，④頭部の層構造—皮膚，頭蓋骨，脳脊髄液，白質と灰白質—を無視した解析法，⑤皮膚血流などのアーチファクトの存在，⑥散乱補正を行わない方式で仮定されているさまざまな条件の妥当性，などが挙げられる．これらの多くの疑問を解決するには，一切の仮定を置かないで，光子の飛行時間計測法による光断層画像が最終目標であるが，未だ開発途上であり広く普及するにはかなりの時間がかかる．

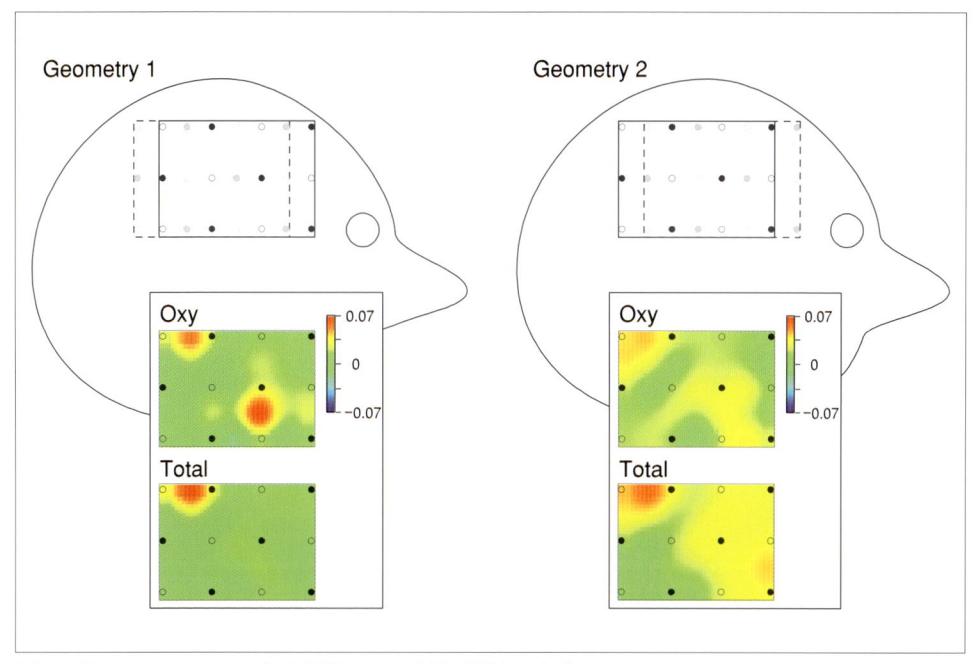

2 近赤外分光法の原理と限界，そしてその解決法─脳機能計測を中心に─

図8 異なったファイバー配置による賦活領域の変化
脳賦活領域は，照射-受光ファイバーとの相対的な位置関係で大きくかわる．指タッピングで各チャンネルをお互いに1.5 cmずらして同時に測定した脳賦活領域のマッピング．本来，1.5 cmだけずれて同じ賦活領域が現れるはずであるが，実際は大きく異なる．

したがって，現行のCW装置を使用する際，上記の難点を克服するには，現在行われている多数の被検者の計測による統計処理を用いて結論を出すことを避け，あくまでも一個人の計測だけで完結するような使用方法に限定すべきである．たとえば，外科手術後のリハビリの効果や精神疾患等の治療における時間経過の把握など，医学領域で使われる多彩な病態モニター的な使用方法が最適である．

まとめ

ある種のブームの様相を示している"光トポグラフィー"に対し，他の脳機能計測のモダリティと同様な地位を獲得し得るには，計測の原理を理解しその限界を考慮した使い方に徹するべきである．しかし，現状でしばしばみられるこの限界を無視した応用は，NIRSの信頼を失う．我々は，本来，光で測れないものを測ろうとしている事実をきちんと認識して，その限界を知っておくべきである．そうしなければ，多くの分光学者や他の脳機能計測分野からの批判に答えられないであろう．fMRIやPETなどと異なり，光トポグラフィーの検出信号の統計処理はS/Nの低い信号の扱いと本質的に異なる．たとえば，光路長のバラツキをランダムな雑音と仮定して統計処理することはできない．なぜならば，光路長のバラツキはそのまま吸光度のバラツキに反映されるので，先見的に各チャンネルの光路長を知ったうえでなければ，真の吸収強度（言い換えればHb濃度）のバラツキがわからない．

以下現状の問題点を整理する．その解決は最終的に時間分解計測法に基づく，3D画像診断法の完成であるがしばらく時間がかかる．差し当たり現行の装置では，2つの波長を用いた連立方程式による計測法を改変して，三波長を用いた二波長差分光法の原理の採用と，計測データの個人間の比較と統計処理を止めることを勧めたい．これに関連して，縦軸に，濃度長（mM・cm）の単位が推奨されているが，賛成できない．本来，無次元であるべきで，この表記では，これ自身が単位とみなされ，得られたHbの部位別，あるいは他人間

の比較と統計を試みている報告がしばしば見受けられる．この表記は止めるべきである．

　光脳機能計測法の持つ未解決の問題点を指摘してきた．著者が強く望むのは，ここで指摘してきた問題点を理解したうえで，この魅力的な脳機能モダリティの発展である．急がば回れである．

　なお，光脳機能計測に関しては，著者の連載（光を使った生体計測，O plus E，1987年，1991年，1997年），あるいは，光による医学診断（共立出版）を参照されたい．

文　献

1) Hazeki O, Tamura M. Quantitative analysis of hemoglobin oxygenation state of rat brain *in situ* by near-infrared spectrophotometry. J Appl Physiol **64**：796-802, 1988

2) Hazeki O, Tamura M. Near infrared quadruple wavelength spectrophotometry of the rat head. Adv Exp Med Biol **248**：63-69, 1989

II 臨床編

A ● 脳神経外科

B ● 精神科，神経内科

C ● リハビリテーション

D ● 小児科

E ● 麻酔科

F ● スポーツ医学

G ● その他（耳鼻科，眼科，歯科）

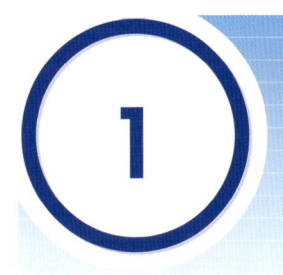

1 言語機能障害とてんかん外科への応用

自治医科大学 脳神経外科　渡辺英寿

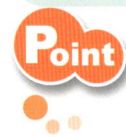

Point

- 言語優位半球を同定するために，NIRS用いて言語タスク時の脳活動を計測すると，左半球優位例では左下前頭回を中心にタスクに同期した局所脳血液量の増加が認められた．
- 約88％の症例でアミタールテストでの優位側とNIRSでの優位側が一致した．
- 失語症の回復過程では，言語刺激時に酸素化ヘモグロビン（Hb）が低下する反応が多い点，右前頭葉に言語活動がみられる点の2つが特徴的な所見であった．
- NIRSはてんかん発作時の急激な局所脳血流変化の観察に最適な手法である．

1 脳外科からみたNIRS

　脳が活動している状態を体の外から生きたままで計測することは，人間の脳を対象とする脳外科医にとっては長い間の夢であった．ところが近年のテクノロジーの急速な発展に伴って，ヒトにおいても現実的なものとなりつつある．その嚆矢はPETである．この技術により，活動しているヒトの脳の活動の様子を外部から観察する道が開かれ，非侵襲的脳機能マッピング法として開花した[1]．その後，1980年代にfMRIが開発されるに及んで，非侵襲的脳機能マッピング法は一気に広く臨床の現場でも用いられるようになった．これらは，いずれも神経活動に伴って起こる局所の脳血流の増加を捉えようとしたものである．本書のテーマであるNIRS[2]は近赤外線を照射して，その反射を用いたもので，脳機能を持続的にかつ簡便にマッピング計測する目的で開発された．現在この装置は空間分解能こそ20～30 mmにとどまるが，大脳皮質[3]の活動状況を連続計測することが可能となっている[4,5]．また，装置は脳波計と同じ程度の大きさであり，容易に搬送できるので，病室や診察室などで手軽に計測することができ，さらに頭部が多少動いても計測できるため，日常的な環境下で作業しているときや歩行中でも脳活動を計測し続けることができる点が大きな特徴である．また，一部ではbrain-machine interfaceのgate-wayとして，脳と機械の橋渡しの役割も追及され始めた．

　ここではそうしたNIRSの脳外科における臨床応用を述べてみたい．

2 NIRSの臨床応用

1．言語優位半球の同定

　ヒトの言語機能は右手利きの98％で左側に偏在していることは，言語優位半球として19世紀のBrocaの言語機能偏在の研究以来ほぼ確定した事実と考えられている．さらに，認知や思考にかかわる他のさまざまな高次脳機能がこの言語優位側に深く関連して偏在していることは周知の事実である．

　したがって，大脳皮質を障害する可能性のある開頭手術においては，高次脳機能の障害を少しでも避けるために手術に先立って言語優位半球を同定することが非常に重要となる．従来は，優位半球を同定するためには，内頸動脈にアミタールを注入することにより，一過性に当該半球の機能を

臨床編　A ●脳神経外科

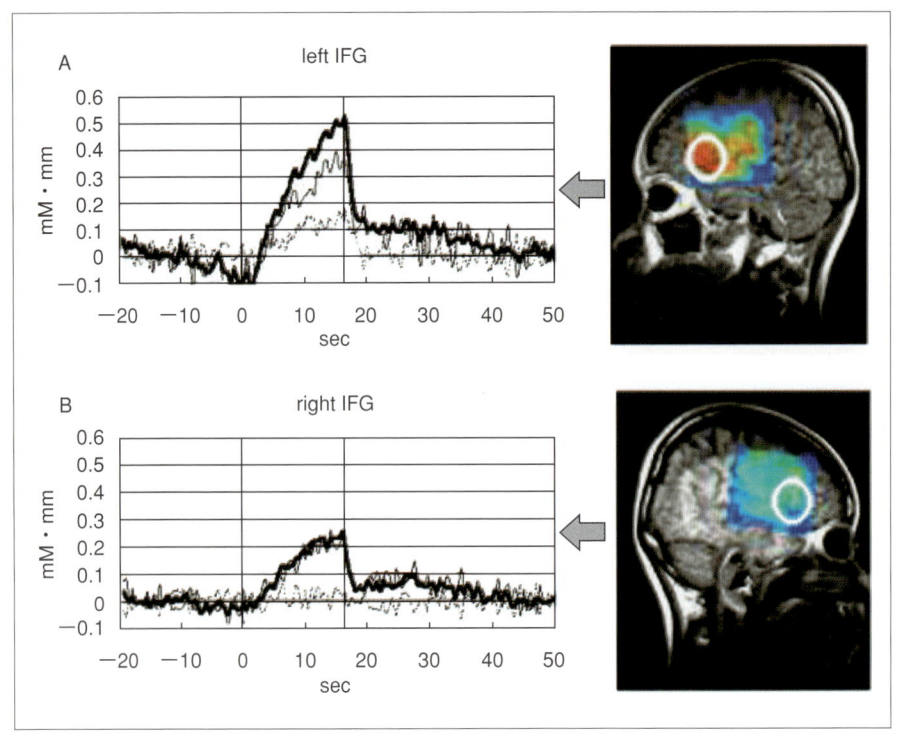

図1　右手利き健常成人の言語刺激時のNIRS

抑制して，その間の言語機能を観察するアミタールテスト（和田法）が唯一の診断方法であった．しかし，この方法は侵襲的であり，脳塞栓などの合併症の危険があること，さらにアミタール自体の製造が中止になったことなどから，最近になり，さまざまな非侵襲的な診断方法による代替法が盛んに検討されている．その有力な候補としてfMRIを用いる研究報告が相次いでいる．我々は，NIRSをその候補として検討している．

我々は20人の健常成人を用いてNIRSの計測を行った[6]．言語タスクとしてはword finding taskを用いた．コンピュータ上に順次1つのひらがなが提示され，これで始まる単語を15秒間にできるだけ多く想起させ，これを筆記するタスクである．手の動きを差し引くために30秒の休止時間には提示される風景画を模写させる．その結果の一例を図1に提示する．左下前頭回を中心にタスクに同期した局所脳血液量の増加がはっきりと認められる．一方，臨床応用として開頭手術の術前に言語優位半球を調べるためにアミタールテストを行った症例で，NIRSを行い両方の結果を対照してみると，64例中約88％の症例でアミタールテストでの優位側とNIRSでの優位側が一致を示した．

このようにNIRSは非侵襲的に言語優位半球を同定する方法として大変有力な手段と考えられた．

２．言語機能回復過程の計測

言語非優位側の右側の半球は言語にいかなる機能を果たしているのかは，Broca以来の関心の的である．我々は失語症が回復しつつある症例において言語機能をNIRSで経時的に計測し，回復過程において右半球が深く関与していることを証明した．以下に我々の論文[7]からデータを引用する．

脳卒中後に失語症となり，回復期に入って，ある程度の言語タスクが可能となった症例17例を対象とした．年齢は40歳から74歳で男性12例女性5例である．12例は左前頭葉脳梗塞で，5例は左前頭葉を含む脳内出血である．全例SLTAで言語機能の評価を行い，さらに，NIRSによる言語賦活計測を行った．このうち7例ではNIRSを複数回計測した．まず代表的な症例を提示する．

70歳男性．左側頭葉から頭頂葉にかけての皮質下出血で発症し，血腫が大きくないために保存的

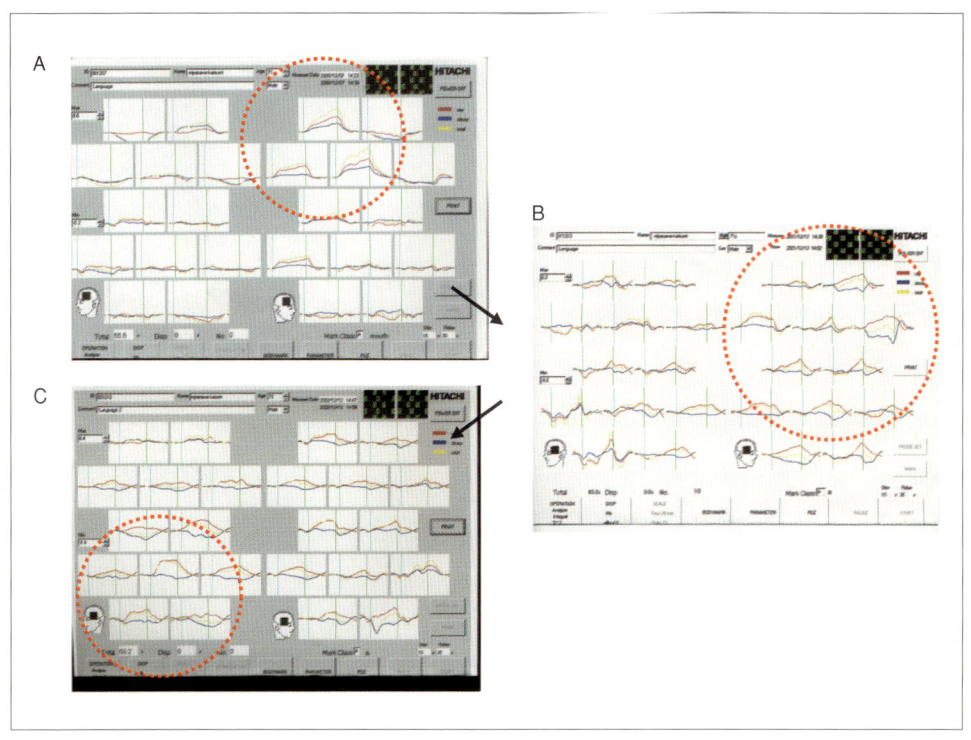

図2　失語症回復期の言語刺激NIRSの経時変化
A：発症後16ヵ月目，B：発症後22ヵ月目，C：発症後33ヵ月目の結果である．

に加療した．発症時から全失語を示した．その後，失語は急速に回復し，6ヵ月後には軽度障害まで改善し，11ヵ月後にはさらに改善した．このとき本人は発語に多少のもどかしさを感じる程度まで改善していた．16ヵ月目にNIRSを行ったところ図2Aのように右の前頭葉中前頭回を中心に言語刺激に際して強い活動が認められ，左にはほとんど活動がみられなかった．22ヵ月目のNIRSでは図2Bのように右前頭葉に活動がみられたが，同時に左前頭葉にも広い範囲に軽度の活動がみられた．28ヵ月目には患者自身も発語に不満がなくなっており，言語リハビリテーションを終了とした．33ヵ月目のNIRSでは図2Cのように左の下前頭回に健常の活動とほぼ同様の強い活動がみられた．右は前頭葉に軽度の活動はあるものの16ヵ月の時点に比べていちじるしく低下していた．この症例では，失語症回復初期には右前頭葉が活動し，失語の回復とともに次第に左前頭葉に切り替わっていく様子が観察されたわけである．

　失語症回復過程を17例で追跡したところ，NIRSで左右いずれかの前頭葉に何らかの言語活動が認められた．観察された活動は大きく以下の3つのパターンにわけられる．

パターン1：左下前頭回に活動がみられる．
パターン2：左前頭葉に言語刺激時に一致してHbが低下する異常な反応がみられる．
パターン3：右前頭葉に活動がみられる．

これらの3つのパターンが時期と症例とを異にしてさまざまな程度で出現した．

　まず，7例では，いずれかの時期に言語刺激時にHbが低下する異常な反応（パターン2）を示した．このうちNIRS計測を繰り返した3例では全例で後続の計測で正常な上昇方向の反応（パターン1）に改善した．正常復帰した時期は3，7，10ヵ月であった．

　すべての時期を通して1回でも右に活動（パターン3）が認められたのは7例である．このうち4例ではその後の計測で左活動（パターン1）に移行した．移行の時期は5ヵ月，30ヵ月，50ヵ月以降，60ヵ月以降であった．他の3例は1回の試行のみであり，その後の変化は不明である．いず

れにしても，複数回計測したものではすべて活動部位が左（パターン1）に移行している点が注目される．

一連の検討では，NIRSを計測することにより，失語症の回復期に言語活動が脳のいずれの部分に生起するかが観察できたが，言語刺激時に酸素化Hbが低下するという健常ではあまりみられない反応が比較的多くみられた点，右前頭葉に言語活動がみられる点の2つが特徴的な所見であった．右半球にみられた言語活動に関しては検討する点が多い．脳卒中後に生ずる失語症の回復を支えている脳内機序は古くから関心をよんでおり，その機序は大きくわけて以下の3つが考えられている．①左半球言語領域そのものの機能回復，②左半球言語周辺野の代償，③右半球による代償の3つである．特に③の右半球の機能代償に関しては19世紀から数々の症例が報告されており，失語症回復における劣位半球の関与は多くの研究がある．今回我々がNIRSで計測した結果では，これら3つのパターンはいずれもほぼ同じ頻度で起こっているように考えられる．また，この3つのパターンは症例による差のみならず回復過程の時期によっても移り変わっていくことが確認された．さらに，検討した範囲では，マッピング以外の所見からこれらの3つのパターンを予見する可能性は見出せなかった．

さて，このように言語回復における右半球の関与は約30％の症例で起こると考えられる．近年では，左半球損傷で失語となり，回復過程にある3症例に対して，アミタールテストを行った報告がある[8]．左頸動脈にアミタールを注入しても，失語症の悪化はみられず，右頸動脈に注入されたとき3例中2例で明らかな発話停止が観察された．この2例では，右半球が言語機能を主として代償していることが示唆されるのである．このように，失語回復期に非優位半球が強く活動している事実は，失語回復の脳内機序の解明に寄与するものと考えられる．また，スピーチテラピーのモニタリングにも有用であると考えている．

3．てんかん焦点の同定

薬剤によっても発作が抑制されない，いわゆる難治性のてんかんは，しばしば焦点切除などの外科的な治療の対象として検討されるようになった．より良い手術結果を保証するためにもっとも重要な点は正確な焦点の診断である．このためには，脳波が中心とされ，なかでも頭蓋内電極を用いた脳波モニタリングがもっとも信頼できる方法とされている．しかし，頭蓋内電極法は脳全体をカバーすることができないため，電極をまず適切な位置におくことが前提となる．また，侵襲的であることも大きな欠点で，侵襲がより少なく，広い範囲の俯瞰ができるマッピング法を行って，疑いのある領域を絞り込んだ後に頭蓋内電極を留置することが必要となる．

1980年代に入って，発作間欠期にPETで焦点が低代謝領域として描出できることが知られるようになり，てんかん診断における非侵襲マッピング法の先駆けとなった．その後，同様の低代謝・低灌流がSPECTでも観察されることが知られるようになり，より一般化した．発作間欠期に低代謝を示さない症例も30％弱にみられ，さらには，発作の初期に焦点部位で一過性に局所脳血流が増加することがPETで発見され，これを利用して発作時のSPECTで高灌流域を焦点とする診断法が盛んに用いられるようになった．しかし，この発作時SPECTは，特殊な核種を短時間で静脈内投与したときのその一瞬の脳血流の分布を固定して計測する方法であるため，1つの時点での計測しかできない．このため，静脈投与したときに発作がすでに脳全体に広がっていたりすると焦点だけが描出されることがなく，診断が正しくできないことにしばしば遭遇することがわかった．これに反してNIRSは，脳の血液分布を継続的に観察ができるマッピング法であり，このような急激に変化する血行動態の観察には最適な手法である．我々は19例のてんかん症例において，SPECTと同時にNIRSで計測した結果を報告している[9]．その概略を引用する．

この検討では，最終診断は深部脳波モニタリング，MRI，発作時SPECTなどにより確定したが，17例は側頭葉，2例は頭頂葉に焦点が確認された．全例においてNIRSで，発作後5〜10秒で局所的な血液量の増加がみられ，増加部位は側頭葉てんかんでは焦点側の側頭葉に，頭頂葉てんかんでは焦点位置を中心とする部位に一致していた．増加の持続時間は78.2秒であった．残る1例では，NIRSで局所的な血液量の増加が認められなかったが，深部脳波もSPECTも明確な左右差を示さ

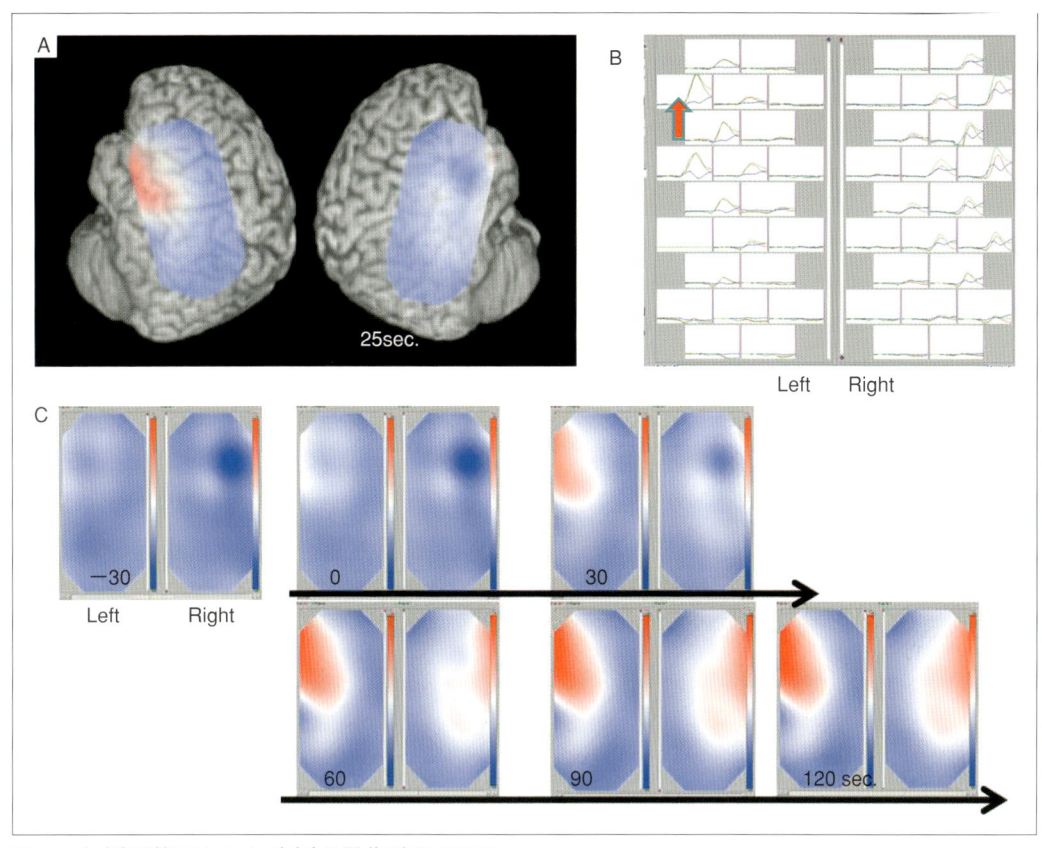

図3 左側頭葉てんかん症例の発作時のNIRS
A：発作起始25秒時点でのNIRSマッピング．
B：Hb濃度の経時変化．矢印は発作の始まりを示す．
C：酸素化Hbマップの経時変化．左側頭葉に血液量の増加がみられて60秒後に遅れて右側も増加している．

なかったため，手術は行わなかった．

典型的な症例を提示する．症例は25歳の男性である．突然動作が止まり宙をみつめる複雑部分発作を繰り返し，薬剤で抑制できない．しばしば二次性全般化が認められる．MRIでは左海馬の軽度の萎縮像がみられた．難治性のため外科治療目的で我々の施設に紹介された．図3Aは発作時のNIRSマッピング（発作開始後25秒の時点でのマップ）であり，図3Bはその経時変化である．左右側頭葉に血液量の増加が起こっているが，よくみると左が60秒先行している．図3Cはその経時的なマップであるが，血流増加がまず左側頭葉で先行して起こり，ついで右側頭葉が増加しているのが明らかである．この観察から左側の側頭葉が焦点側と判断できる．これはさらに左右の海馬に埋設した深部電極から行った脳波記録でも確認さ

れ，左海馬が焦点であることが確定した．そこで左側の海馬を手術で摘出したところ，術後には発作は消失した．

さて，ここでこの方法の理論的な裏づけを考えてみたい．てんかん発作時に焦点を中心に局所灌流が増加することはHorsleyによって初めて指摘されている．彼は発作中の脳表血管が拡張することを目撃したのである．この推測は，その後，PET検査中に偶然起こった発作が観察されて初めて実証された．発作中の脳局所血液分布のパターンがどのようになっているかについては解明すべき点が多いが，その後多数行われた発作時SPECTの所見では少なくとも焦点近傍の局所血流が増加することは明らかで，診断的な価値は大きいと考えられる．一方，NIRSは外側に面した大脳皮質の血流を観察することしかできないの

で，頭頂葉などの外面の皮質に焦点がある場合は直接血流の増加を観察することができるが，側頭葉の深部にある海馬に焦点がある場合は，海馬のてんかん性活動を直接捉えることはできないはずである．しかし，SPECTなどの多数の観察例から，海馬が発作発射をした場合は，発作活動はまず隣接する同側の外側皮質に広がり，その後反対側に広がっていくことが多いので，海馬焦点でもNIRSで焦点側を推定することができるのである．

③ 臨床応用面でのNIRSの問題点と将来

以上みてきたようにNIRSは臨床的にはますます活用範囲が広がりが期待できる計測法である．

そのNIRSの最大の問題点は赤外線の入射から受光までの光路長が不明であるところにある．さまざまなシミュレーションが行われているが，いずれも，皮膚や頭蓋骨の散乱係数が不明であることなどから不確定の要素が大きく，未だに信頼に足る光路長を得る方法がない．したがって，得られるデータはあくまでも相対的な変化であり，絶対値としての数値ではない．このことから，各チャンネルを直接比較することや，プローブ付け替えをはさんだ非連続なデータを直接比較することなどにある程度の論理的飛躍を認めざるを得ない．しかし，現在までの実測データをみる限り極端な非合理性はないように思われる．今後も引き続き検討が必要である．

NIRSの利点は①手軽に，②非侵襲的に，③どんな姿勢ででも計測できる点であり，てんかん発作中の計測などをはじめ幅広い臨床的な場面で使用することが可能である．また，金属を排除する設計も容易なので，fMRIやMEG計測中に並行して計測することも可能で，モダリティー間のデータを対比させて，生理的現象の解明に役立っている．特にfMRIとの同時計測は，fMRIで観察している現象の解明に今後大きなインパクトを与えるものと期待されている．

文 献

1) Fox PT, Mintun MA, Raichle ME, et al. A noninvasive approach to quantitative functional brain mapping with $H_2^{15}O$ and positron emission tomography. J Cereb Blood Flow Metab 4：329-333, 1984
2) Chance B, Zhuang Z, UnAh C, et al. Cognition-activated low-frequency modulation of light absorption in human brain. Proc Natl Acad Sci USA 90：3770-3774, 1993
3) McCormick PW, Stewart M, Lewis G, et al. Intracerebral penetration of infrared light Technical note. J Neurosurg 76：315-318, 1992
4) Maki A, Yamashita Y, Ito Y, et al. Spatial and temporal analysis of human motor activity using noninvasive NIR topography. Med Phys 22：1997-2005, 1996
5) Villringer A, Planck J, Hock C, et al. Near infrared spectroscopy（NIRS）：a new tool to study hemodynamic changes during activation of brain function in human adults. Neurosci Lett 154：101-104, 1993
6) Watanabe E, Maki A, Kawaguchi F, et al. Non-invasive assessment of language dominance with near-infrared spectroscopic mapping. Neurosci Lett 256：49-52, 1998
7) 渡辺英寿，室田由美子，中島千鶴．近赤外線NIRSを用いた失語症回復過程の計測．高次脳機能研究 25(3)：215-223, 2005
8) Kinsbourne M. The minor cerebral hemisphere as a source of aphasic speech. Arch neurol 25：302-306, 1971
9) Watanabe E, Mayanagi Y. Non-invasive Cerebral Blood Volume Measurement During Seizures Using Multi-Channel Near Infrared Spectroscopic Topography. J Epilepsy 11：335-340, 1998

2 脳血管障害，脳腫瘍における神経活動時のNIRS計測

日本大学医学部 脳神経外科　酒谷　薫

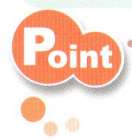

Point

- 慢性期脳血管障害例や脳腫瘍例には，神経活動時に正常成人と異なるNIRSパラメータ変化（脱酸素化ヘモグロビンの上昇）を示す例が存在する．
- 慢性期脳血管障害における脱酸素化ヘモグロビンの上昇は，貧困血流（Misery perfusion）例で発生する可能性がある．
- 脱酸素化ヘモグロビンの上昇はBOLD信号を低下させる方向に働くため，BOLD-fMRIを脳疾患例に使用する場合，活動部位を見逃す可能性がある．

　正常成人では，神経活動時に局所脳血流の上昇が脳酸素消費を上回るために，脱酸素化ヘモグロビン（Hb）濃度は低下する[1]．BOLDコントラスト機能的MRI（BOLD-fMRI）は，主に神経活動時の脱酸素化Hb濃度の低下を捉えることにより活動部位をイメージングしているが[2]，脳血管障害や脳腫瘍などの脳疾患例でも同様の脳酸素代謝変化が賦活されるとの前提に立ち，脳疾患例の脳機能イメージングに応用されてきた[3～6]．しかしながら，最近，BOLD-fMRIは脳疾患例の神経活動部位を正確にイメージングしていないとの研究結果が相次いで発表された[7～13]．ここでは脳血管障害と脳腫瘍における賦活脳酸素代謝変化について述べ，BOLDイメージングの問題点について指摘する．

1　正常成人における神経活動時のNIRSパラメータ変化

　正常成人における神経活動時のNIRSパラメータの典型的変化は，酸素化Hb，総Hbの上昇と脱酸素化Hbの低下であるが，それ以外の変化パターンも認められる．図1は言語活動時の前頭葉におけるNIRSパラメータ変化である．正常成人では神経活動時にパターンAがもっとも高い頻度で認められるが，それ以外に酸素化Hb，総Hbとともに脱酸素化Hbも上昇するパターンB，あるいは酸素化Hb，総Hbが逆に低下するパターンCが認められる[14,15]．一方，一次運動野では神経活動時に主にパターンAを示す[7,10～13]．

2　正常成人におけるNIRSパラメータ変化とBOLDイメージ

　BOLD-fMRIは，常磁性体である脱酸素化Hbの濃度変化によるT_2^*信号（BOLD信号）を計測しているが，神経活動時には脱酸素化Hbが低下するのでBOLD信号は上昇する[2]．

　図2に正常成人の運動タスク時のBOLDイメージングとNIRSによる運動野の賦活脳酸素代謝変化を示す．運動野におけるBOLD信号はタスクに従って増大しているが，脱酸素化Hb濃度は低下している．酸素化Hbと総Hbの上昇は神経活動時の血管拡張反応による局所脳血流の上昇を示している．

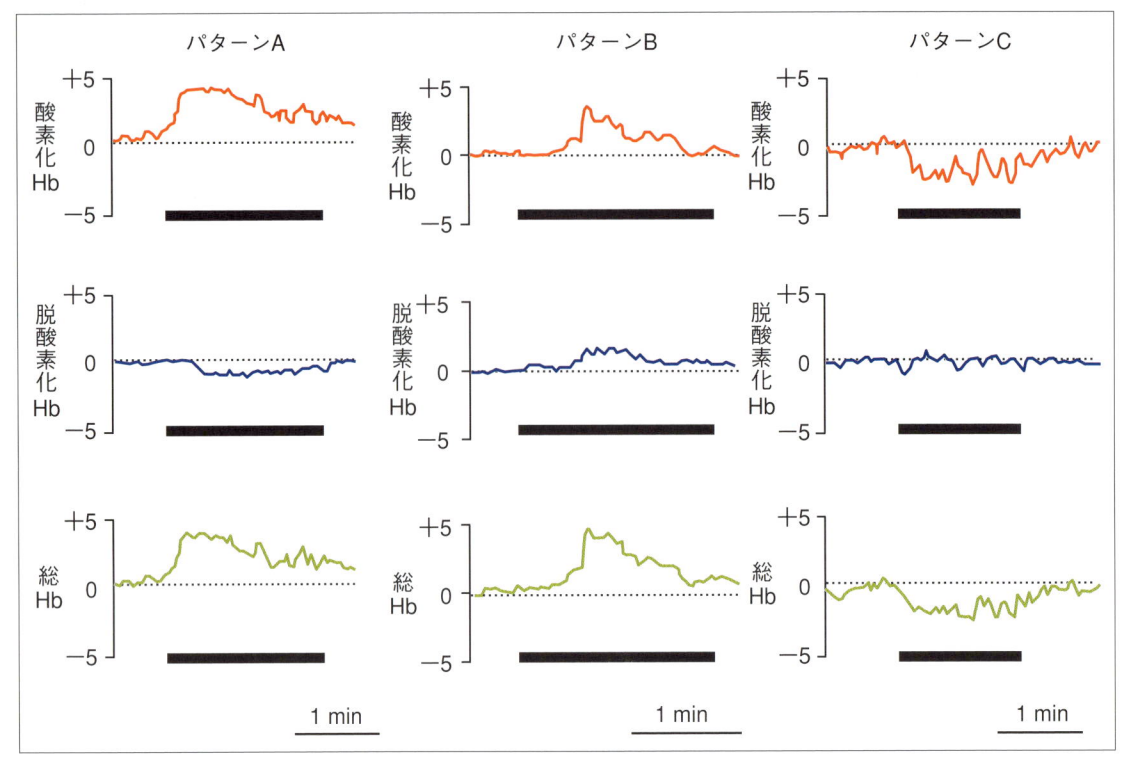

図1 神経活動時のNIRSパラメータ変化
言語負荷時の前頭葉におけるHb濃度変化．パターンAは，酸素化Hb，総Hbが上昇し脱酸素化Hbが低下する．パターンBは酸素化Hb，総Hbおよび脱酸素化Hbが上昇する．パターンCは酸素化Hb，総Hbが低下する．縦軸はHb濃度を示す．単位は任意（arbitrary, au）．

3 慢性期脳血管障害における神経活動時のNIRSパラメータ変化

慢性期脳血管障害における神経活動時のNIRSパラメータ変化は，正常成人と同様の変化を示すという結果[3,4]と正常成人と異なったパターンを示すという結果が報告されている[5,6]．Sakataniらは，脳血管障害による失語症では，前頭葉の酸素化Hbと脱酸素化Hb濃度が上昇する例（パターンB）が正常成人よりも有意に多いことを報告した[14]．

図3は神経活動時の脱酸素化Hb濃度変化とSingle Photon Emission CT（SPECT）による安静時脳血流量，血管反応性の関係を示している[12]．神経活動時に脱酸素化Hb濃度が上昇する症例は，安静時脳血流低下に加えて血管拡張反応が低下する貧困血流（Misery perfusion）であることがわかる．Misery perfusionでは，安静時脳血流の低下に加えて血管拡張反応が低下しているため，神経活動時に局所脳血流が十分に上昇せず，相対的に酸素供給不足となり脱酸素化Hbが上昇するものと推定されている[12,13]．

4 慢性期脳血管障害におけるNIRSパラメータ変化とBOLDイメージ

図4は軽度の脳虚血例とMisery perfusionにおける運動野のNIRSパラメータ変化とBOLDイメージングを比較したものである[12,13]．

軽度脳虚血例では，脱酸素化Hbが低下するパターンAを示し，BOLDイメージは運動野に明瞭な活動領域を描出している．一方，パターンBを示すMisery perfusion例では，BOLDイメージによる活動部位がきわめて小さいことがわかる．測定時には明らかな運動麻痺を認めておらず，BOLDイメージが正確に活動領域を捉えていないことを示している．常磁性体である脱酸素化Hb濃度の上昇はBOLD信号を低下させる方向に働

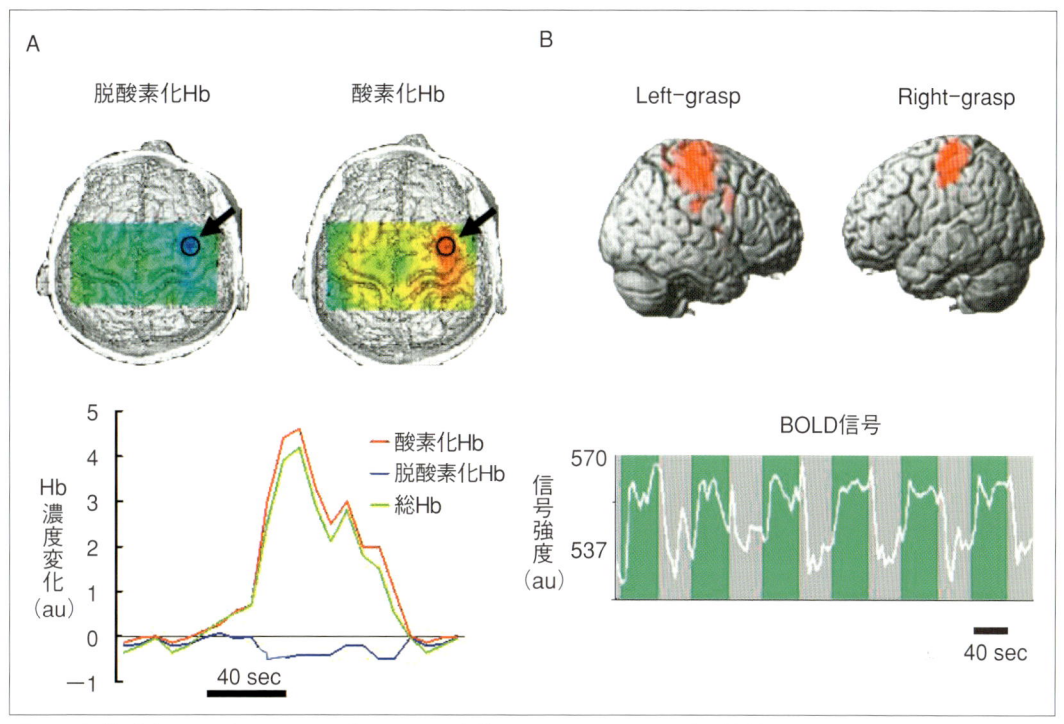

図2 正常成人におけるNIRSパラメータ変化とBOLDイメージの比較

A：NIRSによる運動負荷（左grasping）時のHb濃度変化の2次元マッピングをMRI画像に重ねたもの．丸印はBのROI．下段は運動負荷（左grasping，太線）時のHb濃度変化．

B：運動負荷（左右grasping）時のBOLDイメージ．下段は運動負荷時のBOLD信号変化．灰色は安静，緑色は運動負荷．

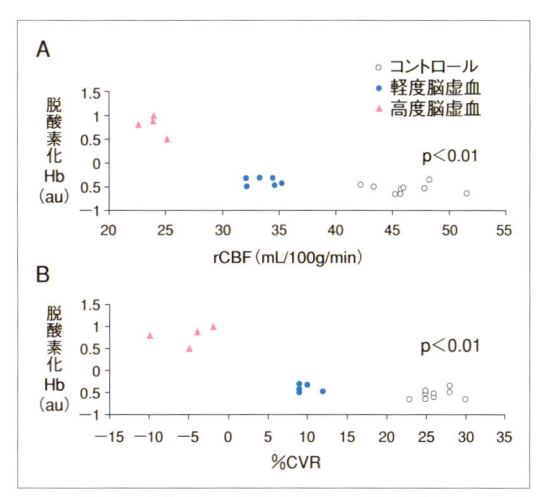

図3 神経活動時の脱酸素化Hb濃度変化と安静時脳血流(A)および血管反応性(B)の関係

rCBF（A），％CVR（B）はSPECTにより計測された安静時脳血流およびダイアモックス®に対する脳血流変化（血管反応性）．

くため，実際の活動領域よりも小さく描出されると推察されている[12,13]．

5 脳腫瘍における神経活動時のNIRSパラメータ変化とBOLDイメージ

BOLD-fMRIは，脳腫瘍の術前脳機能マッピングに応用されているが[5]，一次運動野近傍に脳腫瘍が存在する場合，対側の運動野よりも活動領域が小さくイメージングされるとの報告もあり，BOLDイメージの脳腫瘍への応用に疑問が投げかけられている[9]．

NIRSを用いて，一次運動野近傍に脳腫瘍が存在する症例の運動賦活脳循環代謝変化を計測すると，パターンAとBを示す症例が存在する（図5）[10]．神経活動時に脱酸素化Hbが低下するパターンAでは，BOLDイメージにより一次運動野に明瞭に活動領域を描出されるが，パターンBを示す症例ではBOLDイメージによる活動領域は

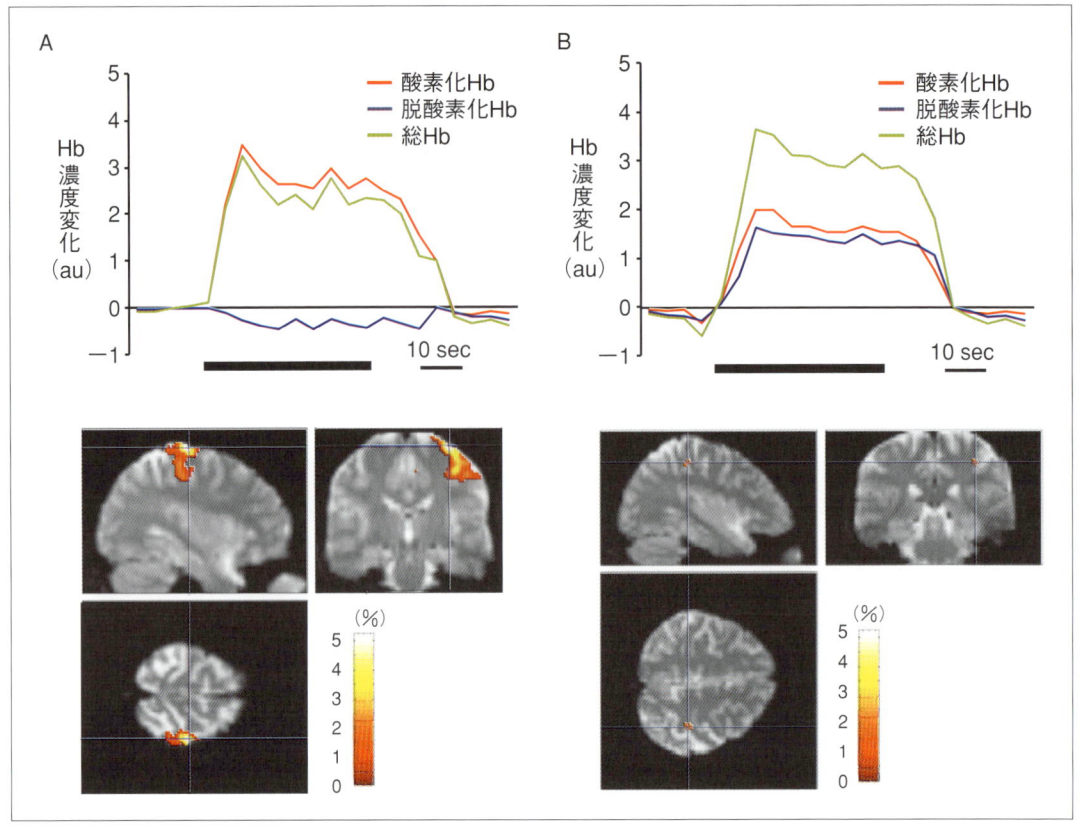

図4 慢性期脳血管障害における NIRS パラメータ変化と BOLD イメージの比較
軽度脳虚血（A）と高度脳虚血（B）における運動負荷時（太線）の一次運動野の Hb 濃度変化．下段は軽度脳虚血と高度脳虚血における BOLD イメージ．

著しく小さい．この症例は明らかな運動麻痺を認めておらず，BOLD-fMRI が活動領域を見逃した（false-negative imaging）ものと思われる．髄膜腫などの脳実質外に発生する良性脳腫瘍においても false-negative imaging が認められており，脳腫瘍の圧迫による一次運動野の局所脳血流低下が原因の一つと推察されている[10,13]．

文献

1) Fox PT, Raichle ME. Focal physiological uncoupling of cerebral blood flow and oxidative metabolism during somatosensory stimulation in human subjects. Proc Natl Acad Sci USA **83**：1140-1144, 1986
2) Ogawa S, Tank DW, Menon R, et al. Intrinsic signal changes accompanying sensory stimulation. Functional brain mapping with magnetic resonance imaging. Proc Natl Acad Sci USA **89**：5951-5955, 1992
3) Kato H, Izumiyama M, Koizumi H, et al. Near-infrared spectroscopic topography as a tool to monitor motor reorganization after hemiparetic stroke：a comparison with functional MRI. Stroke **33**：2032-2036, 2002
4) Miyai I, Yagura H, Oda I, et al. Premotor cortex is involved in restoration of gait in stroke. Ann Neurol **52**：188-194, 2002
5) Mueller WM, Yetkin FZ, Hammeke TA, et al. Functional magnetic resonance imaging mapping of the motor cortex in patients with cerebral tumors. Neurosurgery **39**：515-520, 1996
6) Feydy A, Carlier R, Roby-Brami A, et al. Longitudinal study of motor recovery after stroke：recruitment and focusing of brain activation. Stroke **33**：1610-1617, 2002
7) Murata Y, Sakatani K, Katayama Y, et al. Increase in focal concentration of deoxyhemoglobin during neuronal activity in cerebral ischemic patients. J Neurol

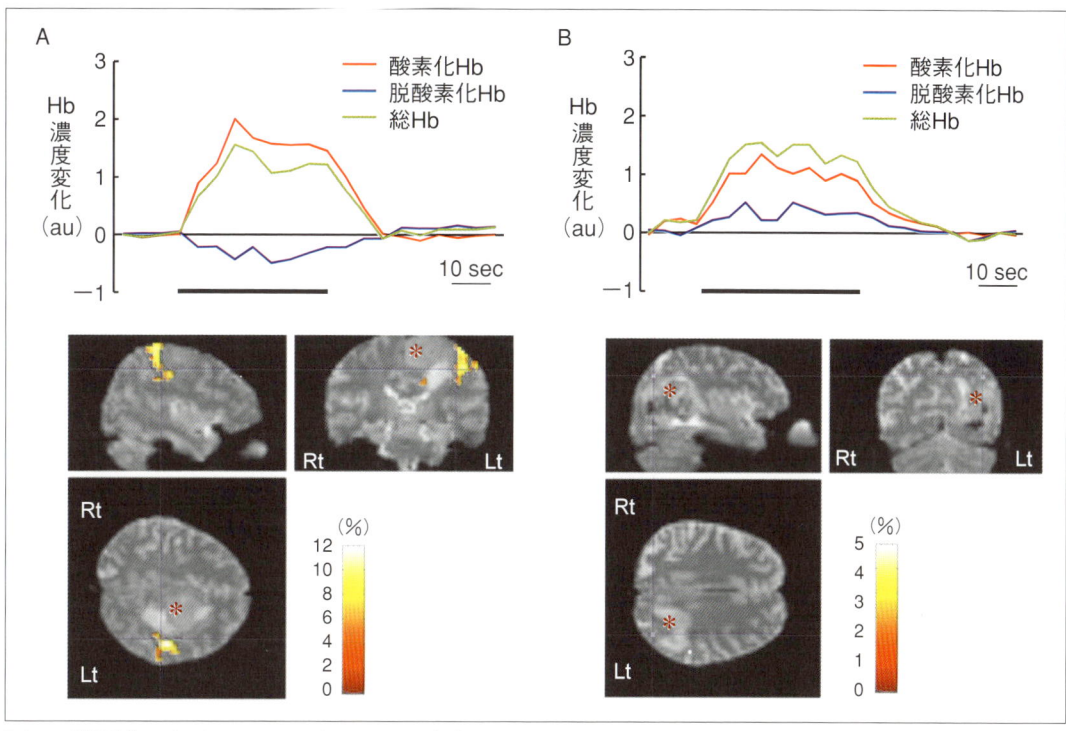

図5 脳腫瘍における NIRS パラメータ変化と BOLD イメージの比較
運動負荷時（太線）の一次運動野の Hb 濃度変化．下段は BOLD イメージ．
A：神経活動時に酸素化 Hb の上昇に伴い脱酸素化 Hb が低下する症例．脳腫瘍（赤色の＊）により運動野は後方に圧排されているが，BOLD イメージングは活動領域を明瞭に描出している．
B：神経活動時に脱酸素化 Hb が上昇する症例．BOLD イメージングは活動領域を描出していない．

Neurosurg Psychiatry 73：182-184, 2002
8) D'Esposito M, Deouell LY, Gazzaley A. Alterations in the BOLD fMRI signal with aging and disease：A challenge for neuroimaging. Nature Reviews Neuroscience 4：863-872, 2003
9) Holodny AI, Schulder M, Liu WC, et al. The effect of brain tumors on BOLD functional MR imaging activation in the adjacent motor cortex. Implications for image-guided neurosurgery. Am J Neuroradiol 21：1415-1422, 2000
10) Fujiwara N, Sakatani K, Katayama Y, et al. Evoked-cerebral blood oxygenation changes in false-negative activations in BOLD contrast functional MRI of patients with brain tumors. Neuroimage 421：1464-1471, 2004
11) Murata Y, Sakatani K, Katayama Y, et al. Decreases of blood oxygenation level-dependent signal in the activated motor cortex during functional recovery after resection of a glioma. Am J Neuroradiol 25：1242-1246, 2004
12) Murata Y, Sakatani K, Hoshino T, et al. Effects of cerebral ischemia on evoked cerebral blood oxygenation responses and BOLD contrast functional MRI in stroke patients. Stroke 37：2514-2520, 2006
13) Sakatani K, Murata Y, Fujiwara N, et al. Comparison of BOLD-fMRI and NIRS recording during functional brain activation in patients with stroke and brain tumors. J Biomed Optics 12：062110, 2007
14) Sakatani K, Xie Y, Lichty W, et al. Language-activated cerebral blood oxygenation and hemodynamic changes of the left prefrontal cortex in poststroke aphasic patients：A near infrared spectroscopy study. Stroke 29：1299-1304, 1998
15) Sakatani K, Lichty W, Xie Y, et al. Effects of aging on language-activated cerebral blood oxygenation changes of the left prefrontal cortex：Near infrared spectroscopy study. Journal of Stroke and Cerebrovascular Diseases 8：398-403, 1999

臨床編　A ● 脳神経外科

3　頸動脈内膜剥離術における術中モニタリング

北海道大学医学研究科 脳神経外科　黒田　敏

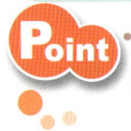

Point

- NIRSは，頸動脈内膜剥離術の際に脳内hemoglobin，cytochrome oxidaseの酸化還元状態を非侵襲的かつ連続的に測定可能である．
- これまでの基礎・臨床研究の結果から，頸動脈遮断中のNIRS所見に基づいてクリティカルな脳虚血をリアルタイムに検出可能である．
- NIRSは頸動脈内膜剥離術の際に過灌流を検出することも可能である．

　近年の基礎および臨床研究から得られた知見によって，近赤外スペクトロスコピー（near-infrared spectroscopy：NIRS）は，脳の酸素化状態を非侵襲的かつ連続的に測定するツールとしてきわめて有用であることが認識されつつある．NIRSの原理や歴史については別項に譲るが，700～1,000 nmの波長を有する近赤外光（near-infrared：NIR）は生体組織の透過性が高いことに加えて，ヘモグロビン（hemoglobin：Hb），ミオグロビン，チトクローム・オキシダーゼ（cytochrome oxidase）といった生体内色素が自らの酸化還元状態によって特有の吸光度を有することがNIRSの生体応用を可能としている．脳においては，NIRSは理論的にはHb，cytochrome oxidaseの酸化還元状態を測定することが可能である．過去の研究によって，NIRSは主として脳の毛細血管から静脈に存在しているHbの酸素化状態の変化を検出していることが判明している．また，酸素化Hbと脱酸素化Hbの総和である総Hb濃度の変化は脳血液量の変化と相関していると考えられている．脳内Hbの酸素化・脱酸素化状態は脳への酸素供給，脳での酸素消費の変化によって変動することから，NIRSは脳循環代謝をすぐれた時間分解能をもって把握可能である．また，cytochrome oxidaseはミトコンドリアの電子伝達系に存在する終末酵素で，酸素への親和性がきわめて高いことが知られている．そのため，cytochrome oxidaseの還元はたとえ部分的であっても組織が高度の低酸素に曝されていることを示す指標と考えられている．すなわち，NIRSは低酸素や虚血に曝される脳内の環境変化を非侵襲的，連続的かつリアルタイムにモニターすることが可能であり，言い換えれば「NIRSは脳のパルスオキシメータである」といっても過言ではない[1~3]．

　ここでは，過去にわれわれが実施した基礎研究の知見とともに，頸動脈内膜剥離術（carotid endarterectomy：CEA）中のNIRSモニタリングの経験について述べる．

1　脳虚血とNIRS─基礎研究

　われわれは，CEAの術中モニタリングとしてNIRSが臨床応用可能かどうかを検討する目的で，砂ネズミ両側総頸動脈閉塞モデルにおける脳虚血時のHbおよびcytochrome oxidaseの酸化還元状態をNIRSで測定すると同時に，脳波および大脳皮質ATP，ADP，AMP量の解析を行った[4]．砂ネズミは後交通動脈の発達が不良なため両側総頸動脈の閉塞は前脳の脳血流量を急速にコントロール値の5％以下に低下させることが知られて

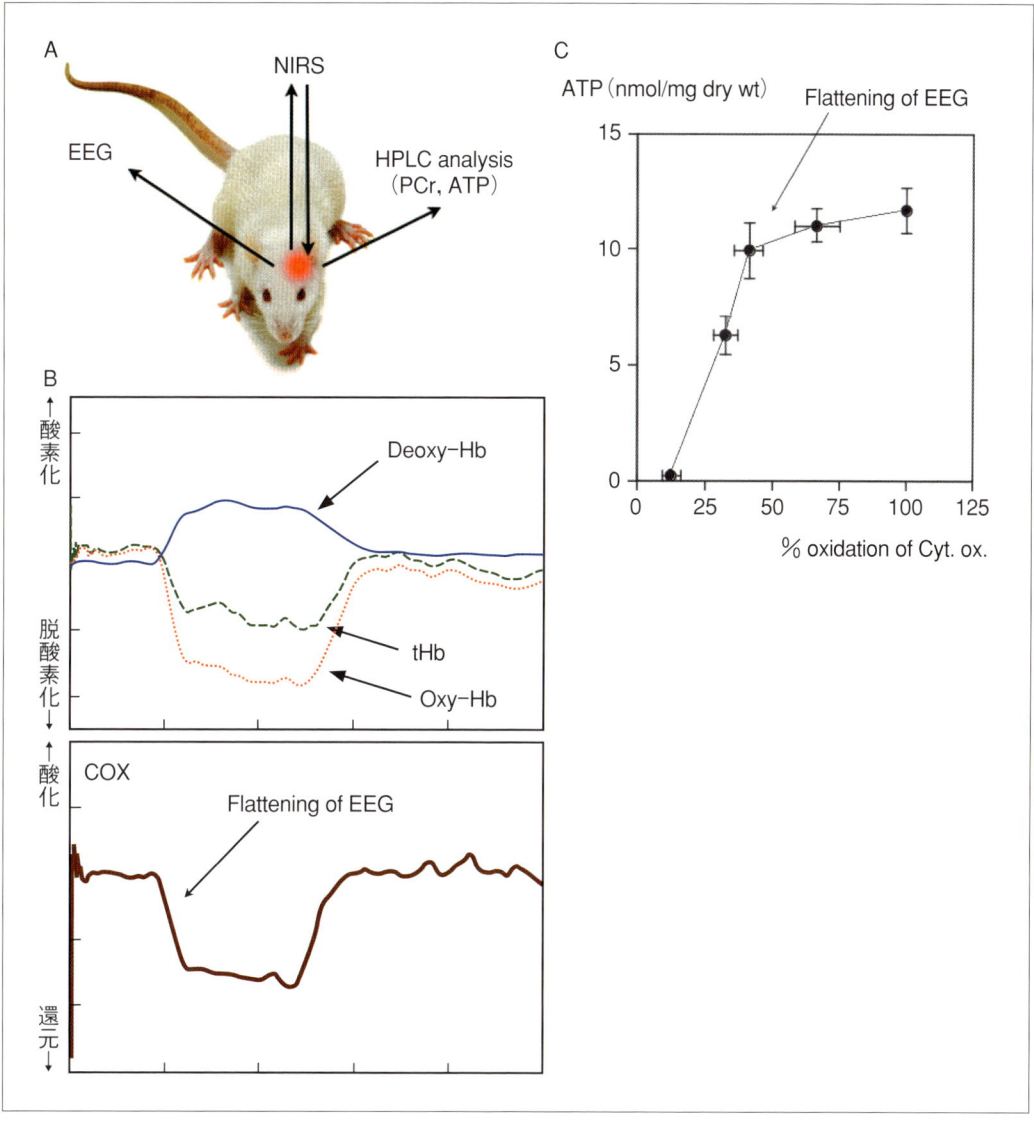

図1 砂ネズミ両側頸動脈閉塞モデルにおけるNIRS，EEGの挙動

いる．

この実験ではNIRS測定用のプローブを砂ネズミ頭蓋骨上に固定してリアルタイムに測定した（図1A）．両側総頸動脈を閉塞させたところ，急速に大脳における酸素化Hbと総Hbの濃度が減少し脱酸素化Hb濃度が増加した．この変化は5分間の閉塞中持続し，血流の再開とともに改善した．Cytochrome oxidaseも両側総頸動脈の閉塞に伴って急速に還元され，閉塞中持続したのち，血流の再開とともにコントロールの状態に回復した（図1B）．虚血開始から30秒の時点でcytochrome ox-idaseは全体の60％しか還元されていないにもかかわらず，脳波は急速に平坦化し，大脳皮質ATP濃度も有意に減少し始めた．虚血開始5分後にはcytochrome oxidaseの約80％が還元され，大脳皮質ATPはほぼ完全に消失していた（図1C）．以上から，NIRSは脳波や大脳皮質ATPの変化よりも早期にcriticalな脳虚血を非侵襲的に捉えることが可能であることが示唆された[4]．

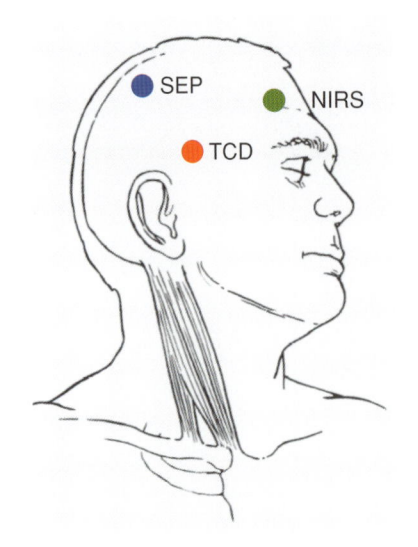

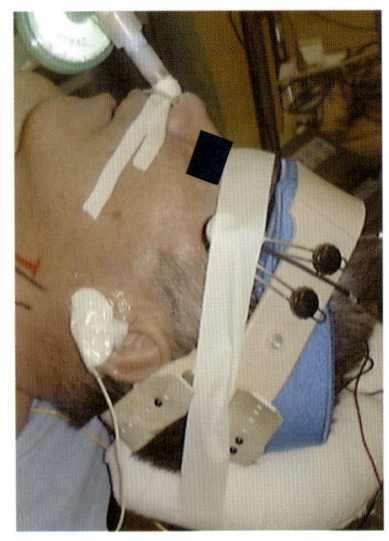

図2　頸動脈内膜剥離術のモニタリング

② 脳虚血と NIRS―臨床研究

われわれは1992年から NIRS を CEA の術中モニタリングに使用し始めたが，その初期の段階では，ヒトにおいても NIRS が鋭敏に脳虚血を検出できるのか？　NIRS は神経症状や脳梗塞を誘発するような高度の脳虚血を弁別できるのか？　がもっとも大きな課題であった．そこで，われわれは CEA の際に NIRS，経頭蓋ドップラー（transcranial Doppler：TCD），体性感覚誘発電位（somatosensory evoked potential：SEP）を同時に実施して，頸動脈を遮断した際の NIRS 上の変化と，TCD/SEP 上の変化を比較検討した（図2）．また，巨大脳動脈瘤などを有する症例において頸動脈バルーン閉塞試験（balloon occlusion test：BOT）を実施する際に，NIRS モニタリングや神経症状のチェックを実施すると同時に，閉塞前および閉塞中に脳 ^{99m}Tc-HMPAO SPECT を実施して，NIRS 上の変化と脳血流量（cerebral blood flow：CBF）の変化とを比較検討した[5,6]．

その結果，頸動脈閉塞に伴う NIRS の変化は主として2つのパターンにわけられることが判明した．すなわち，頸動脈の遮断によって酸素化 Hb，総 Hb 濃度の減少，脱酸素化 Hb 濃度の増加が一過性かつ軽度に認められて，頸動脈遮断中にそれぞれのパラメータが頸動脈遮断前のコントロール・レベルに回復する症例（Group 1）と，頸動脈遮断によって酸素化 Hb，総 Hb 濃度の減少，脱酸素化 Hb 濃度の増加が高度に認められ，頸動脈遮断中にわたって持続する症例（Group 2）の2型である（図3）[7,8]．

頸動脈 BOT では NIRS 上，Group 1 のパターンを示した症例は神経症状をきたさなかったが，Group 2 のパターンを示した症例の70％が意識障害，構語障害，片麻痺など何らかの一過性神経症状をきたした（図4, 5）．また，その際に同時に測定した脳 SPECT では，NIRS が測定していると考えられる前頭部の CBF が Group 1 では反対側の90～100％で，良好な側副血行路の発達により頸動脈遮断による CBF の低下はごく軽度であると考えられた．一方，頸動脈 BOT の際に NIRS 上，Group 2 のパターンを示した症例では CBF が反対側の約50～80％に有意に低下していた（図6A, B）．CEA の際に実施した NIRS の結果と，同時に実施した TCD の結果を比較すると，Group 1 の症例では，手術側の中大脳動脈（middle cerebral artery：MCA）水平部の平均流速（mean velocity）が頸動脈遮断によって遮断前のコントロール値の65％までしか低下しなかったのに対して，Group 2 の症例では頸動脈遮断によって20～38％にまで低下した（図6C, D）．同様に，同時に測定した SEP の結果と比較すると，Group 1 の症例では SEP 上の N_{20} の潜時，振幅とも変化がなかったのに対して，Group 2 の症例では N_{20} の潜時遅延ある

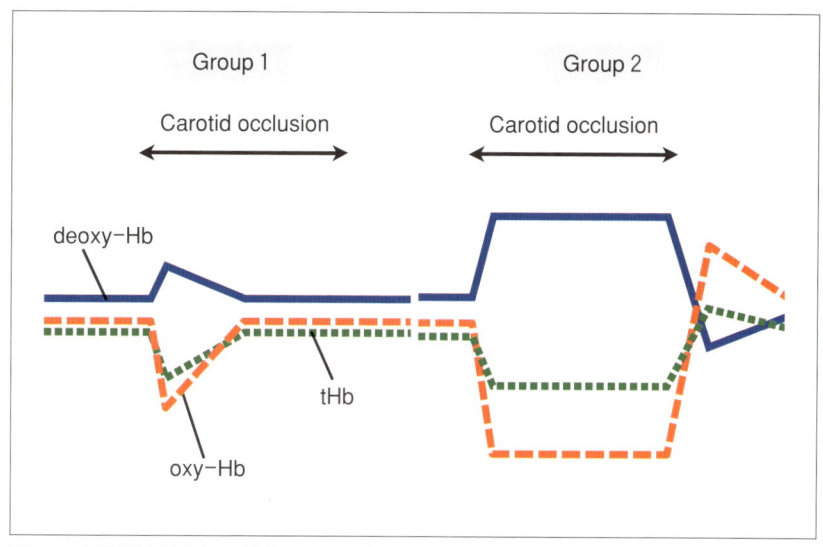

図3 内頸動脈閉塞に伴うNIRS変化の2パターン

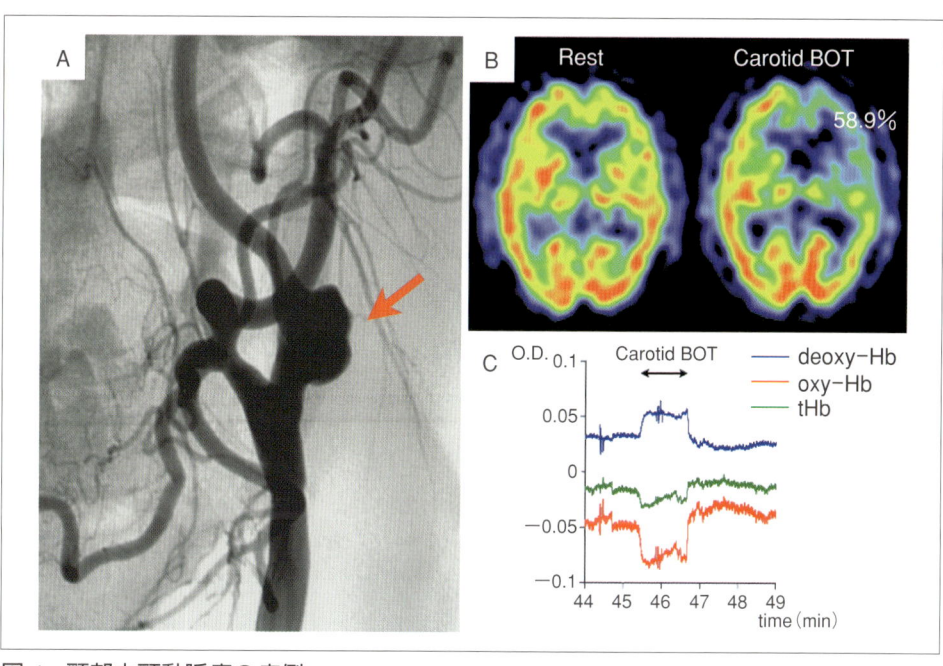

図4 頸部内頸動脈瘤の症例

いは振幅低下が認められた．
　以上の結果から，頸動脈遮断中にNIRS上，Group 2のパターンを示す症例では，側副血行路の発達が不十分なためCBFが高度に低下し，同側大脳半球における電気生理学的な異常や神経症状の出現を誘発する危険性が高いと考えられた．これらの結果のまとめを表に示す．以後，われわれは頸動脈遮断中のNIRSの波形パターンを術中モニタリングの指標として用いている[7,8]．

③ CEA術中のNIRSモニタリング

　われわれは，これまでにCEA術中のNIRSモニタリングを行う目的で，島津製作所のOM-100

臨床編　Ａ●脳神経外科

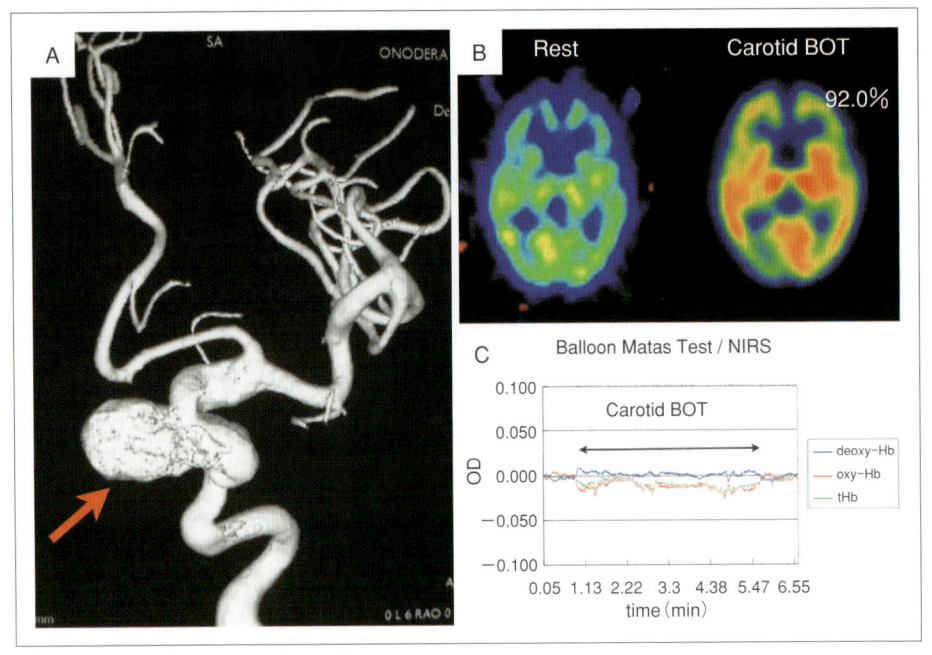

図5　内頸動脈巨大動脈瘤の症例

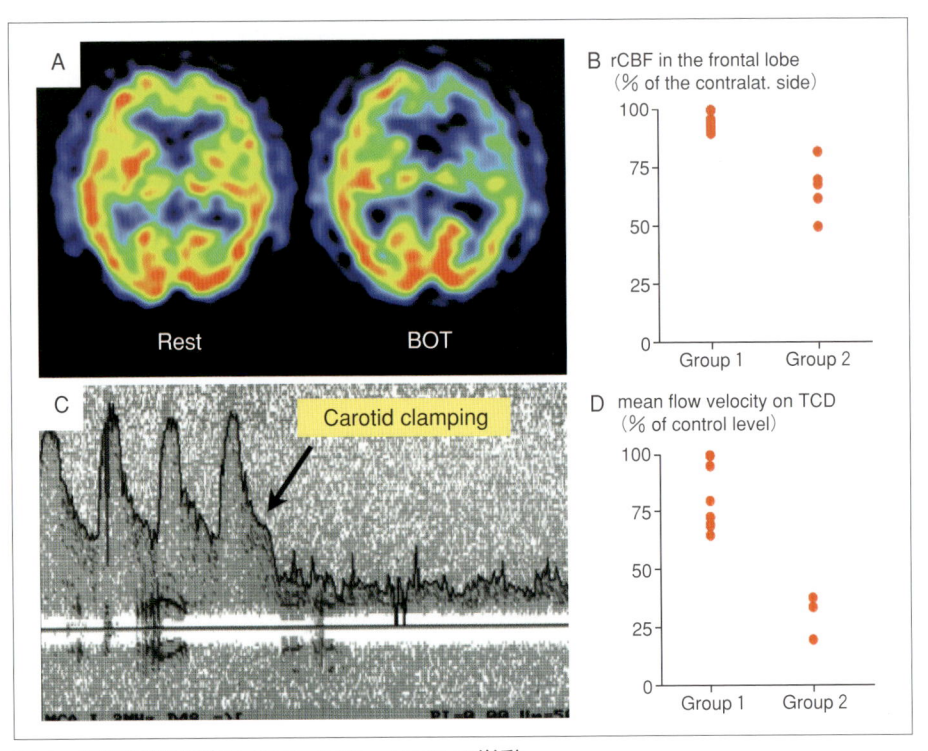

図6　頸動脈遮断時のCBF，TCD，NIRSの挙動

表　頸動脈閉塞時のNIRS変化と脳循環動態

	Group 1	Group 2
oxy-Hb, tHb	一過性の低下	Continuous decrease（持続的低下）
Cytochrome oxidase	Unchanged（不変）	Reduced（還元）
神経症状	Unchanged（不変）	Deteriorated（悪化）
SEP（N_{20}）	Unchanged（不変）	遅延あるいは振幅低下
TCD（MCA flow velocity）	more than 65% of the control	less than 40% of the control
SPECT（frontal CBF）	more than 90% of the control	less than 80% of the control

およびOM-110，オムロン社のHEO-200，Somanetics社のINVOSを使用してきた．OM-100とOM-110はTamuraのグループが開発したそれぞれ異なるアルゴリズムによって稼働している．OM-100は3つの近赤外光（780, 805, 830 nm）を用いて酸素化Hb，脱酸素化Hb，総Hb濃度の相対的変化を測定可能であり[9]，OM-110は4つの近赤外光（700, 730, 750, 805 nm）を用いて，酸素化Hb，脱酸素化Hb，総Hb濃度のほかにcytochrome oxidaseの酸化還元状態を同時に測定することが可能である[10]．残念ながら現在ではこれらの2機種は製造販売されていない．また，HEO-200は2つの近赤外光（760, 850 nm）を用いてShigaらが報告したアルゴリズムによって稼働しており，酸素化Hb，脱酸素化Hb，総Hb濃度の相対的変化を測定可能である．これらの装置では0.5～1秒ごとにデータを収集することが可能であり，きわめて優れた時間分解能を有していることからリアルタイムでの測定を可能としている[11]．また，INVOSはきわめて手軽に脳内組織酸素飽和度（regional oxygen saturation：rSO_2）を測定可能で，最近の機種では多チャンネルでの同時測定も可能となっているのが特徴であるが，その定量値の算出アルゴリズムには現在も異論があるのが現状である．いずれの機種を用いるとしても，NIRSの原理を考慮すると，脳内の酸素化状態を正確にモニターするためには，手術側の前額部にNIRの照射プローブと受光プローブを30～35 mmの間隔を置いて固定する必要がある（図7）[7,8]．

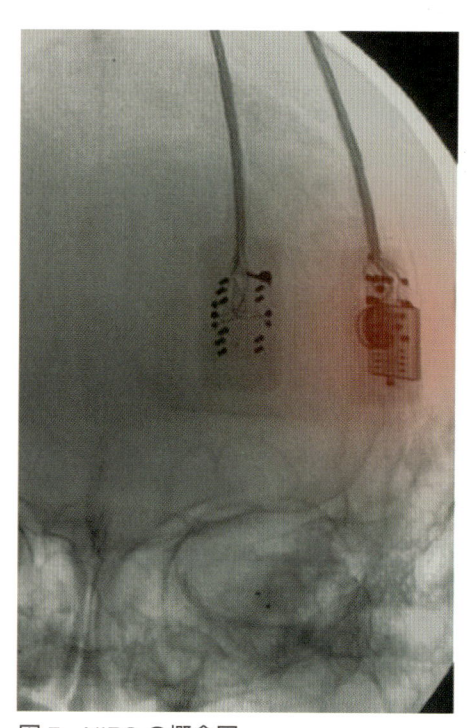

図7　NIRSの概念図

これまでCEA術中に高度な脳虚血を検出するためにさまざまなモダリティが用いられてきた．脳波やSEPなどの電気生理学的手法は古くから用いられている．いずれもCBFがコントロール値の約40%以下に低下した場合に神経細胞の電気的活動が障害されることを応用しているが，逆に波形や潜時に異常が現われるまで脳循環動態の変化を把握することができないという短所を有している．また，脳波はその変化を検出するのが煩雑であるため，最近ではあまり使用されていない．TCDはMCAの平均流速などを非侵襲的かつ連続的に測定可能であるが，神経機能の異常をきたす虚血閾値を設定しにくい，つまり，どの時点でクリティカルな虚血が生じているのかを判定しにくいのが短所である．また，一部の症例では安定して血流波形を検出できないことがある．われわれの経験では約20%の症例で安定した血流波形を検出することができなかった．これらに対して，NIRSは測定のセットアップが簡便で，ほぼすべ

臨床編　A ● 脳神経外科

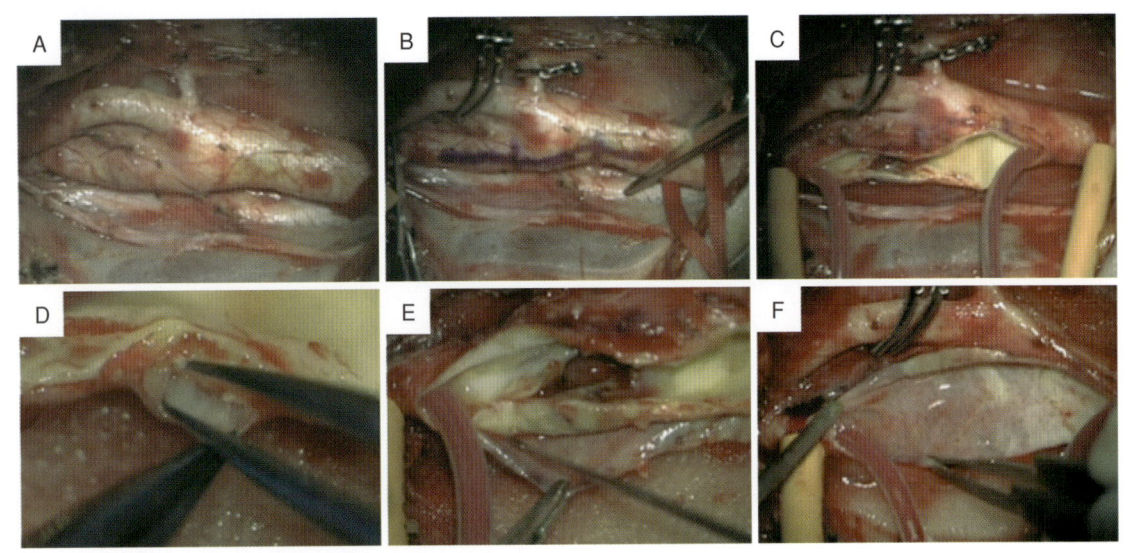

図8　顕微鏡下における頸動脈内膜剥離術の実際

ての症例で測定が可能であり，頸動脈遮断中の波形パターンからリアルタイムに脳循環動態を把握するとともに，クリティカルな虚血閾値を推測することが可能である．

1992年以降，われわれは100件以上のCEAでNIRSによるモニタリングを実施してきた[4~8]．われわれはCEAの際は全例で内シャントチューブを使用することを基本としているので，NIRSを用いたモニタリングの目的は，①内シャントチューブ挿入および抜去の際に数分間ずつ生じる頸動脈遮断時の脳虚血の程度を確認する，②きわめてまれなトラブルではあるが，内シャント使用中にチューブの閉塞を検出する，③CEA終了後の過灌流を術中から予測することである．われわれは図8に示すごとく，CEAの大部分の操作を顕微鏡下で実施することで，ほぼ無血野での手術を心がけている．内シャントチューブ挿入の際の頸動脈遮断によって，NIRS上，約60％の症例がGroup 1の所見を呈し，約40％の症例がGroup 2の所見を呈した．典型的な症例のNIRS所見を呈示する．

症例1

63歳男性．左内頸動脈閉塞を合併した右内頸動脈狭窄に対して右CEAを実施した．NIRSモニタリングはOM-110を使用して右前額部でデータを収集した（図9A）．最初に右外頸動脈を遮断し

たところ，わずかに酸素化Hb，総Hb濃度が減少し，NIRSデータの一部に頭皮の血流の情報も混入していることがわかる．内頸動脈遮断によって酸素化Hb，総Hb濃度の減少，脱酸素化Hb濃度の増加が急激に認められると同時に，cytochrome oxidaseの還元が認められた．内シャントチューブを挿入して内頸動脈の血流を再開させるまでの約7分間の間，これらの変化は持続した．同時に実施したSEPではN$_{20}$の振幅がコントロールの約50％に低下した（図9B）．これらの変化は内シャントチューブによる内頸動脈の血流再開によって回復した．

症例2

73歳男性．右内頸動脈狭窄に対して右CEAを実施した．NIRSモニタリングはHEO-200を使用して右前額部でデータを収集した（図9C）．最初に右外頸動脈を遮断したところ，わずかに酸素化Hb，総Hb濃度が減少し，NIRSデータの一部に頭皮の血流の情報も混入していることがわかる．内頸動脈遮断によって酸素化Hb，総Hb濃度の減少が急激に認められた．内シャントチューブを挿入して内頸動脈の血流を再開させるまでの約5分間の間，部分的にこれらの変化は改善したが，コントロール値には復さなかった．同時に実施したSEPではN$_{20}$の振幅がコントロールの約20％に低下した．これらの変化は内シャントチューブ

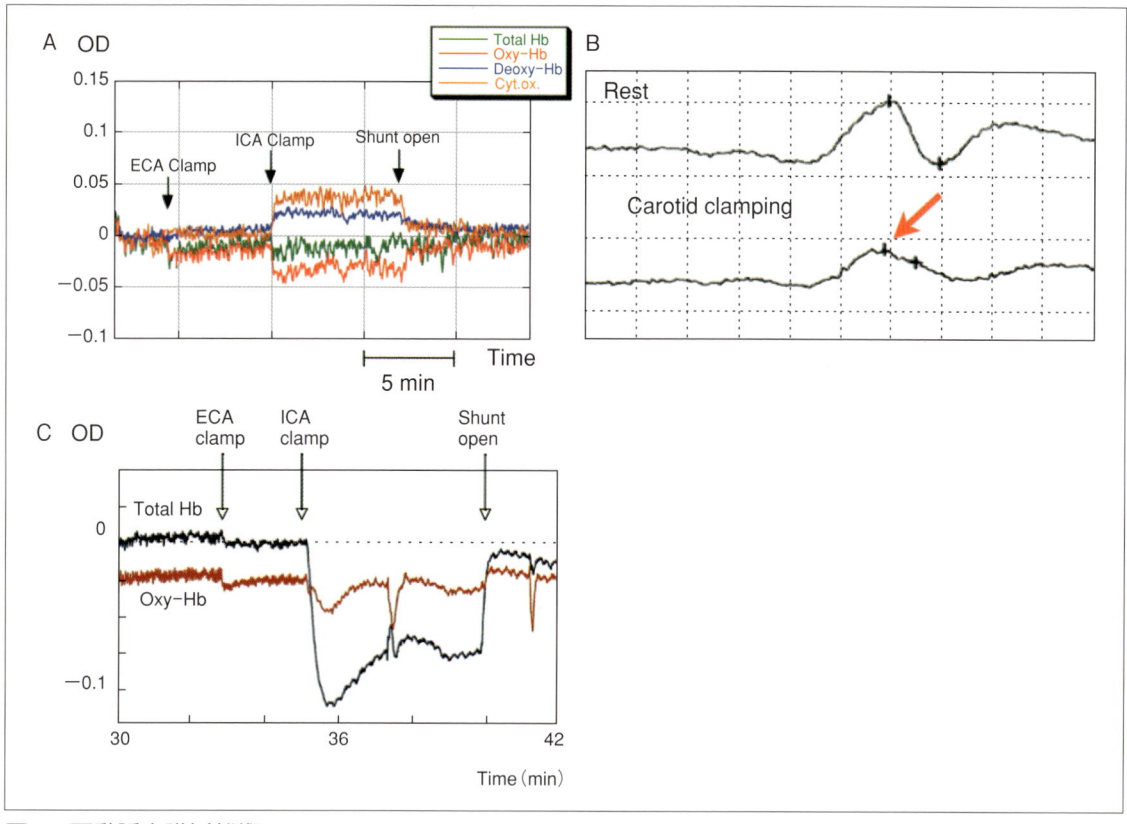

図9 頸動脈内膜剥離術のNIRS, SEP

による内頸動脈の血流再開によって回復した．内シャントチューブから内頸動脈に生理食塩水を注入すると，NIRS上の酸素化Hb，総Hb濃度に迅速な変化が現われ，NIRSが頭蓋内の脳循環動態を測定していることがわかる（図9C）．

CEA術中のNIRSモニタリングに関しては国内外からいくつかの報告がなされており，最近ではNIRSの有用性が広く認識されつつある[12〜18]．

また，NIRSはCEA術後の過灌流の出現を術中から予測することも可能である．CEAの手術操作終了後に酸素化Hbや総HbがCEA実施前のコントロール値よりも相対的に徐々に増加してきた場合，術直後の脳SPECTにて過灌流を呈していることが多く，周術期の管理や手術合併症の予防に有益な情報を提供してくれる[19]．

まとめ

以上，CEA術中のNIRSモニタリングに関して，臨床応用のための基礎となっている動物実験や臨床におけるデータを紹介するとともに，実際のモニタリング例を呈示した．この20年間のデータの蓄積によって，NIRSはCEAの術中モニタリングとしてきわめて有用な情報を提供することが広く認識されるようになったが，NIRSのデータを正確に解釈するためには，その根拠となる知見をよく理解することが重要である．

文献

1) Jöbsis FF. Noninvasive, infrared monitoring of cerebral and myocardial oxygen sufficiency and circulatory parameters. Science 198：1264-1267, 1977
2) Tamura M, Hazeki O, Nioka S, et al. The simultaneous measurements of tissue oxygen concentration and energy state by near-infrared and nuclear magnetic resonance spectroscopy. Adv Exp Med Biol 222：359-363, 1988
3) 星 詳子, 田村 守. 近赤外線. 脳外 23：293-299,

1995

4) 黒田　敏. 近赤外分光法による脳虚血のモニタリング. 北海道医学雑誌 70：401-411, 1995

5) 黒田　敏, 宝金清博, 小林　徹, 他. 脳神経外科領域における近赤外分光計 HEO-200 の使用経験. 脳外 28：607-614, 2000

6) 小林　徹, 黒田　敏, 宝金清博, 他. 頸動脈遮断における近赤外線スペクトロスコピー (NIRS) の有用性と問題点—9年間の経験から. 脳卒中の外科 29：345-350, 2001

7) Kuroda S, Houkin K, Abe H, et al. Cerebral hemodynamic changes during carotid balloon occlusion monitored by near-infrared monitoring. Neurol Med Chir (Tokyo) 36：78-86, 1996

8) Kuroda S, Houkin K, Abe H, et al. Near-infrared monitoring of cerebral oxygenation state during carotid endarterectomy. Surg Neurol 45：450-458, 1996

9) Hazeki O, Tamura M. Quantitative analysis of hemoglobin oxygenation state of rat brain *in situ* by near-infrared spectrophotometry. J Appl Physiol 64：796-802, 1988

10) Hazeki O, Tamura M. Near infrared quadruple wavelength spectrophotometry of the rat head. Adv Exp Med Biol 248：63-69, 1989

11) Shiga T, Tanabe K, Nakase Y, et al. Development of a portable tissue oximeter using near infra-red spectroscopy. Med Biol Eng Comput 33：622-626, 1995

12) Beese U, Langer H, Lang W, et al. Comparison of near-infrared spectroscopy and somatosensory evoked potentials for the detection of cerebral ischemia during carotid endarterectomy. Stroke 29：2032-2037, 1998

13) Cho H, Nemoto EM, Yonas H, et al. Cerebral monitoring by means of oximetry and somatosensory evoked potentials during carotid endarterectomy. J Neurosurg 89：533-538, 1998

14) Kaminogo M, Ochi M, Onizuka M, et al. An additional monitoring of regional cerebral oxygen saturation to HMPAO SPECT study during balloon test occlusion. Stroke 30：407-413, 1999

15) Kirkpatrick PJ, Smielewski P, Whitfield PC, et al. An observational study of near-infrared spectroscopy during carotid endarterectomy. J Neurosurg 82：756-763, 1995

16) Kirkpatrick PJ, Lam J, Al-Rawi P, et al. Defining thresholds for critical ischemia by using near-infrared spectroscopy in the adult brain. J Neurosurg 89：389-394, 1998

17) Samra SK, Dorje P, Zelenock GB, et al. Cerebral oximetry in patients undergoing carotid endarterectomy under regional anesthesia. Stroke 27：49-55, 1996

18) 山根冠児, 島　建, 岡田芳和, 他. 近赤外光による脳虚血の評価—頸動脈血栓内膜摘除術中モニタリングから—. 脳外 22：947-953, 1994

19) Ogasawara K, Konno H, Yukawa H, et al. Transcranial regional cerebral oxygen saturation monitoring during carotid endarterectomy as a predictor of postoperative hyperperfusion. Neurosurgery 53：309-315, 2003

4 時間分解スペクトロスコピーを用いたクモ膜下出血後の脳循環モニタリング

日本大学医学部 脳神経外科　村田佳宏，酒谷　薫，横瀬憲明，片山容一

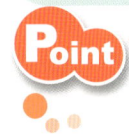

Point

- 時間分解スペクトロスコピー（TRS）による脳循環モニタリング法を用いたクモ膜下出血（SAH）後の脳血管攣縮の検出について紹介する．
- 脳血管撮影で脳血管攣縮が確認された全6症例で，TRSにて脳皮質酸素飽和度の低下が捉えられたが，経頭蓋ドップラー（TCD）では4例のみであった．
- TRSはTCDよりも鋭敏にSAHにおける脳血管攣縮の発生を察知できると考えられた．

　脳血管攣縮はクモ膜下出血（Subarachnoid Hemorrhage：SAH）の重篤な合併症である．症候性脳血管攣縮は，SAH例の約30％に生じ[1]，出血後4〜14日に発生する．臨床上，意識レベルのよいSAH患者では神経症状の出現や悪化によりその発生を推定できるが，重度の意識障害を呈する患者においては，その発生を察知することは容易ではない．現在，経頭蓋ドップラー（transcranial Doppler：TCD）などを用いた脳血管攣縮の早期診断が試みられているが[2,3]，未だgold standardといえるものはない．

　近赤外分光法（near-infrared spectroscopy：NIRS）は，脳皮質血管のヘモグロビン（Hb）酸素化状態を計測し，脳血流や酸素化状態の変化を評価できる[4,5]．しかし，従来の連続光を用いたNIRSでは，安静時のHb濃度を計測できず，脳血管攣縮のモニタリングは困難であった．一方，時間分解スペクトロスコピー（time-resolved spectroscopy：TRS）は，ピコ秒の短パルス光を用いることにより，安静時Hb濃度の定量的評価が可能であり，経時的に繰り返し脳循環を計測できる利点がある[6〜8]（TRSの原理・装置の詳細については基礎編A-4の項を参考にされたい）．TRSは新しいmodalityであるが，健常成人における脳賦活評価[9〜11]，脳血管障害患者[12]や新生児[13]における脳循環評価に用いられている．

1　TRSを用いた脳血管攣縮の評価

　TRS（TRS-10，浜松ホトニクス社製）のプローブを側頭窩に貼付し，SAH患者14例（男：女＝6：8，表）における中大脳動脈領域の安静時の脳皮質酸素飽和度（$CoSO_2$）およびHb（酸素化Hb，脱酸素化Hb，総Hb）濃度を，入院時より第14病日まで連日測定した．SAH例は，全例発症24時間以内に破裂脳動脈瘤に対し開頭クリッピング術もしくは瘤内コイル充填術が施行された．また，同症例に対してTCDを用いて，中大脳動脈水平部の平均血流速度をTRS測定と同様に第14病日まで測定した．全例で第7病日に脳血管撮影を施行し，その他，TCDで中大脳動脈水平部の平均血流速度が120 cm/sec以上の上昇またはTRSの測定で$CoSO_2$の5％以上の低下を認めた際に脳血管撮影の評価を行った．

2　SAH症例における$CoSO_2$，Hb濃度の変化

　SAH例においては，6例で$CoSO_2$が5％未満の軽度の低下を示した．この6例は1例がWFNS

表 SAH 患者のプロフィール

Patient No.	Age/Sex	WFNS grading	CT (Fisher group)	Location of aneurysm
1	59/M	V	III	Lt-IC-PC
2	66/F	V	III	Acom
3	57/M	V	III	Acom
4	72/F	V	III	Acom
5	66/M	V	III	Rt-IC-PC
6	78/F	V	III	Rt-IC-PC
7	71/M	V	III	Acom
8	74/F	V	III	Acom
9	56/F	V	III	Rt-IC-PC
10	65/F	V	III	Acom
11	71/F	II	III	Rt-IC-PC
12	64/F	II	III	BA-tip
13	56/M	II	III	BA-tip
14	34/M	II	III	Rt-IC-PC

Rt：right, Lt：left, M：male, F：female, IC-PC：internal carotid-posterior communicating artery, Acom：anterior communicating artery, BA-tip：basilar tip.

grade II であり 5 例は grade V であった．これらの例では TCD でも脳血管攣縮を疑う所見は得られず，第 7 病日の脳血管撮影でも明らかな脳血管攣縮の所見を認めなかった．

その他の SAH 症例 8 例においては，第 5 もしくは 9 病日に $CoSO_2$ の 5％以上の低下を認めた（WFNS grade II：3 例，grade V：5 例）．その際に施行した脳血管撮影にて，WFNS grade II の 2 例は明らかな脳血管攣縮の所見を認めなかった．この 2 例は神経学症状の増悪も認めなかった．WFNS grade II の 1 例および grade V の 5 例では，脳血管撮影にてびまん性の脳血管攣縮を認めた．図に代表例を示す．第 4 病日に $CoSO_2$ の急激な低下を認め，同日行った脳血管撮影にて，脳血管攣縮を認めた．塩酸ファスジルの動脈内投与後 $CoSO_2$ の値は回復し，明らかな脳梗塞も示さず経過した．この例では，TCD で中大脳動脈平均血流速度の有意な上昇を示さなかった．この例を含め，TRS で $CoSO_2$ の 5％以上の低下を示しかつ脳血管撮影で脳血管攣縮が確認された 6 例中 4 例で，TCD にて中大脳動脈平均血流速度の有意な上昇は捉えられなかった．この 6 例では，脳血管撮影にて脳血管攣縮が確認された時点での TRS 測定における $CoSO_2$，酸素化 Hb，総 Hb 値は，前日の各値と比較し有意に低下していた．また，ROC 解析を行うと，脳血管攣縮の発生を予期するための $CoSO_2$ 低下のカットオフ値は 3.9〜6.4％（感度 100％，特異度 85.7％）であった．

③ TRS と他のモダリティーとの比較

TRS にて $CoSO_2$ の 5％以上の低下を認め，脳血管撮影で脳血管攣縮が確認された 4 例において，TCD では脳血管攣縮を疑う所見が得られなかった．TCD は中大脳動脈水平部つまり比較的中枢側の血流速度を測定している．TRS は頭皮上から，血管構築としては最末梢部である脳皮質の血流・酸素代謝を測定していると考えられる．Ohmae ら[8]は，健常人で acetazolamide 投与における脳血液量変化に関して，TRS での測定値が PET の脳皮質における測定値と有意に相関することを報告している．このことから，TCD は中枢側の血管攣縮を捉えやすいが，末梢側に有意な血管攣縮もしくは血流変化は捉えることが困難であり，

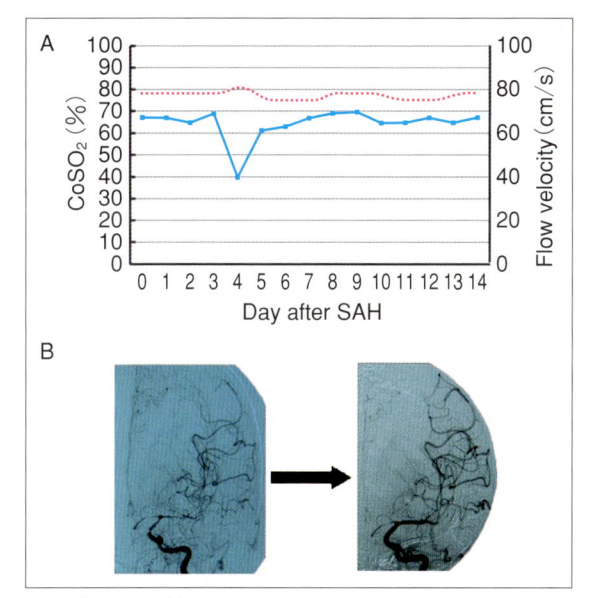

図 クモ膜下出血後のTRSとTCDによるモニタリングの比較

SAH第3病日まではCoSO$_2$に変化は認めなかったが，第4病日のTRSの計測で急激なCoSO$_2$の低下を認めた（A：実線）．同日緊急で施行した脳血管造影にて，左中大脳動脈に脳血管攣縮を認めた．塩酸ファスジルの動脈内投与後は，脳血管撮影上，血流の改善を認め，TRSの測定でもCoSO$_2$値の回復が認められた（B）．TCDの計測では経過中に有意な変化は捉えられなかった（A：点線）．

TRSは中枢側に加え末梢側の血管攣縮に伴う脳皮質の虚血を捉えることが可能と考えらえる．

　TRS測定はプローブを測定したい部位の頭部に貼付するのみであり，TCDと比較し検者依存性が極めて低いと考えられる．また，本検討より，TRSはTCDよりも鋭敏に脳血管攣縮の発生を察知できる可能性が期待される．

文　献

1) Kassell NF, Sasaki T, Colohan AR, et al. Cerebral vasospasm following aneurysmal subarachnoid hemorrhage. Stroke **16**：562-572, 1985
2) Aaslid R, Huber P, Nornes H. Evaluation of cerebrovascular spasm with transcranial Doppler ultrasound. J Neurosurg **60**(1)：37-41, 1984
3) Lindegaard KF, Nornes H, Bakke SJ, et al. Cerebral vasospasm after subarachnoid haemorrhage investigated by means of transcranial Doppler ultrasound. Acta Neurochir Suppl（Wien）**42**：81-84, 1988
4) 山根冠児，島　健，岡田芳和，他．内頸動脈狭窄症に対する血栓内膜摘除術の術中モニタリング：安全な手術のために．脳神経外科ジャーナル **7**(9)：554-562, 1998
5) 原田　忠，加納恒男，平山晃康，他．CEA術中の脳酸素飽和度持続モニタリングによる脳循環動態の検出．脳卒中の外科 **29**(4)：277-281, 2001
6) Patterson MS, Chance B, Wilson C. Time resolved reflectance and transmittance for the non-invasive measurement of tissue optical properties. Appl Opt **28**：2331-2336, 1989
7) Oda M, Nakano T, Suzuki A, et al. Near infrared timeresolved spectroscopy system for tissue oxygenation monitor. SPIE **4160**：204-210, 2000
8) Ohmae E, Ouchi Y, Oda M, et al. Cerebral hemodynamics evaluation by near-infrared time-resolved spectroscopy：correlation with simultaneous positron emission tomography measurements. Neuroimage **29**：697-705, 2006
9) Hoshi Y. Functional near-infrared optical imaging：utility and limitations in human brain mapping. Psychophysiology **40**：511-520, 2003
10) Quaresima V, Ferrari M, Torricelli A, et al. Bilateral prefrontal cortex oxygenation responses to a verbal fluency task：a multichannel timeresolved near-infrared topography study. J Biomed Opt **10**：11012, 2005
11) Sakatani K, Yamashita D, Yamanaka T, et al. Changes of cerebral blood oxygenation and optical pathlength during activation and deactivation in the prefrontal cortex measured by time-resolved near infrared spectroscopy. Life Sci **78**：2734-2741, 2006
12) Liebert A, Wabnitz H, Steinbrink J, et al. Bedside assessment of cerebral perfusion in stroke patients based on optical monitoring of a dye bolus by time-resolved diffuse reflectance. Neuroimage **24**：426-435, 2005
13) Ijichi S, Kusaka T, Isobe K, et al. Developmental changes of optical properties in neonates determined by near-infrared time-resolved spectroscopy. Pediat Res **58**：568-573, 2005

臨床編　A ● 脳神経外科

5 NIRSを用いたEC-IC bypass術のバイパス機能評価法

日本大学医学部 脳神経外科　村田佳宏，酒谷　薫，星野達哉，藤原徳生，片山容一

Point

- NIRSを用いて浅側頭動脈-中大脳動脈（STA-MCA）吻合術後のバイパス機能を経時的に評価する方法を紹介した．具体的には，吻合血管（STA）を用手にて圧迫し，患側運動野の血流変化をNIRSにて計測した．
- STAの血流遮断にて，患側運動野の酸素化ヘモグロビン（Hb），総Hbの減少（≒rCBFの減少）が生じれば，運動野の血流がバイパスに依存していると考えられた．
- 術後3ヵ月～4年6ヵ月のフォローアップにおいて，約77％（31例中24例）では運動野の血流は吻合したSTAに依存するようになった．
- 脱酸素化Hbの増減は，STA圧迫に伴うバイパス血流の低下によって局所の酸素供給がどの程度影響を受けたかによると考えられた．

Japanese EC-IC Bypass Trial（JET study）により，内頸動脈もしくは中大脳動脈の閉塞性病変で脳血流および予備能が低下した例に対し，浅側頭動脈-中大脳動脈（superficial temporal artery-middle cerebral artery：STA-MCA）吻合術を行うことで，薬物療法群と比較し有意に同側の脳梗塞再発率を低下させることが明らかとなった[1]．脳卒中治療ガイドライン2009においても，上述の脳主幹動脈閉塞性病変に対し，EC-ICバイパス術を考慮することがグレードBに位置づけられている．

STA-MCA吻合術の術後評価は，主としてSPECTによる脳血流評価または脳梗塞や一過性脳虚血発作（TIA）などの虚血イベントが発生したか否かなどで評価されている[2～4]．ここでは著者らの検討をもとに，NIRSを用いたSTA-MCA吻合術後のフォローアップについて紹介する[2]．

① NIRSを用いたバイパス機能評価

NIRS（NIRO-300，浜松ホトニクス社製）の測定プローブを運動野の直上の頭皮上に設置し，吻合

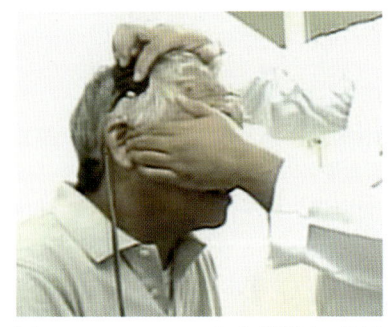

図1　STA-MCA吻合術後におけるNIRS測定の測定風景

NIRSプローブを患側運動野上の頭皮に設置し（設置法に関しては他項参照），STA圧迫に伴うNIRSパラメータの変化を測定する．外来などにおいて短時間で施行可能である．

したSTAを用手圧迫したときのヘモグロビン（Hb）の濃度変化を測定した（図1）．NIRS計測は，術直後（術後3日）と，その後約3ヵ月おきに実施した．

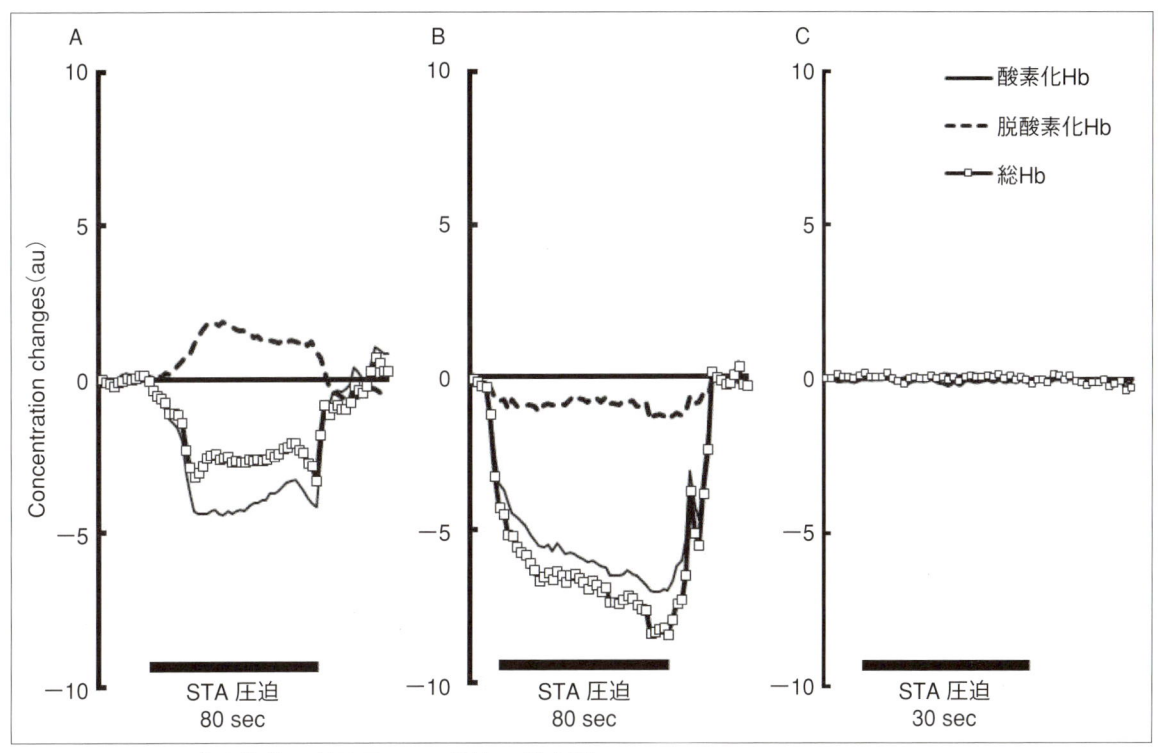

図2 STA-MCA吻合術後におけるNIRS測定：代表例

A：右内頸動脈閉塞（63歳，男性）左片麻痺を主症状とするTIAにて発症．術後3日（術直後）のNIRSでの測定結果．STAの圧迫に伴い患側運動野のおける酸素化Hb，総Hbの減少を認めた．この症例では脱酸素化Hbは増加を示した．

B：左内頸動脈閉塞（60歳，男性）右片麻痺を呈するTIAにて発症．術後3日（術直後）のNIRSでの測定結果．STAの圧迫に伴い患側運動野における酸素化Hb，総Hbの減少が認められた．このとき脱酸素化Hbは低下を示した．

C：右内頸動脈閉塞（59歳，女性）左片麻痺を主症状とするTIAにて発症．術後3日のNIRSでの測定結果．各パラメータに変化は認められず，術直後にはSTAは運動野の血流維持に寄与していないと考えられた．

運動麻痺を主症状に発症した一過性脳虚血発作（TIA）または脳梗塞の患者31例を対象とした．年齢は32〜73歳（平均53.3歳），男性21例，女性10例，1997〜2002年までに当院にてSTA-MCA吻合術を施行しており，フォローアップは3ヵ月〜5年1ヵ月の平均18ヵ月であった．

② バイパス機能の経時的変化

11例では，術直後よりSTA圧迫に伴い酸素化Hb，総Hbの減少が認められた（図2A，B）．他の20例では，術直後にはSTA圧迫によりHb濃度は変化しなかった（図2C）．このなかの13例では，術後3〜29ヵ月（平均12ヵ月）にSTA圧迫時の変化が認められるようになった（図3A）．残りの7例は術後フォローアップ中に変化は認められなかった．

脱酸素化Hbに関しては，術直後を含めて吻合したSTA圧迫にて運動野の酸素化Hb，総Hbの減少を認めた24例中脱酸素化Hbが増加を示したのは17例，減少を示したのは7例であった．

③ NIRSパラメータ変化とバイパス機能の関係

STA-MCA吻合術の直後より，STA圧迫にて患側運動野の酸素化Hb，総Hbの減少（≒rCBFの減少）が認められた症例では，術直後より運動野の脳血流がSTAに依存していることを示唆している．

臨床編　A●脳神経外科

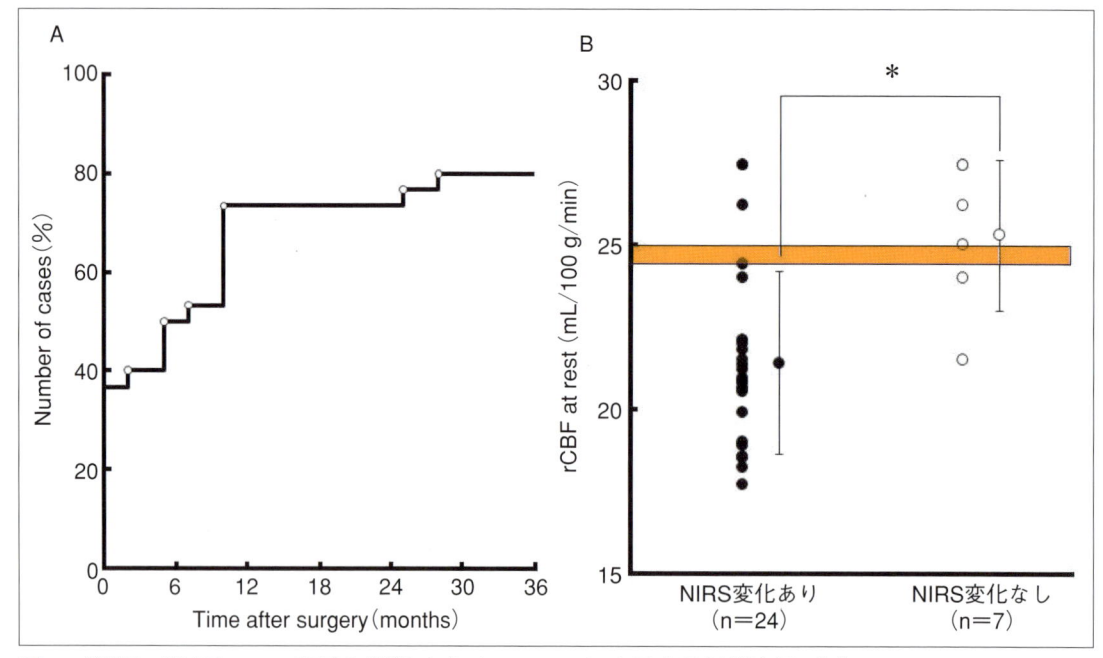

図3　術後におけるNIRS症例の推移（A）とSPECTによる安静時脳血流（B）

A：11例は術直後より，13例は術後3〜29カ月（平均12カ月）の間に，STA圧迫にて運動野における酸素化Hb，総Hbの減少が認められた．術後12カ月の時点で，約77%の症例で運動野の血流がSTA依存になっていると考えられた．

B：観察期間中にSTAの血流遮断にて運動野の酸素化Hb，総Hbの減少が認められた24例（NIRS変化あり）と認められなかった7例（NIRS変化なし）の両群間におけるSPECTでの安静時脳血流を比較すると，NIRS変化あり群における安静時脳血流はNIRS変化なし群と比較し有意に低値を示した（*$p<0.01$）．また，ROC解析によると，両群を鑑別するための安静時脳血流のカットオフ値は24.5〜25 mL/100 g/minであった．

　術直後には変化が認められず，追跡測定にて酸素化Hb，総Hbの減少が認められたのは13例であったが，これらの症例は術後3〜29カ月，平均12カ月にSTA圧迫に伴うNIRSの変化が認められるようになった．このように術後一定期間後に脳血流がSTAに依存する症例には以下の2つの病態が考えられる．

　① 吻合したSTAが細いため，術直後にはバイパスが十分に機能していない．その後，STAの血流供給が徐々に増加し[5]，運動野の血流がSTAに依存するようになった．このようなケースでは，バイパスが十分に機能するまでは，脳循環を維持しながら注意深いフォローアップが必要である．

　② 過去の報告ではperfusion reserveは自然に改善するという報告がある[6,7]．これらの症例は，術直後ではperfusion reserveが改善しているため運動野の血流はSTAに依存していないが，経過中STAの血流供給が増加したり，主病変進行などのhemodynamicsの変化に伴い運動野の血流がSTAに依存するようになったと考えられる．これらのケースでは術直後にバイパスが機能していなくても，perfusion reserveが改善してきているため①のケースに比べると脳虚血の程度は軽いと推察される．

　術後に運動野の血流がSTAに依存するようになった24症例の安静時脳血流は，STAの血流に依存しなかった7例よりも有意に低値を示した（図3B）．両群を鑑別するための安静時脳血流値のカットオフ値は24.5〜25 mL/100 g/minであった．すなわち，この値よりも低い安静時脳血流を示す例では，STA-MCA吻合術を行うことにより，STAより虚血部位に血流が供給されやすいと思われる．

④ STA 圧迫時の脱酸素化 Hb の変化

　脱酸素化 Hb の増減に関しては，STA 圧迫に伴う血流低下によって局所の酸素供給がどの程度影響を受けたかに左右されると考えられる．

　脱酸素化 Hb が低下を示す症例は，STA からの血流が遮断されても，内頸動脈系からの血流や側副路からの血流により，運動野領域が最低限必要とする血流量は下回らないため，STA からの血流の欠落，つまり酸素化 Hb，脱酸素化 Hb の低下として捉えられる．一方脱酸素化 Hb が増加する症例は，STA からの血流が遮断されると，運動野領域における血流が，必要とする血流量を下回るため血中 Hb の脱酸素化が促進され，その結果脱酸素化 Hb が増加すると考えられる．よって，脱酸素化 Hb が増加する例は powers stage 2 に相当する状態と考えられる[8]．これらの脱酸素化 Hb が増加する症例は増加を示さない例に比べ，運動野の血流が STA に依存する部分がより大きく，何らかの hemodynamic stress が加わった際の血流維持にバイパスが大きな役割を果たすと考えられる．

文献

1) JET Study Group. Japanese EC-IC Bypass Trial (JET Study) 中間解析結果 (第二報). 脳卒中の外科 30：434-437, 2002
2) Murata Y, Katayama Y, Sakatani K, et al. Evaluation of extracranial-intracranial arterial bypass function by using near-infrared spectroscopy. J Neurosurg 99：304-310, 2003
3) 小笠原邦昭, 長嶺義秀, 甲州啓二, 他. [133]Xe SPECT による定量的評価法に基づいた慢性期内頸動脈系閉塞性病変に対するバイパス術の効果. 脳卒中の外科 26：389-394, 1998
4) Nakamura T, Iwata Y. Postoperative evaluation of EC/IC bypass surgery-long term follow up study by donor artery compression test. Noshinkeigeka 28：1057-1062, 2000
5) Iwata Y, Hayakawa T, Shimizu K, et al. STA-MCA anastomosis and collateral circulation. Neurol Med Chir 20：707-711, 1980
6) Widder B, Kleiser B, Krapf H, et al. Couse of cerebrovascular reactivity in patients with carotid artery occlusion. Stroke 25：1963-1967, 1994
7) Hasegawa Y, Yamaguchi T, Tsuchida T, et al. Sequential change of hemodynamic reserve in patients with major cerebral artery occlusion or severe stenosis. Neuroradiology 34：15-21, 1992
8) Powers WJ, Press GA, Grubb RL Jr, et al. The effect of hemodynamically significant carotid artery disease on the hemodynamic status of the cerebral circulation. Ann Intern Med 106：27-34, 1987

臨床編　B●精神科，神経内科

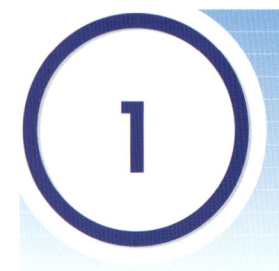

1 精神疾患・心理現象への応用とうつ症状の先進医療

群馬大学大学院医学系研究科 神経精神医学　福田正人，須田真史，武井雄一，青山義之

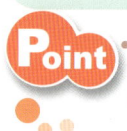

Point

- NIRSは自然な状態の被検者について検査が可能な方法論であり，情意など検査状況の影響を受けやすい精神機能の背景となる脳機能を，日常生活に近い状況で明らかにすることができる．
- そうした利点を生かし，心理現象や精神疾患について，他の脳機能画像では得にくいデータを明らかにできる．
- 精神疾患については前頭葉機能の賦活反応性の特徴を捉えることができ，うつ症状の鑑別診断補助として先進医療に承認されている．

1　精神疾患・心理現象についてのNIRS検査の意義

1．精神症状・心理現象と自然な状態の脳機能

心理現象や精神症状は，脳機能により担われている．その解明に用いられる脳機能画像検査法のfMRI・SPECT・PETはいずれも大規模な装置で，被検者は仰臥位で検査を受ける．したがって得られる結果には，検査室という特殊な環境，仰臥位という姿勢，騒音のための耳栓の着用による違和感（fMRI）など，被検者が日常生活とは異なる状況と状態に置かれた影響が含まれる．

日常経験から類推すると，そうした影響は視覚や聴覚などの遠感覚や注意や記憶などの認知機能については比較的少なく，体性感覚や味覚などの近感覚や情動や意欲などの情意機能については大きいと予想できる．たとえば，情動には闘争/逃走の判断という動物にとっての重要な機能があり，そのため情動と姿勢は密接に関連し相互に影響を与え合う．心理現象や精神症状は情意の機能と関連が深いので，その脳機能を検討する際に自然で日常生活に近い状況と状態で検査ができれば，fMRI・SPECT・PETでは捉えにくい側面を捉えられる可能性がある．

2．NIRSデータの特徴と精神疾患・心理現象

自然な姿勢で検査が行える，発声や運動を行いながら検査ができるというNIRSの特徴は，被検者の苦痛が少ないというだけでなく，脳機能測定にとって本質的な意味がある．先に述べたように，精神機能のうち特に情意の機能や，精神疾患における抑うつ気分・不安・幻覚などの自覚症状（体験症状）は，検査の際の姿勢や動きにより影響を受ける．日常生活に近い自然な状況で検査を行うことのできるNIRSは，こうした情意の機能や自覚症状の脳機能を生活場面に近いところで検討するために適している．

より具体的には，NIRSの利点として，①座位など自然な状況で検査ができるので，日常生活に近い状態の脳機能を明らかにできる，②発話や運動を行いながら検査ができるので，刺激処理（入力）だけでなく反応行動（出力）に伴う脳機能が検討できる，③時間分解能が高いので，脳機能の時間的な変化を捉えることができる，④光を用いて無侵襲であるので，検査を繰り返すことによる変化を検討しやすい，⑤ほかの脳機能画像検査ではアーチファクトの影響を受けやすい前頭極

1 精神疾患・心理現象への応用とうつ症状の先進医療

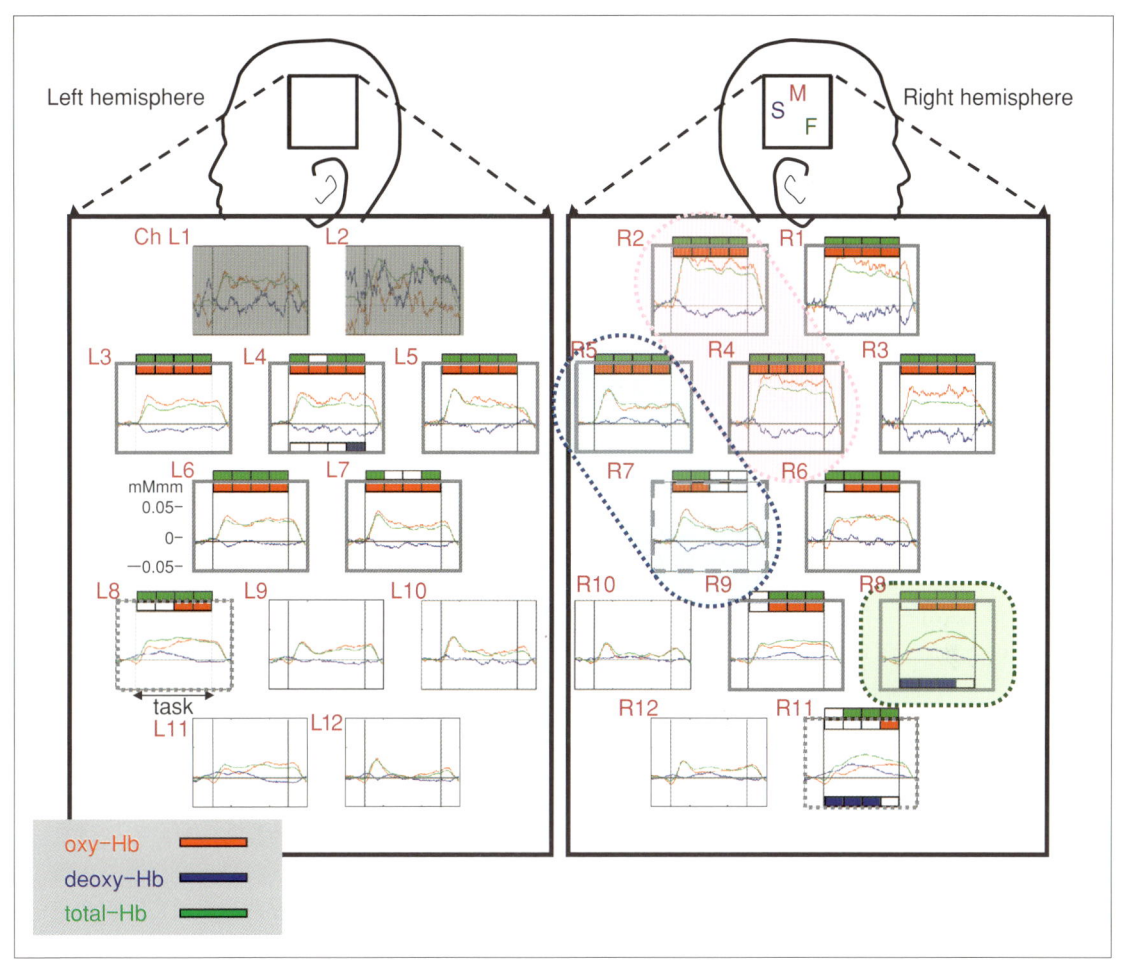

図1 指タッピング時のNIRS所見
左手指タッピングを40秒間行ったときのNIRS所見を示す．チャンネルの部位により，[oxy-Hb]（赤線）変化の時間経過と[deoxy-Hb]（青線）変化の方向が3パターンにわかれ，運動野（赤点線），体性感覚野（青点線），前頭葉（緑点線）それぞれの脳部位の機能の特徴を反映していた．
（Sato T, et al. Neurosci Res 58：297-304, 2007[2]より引用）

frontal pole が検討しやすく，そのため前頭極が担う高次な精神機能の検討に適する，という点を挙げることができる．

そこで以下，上記の特徴を生かした精神疾患や心理現象へのNIRS応用について，性格と脳機能（2），眠気や疲労の自覚と脳機能（3），経頭蓋磁気刺激による脳機能変化（4），精神疾患の前頭葉機能（5），会話の最中の脳活動（6），の実例を紹介する．本稿で述べるNIRSの応用については，『精神疾患とNIRS─光トポグラフィー検査による脳機能イメージング』[1]に詳しい．

2 性格と脳機能

1．脳賦活の時間経過（図1）

手指タッピングを40秒間と比較的長く行ったときの脳機能をNIRSにより測定し，その時間経過に注目した解析を行った．対象としたのは，右手利きの健常者である．酸素化ヘモグロビン濃度長（[oxy-Hb]）の変化の時間経過が，測定部位に応じて異なることが注目された[2]．

[oxy-Hb]増加がもっとも顕著であったのは運動を行っている左手指の運動野と考えられる部位で，その賦活の時間経過は運動期間のあいだ一定

に認められる台形のパターンであった．運動の持続に対応する賦活を示すと考えられた．その1チャンネル分後方で体性感覚野と考えられる部位では，賦活は全体としてより小さく，運動の初期に一過性の賦活を認め，その後は賦活が小さいまま持続するという三角形の時間経過を示した．運動に伴って指において体性感覚が生じ，その後その感覚に順応が生じる過程を反映するものと推測された．前下方のチャンネルは前頭葉後部に対応すると考えられ，運動期間のあいだ徐々に増加していくという尻上りのパターンを示した．運動を継続するための意欲・努力を担う前頭葉の機能を反映する可能性が考えられた．

2．人格特性との関連

手指タッピングで得られるデータには個人差がある．その個人差は人格特徴と関連していた[3]．人格特性 personality は，the Temperament and Character Inventory（TCI）を用いて，生物学的なものとされる気質 temperament の4次元（新奇性追求・報酬依存・損害回避・固執）と，社会的なものとされる性格 character の3次元（自己志向・協調性・自己超越性）を評価した．

TCIとの相関を認めたのは非利手である左指タッピングの場合であった．非利手による不慣れな運動のほうが脳機能の特徴が表れやすいことを示すと考えられる．上記7次元のうちで固執が［oxy-Hb］と負の相関を，新奇性追求が正の相関を示した．いずれも気質の次元であり，人格特性のうちでも生物学的とされる特徴が脳機能と関連していたことになる．脳賦活が生じにくい人ほど固執が強く，脳賦活が顕著な人は新奇性追求の傾向が高いという相関の方向性は，納得のできるものである．

こうした相関は，40秒の運動区間の前半1/3に限って認められ，中盤と後半の区間では認めなかった．したがって，脳機能のうちでも初期の反応が気質という生物学的な人格特性と関連していることになる．このような検討は，NIRSの時間分解能を生かすことで可能になったものである．

③ 眠気や疲労の自覚と脳機能（図2）

眠気や疲労は誰もが感じる体験であり，日常生活に与える影響は大きい．こうした自覚体験はさまざまな条件により容易に変化するので，自然な条件での脳機能画像検査でこそ，それを担う脳機能が明らかになると考えられる．

言語流暢性課題による前頭葉の賦活と，自覚的な眠気[4]や自覚的な疲労感と前夜の睡眠時間[5]の関連を検討すると，自覚的な眠気や前夜の睡眠時間は前頭前野背外側部の賦活と，自覚的な疲労感は前頭前野腹外側部の賦活と関連していた．このように，自覚的に感じられる眠気や疲労感は前頭葉の機能低下と関連すると考えられる．

こうした自覚体験を捉えることができるのは，座位のままで検査ができるというNIRSの特徴を生かしたものである．うつや不安など精神疾患の症状としての自覚体験を捉えるうえでもNIRSが有用であろうことを示唆するものである．

④ TMSによる脳機能変化

1．経頭蓋磁気刺激 TMS

経頭蓋磁気刺激（transcranial magnetic stimulation：TMS）は，頭蓋の外から与えた磁気刺激で生じる誘導電流により，神経細胞の刺激を行う脳刺激法である．臨床応用のうちもっとも期待されているのは，うつ病治療における有効性である．うつ病の病態として，快感情を担う左前頭葉が不快感情を担う右前頭葉よりも相対的に機能低下状態になることによるとの仮説がある．この仮説にもとづき，高頻度反復TMSにより左前頭前野を賦活する，あるいは低頻度反復TMSにより右前頭前野を抑制するという刺激法を用いることが多い．

2．TMSによる脳機能変化（図3）

こうしたTMSの最中や直後の脳機能について，健常者を対象として運動閾値50%程度の弱い強度を用いて1 Hz・60秒間で右前頭前野を磁気刺激し，その際の［oxy-Hb］の変化を対側である左前頭前野から記録した．［oxy-Hb］は刺激中に低下し刺激後には上昇するという変化を示し[6]，磁気刺激コイルと頭皮の距離を変えて刺激強度を変化させると，この変化は刺激強度依存性であった[7]．この結果は，右前頭前野の低頻度反復TMSにより，左前頭前野の機能が刺激中の抑制に引き続いて刺激後に賦活されることを示したものである．TMSと脳機能の同時計測は他のモダリティ

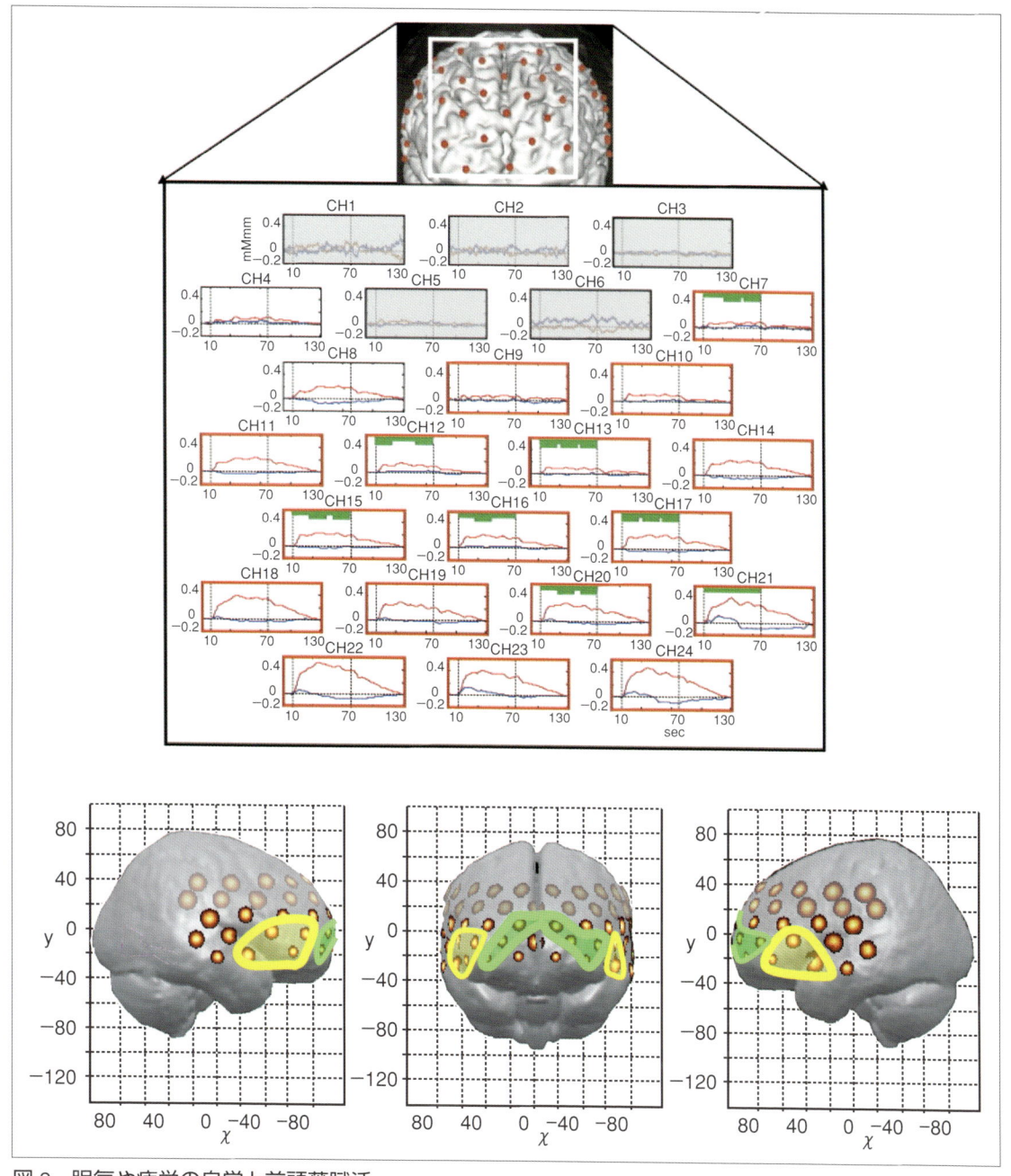

1 精神疾患・心理現象への応用とうつ症状の先進医療

図2 眠気や疲労の自覚と前頭葉賦活

言語流暢性課題における[oxy-Hb]増加として示される前頭葉賦活は，眠気の自覚（図上の緑線）や前夜の睡眠時間（図下の緑）とは背外側前頭前野 DLPFC と，疲労の自覚とは腹外側前頭前野 VLPFC（図下の黄）と相関を示した．
(Suda M, et al. Neurosci Res 60：319-326, 2008[4]／Suda M, et al. Brain Res 1252：152-160, 2009[5]より引用)

では困難であり，NIRS の利点といえる．

この方法により大うつ病と双極性障害について検討を行うと，両群とも寛解ないし軽うつ状態であったが，大うつ病群では反応が低下しており，双極性障害群では健常群とほぼ同様という異なる結果であった（図4）[8]．大うつ病においては，

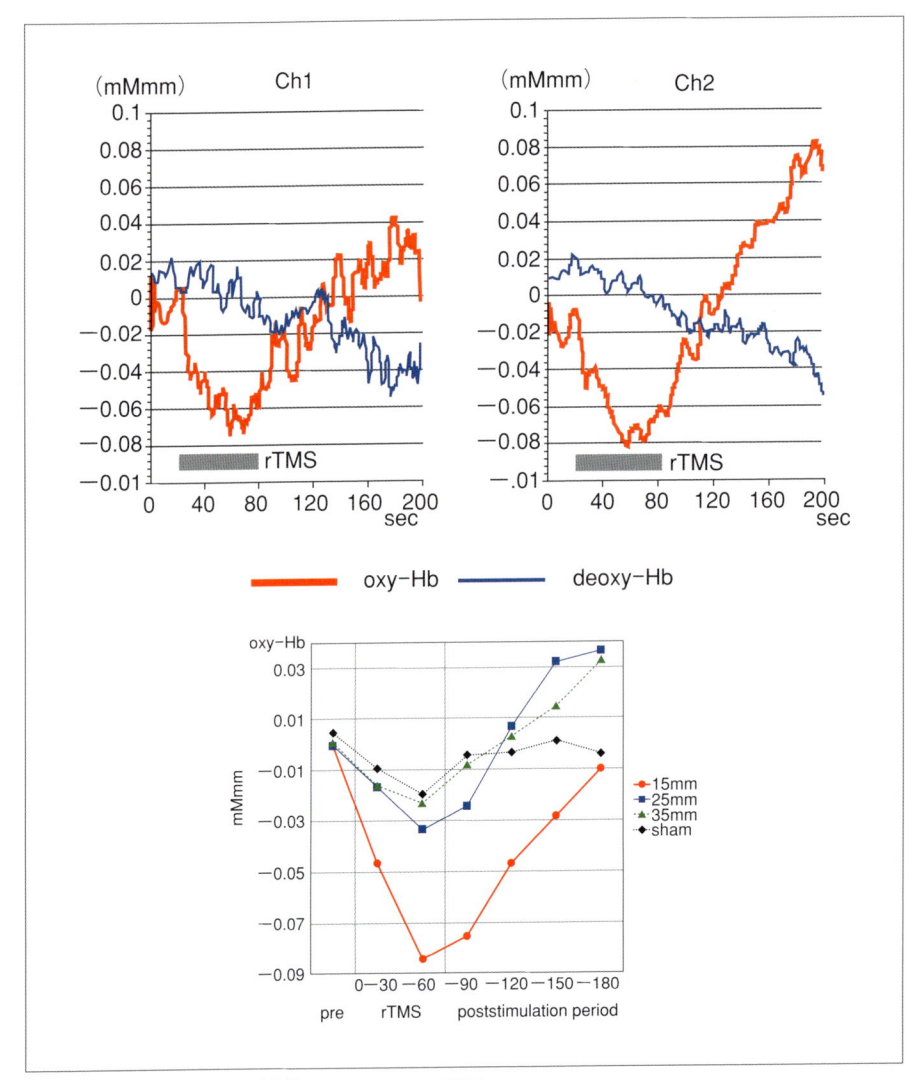

図3 反復経頭蓋磁気刺激によるNIRS所見
図上：右前頭前野を頻度1Hz，強度50％運動閾値，持続60秒間で刺激したときに，左前頭前野からNIRSによる記録を行うと，［oxy-Hb］は刺激中に減少を，刺激後には増加を示した．図下：そうした変化は，磁気刺激コイルと頭皮の間隔を変えて変化させた刺激強度に依存していた．
(Hanaoka N, et al. Neurosci Lett 414：99-104, 2007[6]／Aoyama Y, et al. Neurosci Res 63：47-51, 2009[7]より引用)

TMSという物理的刺激への前頭葉機能の反応性が低下しており，それが双極性障害とは共通でないことを示す結果であった．

5 精神疾患の前頭葉機能

1．精神疾患についてのNIRS研究の現状

NIRSの精神疾患への臨床応用について，2010年末までに発表された英文原著論文は80編（うち日本から51編）で，内訳は統合失調症19（11）・気分障害17（14）・小児精神疾患12（4）・パニック障害8（7）・認知症7（2）・摂食障害やアルコール疾患5（4）・心的外傷後ストレス障害3（3）・パーソナリティ障害や性格9（6）である（重複あり）．日本からの論文が2/3を占め，日本人研究者の活躍が目立つ．前頭葉について検討を行い，精神疾

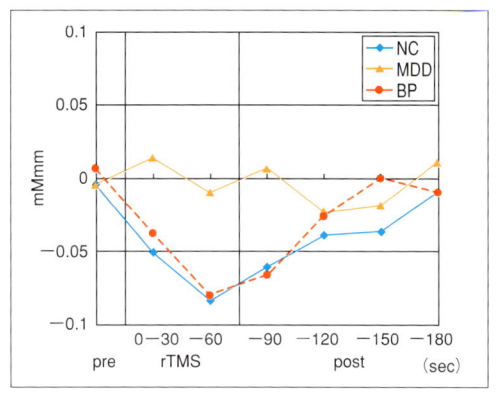

1 精神疾患・心理現象への応用とうつ症状の先進医療

図4 反復経頭蓋磁気刺激による大うつ病と双極性障害のNIRS所見

図3・上と同様な検討を行うと，右前頭前野へのTMSによる左前頭前野における[oxy-Hb]変化は大うつ病（▲）では認めなかったが，双極性障害（●）では健常者（◆）と同等であった．
（青山義之．第39回日本臨床神経生理学会学術大会での発表．2009[8]より引用）

患における前頭葉機能の低下を示した報告が多い．

2．うつ病・双極性障害・統合失調症のNIRS所見

著者らは，多施設共同プロジェクト「心の健康に光トポグラフィー検査を応用する会」で，精神疾患についてのNIRS応用研究を進めてきた．前頭葉や側頭葉のさまざまな機能を総合的に検討できる言語流暢性課題（letter version）を用いることで，うつ病・双極性障害・統合失調症のそれぞれに特徴的な前頭葉の賦活反応性を明らかにすることができた．

図式的にまとめると，精神疾患における前頭葉機能の賦活反応性として，うつ病における減衰，双極性障害における遅延，統合失調症における非効率という特徴が指摘できた（図5, 6）[9,10]．臨床的にうつ病に近縁とされるパニック障害において，うつ病類似の所見が得られることも注目された[11]．このように各疾患の前頭葉機能の特徴が明瞭となったのは，座位という自然な姿勢でしかも発話という出力を行いながら検査をできたこと，またその際の前頭葉機能の特徴を秒単位で時間経過に沿って検討できたことによるものであり，NIRSの特徴を生かした結果といえよう．

臨床所見との関連を検討すると，うつ病においては前頭部では関連がなく右側頭部で抑うつ症状と負の相関を（図7），統合失調においては前頭部においてPANSSで評価した陽性症状や陰性症状と時間区間に応じた相関（図8），およびGAF得点と前頭極の賦活に関連を認め（図9）[12]，さらに病態と関連するCOMT遺伝子のSNP（single nucleotide polymorphism）の反映を捉えることができた（図10）[13]．

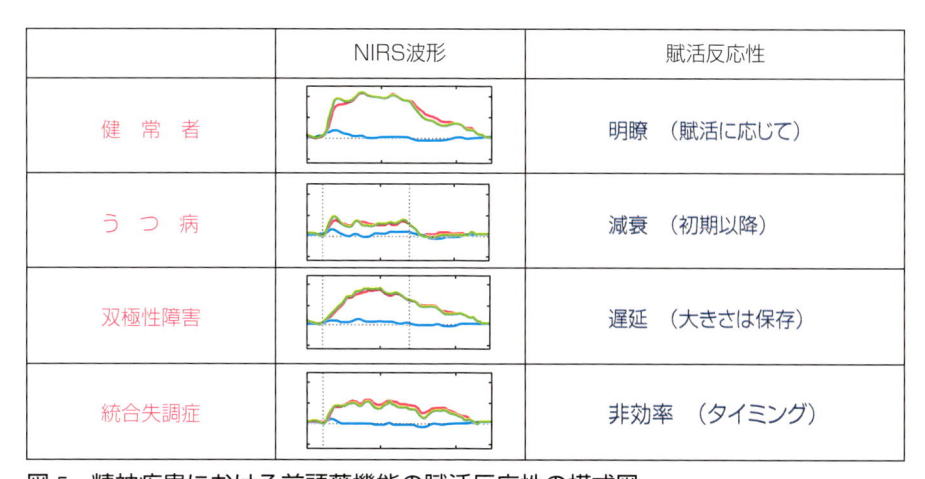

図5 精神疾患における前頭葉機能の賦活反応性の模式図

	NIRS波形	賦活反応性
健常者		明瞭　（賦活に応じて）
うつ病		減衰　（初期以降）
双極性障害		遅延　（大きさは保存）
統合失調症		非効率　（タイミング）

（福田正人，須田真史，武井雄一，他．NIRSでとらえる自然な状態の前頭葉機能．福田正人，鹿島晴雄 編．前頭葉でわかる精神疾患の臨床．中山書店，東京，p 248, 2010より引用）

臨床編　B●精神科，神経内科

課題開始10秒後

課題開始50秒後

健常者　　大うつ病　　双極性障害　　統合失調症

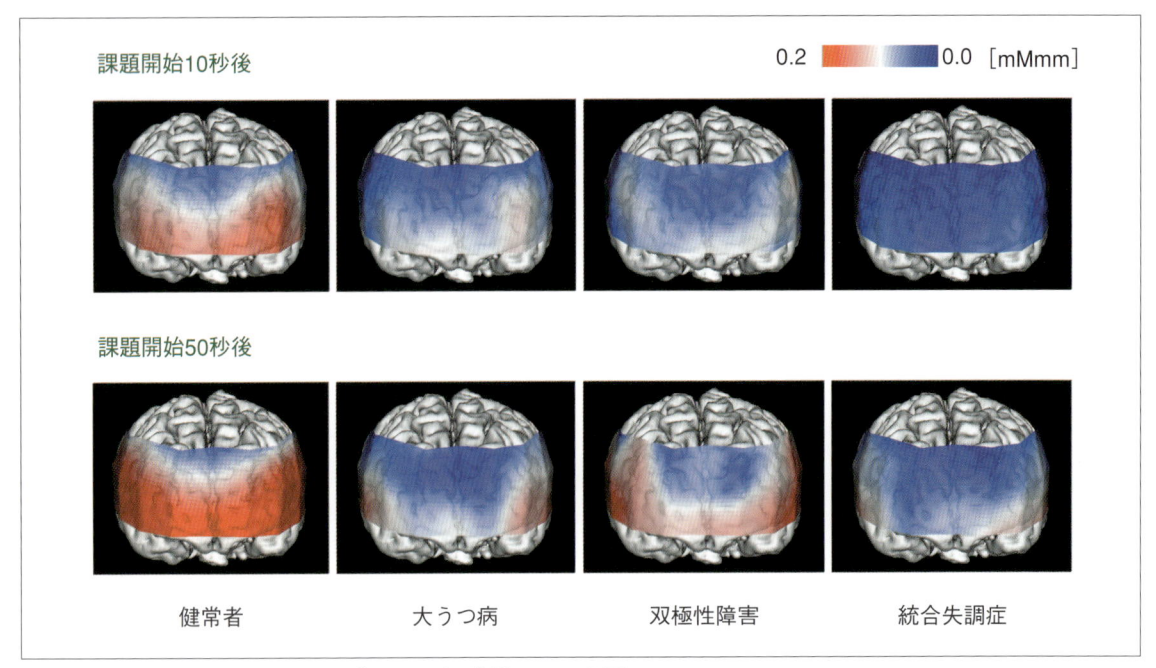

図6　精神疾患におけるNIRSデータのトポグラフィ表示
(福田正人，須田真史，亀山正樹，他．精神疾患におけるNIRSの意義．福田正人　編．精神疾患とNIRS―光トポグラフィー検査による脳機能イメージング．中山書店，東京，p 48, 2009より引用)

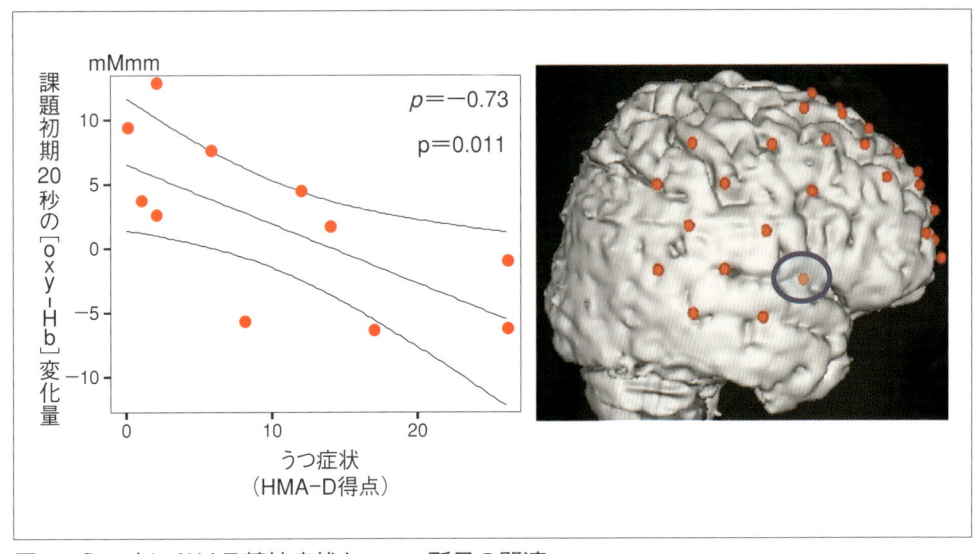

図7　うつ病における精神症状とNIRS所見の関連
うつ病における言語流暢性課題による[oxy-Hb]変化は，右側頭部で抑うつ症状の程度と負の相関を示した．
(福田正人，須田真史，亀山正樹，他．精神疾患におけるNIRSの意義．福田正人　編．精神疾患とNIRS―光トポグラフィー検査による脳機能イメージング．中山書店，東京，p 46, 2009より引用)

3．個別のデータ解析

NIRS検査により得られる[oxy-Hb]データから，課題区間における累積（積分値）と課題区間～課題終了後の区間における[oxy-Hb]増加の時間

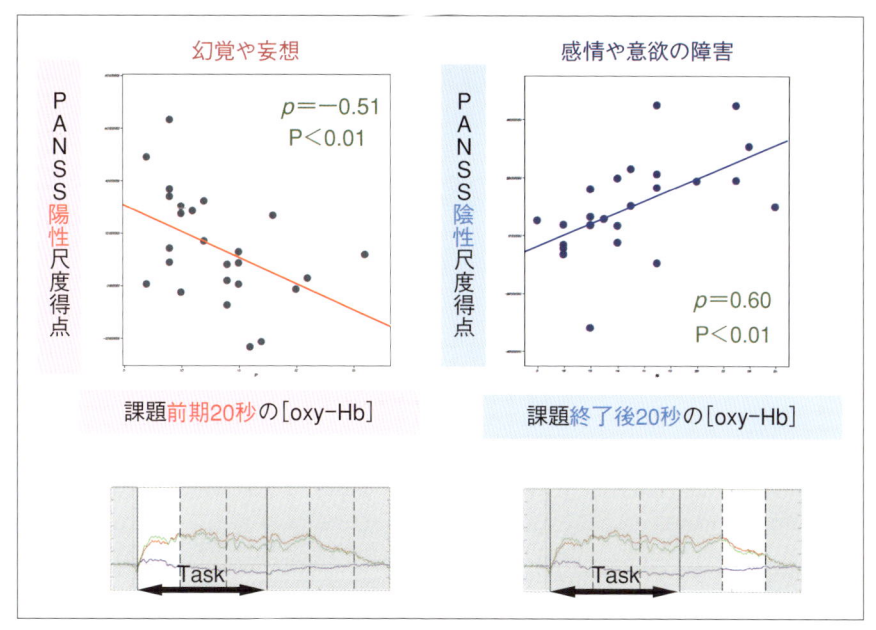

図8 統合失調症における精神症状とNIRS所見の関連

統合失調症においては，課題初期の[oxy-Hb]変化と陽性症状が負の相関を，課題後の[oxy-Hb]変化と陰性症状が正の相関を示した．
(福田正人，須田真史，亀山正樹，他．精神疾患におけるNIRSの意義．福田正人 編．精神疾患とNIRS―光トポグラフィー検査による脳機能イメージング．中山書店，東京，p 47, 2009より一部引用して作成)

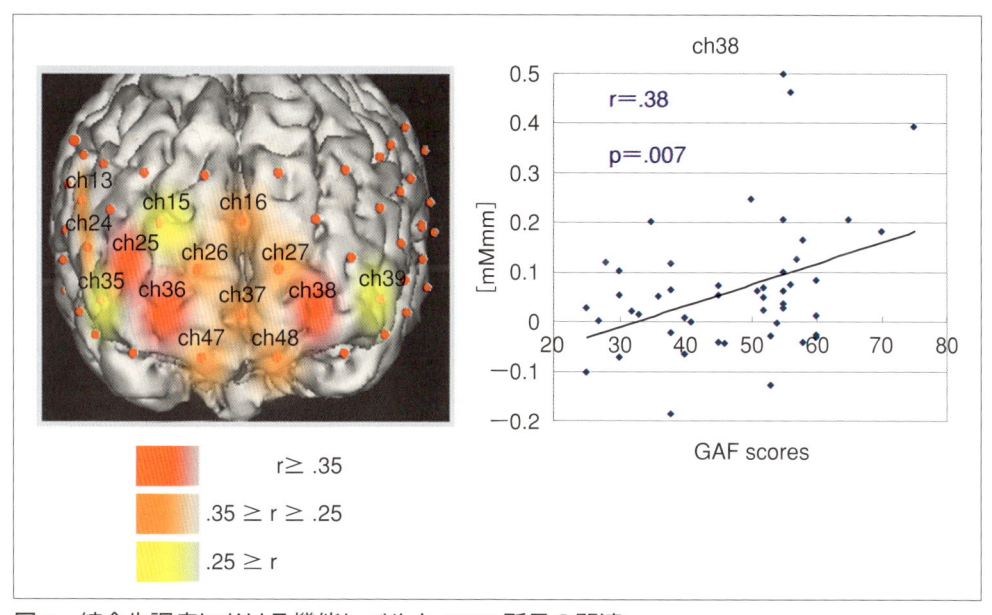

図9 統合失調症における機能レベルとNIRS所見の関連

統合失調症における[oxy-Hb]変化は，前頭極付近でGAFで評価した機能レベルと正の相関を示した．
(Takizawa R, et al. Schizophr Res 99：250-262, 2008[12]より引用)

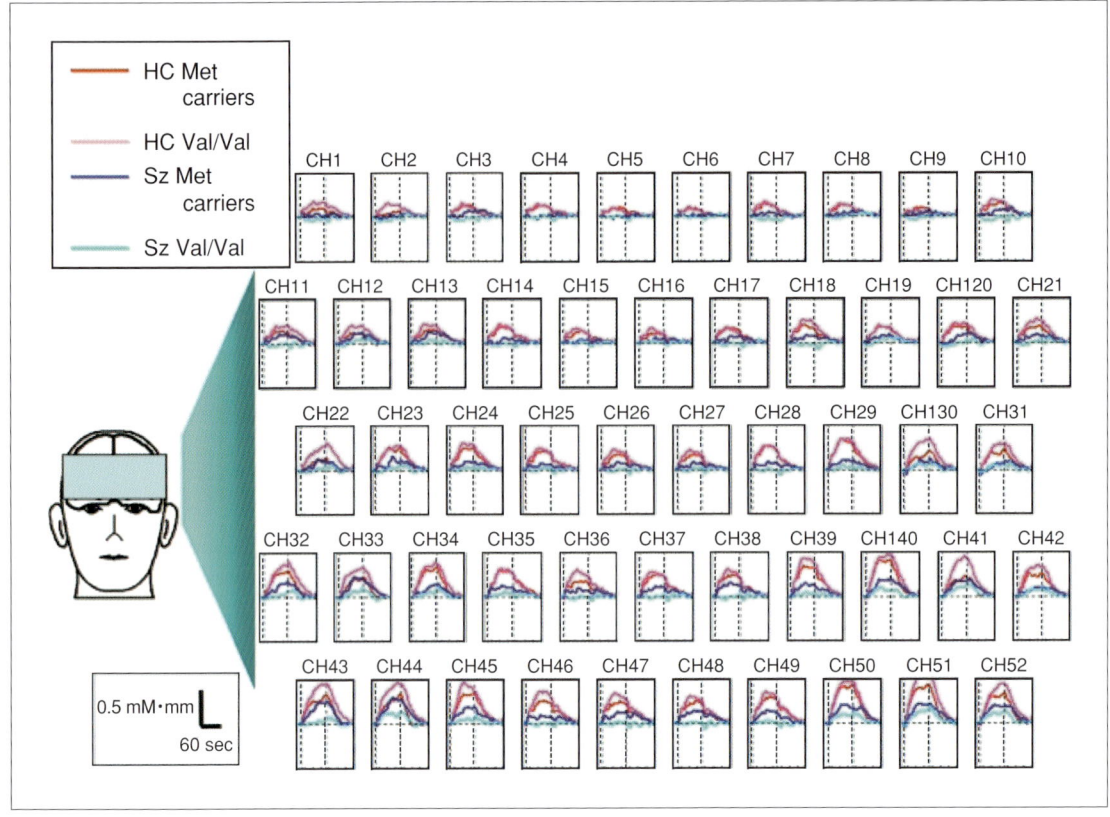

図10 統合失調症のNIRS所見と遺伝子多型
統合失調症において，NIRSにより捉えた言語流暢性課題による前頭葉賦活には，catechol-O-methyltransferase（COMT）遺伝子の単一ヌクレオチド多型（SNP）の効果が認められた.
（Takizawa R, et al. PLoS ONE 4：e5495, 2009[13]より引用）

軸上の中心位置（重心値）の2パラメータを自動抽出できる．2つのパラメータのうち，積分値は脳賦活の大きさを表す指標である．光路長の問題があるので，チャンネル間の平均波形を求めることや個人間の比較には厳密には問題があるが，経験的には光路長の差を上回る群間差を認めることが多い．もうひとつの重心値は，脳賦活のタイミングを表わす指標であり，時間分解能が高いNIRSの特徴を生かした指標である．

この積分値と重心値の2パラメータの組合わせにより，波形パターンを5分類できる．個別のデータをこうして分類すると，疾患ごとに波形パターンが含まれる割合が異なり，診断をある程度反映したものとなっている（図11）．

4．先進医療の承認
これらの結果をもとに，精神疾患へのNIRSの応用は，2009年4月に「光トポグラフィー検査を用いたうつ症状の鑑別診断補助」として厚生労働省から先進医療の承認を受けた．国際疾病分類（ICD-10）における統合失調症圏（F2）と気分障害圏（F3）によると考えられるうつ状態について，鑑別診断のための補助検査として有用性が認められたもので，精神医療分野としては初めての先進医療となった．臨床的な診断について，確認したり，見逃しに気付いたり，患者への説明の際に，補助として利用することができる[14]．

脳機能を簡便に非侵襲的に測定できるというNIRSの特徴を生かして，こうした臨床応用をさらに発展させると，診断だけでなく治療への応用も可能となる．たとえば，後述する会話課題における統合失調症のNIRS所見を，抗精神病薬Aによる治療患者とほかの抗精神病薬による治療患者

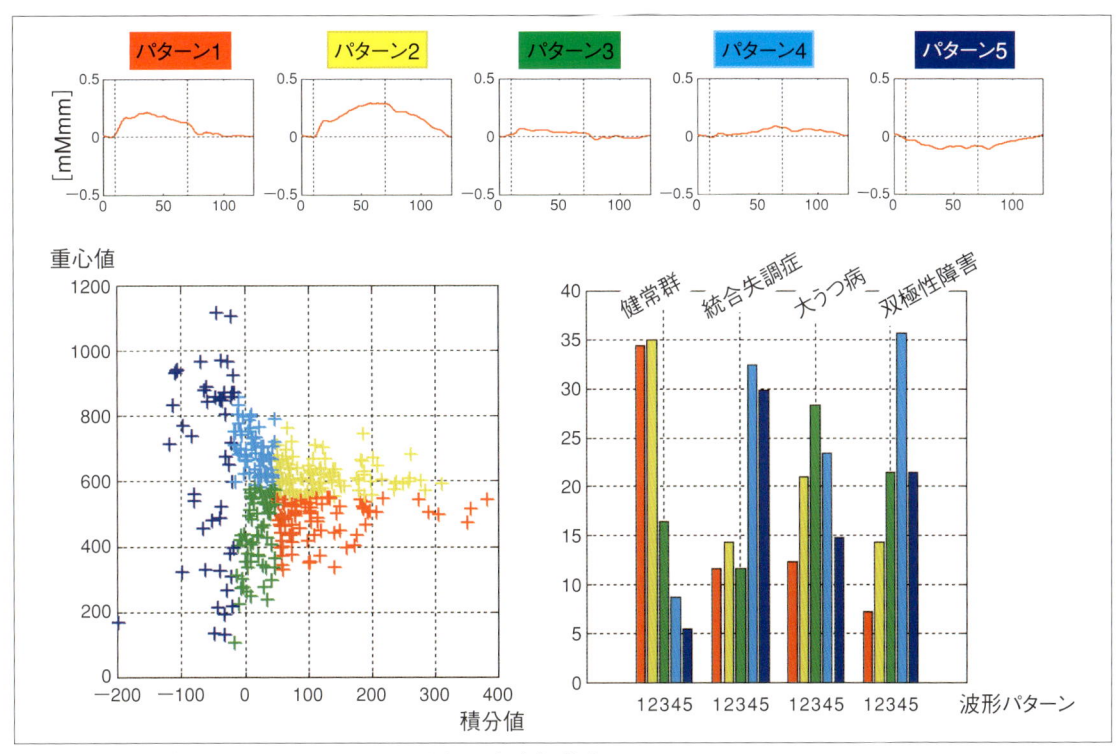

図11 NIRSデータの自動判定による分類と疾患毎分布
NIRSデータについての積分値と重心値により，波形を5パターンに分類することができ，疾患ごとに波形パターンが含まれる割合が異なっていた．
（心の健康に光トポグラフィー検査を応用する会，福田正人，三國雅彦．NIRS検査法の標準化の試み．福田正人 編．精神疾患とNIRS—光トポグラフィー検査による脳機能イメージング．中山書店，東京，p 230, 2009 より引用）

で比較すると，前者のNIRS所見が健常群に類似していた（図12：薬物選択は主治医の臨床判断によるものでRCTではない）．こうした薬効評価をはじめとする精神疾患治療への応用が今後期待される．

5．摂食障害のNIRS所見

こうしたNIRS研究は，摂食障害の病態を明らかにするうえでも有用であった[15]．

摂食障害において脳賦活の減衰を認める部位において[oxy-Hb]とEAT-26で評価した臨床症状に相関を認め，ダイエット要因は右半球の前頭側頭部と，節食要因は左半球の前頭葉眼窩面の前端内側部と，過食要因は左半球の前頭葉眼窩面の前端外側部と，それぞれ負の相関を示した（図13）．摂食障害の3症状群がそれぞれ異なる脳基盤をもち，節食・過食という食行動異常が衝動抑制にかかわる前頭葉眼窩面と関連が深いことを示す結果

である．

6 会話の最中の脳活動

これまで述べてきたNIRS研究は，自然な状態での検査であるとはいえ，指タッピングや言語流暢性課題という実験条件で脳機能を検討したものである．より自然な状態の脳機能として，会話を行っている最中の脳活動がNIRSで検討できる[16]．

初対面の検査者との会話のやりとりを15秒交代で90秒間行うと，会話の90秒間に応じて前頭極を中心とした[oxy-Hb]の全体的な賦活を認め，さらに発話相に増加し聴取相に減少する賦活がそれに重畳する．こうした前頭葉賦活には個人差があり，TCIで評価した協調性が低い被検者ほど賦活が大きかった（図14）．性格として協調性が低

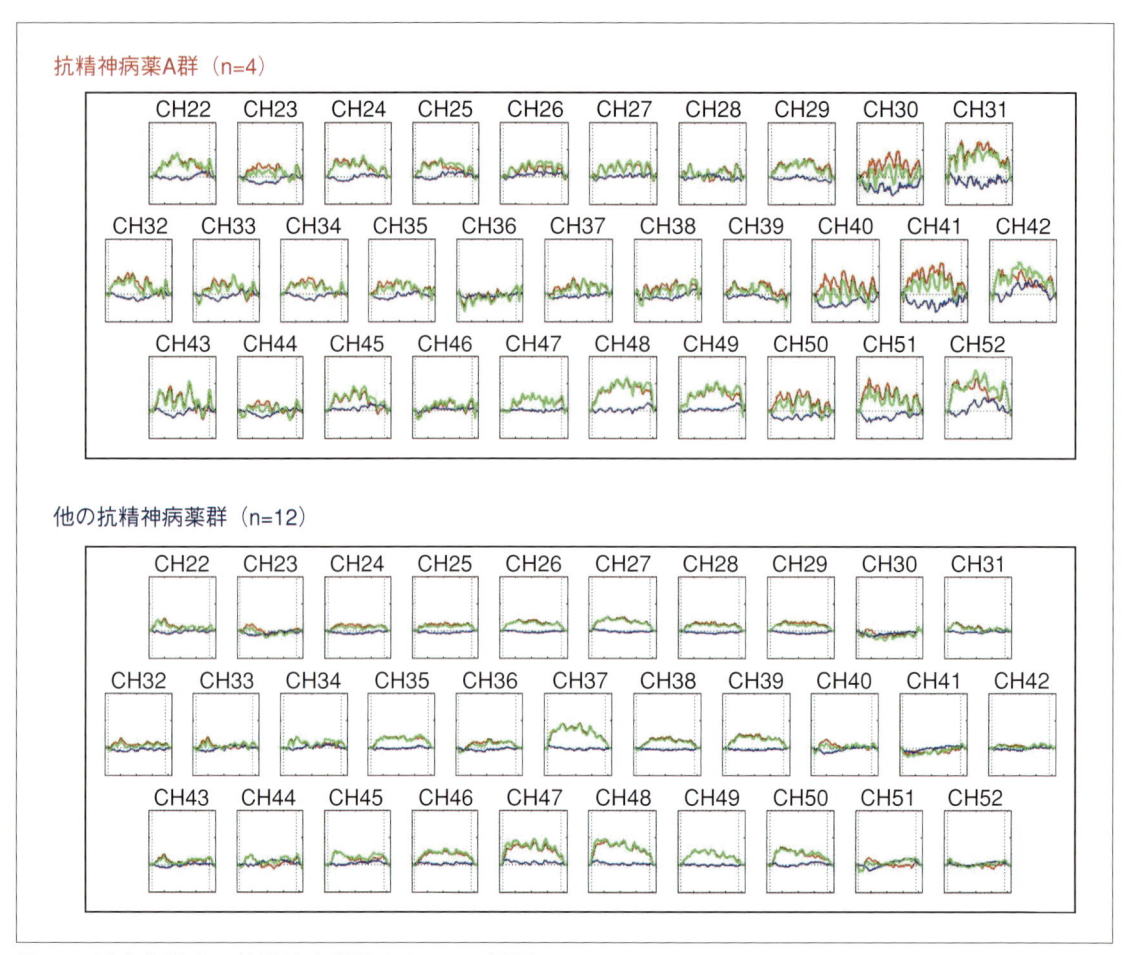

図12 統合失調症の抗精神病薬治療とNIRS所見
会話課題におけるNIRS所見は，抗精神病薬Aによる治療患者がほかの抗精神病薬による治療患者より健常群に類似していた（RCTではない）．

い被検者は，初対面の相手との会話に努力を要したことを反映した結果と考えられた．

　以上，心理現象や精神症状について，それを支える前頭葉機能をNIRSにより検討した例を紹介した．時間分解能が高く自然な状態で検査ができるというNIRSの特徴は，得られるデータの質を規定し，それが「自然な状態の脳機能の測定」を可能にすることは，これまで強調されることは少なかった．NIRSのこうした特徴を生かした今後の研究の発展と，医療・心理・教育などさまざまな分野における実用化が望まれる．

〔共同研究者〕石毛陽子，井田逸朗，伊藤　誠，上原　徹，大嶋明彦，笠井清登，亀山正樹，川久保友紀，小池進介，佐藤利正，須藤友博，宋　明橋，滝沢　龍，成田耕介，成田秀幸，西村幸香，三國雅彦，山岸　裕（五十音順）．

文　献

1) 福田正人 編. 精神疾患とNIRS—光トポグラフィー検査による脳機能イメージング. 中山書店, 東京, 2009
2) Sato T, Ito M, Suto T, et al. Time courses of brain activation and their implications for function：a multichannel near-infrared spectroscopy study during finger tapping. Neurosci Res 58：297-304, 2007
3) Ito M, Fukuda M, Suto T, et al. Increased and decreased cortical reactivities in novelty seeking and persistence：a multichannel near-infrared spectrosco-

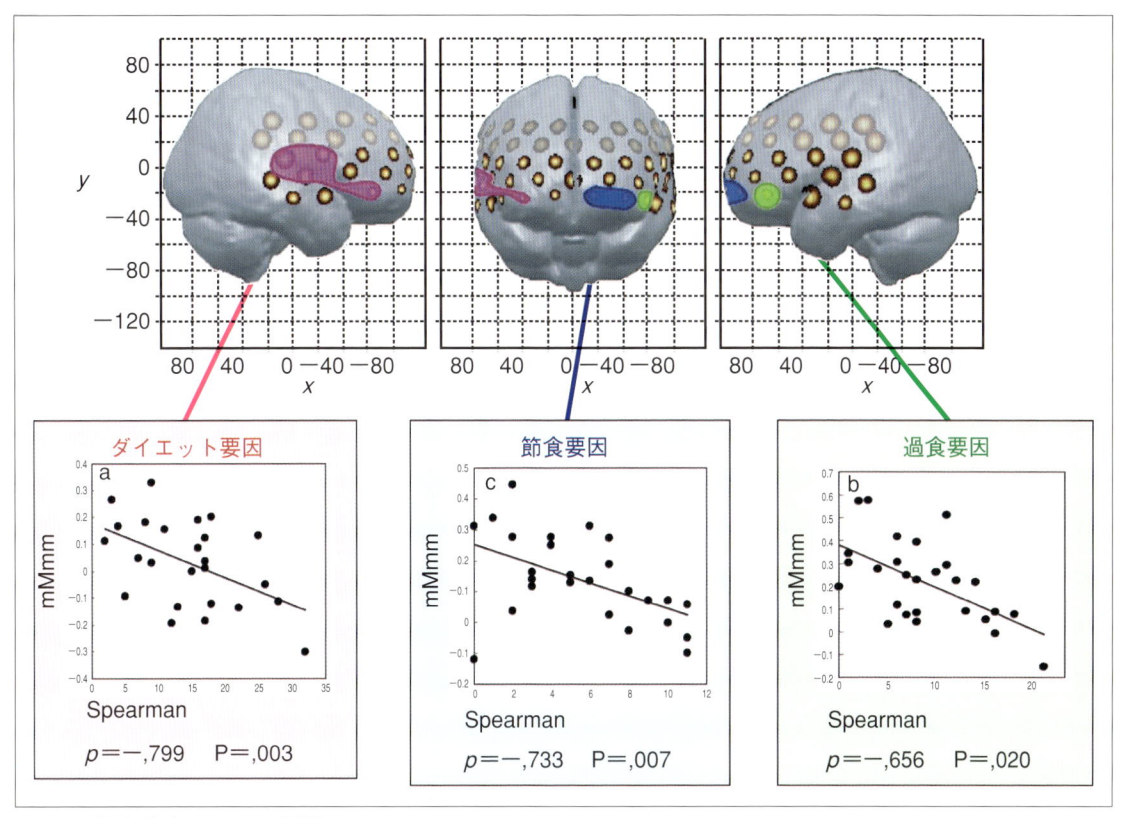

図13 摂食障害のNIRS所見
摂食障害においては健常者と比較して言語流暢性課題による脳賦活が低下しており，低下を認める部位においてEAT-26で評価した臨床症状のダイエット要因（赤），節食要因（青），過食要因（緑）と負の相関を認めた．
(Suda M, et al. J Psychiatr Res 44：547-555, 2010[15]より引用)

py study in healthy subjects. Neuropsychobiology 52：45-54, 2005
4) Suda M, Sato T, Kameyama M, et al. Decreased cortical reactivity underlies subjective daytime light sleepiness in healthy subjects：a multichannel near-infrared spectroscopy study. Neurosci Res 60：319-326, 2008
5) Suda M, Fukuda M, Sato T, et al. Subjective feeling of psychological fatigue is related to decreased reactivity in ventrolateral prefrontal cortex. Brain Res 1252：152-160, 2009
6) Hanaoka N, Aoyama Y, Kameyama M, et al. Deactivation and activation of left frontal lobe during and after low-frequency repetitive transcranial magnetic stimulation over right prefrontal cortex：a near-infrared spectroscopy study. Neurosci Lett 414：99-104, 2007
7) Aoyama Y, Hanaoka N, Kameyama M, et al. Stimulus intensity dependence of cerebral blood volume changes in left frontal lobe by low-frequency rTMS to right frontal lobe：a near-infrared spectroscopy study. Neurosci Res 63：47-51, 2009
8) 青山義之．NIRSとMEGからみた気分障害の病態生理．第39回日本臨床神経生理学会学術大会・シンポジウム「精神疾患の脳機能画像/神経生理」での発表．2009
9) Kameyama M, Fukuda M, Yamagishi Y, et al. Frontal lobe function in bipolar disorder：a multichannel near-infrared spectroscopy study. Neuroimage 29：172-184, 2006
10) Suto T, Fukuda M, Ito M, et al. Multichannel near-infrared spectroscopy in depression and schizophrenia：cognitive brain activation study. Biol Psychiatry 55：501-511, 2004
11) Nishimura Y, Tanii H, Hara N, et al. Relationship

臨床編　B●精神科，神経内科

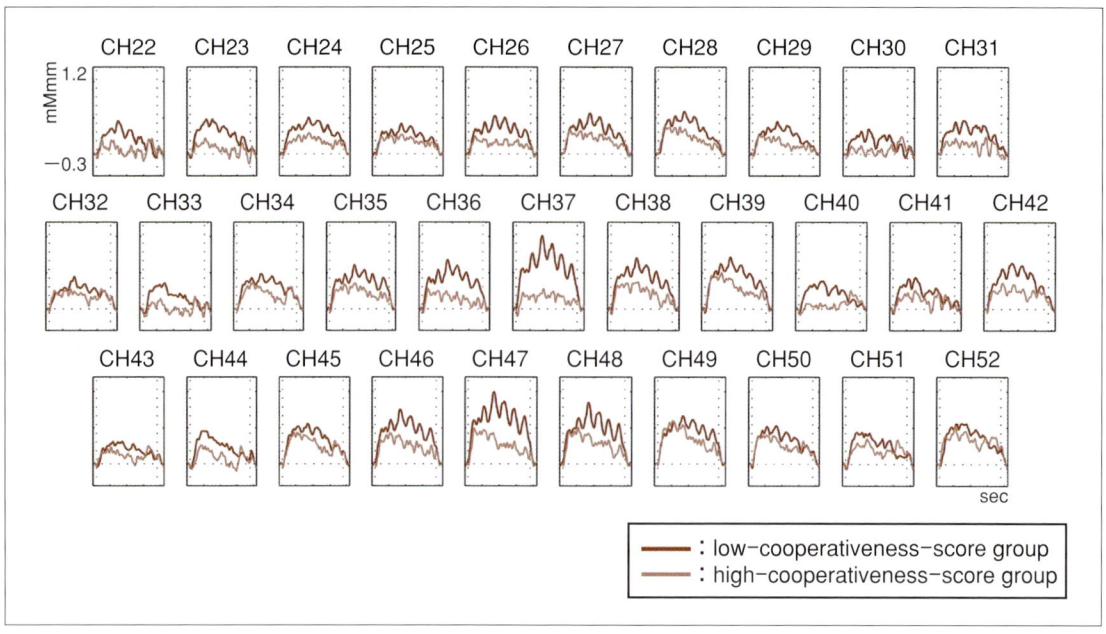

図14　会話課題での健常者のNIRS所見
会話の最中の脳賦活は前頭極を中心に認められ，90秒間の会話全体に対応する賦活に，15秒間の発話相に対応する賦活が重畳していた．この賦活は，the Temperament and Character Inventory（TCI）で評価した協調性cooperativenessが低い被検者で大きかった．
(Suda M, et al. Neuropsychologia 48：441-447, 2010[16]より引用)

between the prefrontal function during a cognitive task and the severity of the symptoms in patients with panic disorder : a multi-channel NIRS study. Psychiat Res Neuroimaging 172：168-172, 2009

12) Takizawa R, Kasai K, Kawakubo Y, et al. Reduced frontopolar activation during verbal fluency task in schizophrenia : a multi-channel near-infrared spectroscopy study. Schizophr Res 99：250-262, 2008

13) Takizawa R, Tochigi M, Kawakubo Y, et al. Association between catechol-O-methyltrasferase Val108/158Met genotype and prefrontal hemodynamic response in schizophrenia. PLoS ONE 4：e5495, 2009

14) 福田正人 監修．NIRS波形の臨床判読―先進医療「うつ症状のトポグラフィー検査」ガイドブック．中山書店，東京，2011

15) Suda M, Toru U, Fukuda M, et al. Dieting tendency and eating behavior problems in eating disorder correlate with right frontotemporal and left orbitofrontal cortex : a near-infrared spectroscopy study. J Psychiatr Res 44：547-555, 2010

16) Suda M, Takei Y, Aoyama Y, et al. Frontopolar activation during face-to-face conversation : an *in situ* study using near-infrared spectroscopy. Neuropsychologia 48：441-447, 2010

2 ストレスの評価

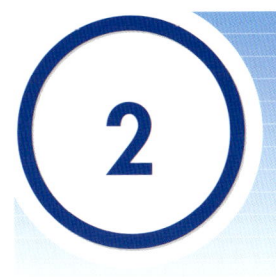

日本大学医学部 脳神経外科　酒谷　薫
株式会社 資生堂 リサーチセンター　谷田正弘

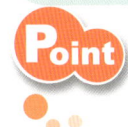

Point

- NIRS は，日常的なストレッサーに対する前頭前野活動の情報がリアルタイムに得られるツールとして注目されている．ここでは，2ch-NIRS を用いて，暗算課題を遂行中の前頭前野における酸素化ヘモグロビン（Hb）左右活動差を計測し，自律神経機能を中心としたホメオスタシスバランスとのかかわりについて検討した．
- ストレス対処には交感神経-副腎髄質システムと視床下部-下垂体-副腎皮質システムが関与している．
- 先行研究では，前頭前野の左右活動バランスが，ストレス反応を制御している可能性が指摘されている．
- 最近，ストレッサーとして暗算課題を行わせたときの左右前額部酸素代謝変化が自律指標や心身状態の変化と密接な関連があることが報告された．
- NIRS による前頭前野の神経活動計測は，ストレス状態やリラクゼーション効果の客観的判定に応用できる可能性がある．

　脳が外的刺激をストレッサーとして受け止めると，まず交感神経-副腎髄質系，やや遅れて視床下部-下垂体-副腎皮質系の活動が亢進し，それぞれカテコールアミンとコルチゾールを血中に放出する．こうしたストレス反応は生体ホメオスタシスを維持するうえで不可欠であるが，長期に過剰な警告反応が持続すると，さまざまな疾患の発症や増悪を招くことが知られている．たとえば疫学的調査によると，ストレスと感じる刺激が他人より多い性格タイプでは，虚血性心疾患の発症率が2〜3倍に上ったといわれている[1]．しかしながら，こうしたストレス対処の個人差が何に起因するのかはよくわかっていない．一方，近年になって，大脳皮質，特に前頭前野の活動が，外的刺激によって喚起される正負の感情価（negative-positive valence）に対応して左右機能差を示し[2]，内分泌系や自律神経系の制御にも関連していることが報告されている[3,4]．ここでは，従来，ストレス指標として用いられてきた自律神経検査に近赤外分光法（Near-infrared spectroscopy：NIRS）による左右前頭前野活動の判定を心理テストに加えることによって，ストレス対処の個人差を客観的に評価しようとする試みについて紹介する[5]．

1　NIRS によるストレス反応の評価

　4桁の数字から2桁の数字を，できるだけ速く正確に，次々に減算する問題（例：1022−13）を被験者に呈示し，1分間，口頭で答えさせると，課題遂行前後で記入した STAI-Ⅱ質問紙（State trait anxiety inventory Ⅱ）により算定した状態不安スコアが有意に上昇する．また課題中の平均心拍数も有意に増加するので，この課題は，被験者の心身にストレスとして働いているものと考えられた．
　同じ暗算課題を16名の健康な女性（20〜23歳：

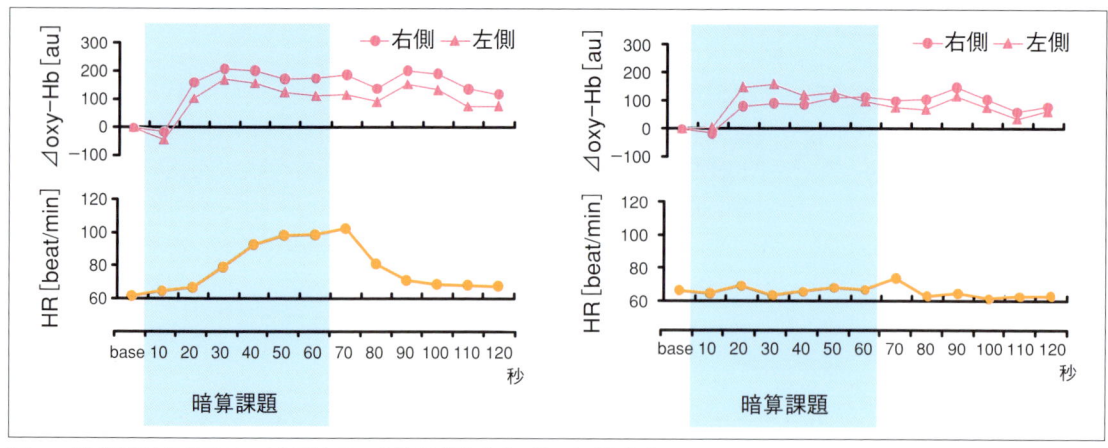

図1 暗算課題呈示下の前頭前野の賦活脳酸素代謝と心拍変化

暗算負荷後の心拍上昇程度が高い被験者（図左）では，右側前頭葉の酸素化 Hb 上昇程度が左側より高い．これに対して，心拍上昇程度が低い被験者（図右）では，左前頭葉の酸素化 Hb 上昇程度が右側より高くなっている．

平均21.5歳）に施行した結果，うち8名の被験者が高い心拍上昇を示したのに対し（高心拍変動群：14.2±3.0），残り8名では顕著な心拍上昇を示さなかった（低心拍変動群：3.6±2.8，p＜0.00001）．このことから，同じストレッサーに対しても，心拍上昇の程度には大きな個人差があることが確認された．

一方，左右前額部（Fp位）で計測したNIRSは，暗算課題開始後に，全例が両側性の活性を示し，左右両側とも酸素化ヘモグロビン（oxygenated hemoglobin）値および総ヘモグロビン（total hemoglobin）値は上昇し，脱酸素化ヘモグロビン（deoxygenated hemoglobin）値は低下した．このとき，NIRSパラメータの振幅にも個人差がみられ，興味深いことに，高心拍群では酸素化Hb値の増加が右側の前頭前野で左側よりも大きく，逆に低心拍群では逆の関係がみられた．

図1に，両群のNIRSシグナル変化パターンの典型例を示す．

課題遂行中の左右前頭前野皮質活動の左右の偏りの個人差を比較するために，課題前10秒間に対する課題開始後30秒間の酸素化Hb値の平均変化（Δoxy-Hb）を用いて，以下に示した計算式により酸素化Hb右偏指数（Right laterality ratio score：RLS）を算定した．

$$\text{RLS} = [(右\ \Delta\text{oxy-Hb} - 左\ \Delta\text{oxy-Hb})/(右\ \Delta\text{oxy-Hb} + 左\ \text{oxy-Hb})]$$

この指数は，情動刺激負荷時の脳波の非対称性

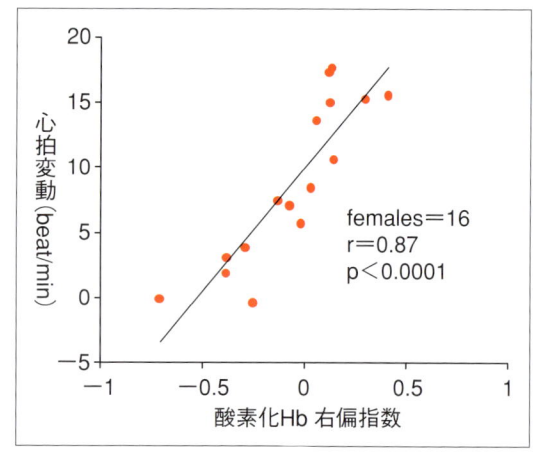

図2 暗算課題時における前頭前野酸素化Hb変化の非対称性と心拍変動の関係

を評価した先行研究に用いられているものであり[6]，右偏指数が正の値を取った場合には，右前頭前野皮質での酸素化Hbの増加が，左前頭前野より大きいことを示し，負の値を取った場合は逆の関係にあることを示す．

② 前頭前野の活動とストレス反応の関係

図2に示したように，酸素化Hb右偏指数と暗算課題開始後30秒間のベースライン30秒間に対する心拍変動との間に有意な正相関がみられた（r＝+0.87，p＜0.0001）．このことから，同じストレ

ス課題に対して心拍数の上がりやすい被験者では，左前頭前野より右前頭前野が強く活動するものと思われた．同じ暗算課題によって誘発された前頭前野皮質の酸素代謝変化と自律神経との関係は，高速フーリエ変換による心拍間隔ゆらぎ解析により算出したLow Frequency（LF，0.04〜0.15 Hz）値およびHigh Frequency（HF，0.05〜0.4 Hz）値でも再現性がみられ，課題中のΔoxy-Hbの右偏指数と副交感神経活動を反映するとされるlog HF変化との間に有意な負相関が，自律神経のバランスを反映するとされるlog LF/HF変化との間に有意な正相関が認められた[7]．自律神経系にかかわる解剖学的研究において，前頭前野からは，心血管系の活動を統御している脳幹部に向けてダイレクトな投射があることが示される一方，自律神経自体に機能的な左右の偏りが存在することが知られており，体躯の右側に分布する迷走神経叢と交感神経線維は，左側に分布するものより，心拍など時系列的な心機能変化の制御にかかわる洞房結節への影響が大きいことが報告されている[8]．このことから，暗算課題負荷時の右前頭前野皮質の活動が，前頭前野皮質および皮質下組織の構成している神経ネットワークを経由し，交感神経機能を亢進するか，あるいは副交感神経機能を抑制することによって，心拍の変動を調節したものと推定される．

その後，同じ方法を用いて，暗算負荷に対して右前頭前野が優位に活動するタイプの女性は，顔の皮脂分泌やアクネ菌数が多く，ストレスによるニキビのできやすい可能性があること[7]，また，こうした日常レベルで現れる心身ストレスを，リラクゼーション効果を持つ香りを長期連用して改善し得る可能性も報告されている[9]．

③ NIRSの予防医学への応用

冒頭に述べたように，過度のストレスは，生活習慣病やうつ病などさまざまな疾患の誘因となっており，ストレス状態やリラクゼーション効果を客観的に評価する方法を開発することは，予防医学を推進するうえで重要な課題と考えられる．一方，21世紀を迎え，さらなる高齢社会，ストレス社会に生きなければならない現代人にとっては，より美しく健やかに歳を重ねていきたいとの願いは，日常の生活のなかでも，年齢，世代，男女の別なく切実なものとなっていくであろう．NIRS法は，非侵襲的脳機能計測が可能であり，コンパクトで測定環境の制限が少なく，ストレスの客観的評価法に適していると考えられ，臨床医療だけではなく，人間科学や心理学の分野にも活用し得る次世代技術として，今後とも，ますます大きな可能性をもたらしてくれるものと期待している．

文 献

1) 平野哲雄, 新島 旭. 脳とストレス. 共立出版, 東京, p246, 1995
2) Davidson RJ, Irwin W. The functional neuroanatomy of emotion and affective style. Trends Cogn Sci 3：11-21, 1999
3) Buijs RM, van Eden CG. The integration of stress by the hypothalamus, amygdale and prefrontal cortex：balance between the autonomic nervous system and the neuroendocrine system. Progress in Brain Research 126：117-132, 2000
4) Wang J, Rao H, Wetmore GS. Perfusion functional MRI reveals cerebral blood flow pattern under psychological stress. PNAS 102：17804-17809, 2005
5) Tanida M, Sakatani K, Takano R, et al. Relation between asymmetry of prefrontal cortex activities and the autonomic nervous system during a mental arithmetic task：Near infrared spectroscopy study. Neuroscience Letters 369：69-74, 2004
6) Davidson RJ, Fox NA. Asymmetrical brain activity discriminate between positive and negative affective stimuli in human infants. Science 218：1235-1237, 1982
7) Tanida M, Katsuyama M, Sakatani K. Relation between mental stress-induced prefrontal cortex activity and skin conditions：a near infrared spectroscopy study. Cog Brain Research 1184：210-216, 2007
8) Verberne AJ, Owens NC. Cortical modulation of the cardiovascular system. Prog Neurobiol 54：149-168, 1998
9) Tanida M, Katsuyama M, Sakatani K. Effects of fragrance administration on stress-induced prefrontal cortex activity and sebum secretion in the facial skin. Neuroscience Letters 432：157-161, 2008

臨床編　B●精神科，神経内科

3　統合失調症の前頭葉機能

東京都医学総合研究所 ヒト統合脳機能プロジェクト　星　詳子

Point

- Hypofrontality は統合失調症の特徴的所見の一つと考えられているが，再現性には異論がある．
- 自験例では，安静時の hypofrontality は罹病期間 10 年未満では認められなかった．
- 賦活時の hypofrontality を示さない統合失調症患者も存在する．
- 統合失調症の原因としてミトコンドリア異常が注目されており，それに伴う脳微小血管障害が hypofrontality を引き起こしている可能性も考えられる．

1974 年に Ingvar と Franzén が，慢性統合失調症患者において安静時に前頭部血流が，他の脳領域に比べて相対的に低下している（hypofrontality）ことを報告して以来[1]，安静時の hypofrontality は統合失調症に特徴的な所見として注目されているが，その再現性については異論が多い[2]．一方，統合失調症患者では，前頭葉賦活試験時に前頭部で血流増加反応が認められないことも報告され[3]，近年はこの賦活時の hypofronatlity がより統合失調症に特徴的な所見とみなされているが，賦活時の hypofrontality についてもその存在を疑問視する研究結果が報告されている[4]．

一般に，hypofrontality は前頭葉機能低下による脳血流低下を反映していると考えられているが，何らかの原因により生じた脳血流低下が前頭葉機能低下を引き起こしているとも考えられる．ここでは，安静時ならびに賦活時の hypofrontality について検討した我々の NIRS 研究を紹介し，統合失調症の原因としてミトコンドリア異常に関連した脳微小血管障害の可能性について述べる．

1　安静時の hypofrontality[5]

通常用いられている連続光（continuous wave

表 1　前頭部における総ヘモグロビン濃度（μM）

	左	右
健常者	68.91±6.57	70.42±5.61
統合失調症患者	58.90±8.39	64.24±7.10

Mean±SD
（Hoshi Y, et al. Schizophr Res 84：411-420, 2006[5] より引用）

light：CW light）を光源とする NIRS 計測装置（CW-NIRS 装置）は，安静時のヘモグロビン（Hb）濃度を計測することができないが，時間分解計測装置は可能である（基礎編 A-4 参照）．この装置を用いて 14 名の男性統合失調症患者（23～56 歳）と，年齢のマッチした男性健常者 16 名（21～53 歳）の左右前額部で総 Hb 濃度を計測した．患者群についてはあらかじめ頭部 MRI または CT で解剖学的に異常がないことを確認してから行った．健常者群では，t-Hb 濃度が左側で 68.91±6.57 μM（平均値±SD），右側で 70.42±5.61 μM であった（表 1）．

時間分解計測法を用いても，脳内の Hb だけを選択的に計測することは難しく，脳外組織の影響をある程度受けることを考慮して，健常者で認められた総 Hb の最低値（平均値－1.5 SD に相当

表2 統合失調症患者の臨床的特徴

患者No.	年齢(歳)	発症年齢(歳)	罹病期間(年)	PANSS Positive	PANSS Negative	投薬量(mg) 抗精神病薬	抗コリン薬	抗不安薬
1	38	23	15	8	13	53	3	47
2	36	19	17	9	11	2,766	4	34
3	56	23	33	8	20	400	2	5
4	39	19	20	9	22	1,200	3	15
5	45	23	33	8	21	500	2	10
6	28	18	10	12	10	1,940	3	17.5
7	37	18	19	10	11	1,275	9	20
8	37	30	7	7	21	400	3	10
9	23	17	5	7	8	663	2.52	10
10	42	26	16	7	17	1,202	3	15
11	30	22	8	8	9	384	3	23.5
12	20	18	2	8	9	325	2	5
13	32	19	13	19	7	75	0	15
14	26	20	6	7	10	627	3	12

(Hoshi Y, et al. Schizophr Res 84：411-420, 2006[5]より引用)

よりも低い値を示した場合をhypofrontalityと定義した．14名の統合失調症患者のうち両側性にhypofrontalityを示したのは4名で（表2のNo. 1〜4），3名は左のみhypofrontality（表2のNo. 5〜7）を示した．Hypofrontalityが認められた患者と認められなかった患者では，年齢，罹病期間，症状（Positive and Negative Syndrome Scale：PANSSで評価したnegative score），そして投薬量に差が認められたが，注目すべき所見は，罹病期間が10年未満の患者にはhypofrontalityが認められなかったことである．

さらに，患者群で前頭葉機能を必要とする乱数生成課題（random number generation task：RNG）に対する前頭葉の反応を，CW-NIRS装置を用いて左右前額部で調べた．RNGは0〜9までの数字を使って，できるだけでたらめな数列を生成する課題で，表出法によって口述によるRNGと記述によるRNGの2つのテスト課題を設定し，それぞれにコントロール課題を組み合わせた．図1Aは安静時にhypofrontalityを示さなかった患者群の酸素化Hb（ここでは脳血流の指標とした）の結果で，左右ともに口述，記述どちらの課題でもコントロール課題と比較して有意に酸素化Hbは増加していた．一方，hypofrontalityを示した群では，左右ともにいずれの課題においてもコントロール課題と比較して酸素化Hbの反応に差がなく，賦活時にもhypofrontalityを認めた（図1B）．両患者群のタスクパフォーマンスは，健常者に比較して（我々の研究施設での蓄積データ）低い値を示したが，患者群間に差は認められなかった（表3）．

一方，茨城県立こころの医療センター病院長の土井は，未治療の統合失調症患者を対象に，脳血管拡張作用のあるアセタゾラミド投与の前後でSPECT（single photon emission tomography）検査を行い，安静時に脳血流異常は認められないが，多くの場合局所的（左前頭葉など）に脳血流増加反応の欠如または低下を観察した．同時に行ったNIRS計測でも，患者群ではアセタゾラミドに対する反応が障害されていることが確認された．

以上の所見から，統合失調症の一部の患者には，脳微小血管に何らかの障害があり，それが慢性的に進行するという仮説が立てられる．脳微小血管障害の顕在化がナチュラルコースなのか，あるいは薬物治療などによる二次的要因による結果なのかについては，今後さらに検討が必要である．

臨床編　B●精神科，神経内科

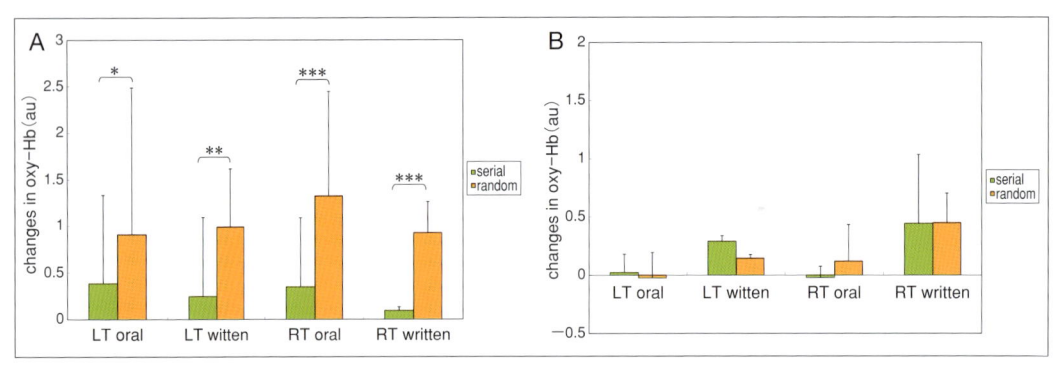

図1　安静時にhypofrontalityを示さなかった患者群（A）と示した患者群（B）における，乱数生成課題遂行中の左右前頭部酸素化Hbの変化

LT：左側，RT：右側，oral：口述法，written：記述法，serial：コントロール課題，random：テスト課題．$*p<0.1$，$**p<0.05$，$***p<0.001$．
（Hoshi Y, et al. Schizophr Res 84：411-420, 2006[5]より引用）

表3　統合失調症患者におけるタスクパフォーマンス

	Low t-Hb group (n=7)	Normal t-Hb group (n=7)
Random Number Generation Task（Oral）		
Counting Bias	0.251±0.072	0.263±0.141
RNG Index	0.420±0.112	0.451±0.114
Null Score	53.7±8.5	57.4±9.5
Random Number Generation Task（Written）		
Counting Bias	0.267±0.133	0.210±0.146
RNG Index	0.421±0.072	0.412±0.073
Null Score	54.3±5.6	54.0±5.6

Mean±SD，Counting Bias：連続数時の出現，RNG Index：同じペアの出現，Null Index：同じペア非出現
（Hoshi Y, et al. Schizophr Res 84：411-420, 2006[5]より引用）

② 賦活時のhypofrontality

NIRSを用いた研究においても，統合失調症における賦活時のhypofrontalityを支持する結果が複数報告されている[6]．しかし，図1Aに示したように賦活時にhypofrontalityを認めない統合失調症患者も存在する．患者の病状，治療内容，そして計測条件など脳血流計測結果に影響を及ぼす因子が多く存在するため，賦活時のhypofrontalityの有無について結論を出すのは現時点では難しいと思われる．さらに，NIRS計測の場合には，fMRIやPETと違って皮膚血流など脳外組織の影響も考慮する必要がある．

図2Aは，前頭葉機能を調べる2つの課題（言語流暢性課題，カテゴリー流暢性課題）を行っているときに，健常者と統合失調症患者の左前額部で計測した酸素化Hbの変化を示している．ここでは，時間分解計測装置を用いたが，CW-NIRS装置と同じ解析（modified Beer-Lambert則に基づく解析）を行っており，CW-NIRS装置で計測した結果とみなすことができる．健常者群のほうが患者群よりNIRS信号は統計学的に有意に大きいが，この結果から患者群では前頭葉機能が健常者群と比べて低下しているとはいえないことは，基礎編C-2ならびにF-1で述べたとおりである．実際，患者群で両課題遂行中に安静時と比較して

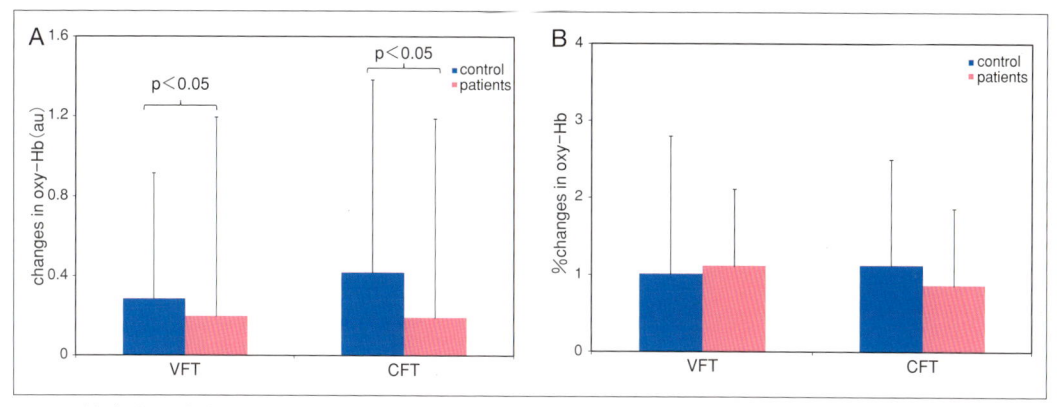

図2 統合失調症患者群と健常者群における言語流暢性課題(VFT)とカテゴリー流暢性課題(CFT)に対する左前頭部酸素化Hbの反応
A：CW-NIRS計測装置と同じ解析法で求めたテスト課題とコントロール課題に対する反応の差として表示.
B：拡散理論に基づいて酸素化Hb濃度を算出し，安静時の酸素化Hbに対する変化量（テスト課題-コントロール課題）を%で表示.

血圧または心拍に有意な低下が認められたことから，皮膚血流が影響した可能性もある．

さらに，同じ計測データを光拡散理論に基づいて解析して安静時と課題遂行中の酸素化Hb濃度を算出し，安静時の値に対する酸素化Hbの変化率を患者群と健常者群で比較したところ，両者に差は認められなかった（図2B）．したがって，CW-NIRS装置で賦活時のhypofrontalityの有無を調べるときは，NIRS信号の部位間・個体間比較は正しい比較方法ではないということを念頭において行うべきである．

3 統合失調症とミトコンドリア異常

統合失調症の原因として「1. 安静時のhypofrontality」で脳微小循環障害の可能性を述べたが，1940年代に岡山大学初代学長で精神科教授であった林道倫は，「統合失調症の発症メカニズムを新しい視点から解明しようとした研究（統合失調症患者の脳動静脈血ガス分析）」で，統合失調症における脳循環代謝障害の存在を明らかにしている．この結果は国内の学会発表にとどまったが，1951年にUtenaらは患者脳で嫌気性代謝が生じていることを論文発表し[7]．1954年には日本人研究者によって世界で初めて統合失調症にミトコンドリア異常が関連することを示唆する論文が発表された[8]．近年，海外で統合失調症におけるミトコンドリア異常を示唆する報告が増えてきており[9,10]，患者死後脳でミトコンドリア関連DNAならびにミトコンドリアDNA異常が認められている[11,12]．さらに，統合失調症脳で認められるアポトーシスは，通常みられるデスリガンドを介するアポトーシスと異なり，ミトコンドリアからチトクロームCが放出されることによって生じる経路を介することが報告されている[13]．また，MELAS (Mitochondrial myopathy, encephalopathy, lactic acidosis, and stroke-like episodes) などのミトコンドリア脳筋症では，発症前に精神症状が認められることや，統合失調症患者の爪床や患者の胎児脳における微小血管構築の異常が複数のグループから報告されている[14,15]．我々も，脳微小循環の異常の背景には，ミトコンドリア異常の存在を示唆する所見を得ている．統合失調症では，相対淘汰値が0.3～0.8であるにもかかわらず約1%の高い有病率を保有しているという"persistence problem"に注目して，多くの疫学データをもとに数学的に解析し，核DNAに疾患感受性遺伝子が存在する場合にはHuxleyらの仮説（平衡多型）では説明できないが，ミトコンドリアDNAに異常がある場合は平衡多型で説明できることを明らかにした[16,17]．以上の結果から「統合失調症ではミトコンドリアDNAに疾患感受性遺伝子が

存在し，ミトコンドリア異常とそれに伴う脳微小循環障害によって統合失調症が生じる」という仮説が成り立ち，実験的検証を進めている．

まとめ

統合失調症の賦活時のhypofrontalityは，安静時のhypofrontalityよりは再現性のある所見であるが，これが前頭葉機能低下を反映しているのか，脳微小血管反応性の障害によるのか，あるいは両者によるのかについては，今後さらに検討が必要と考える．

文献

1) Ingvar DH, Franzén G. Abnormalities of cerebral blood flow distribution in patients with chronic schizophrenia. Acta Psychiatr Scand 50：425-462, 1974
2) Mathew RJ, Duncan GC, Weinman ML, et al. Regional cerebral blood flow in schizophrenia. Arch Gen Psychiatry 39：1121-1124, 1982
3) Weinberger DR, Berman KF, Zec RF, et al. Physiological dysfunction dorsolateral prefrontal cortex in schizophrenia. I. Regional cerebral blood flow evidence. Arch Gen Psychiatry 43：114-124, 1986
4) Walter H, Wunderlich AP, Blankenhorn M, et al. No hypofronatlity, but absence of prefrontal lateralization comparing verbal and spatial working memory in schizophrenia. Schizophr Res 61：175-184, 2003
5) Hoshi Y, Shinba T, Sato C, et al. Resting hypofrontality in schizophrenia：A study using near-infrared time-resolved spectroscopy. Schizophr Res 84：411-420, 2006
6) Suto T, Fukuda M, Ito M, et al. Multichannel near-infrared spectroscopy in depression and schizophrenia：cognitive brain activation study. Biol Psychiatry 55：501-511, 2004
7) Utena H, Ezoe T. Studies on the Carbohydrate Metabolism in Brain Tissue of Schizophrenic Patients. Report I and II. The aerobic Metabolism of Glucose. Folia Psychiatrica et Neurologica Japonica 52：204-232, 1951
8) Takahashi Y. An enzymological study on brain tissue of schizophrenic patients. Carbohydrate metabolism. Folia Psychiatrica et Neurologica Japonica 7：214-237, 1954
9) Ben-Schahar D, Laifenfeld D. Mitochondria, synaptic plasticity, and schizophrenia. Int Rev Neurobiol 59：273-296, 2004
10) Prabakaran S, Swatton JE, Ryan MM, et al. Mitochondial dysfunction in schizophrenia：evidence for compromised brain metabolism and oxidative stress. Mol Psychiat 9：684-697, 2004
11) Ben-Schahar D. Mitochondrial dysfunction in schizophrenia：a possible linkage to dopamine. J Neurochem 83：1241-1251, 2002
12) Marchbanks RM, Ryan M, Day INM, et al. A mitochondrial DNA sequence variant associated with schizophrenia and oxidative stress. Schizophr Res 65：33-38, 2005
13) Jarskog LF, Selinger ES, Lieberman JA, et al. Apoptotic proteins in the temporal cortex in schizophrenia：high Bax/Bcl-2 ratio without caspase-3 activation. Am J Psychiatry 161：109-115, 2004
14) Orlovskaia DD, Solov'eva ZhV. Changes in the ultra-fine structure of capillaries of the embryonic brain in the presence of schizophrenia in the mother. Zh Nevropatol Psikhiatr Im S S Korsakova 76：1043-1046, 1976
15) Maricq HR. Relationship between nailfold capillary patterns and finger blood in schizophrenic patients. Bibl Anat 13：246-247, 1975
16) Doi N, Hoshi Y. Persistence problem in schizophrenia and mitochondrial DNA. Am J Med Getet B Neuropsychiatr Genet 144：1-4, 2007
17) Doi N, Hoshi Y, Itokawa M, et al. Persistence criteria for susceptibility genes for schizophrenia：a discussion from an evolutionary viewpoint. PLoS ONE 4：e7799, 2009

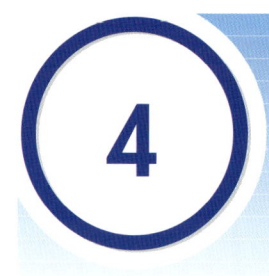

4 摂食・嚥下障害の評価

京都府立医科大学大学院医学研究科 総合医療・医学教育学　山脇正永

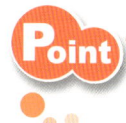

Point

- 摂食・嚥下運動は不随意的運動のみでなく，随意的運動の要素も持つ複雑な動作である．
- 摂食・嚥下運動時の脳活動は，アーチファクトの存在，姿勢（体勢）の問題があり，未だに詳細な検討はなされていない．
- 命令嚥下と非命令嚥下にて脳活動に差異がみられる．
- 今後摂食・嚥下運動時の脳活動が明らかになることにより，嚥下障害への新たな治療・リハビリテーション・アプローチが開発されることが予想される．

　摂食・嚥下運動は脳幹を中心とする不随意運動のみでなく，大脳機能が関与する随意運動の要素も持つ複雑な動作である（図1, 2）[1]．現在までにその中枢神経機構については，簡単な嚥下運動についてfMRI，MEG，PET等を用いた解析が報告されているが，一定の知見を得られていない．この原因としては摂食・嚥下運動は被検者の姿勢により大きく左右され，また顔面・頭部の運動アーチファクト等により被検運動が通常の摂食嚥下動作よりも制限されることが考えられる．近年，近赤外分光法（near-infrared spectroscopy：NIRS）を用いた脳機能活動の報告がみられる．NIRSは非侵襲的な近赤外線の散乱光を用いてヘモグロビン（Hb）濃度を測定することで，主に大脳皮質における脳血液量の変化を検知することのできる技術である．測定は小型の機械で可能であり，嚥下機能にとっては座位である程度自由な姿勢がとれることが特徴である．我々は日常の摂食嚥下運動と同様の体勢がとれる光トポグラフィー装置を用いて，種々の摂食・嚥下関連動作について脳血流NIRS信号の解析を行っている（図3）．

1　嚥下運動時の脳活動計測の試み

　プローブ・ホルダは顔面から口腔咽頭に関連する運動感覚野をカバーする範囲に設置し，計測を行った．嚥下運動でプローブ位置が変化しないように，弾性包帯を用いてホルダを固定した．被検者は座位を保ち，頭位・姿勢は平素の摂食嚥下動作と同様にして行った．摂食・嚥下運動の各時間的マーカーは，ビデオ撮影システム用インターフェースによる同時記録および舌骨上筋および舌骨下筋の表面筋電図を用いて決定した．
　連続運動としてはblock trialとして咀嚼，口輪筋収縮，舌運動，連続唾液嚥下，について各々のタスク15秒間を含むブロックを5回繰り返した．さらに個々の嚥下運動に関してsingle trialについても実験を行った．視覚刺激による命令嚥下運動（command swallow）については，嚥下反射開始時を基準として20回加算を行った．非命令嚥下運動（noncommand swallow）については延長チューブ先端が歯列から4 cmの舌正中上にくるように固定し，1 mL/secで蒸留水を輸液ポンプで流入し，被検者にとって自然に嚥下反射が開始される時点を測定した．嚥下反射の惹起されるボーラス量は個人差があり4〜20 mLであったが，同一被

臨床編　B●精神科，神経内科

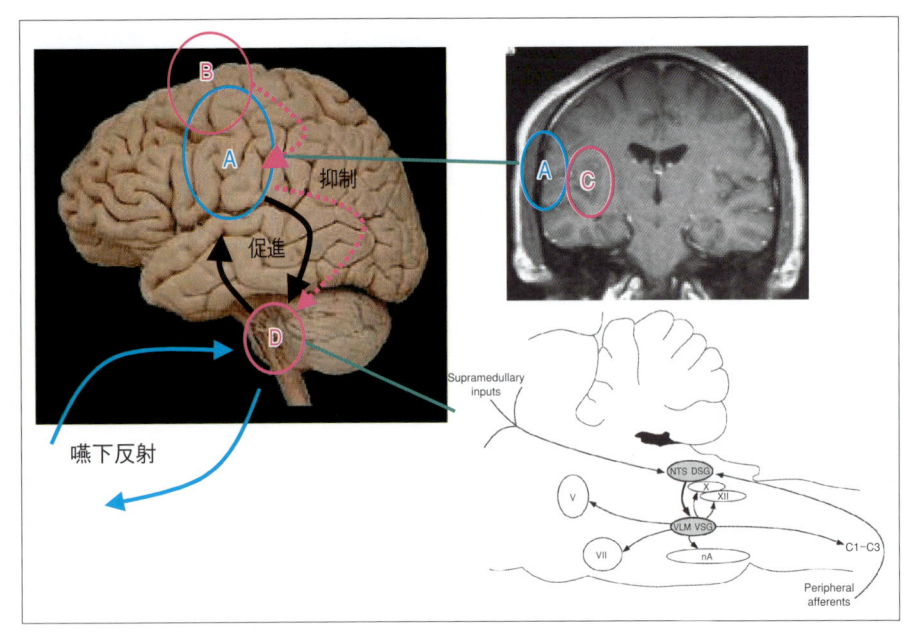

図1　嚥下中枢と随意嚥下機構
嚥下中枢はテント上（A：運動感覚野，B：補足運動野，C：島）およびテント下（D：延髄）に存在する．
（Jean A. Physiol Rev 81：929-969, 2001[1]）より引用改変）

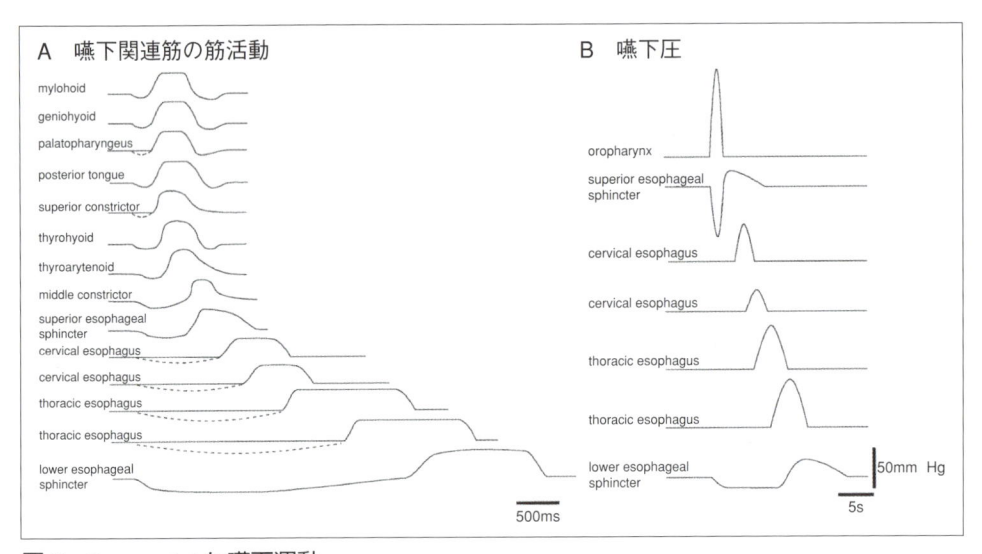

図2　Sequential な嚥下運動
（Jean A. Physiol Rev 81：929-969, 2001[1]）より引用）

検者ではボーラス量はほぼ一定であった．嚥下運動については20回加算を行い解析した．3Dマッピングについては測定直後にプローブの位置をデジタイザ装置を用いて位置情報を取得し，ソフトウェアにて画像を表示した．

各被検者にアンケート調査を行ったが，装置の装着による摂食・嚥下運動の制限，違和感は特になかった．咀嚼，口輪筋，舌，嚥下運動時の block

4 摂食・嚥下障害の評価

trialの分析では，それぞれNIRS信号分布が異なるパターンを示した（図4）．すなわち口輪筋は運動野やや前方，舌筋はMEP（磁気刺激）で同定された部分と同部位，咽頭筋はやや後方であった．command swallowの脳各部位における酸素化Hb，総Hb，脱酸素化Hbの信号強度を示す．大脳運動野を中心として広範囲に酸素化Hb上昇，脱酸素化Hb低下の信号パターンがみられた（図5）．一方，反射嚥下運動時には同部位の脳機能活動は低下していた．非命令嚥下運動時と命令嚥下運動時の比較では，後者においてNIRS信号が広範に大きく変動した（図6）．また，大きな咀嚼運動，随意嚥下運動においては運動アーチファクトがNIRS信号に影響を及ぼしたが，この場合は酸素化Hb，総Hb，脱酸素化Hbは立ち上がりが急ですべて低下あるいは上昇のパターンを示した[2,3]．

② 2種類の嚥下運動と脳活動

嚥下運動の中枢神経機構については，fMRI，MEG，PET等を用いた解析が報告されている．嚥下時の脳活動部位について，外側中心前回，補足運動野（SMA），前帯状回，島および前頭弁蓋，中心後回と頭頂葉，側頭葉の報告があるが，一定の知見を得られていない．さらに嚥下運動の左右差について，随意嚥下（command swallow, volitional swallow）と反射嚥下（non-command swallow, reflex swallow）での活動変化についても報告がある．ただし，これらの結果は仰臥位で撮影する，頭部の位置を固定するなど自然な嚥下運動としての姿勢の制約，嚥下時の後頸筋，側頭筋をはじめとする頭頸部筋群のアーチファクトの制約が

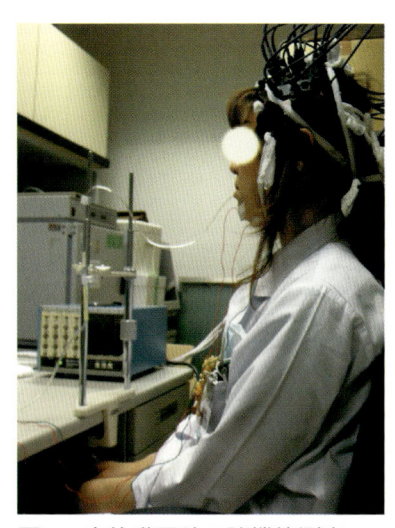

図3 座位嚥下時の脳機能測定

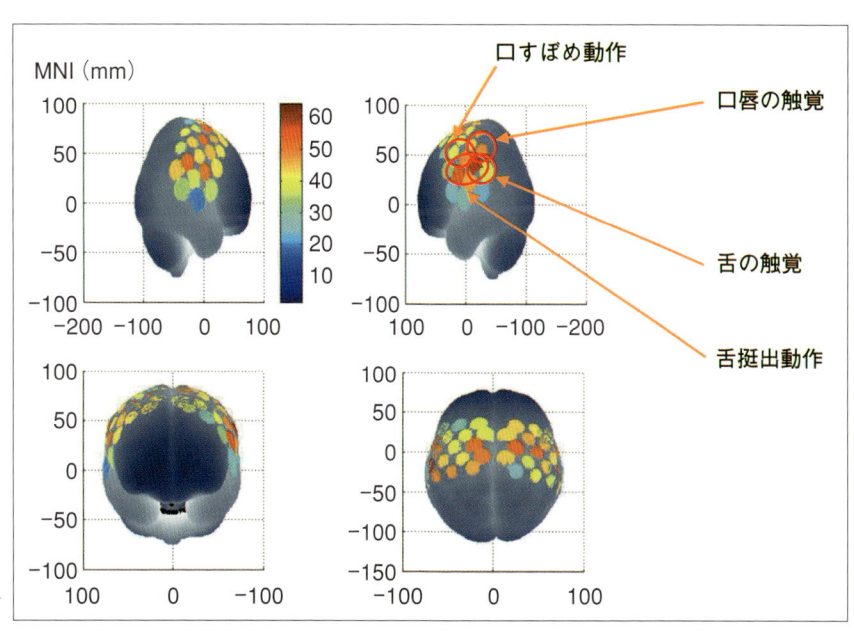

図4 ブロック課題の局在
舌の触覚刺激における酸素化Hb上昇の局在を示す．カラーバーは上昇の程度を示す．

臨床編　B● 精神科，神経内科

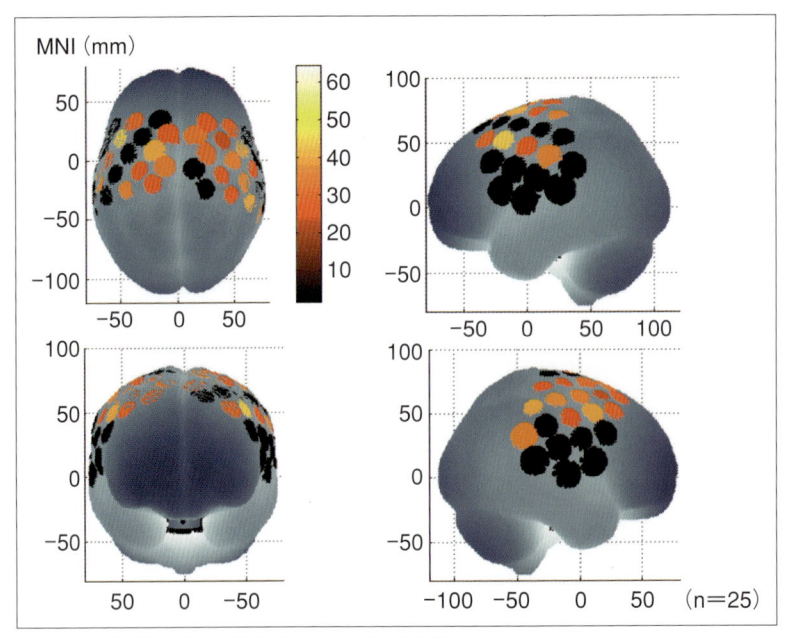

図5　命令嚥下時の酸素化 Hb の上昇部位

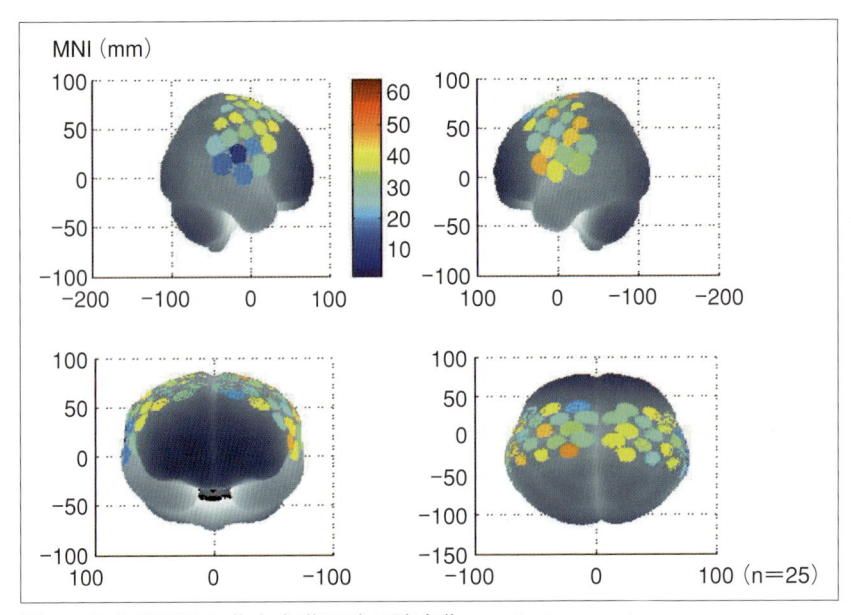

図6　命令嚥下時と非命令嚥下時の酸素化 Hb の Subtraction

あり，必ずしも生理的な状態での嚥下機能を反映していない可能性がある[4]．

　近赤外線は皮膚・骨を容易に通過する．頭皮上からファイバーで投射された近赤外線は脳組織内に拡散していくが，照射点から数センチの部位で計測すると，乱反射して戻ってきた成分を受光できる．照射点から 30 mm 離れた点では，この成分は頭皮から 20 mm の深部を通ってきた成分を中心に計測し，830 nm と 780 nm の 2 波長の近赤外線光を使用している．NIRS で測定できる脳活動に関連したヘモグロビン酸素化の変化は，典型的には酸素化 Hb の増加と脱酸素化 Hb の減少であ

る．その時間的変化は局所の脳血流増加と平行し，脳血流増加による hyperoxygenation が酸素消費の増加を上回ることを反映すると考えられている．光トポグラフィー装置による NIRS 測定は，自由な姿勢をとることができ，口腔顔面筋を含む動作を伴う摂食・嚥下運動の脳機能解析に有用である．今回の検討では仰臥位での fMRI の報告と同様に，反射嚥下に比べ随意嚥下で脳活動が広く賦活される点，随意嚥下運動においては右側が左側よりも NIRS 信号が賦活される傾向にある点が確認された．

また，口輪筋収縮時，舌挺出時および咽頭部収縮時に傍中心溝部分で異なる空間的パターンの信号を示したことから，それぞれの運動に関連する賦活部分が分離できる可能性が考えられた．今回は脳表マッピングのみであったが，今後 MEP，MRI などで局所の脳機能と対応させたマッピングを行う必要がある．

さらに我々の研究の結果から，命令嚥下（≒随意嚥下）は非命令嚥下（≒自然嚥下）と異なるメカニズムで制御されている可能性が示唆された．特に嚥下障害患者ではしばしば努力性嚥下（≒自己キューによる命令嚥下，随意嚥下）を伴い，嚥下を意識した運動開始にあたって大脳がどのように関与するかは，嚥下障害のリハビリテーションを考えるうえで重要である．特に嚥下障害への対応を考える場合に，命令嚥下が困難となる場合には非命令嚥下を誘発させる方法（アイスマッサージなどはその可能性がある）を診療に取り入れることの必要性が明らかになってくる．嚥下運動の脳活動を解明することにより，現在は積極的治療法のない嚥下障害について，新たなアプローチ法の開発が予想される．

なお，本文のデータについては自治医科大学 檀一平太先生，帯広畜産大学 岡本雅子先生との共同研究によるものを含んでいる．

文 献

1) Jean A. Brain stem control of swallowing: neuronal network and cellular mechanisms. Physiol Rev 81：929-969, 2001
2) 山脇正永. fNIRS を用いた嚥下関連運動時の脳機能解析. 耳鼻と臨床 52：s270-275, 2006
3) Yamawaki M. Application to basic research for dysphagia. In：(ed), Yamawaki M. Risk Management for Dysphagia：Application of Hazard & Operability Study (HAZOP). University Education Press, Okayama, pp110-120, 2010
4) Sörös P, Lalone E, Smith R, et al. Functional MRI of oropharyngeal air-pulse stimulation. Neuroscience 153：1300-1308, 2008

臨床編　B●精神科, 神経内科

5 薬物効果の判定

日本大学医学部 脳神経外科　辻井岳雄

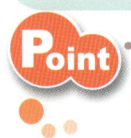

Point

- 近年の研究では, NIRSによる研究成果が, 薬物効果にも応用されており, ここでは抗ヒスタミン薬の投与効果を中心に解説した.
- ケトチフェンなど旧世代の抗ヒスタミン薬を投与すると, 作動記憶課題などの遂行成績が低下し, それに伴い前頭葉の活動が鈍化することが明らかになった.
- 一方, エピナスチンなど新生代の抗ヒスタミン薬を投与しても, 前頭葉の活動は低下せず, 薬剤間で脳活動の違いがみられた. こうした結果は, 成人被験者だけでなく, 小児に対する研究でも観察された.

近赤外分光法 (NIRS) の臨床応用のなかでもっとも期待される分野の一つとして, 神経薬理学分野, すなわち薬物の投与が脳機能や脳循環に及ぼす効果の判定に関する研究を挙げることができる. ここでは, 脳循環に及ぼす薬剤投与効果に関する初期の研究, 認知課題遂行中の脳活動に及ぼすアルコール摂取効果に関する研究, 抗ヒスタミン薬の投与が前頭葉機能に及ぼす影響に関する研究をトピックスとして取り挙げ, NIRSがどのように神経薬理学の分野に応用されているのかについて説明する.

1 初期の研究: 脳循環に及ぼす薬物投与の効果

著者が知る限り, もっとも早くNIRSを臨床薬理に応用した研究は, 酒谷らが行った脳循環剤効果の研究である[1]. 彼らは, 脳循環に影響を及ぼす薬物の効果判定にNIRSを使用し, NIRSの臨床的薬物効果モニタリングとしての有用性について検討した. 酒谷らは, 頭蓋内病変を有する16例の患者に, 脳循環改善薬の丹参複合剤 (500 mL) と生理食塩水 (500 mL) を静脈内投与した. 丹参複合剤は, 生薬である丹参と降香のエキスを抽出し混合した点滴剤で, 中国ではさまざまな循環障害 (狭心症, 脳梗塞など) の治療に一般的に使用されている. その結果, 丹参を投与した10～30分後に酸素化ヘモグロビン (Hb) 濃度が有意に上昇したのに対して, 生理食塩水を投与した後は酸素化Hb濃度の上昇は認められなかった. この結果は, 丹参複合剤投与により脳血液量が有意に上昇することを示している.

丹参複合剤は, 中国伝統医学において幅広く用いられてきた漢方薬であるが, その臨床効果, 特に血液循環の改善効果に対しては中医学的診断法 (舌診, 脈診など) や臨床症状の改善を指標として検討されており, 客観的な証拠が不足していた. NIRSという非侵襲的な方法により脳血液量を測定することは, その薬物効果の実証研究として意義深い研究といえる. NIRS研究では特定の認知課題 (テスト条件) を与えて, 安静時 (ベース条件) との脳血液量の変化を調べるのが一般的であるが, この初期の研究ではまだその手法を用いていない. 次節以降では, より機能的な手法を用いた薬理NIRS研究を紹介する.

② アルコール摂取が認知課題遂行中の脳活動に及ぼす影響

「酒は百薬の長」という言葉が示すように，アルコール摂取が高次脳機能に及ぼす効果は，精神神経薬理の研究分野でもっとも多く調べられてきたテーマの一つである．特に欧米諸国では，アルコール依存症が深刻な社会問題となっているケースが多々あり，そのメカニズムと治療法の解明が必要とされている．一般にアルコールを摂取すると，視覚，記憶，言語などの高次認知能力や，感情などの制御機能が低下し，衝動的な行動に走りやすいことが知られている．

Obata らは，NIRS を用いて，視覚課題遂行中の後頭葉の血流反応に及ぼすアルコール摂取効果について検討した[2,3]．彼らは，10 名の健常被験者（平均年齢 33.2 歳）に 0.4 mL/kg のアルコールを摂取させた前後で，視覚課題を与え，後頭葉の酸素化 Hb 変化量を測定したが，アルコール摂取前と摂取後で有意な変化は認められなかった．この実験に関しては，① プラセボに相当する統制条件がなく，アルコール摂取の前後の比較のみに結論を依存していること，② 欧米諸国で一般に行われているアルコール摂取効果の研究に比べて，いちじるしくアルコール摂取量が低いことなど，さまざまな問題点も指摘されるが，アルコールが脳機能に及ぼす効果について初めて NIRS を用いて調べたパイオニア的な研究として高く評価することができる．今後は方法論を精緻化することにより，この興味深い研究テーマに関する知見が深まっていくことが期待される．

③ 抗ヒスタミン薬の投与が前頭葉機能に及ぼす影響

NIRS の臨床薬理への応用研究のなかで，現在のところもっとも成功しているのは Tsujii らが行った抗ヒスタミン薬の中枢抑制効果に関する研究である[4〜6]．抗ヒスタミン薬は，花粉症やアトピー性皮膚炎など，さまざまなアレルギー疾患の治療薬として用いられる薬剤であり，成人のみならず小児においても頻繁に用いられている．しかし，第一世代の抗ヒスタミン薬（例：クロルフェニラミン，ケトチフェン）は，中枢神経系に広く分布するヒスタミン H_1 受容体に作用することにより，眠気，ふらつき，認知パフォーマンスの低下などの副作用を招いてきた．一方，第二世代の抗ヒスタミン薬（例：フェキソフェナジン，エピナスチン）は，抗ヒスタミン作用が強いうえに，鎮静作用は低いことが指摘されてきた[7]．

1．成人を対象とした研究

従来，抗ヒスタミン薬による鎮静作用の評価は，行動パフォーマンスや PET（Positron Emission Tomography）を用いた H_1 受容体占拠率の検討などによって行われてきたが[7]，Tsujii らは NIRS を用いることにより，認知パフォーマンスの神経相関に踏み込んだ検討を行った．Tsujii ら[4]は，成人スギ花粉症患者（平均年齢 25.5 歳）を対象として，新旧両世代の抗ヒスタミン薬の投与による記憶認知への影響について NIRS を用いて検討した[4]．試験は 3 日間にわけて行われ，エピナスチン 20 mg，ケトチフェン 1 mg，プラセボを二重盲検下で経口投与した．薬剤投与 3 時間後に作動記憶課題などを行わせ，前頭前野の血流変化について NIRS を用いて調べた．その結果，エピナスチンとプラセボを投与したときは，作動記憶課題を行うと外側前頭前野の酸素化 Hb 濃度が有意に上昇したが，ケトチフェン投与後は外側前頭前野の賦活が有意に少ないという結果になった（図）．ケトチフェンのような第一世代の抗ヒスタミン薬が作動記憶の成績を低下させることは以前から指摘されていたが[7]，Tsujii らの実験結果はその神経相関を示唆するものといえる．

2．小児精神薬理への応用

抗ヒスタミン薬は小児アレルギーに対する治療薬として用いられることが多い薬剤であるが，その副作用の一つである鎮静作用が年少児にも認められるかどうかを検討した研究は，成人と比べてきわめて少ない．小児の脳神経活動に及ぼす抗ヒスタミン薬の影響を検討する場合，安全性の高さや動きに強いという利点から，PET や fMRI よりも NIRS のほうが適していると考えられる．そこで，Tsujii ら[5]は，幼稚園児が空間的な作動記憶課題を遂行しているときの前頭葉活動に及ぼす抗ヒスタミン薬の影響について調べたところ，成人被験者と同様に，年少児においてもケトチフェンを投与したときは，エピナスチンやプラセボを投与したときに比べて，有意に外側前頭前野の賦活が

臨床編　B●精神科，神経内科

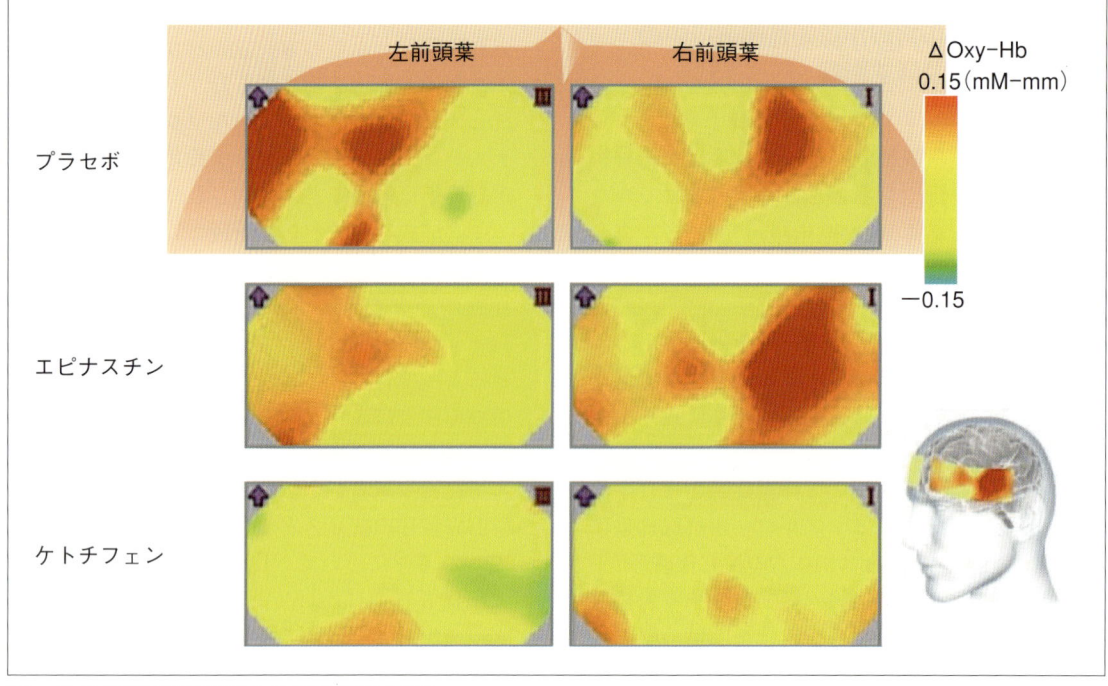

図　作動記憶課題遂行中の前頭葉の賦活
プラセボとエピナスチンを投与した後は，外側前頭前野の酸素化 Hb 濃度が上昇するが，ケトチフェンを投与した後は酸素化 Hb 濃度の上昇がきわめて小さくなる．

低かった．

　成人における抗ヒスタミン薬の影響を調べた試験との主な違いは，眠気の主観的質問紙調査の結果であった．Tsujii らは主観的な眠気を測定するために VAS（Visual Analogue Scale）を用いた．VAS は自らの眠気に応じて 10 cm の線分にチェックを入れてもらう簡単な検査であるが，成人を対象とした試験では，ケトチフェンを投与した後はプラセボ条件に比べて有意に VAS の得点が高かった（被験者が眠いと主観的に判断した）．しかし小児を対象とした試験では，薬剤間で有意差は認められなかった．小児の場合，VAS のような主観的評価を行うのがきわめて困難で信頼性に乏しいため，脳血液量のような生理指標を用いて抗ヒスタミン薬による影響を検討したほうが信頼性の高いデータが得られると考えられる．

　小児精神薬理に NIRS を応用するときに注意すべきことは，被験者の年齢に応じた適切な難易度の課題を選択することである．たとえば，Tsujii らは，上述した空間的作動記憶課題を小学生児童（7〜8 歳児）にも行わせたが，幼稚園児童と異なり，前頭前野の賦活も小さく薬剤間の有意差を検出できなかった[6]．この課題は画面に提示された 2 つの図形の位置を短時間記憶するというもので，幼稚園児には適度な難易度であったが，小学生児童には容易すぎる課題であり，そのために前頭前野を賦活させなかったものと考えられる．実際，より難しい課題（語彙流暢性課題）を用いた試験では，前頭前野の活動も大きく薬剤間の有意な差を検出することができた[6]．これらの結果は，被験者の年齢に応じた適切な課題選択の重要性を示唆している．

まとめ

　ここでは，NIRS を用いた精神神経薬理研究の動向について，脳循環改善剤，アルコール摂取効果，抗ヒスタミン剤投与効果をトピックスとして取り上げながら概観した．このなかには NIRS の長所をうまく活かした研究もみられるが，その数はまだ少なく，今後の発展が期待される研究分野といえる．

謝　辞

本研究の一部は（独）科学技術振興機構（JST）の研究成果展開事業【戦略的イノベーション創出推進プログラム】（S-イノベ）の支援によって行われた．

文　献

1) 酒谷　薫．脳循環に影響を及ぼす薬剤の効果判定に対するNIRSの応用．Therapeutic Research **18**：52-55, 1997
2) Obata A, Morimoto K, Sato H, et al. Acute effects of alcohol on hemodynamic changes during visual stimulation assessed using 24-channel near-infrared spectroscopy. Psychiatry Research **123**：145-152, 2003
3) Obata A, Morimoto K, Sato H, et al. Effects of alcohol on hemodynamic and cardiovascular reaction in different genotypes. Psychiatry Research **139**：65-72, 2005
4) Tsujii T, Yamamoto E, Ohira T, et al. Effects of sedative and non-sedative H_1 antagonists on cognitive tasks：behavioral and near infrared spectroscopy (NIRS) examinations. Psychopharmacology **194**：83-91, 2007
5) Tsujii T, Yamamoto E, Ohira T, et al. Antihistamine effects on prefrontal cortex activity during working memory process in preschool children：a near-infrared spectroscopy (NIRS) study. Neuroscience Research **67**：80-85, 2010
6) Tsujii T, Masuda S, Yamamoto E, et al. Effects of sedative and non-sedative antihistamines on prefrontal activity during verbal fluency task in young children：a near-infrared spectroscopy (NIRS) study. Psychopharmacology **207**：127-132, 2009
7) Yanai K, Tashiro M. The physiological and pathophysiological roles of neuronal histamine：an insight from human positron emission tomography studies. Pharmacology & Therapeutics **113**：1-15, 2007

臨床編　B●精神科，神経内科

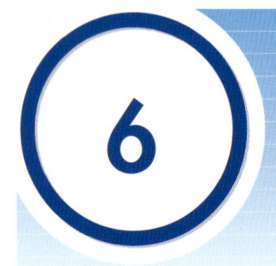

6　高次脳機能と加齢

日本大学医学部 脳神経外科　辻井岳雄

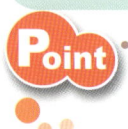

Point

- 加齢に伴う脳活動の変化の一つとして，半球非対称性が消失するという HAROLD 現象が知られている．
- HAROLD 現象の説明としては，高齢者は認知能力の衰えを代償するために対側部位を賦活させるという代償仮説が現在のところもっとも有力である．
- NIRS を用いた研究例として，論理的思考に伴う下前頭回の活動における HAROLD 現象を調べた研究成果をここでは詳しく解説した．

　言語，記憶，思考などの高次認知機能は主に前頭前野の活動と深い関連がある．こうした高次認知機能は，加齢とともに能力低下することが知られているが，それに伴い前頭前野の活動はどのように加齢の影響を受けるのであろうか．ここでは高次認知機能のなかでも特に論理的思考過程に焦点を当てて，加齢が前頭前野の活動に及ぼす影響について検討する．

1　高次認知機能と加齢

　PET や fMRI を用いて高次認知機能の神経相関を調べた研究において，若年者では半球非対称性（hemispheric asymmetry）がみられる認知機能が，高齢者の前頭葉活動では半球差が認められないという実験結果が数多く報告されており，HAROLD 現象（Hemispheric Asymmetry Reduction in Old Adults）とよばれている[1]．たとえば，若者の場合，言語課題や意味記憶課題は左半球の前頭前野を強く賦活させるが，高齢者は同じ課題を遂行しても半球差は認められない[2]．対照的に，エピソード記憶の再認課題や認知抑制課題は右半球の前頭前野を強く賦活させるが，高齢者は同じ課題を遂行しても半球差は認められない[3]．

2　論理的思考と加齢

　Tsujii らは，論理的思考を行っているときの前頭葉活動にも HAROLD 現象がみられることを NIRS を用いて示した[4]．また，辻井らは信念バイアス効果という現象を通じて，論理的思考における下前頭回の役割を検討してきた[5]．信念バイアス効果の実験では図1のように，論理的な正しさと意味内容の正しさが一致する条件と一致しない条件を作成する．論理推論の課題遂行には，本来的には意味内容の正しさは関係ない．実際に推論課題では意味内容は無視するように教示されるのだが，ヒトはつい意味内容に引きずられた反応をしてしまい，不一致条件の正答率は低下する．Tsujii らは，不一致条件での推論を正しく行うためには右半球の下前頭回の活動が重要であることを NIRS[6,7] と経頭蓋磁気刺激（transcranial magnetic stimulation：TMS）を用いて明らかにしてきた[8]．

　若者に比べて高齢者は特に不一致条件での推論を苦手としている（図1）．高齢者は認知抑制の能力が若者に比べて劣るため，無関係な意味処理の干渉を受けやすいことが考えられる．辻井らは下前頭回の活動に及ぼす加齢の効果を調べたところ，若者は右半球のほうが左半球よりも強く賦活

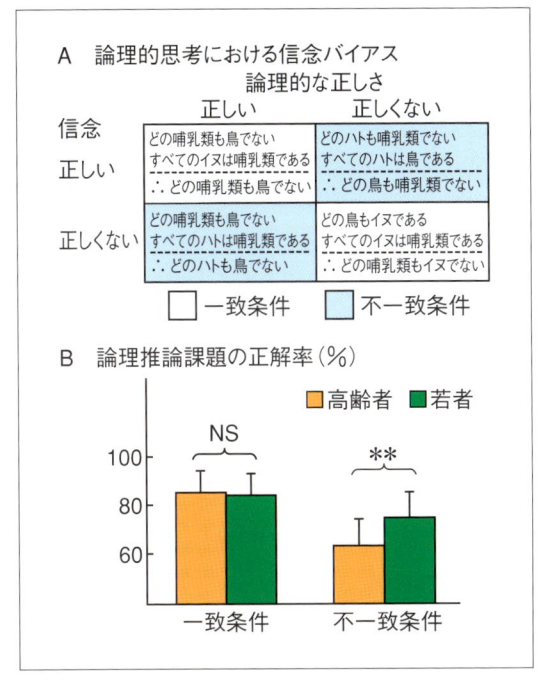

図1 論理的思考における信念一致効果

A 論理的思考における信念バイアス

	論理的な正しさ 正しい	論理的な正しさ 正しくない
信念 正しい	どの哺乳類も鳥でない / すべてのイヌは哺乳類である / ∴どの哺乳類も鳥でない	どのハトも哺乳類でない / すべてのハトは鳥である / ∴どの哺乳類も鳥でない
信念 正しくない	どの哺乳類も鳥でない / すべてのハトは哺乳類である / ∴どの鳥もイヌでない	どの鳥もイヌでない / すべてのイヌは哺乳類である / ∴どの哺乳類もイヌでない

□ 一致条件　■ 不一致条件

B 論理推論課題の正解率(%)

高齢者は，論理的な正しさと結論の意味内容（信念）の正しさが一致していない条件での推論成績に支障をきたす（$p<0.01$**）.

したのに対して，高齢者の下前頭回の活動には有意な半球差は認められなかった（図2）．この結果は，HAROLD 現象は論理的思考過程にもみられること，そして NIRS を用いて HAROLD 現象を調べることが可能であることを示唆している．

3 半球非対称性が消失することの意味

HAROLD 現象，すなわち若者には半球非対称性がみられる課題を，高齢者が行っても半球差がみられない現象は，何を意味しているのであろうか．Logan らは，高齢者の半球非対称性のなさをネガティブなものとしてとらえ，高齢者は脳活動の統制能力が低いから無関係な部位も活動してしまう（例：言語課題なのに右半球が強く活動してしまう）と主張した[2]．こうした主張は一般に非分化仮説（dedifferentiation hypothesis）とよばれている．

しかし，こうした主張は課題成績と半球非対称性のパターンとの相関を調べた研究結果と食い違うことになる．たとえば，Tsujii らは論理課題の遂行成績と，半球非対称性の強さとの相関を調べ

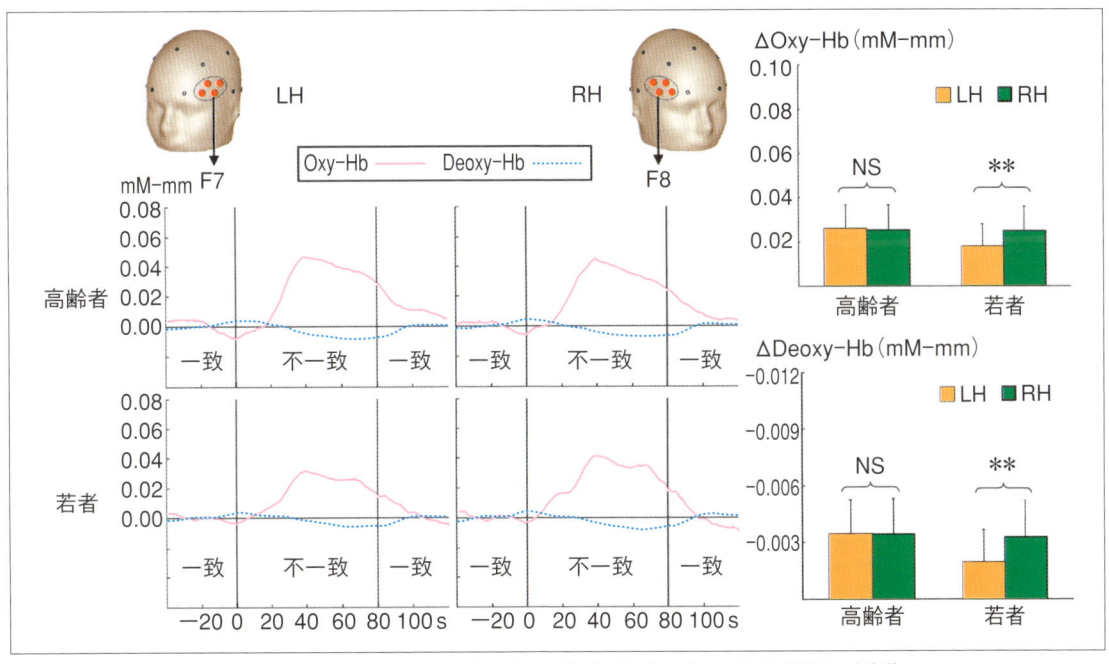

図2 推論課題を行っているときの左半球（LH）と右半球（RH）の下前頭回の活動

若者は右半球（RH）のほうが強く活動するが，高齢者は半球差が認められない（$p<0.01$**）.

たところ，若者の場合は，右半球優位な脳活動パターンを示す人ほど正答率が高いが，高齢者の場合は，左半球も強く活動している人ほど正答率が高いという結果が得られた[4]．同様のパターンはPETやfMRIを用いた研究でも報告され，高齢者の場合は，両半球が等しく活動する人ほど成績がよいことが知られている．Cabezaらはこうした分析結果から，高齢者は加齢に由来する能力低下を補完するために，（若いときは使わなかった）対側の脳部位も用いるようになるのではないかという，代償仮説（compensatory hypothesis）を提唱した[3]．

まとめ

ここでは，高次脳機能に及ぼす加齢の効果について主に論理的思考過程をトピックスとして取り上げながら概観した．若者では半球非対称性を示す課題でも，高齢者が行うと半球差がみられないというHAROLD現象がNIRSを含むさまざまな脳画像研究で報告されてきた．行動指標との相関分析では，HAROLD現象が進んでいる高齢者ほど（半球差の少ない高齢者ほど），課題遂行の成績がよいという結果が報告されており，代償仮説を支持する分析結果が得られている．こうした脳画像研究の結果は，若者ライクな脳活動パターンを示す（半球差の大きい）高齢者は必ずしも高い認知能力を持っているわけではないことを示している．

謝　辞

本研究の一部は（独）科学技術振興機構（JST）の研究成果展開事業【戦略的イノベーション創出推進プログラム】（S-イノベ）の支援によって行われた．

文　献

1) Cabeza R. Hemispheric asymmetry reduction in older adults：the HAROLD model. Psychology and Aging 17：85-100, 2002
2) Logan JM, Sanders AL, Snyder AZ, et al. Under-recruitment and nonselective recruitment：dissociable neural mechanisms associated with aging. Neuron 33：827-840, 2002
3) Cabeza R, Anderson ND, Locantore JK, et al. Aging gracefully：compensatory brain activity in high-performing older adults. Neuroimage 17：1394-1402, 2002
4) Tsujii T, Okada M, Watanabe S. Effects of aging on hemispheric asymmetry in inferior frontal cortex activity during belief-bias syllogistic reasoning：a near-infrared spectroscopy study. Behavioural Brain Research 210：178-183, 2010
5) 辻井岳雄, 酒谷　薫, 増田早哉子. 論理的思考における前頭前野下部の役割. 臨床神経生理学 39：28-33, 2011
6) Tsujii T, Watanabe S. Neural correlates of belief-bias reasoning under time pressure：a near-infrared spectroscopy study. Neuroimage 50：1320-1326, 2010
7) Tsujii T, Watanabe S. Neural correlates of dual-task effect on belief-bias syllogistic reasoning：a near-infrared spectroscopy study. Brain Research 1287：118-125, 2009
8) Tsujii T, Masuda S, Akiyama T, et al. The Role of inferior frontal cortex in belief-bias reasoning：an rTMS study. Neuropsychologia 48：2005-2008, 2010

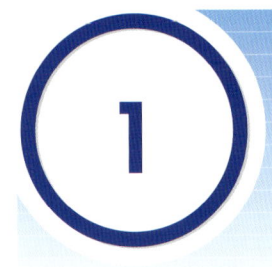

1 リハビリテーションへの応用

森之宮病院 神経リハビリテーション研究部　三原雅史，宮井一郎

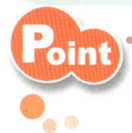

Point

- NIRS は，被験者に対する拘束や課題設定に対する制約が比較的少なく，粗大な運動や姿勢制御などの課題に伴う脳活動測定に適している．
- NIRS は他の脳機能測定法と比較して装置の規模が小さく，ベッドサイドや通常の訓練場面など，日常生活場面における脳活動測定が可能である．
- これら NIRS の特徴を活かして，リハビリテーションに伴う大脳皮質の機能的再構成や治療効果判定などのバイオモニターとしての応用が試みられている．
- 将来的には，Brain-Machine Interface としての応用なども検討されている．

　脳卒中や頭部外傷をはじめとする中枢神経損傷は，運動障害をはじめとする重篤な後遺症をもたらし，介護負担の増大をもたらすなど社会的にもその影響は非常に大きい．特に脳卒中は日本人の死因の第3位であると同時に，介護原因疾患としては第1位となっており，リハビリテーション（リハ）による脳損傷後の機能障害軽減は高齢化を迎えつつある我が国において社会的にも重要な課題である．

　脳損傷によって障害を受けた部位の機能障害は，受傷直後より神経脱落症状として認められる．これまでの検討から，運動機能に関しては発症後3～6ヵ月でほぼプラトーに達することが多く，その時点での機能障害が後遺症として残存すると考えられている[1]．これらの症状は発症後数週間の急性期に比較的速やかな改善を示すことが多いが，これらは浮腫による機械的圧迫の軽減や局所循環障害の改善などに伴って起こるものと考えられる．一方で，亜急性期以降，約数ヵ月にわたってみられる緩やかな機能回復は，損傷を免れた脳組織による機能的再構成によって起こると考えられている．中枢神経系の機能的再構成は，シナプスの変化など形態的な変化を伴い[2]，脳損傷後の機能改善以外にも運動学習の過程などでみられることも知られている[3]．機能的再構成に関しては，以前から動物実験による大脳皮質マッピングなどで精力的に研究が進められているが，ヒトにおける中枢神経の機能的再合成の確認には，非侵襲的脳機能画像が広く用いられている[4]．

　脳機能画像法として，現在もっとも広く用いられているのは，機能的MRI（functional MRI：fMRI）であり，高い空間分解能によって，さまざまな脳機能測定および研究に利用されてきているが，原則的に測定中は安静臥床にて頭部の固定が必要であること，体動によるアーチファクトに脆弱であることなどから，臨床のリハ場面における運動機能回復の評価としての応用は限定的であった．一方，NIRS は頭皮上に垂直に配置された光ファイバーから照射/検出された近赤外光によってファイバー直下の大脳皮質における相対的なヘモグロビン（Hb）濃度変化を測定するため，頭皮とファイバーとの密着状態が安定して保持されて，ファイバーへの物理的な影響を排除できれば，立位，座位姿勢での比較的粗大な運動を課題として設定することも可能である．このことから，リハ分野における NIRS の有用性は高いと考えられる．以

下，リハ分野での NIRS の応用例に関して概説する．

1 立位歩行機能に関連する脳活動測定

多くの健常人において，歩行動作は特別な集中や意識を払うことなく安定して行うことができる動作であるが，実際の歩行動作は多くの筋肉および関節の協調動作を必要とする非常に複雑な過程である[5,6]．特にヒトにおける二足歩行は四足歩行と比較して不安定であり，安定した二足歩行のためには立位姿勢を維持し，外乱や環境変化に対して適切に調整を行う機能に加え，重心を移動させて歩行を開始し，環境に応じた歩幅の調整を行うといった高度な神経機構が必要である．これらの複雑な機能の調整に，大脳皮質を含めた上位中枢の役割が大きいと考えられている．実際，歩行障害およびバランス障害は脳卒中などの中枢神経障害患者において，頻度の高い後遺症であり[7,8]，ADL 低下の主要な原因となっている．これらの動作にかかわる脳活動は，安静臥床が必要な fMRI では直接測定が難しいが，NIRS を用いることで，比較的容易に立位姿勢維持，歩行活動時などに伴う脳活動測定が可能である．歩行活動などの測定を行う際に注意すべき点は，体動やファイバーの揺れなどによるアーチファクトを避けることであり，ファイバーの動きを抑えるために，ウエイトバランサーなどでファイバーの重みを調節するなどの工夫が必要である．一般に極端に大きく頭部を動かすことがなければ，測定自体は安定して可能であるが，特に歩行開始時，歩行終了時などに頭部が大きく動きやすいため，被験者の協力を得ることも重要である．

このような工夫を行うことで，立位保持の際の脳活動測定も可能である．日常生活場面においては，さまざまな外乱や環境変化に対して適切に抗重力筋の活動を変化させ，立位姿勢を維持する必要がある．NIRS を用いて，健常者における外乱に対する立位姿勢保持の際の酸素化 Hb 由来信号変化を測定すると，立位保持中の揺動外乱に伴って，両側前頭前野を中心に酸素化 Hb 信号の上昇が認められ，事前の予告を行うことで補足運動野，頭頂連合野等の酸素化 Hb 信号上昇が顕著になる傾向が明らかになった[9]．これらの結果より，前頭前野活動は外乱に伴う注意の変化や姿勢保持に対する企図などに関与し，姿勢保持そのものには補足運動野や頭頂連合野が関与する可能性が示唆されている（図 1）．また，バランス能力が障害される，パーキンソン病患者において，L-dopa 治療開始前と L-dopa 治療開始後に予告を行わない揺動外乱を加えた際の酸素化 Hb 信号変化を検討したところ，治療前と比較して治療後に，揺動外乱に伴う前頭前野，補足運動野などでの信号上昇が認められている（図 2）．

健常者の歩行中の脳活動変化に関しては，Miyai らが，NIRS を用いてトレッドミル歩行中に内側一次運動野，補足運動野等の大脳皮質内側部を中心とした領域が活動することを報告しており（図 3）[10]，この結果は SPECT を用いた先行研究とも一致する[11]．また，酸素化 Hb 指標とした検討では，トレッドミル歩行開始直後における加速歩行中には前頭前野および運動前野の活動が顕著に認められるが，定常速度での歩行時にはこれらの領域の活動が低下することも報告されており[12]，前頭前野などが環境変化に対する歩行速度調整などに関与している可能性が示唆されている．一方，脳卒中後の歩行障害患者における歩行時脳活動の検討では，片麻痺歩行において病変半球の運動前野での歩行に伴う酸素化 Hb 信号上昇が示されている[13]．経時的な観察では，リハ開始直後の歩行不安定期には病変側内側一次運動野での酸素化 Hb 信号変化は目立たないが，約 2 ヵ月間のリハを行った後の自立歩行獲得時には内側一次感覚運動皮質の酸素化 Hb 信号上昇がより対照的となり，補足運動野，運動前野などに信号変化を認める範囲が広がる傾向がみられることを報告している[14]．このとき，下肢の遊脚期時間の左右差と内側一次運動野での酸素化 Hb 信号変化の左右差との間に相関関係が認められ，fNIRS を用いた脳機能マッピングが経時的な代償性の回復過程を反映することが示されている．fMRI を用いて麻痺側下肢運動時の大脳皮質活動を観察した研究でも，機能障害と非病変側活動が逆相関する所見が確認されており[15]，病変側と非病変側間の対照的な脳活動が片麻痺歩行の改善に関与している可能性も示唆される．

また，同じ脳卒中後患者でも，テント下病変による失調症状を呈し，明らかな麻痺がない患者群

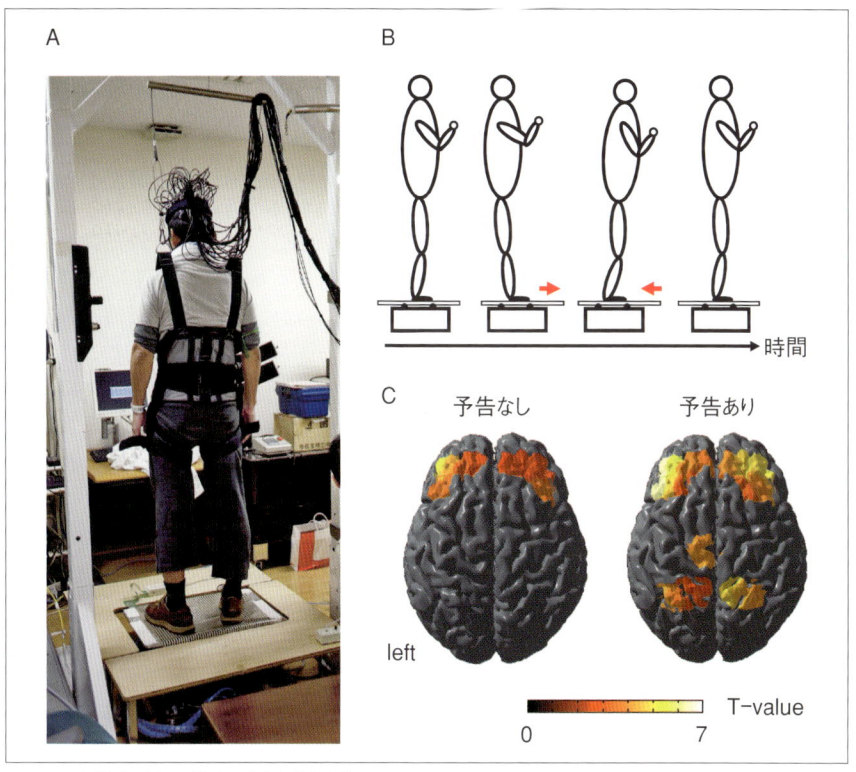

図1 立位保持に伴う脳活動測定
A：実験風景．
B：約0.8秒で前後に5cmスライドするプラットフォームを用いて，揺動外乱に対する脳活動を測定する．
C：2秒前に予告を行った場合と予告なしの場合との揺動外乱に対する酸素化Hbを指標とした脳活動マップ．一般線形モデルを用いた統計学的解析による結果．予告を行うことで，補足運動野，頭頂連合野付近の脳活動が顕著に上昇している．
（Mihara M, et al. Neuroimage 43：329-336, 2008[9]より引用改変）

で歩行時脳活動を健常者と比較すると，酸素化Hb信号変化に関して，内側一次運動野などでは明らかな差は認めなかったが，健常者の歩行では加速歩行時のみ認められた前頭前野の酸素化Hb信号上昇が，失調患者では定常歩行中においても遷延し，持続することが明らかになった[16]．これは，前頭前野の活動がテント下脳卒中における歩行制御機構の障害による不安定な歩行を代償していることを反映しているものと考えられる．このように，脳損傷後の機能回復に伴い，損傷部位以外の脳領域が代償的に活動しているという所見は，リハによる機能回復が脳内の機能的神経再構成に伴って起こるというこれまでの研究結果を支持するものと考えられる．

② 上肢機能に関連する脳活動測定

手指のタッピングやボタン押し動作など，手指動作に伴う脳活動変化は，臥床時にも施行可能であり，fMRIなどで盛んに研究されている．Katoらは，fMRIとNIRSとを用いて慢性期脳卒中患者における手指の開閉中の脳活動を測定し，両者において，脳卒中患者における非病変側大脳半球運動関連領野の活動上昇が検出できることを報告している[17]．日常生活場面においては，手指の巧緻性の他にも，リーチング動作などにみられるような，体幹部も含めた上肢近位部の安定したコントロールが必要であり，上肢機能を評価するうえではこれらを総合的に評価する課題が望ましい．し

かし，これらの上肢全体を用いた粗大な動作に関しては，fMRIを用いた検討は難しいことが多く，NIRSでの評価がより適していると考えられる．

上肢全体を使った課題を用いて，リハにおいても重要な運動学習過程における大脳活動変化を検討した研究がいくつか行われている．Hatakenakaらは，一定の速度で回転する円盤上の一点を上肢にて保持した金属棒で触れ続ける回転板課題を用いて，30秒の課題時間中にどれだけの時間目標点に触れていられたかを指標に健常者における運動学習効果を検討している[18]．回転盤課題に伴う脳活動を，開始直後（学習前）と成績の向上がプラトーに達した時期（学習後）とで比較したところ，酸素化Hb信号を指標とした脳活動領域が，内側前頭前野から前補足運動野を中心とした領域から，学習に従って補足運動野付近を中心とした領域に移動することを報告している．これらの所見は，系列運動学習の初期段階における皮質基底核ループの活動変化を反映している可能性を示唆している．さらに我々は，ロボットアームを使った指標追従課題を用いることで，バーチャルリアリティ（VR）空間内でのロボットアームへの適応学習過程の大脳皮質活動に関する検討も行っている[19]．奥行きを持ったVR空間内において，ロボットアームの操作で，8秒間に，一定の距離を往復運動する目標を追従する課題を行った．目標との距離を誤差として逐次フィードバックさせ，16回

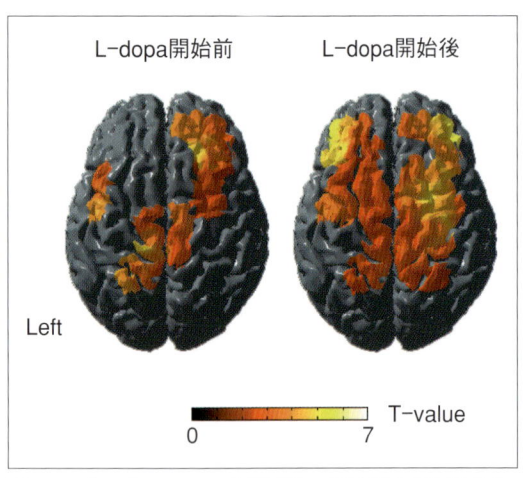

図2　パーキンソン病患者における揺動外乱に対する脳活動変化

72歳男性，発症後約3年．L-dopa開始前後での予告なし揺動外乱に対する酸素化Hbを指標とした脳活動変化を比較した．L-dopa投与による，バランス能力の改善とともに，揺動外乱に対する脳活動が補足運動野，前頭前野を中心に上昇している．

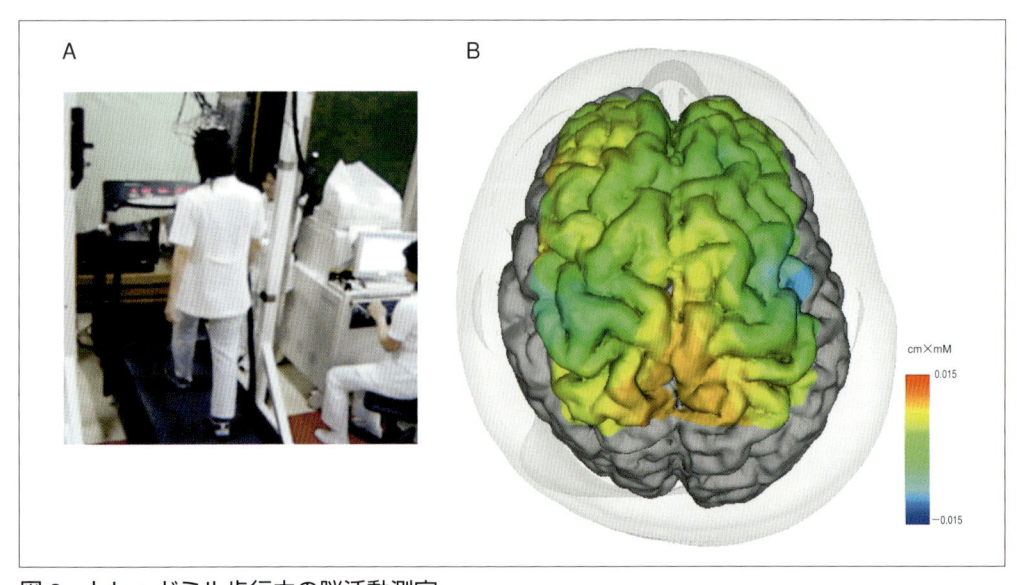

図3　トレッドミル歩行中の脳活動測定

A：測定風景．
B：30秒間のトレッドミル歩行と30秒間のRestを3回繰り返した際の酸素化Hbを指標にした歩行時脳活動．歩行に伴い，内側一次運動野，補足運動野などの活動上昇が認められる．

の試行を行ったところ，反復に伴って誤差の減少が認められ，ロボットアーム操作に対しての適応学習効果が認められたが，このときの酸素化Hbを指標とした大脳皮質活動を検討したところ，追従課題の誤差と対側運動前野の活動が逆相関する所見が認められた．経頭蓋磁気刺激（TMS）を用いた先行研究においても，上肢のリーチ動作に関する適応学習には対側運動前野の関与が示唆されており[20]，対側運動前野が初期の適応学習に重要な役割を果たしていることが示唆されている．

近年，健側上肢を抑制して麻痺側上肢を強制使用させるConstraint induced movement therapy（CIMT）が，慢性期脳卒中患者においても上肢機能を改善させる可能性がある治療として注目されているが，この治療法による機能改善に伴う脳活動変化に関しても，NIRSでの検討が行われている．CIMTを2週間施行した前後の麻痺側上肢運動に伴う脳活動の経時的変化に関する検討では，当初麻痺側上肢での鍵回し運動中に広範囲で認められていた脳活動が，機能回復につれて対側一次運動野に局在していく傾向がみられると報告されている[21]．

③ 今後の展望

NIRSは日常生活場面に近い環境での測定が可能で，侵襲性もきわめて低いことから，反復した測定によって，脳損傷後の機能回復や，慢性進行性疾患における中枢神経系の機能をモニタするマーカーとして，これまでも，ヒトの起立歩行に関するメカニズム，上肢の運動学習，機能回復機構などさまざまな方面で応用が試みられており，現在も多くの施設で行われている．

さらに，測定以外の応用として，NIRS信号から脳活動を読み取る（デコーディング）技術の開発も進んでおり，現状では，NIRS信号のみで単純な情報を判別することも可能となってきている．これらの技術を応用したリハビリテーション支援ロボットや，機器の操作など，いわゆるBrain-Machine Interfaceとしての利用が今後さらに進むことも期待される．

文 献

1) Duncan PW, Lai SM, Keighley J. Defining post-stroke recovery implications for design and interpretation of drug trials. Neuropharmacology 39：835-841, 2000
2) Nudo RJ. Mechanisms for recovery of motor function following cortical damage. Curr Opin Neurobiol 16：638-644, 2006
3) Nudo RJ, Milliken GW, Jenkins WM, et al. Use-dependent alterations of movement representations in primary motor cortex of adult squirrel monkeys. J Neurosci 16：785-807, 1996
4) Calautti C, Baron JC. Functional neuroimaging studies of motor recovery after stroke in adults：a review. Stroke 34：1553-1566, 2003
5) Nielsen JB. How we walk：central control of muscle activity during human walking. Neuroscientist 9：195-204, 2003
6) Drew T, Prentice S, Schepens B. Cortical and brainstem control of locomotion. Prog Brain Res 143：251-261, 2004
7) Wade DT, Wood VA, Heller A, et al. Walking after stroke. Measurement and recovery over the first 3 months. Scand J Rehabil Med 19：25-30, 1987
8) Wandel A, Jorgensen HS, Nakayama H, et al. Prediction of walking function in stroke patients with initial lower extremity paralysis：the Copenhagen Stroke Study. Arch Phys Med Rehabil 81：736-738, 2000
9) Mihara M, Miyai I, Hatakenaka M, et al. Role of the prefrontal cortex in human balance control. Neuroimage 43：329-336, 2008
10) Miyai I, Tanabe HC, Sase I, et al. Cortical mapping of gait in humans：a near-infrared spectroscopic topography study. Neuroimage 14：1186-1192, 2001
11) Fukuyama H, Ouchi Y, Matsuzaki S, et al. Brain functional activity during gait in normal subjects：a SPECT study. Neurosci Lett 228：183-186, 1997
12) Suzuki M, Miyai I, Ono T, et al. Prefrontal and premotor cortices are involved in adapting walking and running speed on the treadmill：an optical imaging study. Neuroimage 23：1020-1026, 2004
13) Miyai I, Yagura H, Oda I, et al. Premotor cortex is involved in restoration of gait in stroke. Ann Neurol 52：188-194, 2002
14) Miyai I, Yagura H, Hatakenaka M, et al. Longitudinal optical imaging study for locomotor recovery after stroke. Stroke 34：2866-2870, 2003
15) Enzinger C, Johansen-Berg H, Dawes H, et al. Functional MRI correlates of lower limb function in

stroke victims with gait impairment. Stroke **39**：1507-1513, 2008
16) Mihara M, Miyai I, Hatakenaka M, et al. Sustained prefrontal activation during ataxic gait：a compensatory mechanism for ataxic stroke? Neuroimage **37**：1338-1345, 2007
17) Kato H, Izumiyama M, Koizumi H, et al. Near-infrared spectroscopic topography as a tool to monitor motor reorganization after hemiparetic stroke：a comparison with functional MRI. Stroke **33**：2032-2036, 2002
18) Hatakenaka M, Miyai I, Mihara M, et al. Frontal regions involved in learning of motor skill-A functional NIRS study. Neuroimage **34**：109-116, 2007
19) Mihara M, Miyai I, Haraguchi M, et al. Cortical network involved in the adaptation learning of reaching using 3-dimensional robotic rehabilitation system：A functional near-infrared spectroscopic study. Neuroimage **47**：S170, 2009
20) Lee JH, van Donkelaar P. The human dorsal premotor cortex generates on-line error corrections during sensorimotor adaptation. J Neurosci **26**：3330-3334, 2006
21) Park SW, Butler AJ, Cavalheiro V, et al. Changes in serial optical topography and TMS during task performance after constraint-induced movement therapy in stroke：a case study. Neurorehabil Neural Repair **18**：95-105, 2004

1 乳児の脳機能発達

慶應義塾大学大学院 社会学研究科　皆川泰代

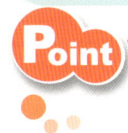

Point

- 今世紀初めより急速に増加する乳児脳機能についての NIRS（Near-Infrared Spectroscopy）研究を，できるだけ幅広い範囲で紹介し，現時点までに脳機能発達の何が明らかになり，どのような課題が残されているのかという点を研究の潮流にもふれながら述べる．
- このために視覚系，聴覚系，言語，社会認知などの機能別に節をわけ，さらにそのなかで細かい認知機能の項目別に研究を紹介する．

1 視覚系

1．視覚刺激に対する脳反応

1990 年代に BOLD（Blood Oxygenation Level Dependent）MRI が脳の機能計測に用いられるようになり，同様の原理を利用した NIRS による脳機能研究が成人を対象として行われ始めた．この初期の基礎研究としてチェッカーボード刺激や光刺激を用いた視覚刺激の有無による脳活動の変化が検討された．乳児についても同様の刺激を用いて視覚野のある後頭部の脳活動が捉えられている[1～4]．脳活動といっても実際には月齢の低い乳児の血行動態変化は単純ではない．一般的には脳活動に伴って酸素化ヘモグロビン（Hb）が増加し脱酸素化 Hb 濃度が減少する変化がみられるが，乳児 NIRS ではそれ以外の変化パターンも観察されている[1,4,5]．非典型例としては酸素化 Hb の上昇とともに脱酸素化 Hb の上昇がみられるケース，酸素化 Hb が下降し逆に脱酸素化 Hb が上昇するケースの 2 つがある．このような信号変化は視覚刺激による乳児の fMRI（functional Magnetic Resonance Imaging）研究でも観察されているが，この非典型性は乳児の血管調節機能の未熟性，髄鞘化が未熟な乳児の白質では神経パルスの伝達により多くのエネルギーすなわち代謝調節が必要とされることにも由来しているといわれている．しかしながら，その厳密な生理機序は明らかにされていない．以降に述べる NIRS 計測での脳活動という記述は基本的に酸素化 Hb の上昇を示すものとする．

2．モノや顔に対する脳反応

乳児は概念や知覚能力の発達とともに，日常生活のなかで意味のあるモノや形，そうでない視覚刺激とを区別しながらモノカテゴリーを形成していく．モービル（モノ刺激）とチェッカーボード（コントロール刺激）に対する前頭部，後頭部，側頭部の脳活動を NIRS 計測した研究[6,7]では，2ヵ月児で両刺激に対して計測部ほぼ全域で脳活動がみられたのに対し，3ヵ月児ではモノ刺激に対してのみ強く，広い活動が残っており，チェッカーボード刺激ではごく限られた部分の脳活動しか得られなかった．これらは月齢 2～3ヵ月の間にモービルというモノと意味のない単純視覚刺激を区別化して処理する脳内回路が発達してきたことを示唆し，興味深い．モノの連続性を利用し，緑のボールが転がって衝立に隠れ，四角の別のモノになって出てくる特徴変化と，モノは同一だが衝立から出てくるタイミングがあっていない空間・時間特徴の逸脱性に対する脳反応を 6.5ヵ月児で検討した研究[8]ではモノの特徴変化に対してのみ側頭部

で脳活動がみられ，成人のモノ処理における腹側経路の関与がこの月齢の児でも示唆されている．

　顔の認知処理はモノ処理とも異なり，顔に特異的な脳処理経路や部位があるとされ[9]，その成人での脳内基盤については幅広い詳細な検討が行われている．乳児についても顔処理は他分野より多くの脳波研究が行われているが，乳児のNIRS研究はその知見をさらに発展させる可能性があり，数々の萌芽的研究が試みられている．まずは顔刺激とスクランブル刺激に対する前頭，後頭部のNIRS計測により4ヵ月児で顔刺激についてのみ後頭部の有意な脳反応（ここでは酸素化Hb下降）が報告されている[5]．通常の正立顔刺激と倒立した顔刺激に対する脳活動を検討した研究[10]では，5～8ヵ月児について右側頭回前部でのみ正立と倒立の条件による有意差がみられている．ここことほぼ同じ部位（前頭-側頭部）で母親顔に対する酸素化Hb増加が非母親顔より有意に大きいことも示されている[11]．正面からみた顔，横顔をみたときの脳反応の発達変化を検討した研究[12]では右側頭回後部（後頭部を含むと思われる関心領域）にて，8ヵ月児で正面顔ばかりでなく横顔に対しても酸素化Hbの有意な増加がみられた．これは5ヵ月児において正面顔にのみ脳反応がみられたこととは対照的であり，8ヵ月での横顔認知が可能であることを示唆する．これらの研究は，脳波では直接的に検討できなかった顔処理における右半球優位性を乳児で示した点が新しい．これらの側頭部近傍での活動は成人で明らかになっている顔の腹側経路の活動を反映しているものと考えられるが，これまでの研究はまだNIRSの空間分解能の利点を十分活かしきれていない．一部の研究では上側頭溝の関与が推察されているが，側頭，前頭，後頭部の領野レベルでの違いもやや曖昧で活動中心部位が明確にされていない研究も多い．NIRSは脳表部分の計測のみ可能であるため，顔処理で重要な紡錘状回や帯状回などの計測が困難ではあり脳波より不利な点もあるが，これまでの顔処理についての潤沢な脳画像研究に基づいた実験計画と洗練された計測，分析技術により，今後，顔処理の脳部位そして経路の発達変化までをも示すような研究を期待したい．

2　聴覚系

1．音刺激に対する脳反応

　初期のNIRS研究では，音刺激の有無による乳児の酸素化Hbおよび脱酸素化Hbの変化量が検討されており，新生児の前頭葉[13]や側頭葉[14]の計測でそれぞれ反応が観察されている．前節で指摘したとおり，新生児計測では場合によって酸素化Hbが減少するという脳反応がみられるが，聴覚系では視覚系と異なり，酸素化Hb増加がみられる場合が多いようである．たとえばChenらの研究[15]では正期産新生児で音楽刺激に対する前頭葉の酸素化Hbが下降した例は観察されていない（脱酸素化Hbの微弱な上昇は65％）．ただし，早期産児と正期産新生児の音声に対する脳反応を検討した研究では[16]，32週以前に生まれた乳児グループ（修正月齢36週）は酸素化Hb減少の誘発脳反応が半数以上の割合で観察されており，上昇反応が多くみられる正期産児グループ（37週以降）とその傾向が有意に異なっていた．酸素化Hb下降反応は未熟な神経細胞や代謝機能に関係していることが考えられるため，聴覚についての神経構造は在胎週数が短い乳児で充分に発達していないことが示唆された．一般的に正期産新生児は発達途上の視覚能力に比して十分な聴覚機能を持っているといわれているが，早期に生まれた乳児の聴覚神経機能は正期産児の視覚応答のように未熟であるといえるのかもしれない．ただしこのHb変化パターンは刺激種や呈示方法の依存性もあるようでさらなる検討が望まれる．

2．音響的性質による聴覚処理機能の分化

　新生児の聴覚機能が比較的成熟していることは，音刺激の音響的特性により脳処理部位がすでに左右大脳半球で側性化していることを報告するいくつかのNIRS研究からも示されている．成人においては急速な変化を伴う音刺激（言語音での母音，子音などの音素の音変化）は大脳左半球優位（あるいは両側）に処理され，逆に音楽のメロディーのようなゆっくりした音変化（言語音での韻律変化）は右半球優位に処理されることが知られている[17]．NIRSと脳波計の同時計測の結果，この聴覚処理の機能分化の傾向が新生児ですでにみられ[18]，時間長の異なる非言語音刺激に対する脳反応は，300 ms以上の長い音刺激で右半球の優位

であった．ゆるやかな音変化を持つ韻律特徴に対して新生児で右半球優位な脳反応が得られることは，言語音を用いた NIRS 研究による結果[16,19]からも支持されている．ただし，最近の研究からは成人でみられる音響特性による左右半球機能差は，新生児では非言語音を刺激としたときに明確には出ないようで[20]，発達初期における言語・非言語処理の機能差は今後さらに検討すべき問題である．

3．センテンスレベルの音声言語聴取時の脳活動

新生児の優れた聴覚能力は，実際には 30 年以上にわたる行動学的研究ですでに多くの面について示されている．たとえば，乳児は生下後すぐに言語音と非言語音を聞きわけるばかりでなく，母国語（母語）音声と一部の言語を聞きわけることもできる[21]．さらに，5ヵ月になると母語とあらゆる言語を聞きわけることができるようになる[22]．これらの発達の脳内基盤を探るためセンテンスや物語のような音声言語を刺激とする NIRS 研究が行われてきた．まず，言語音に対する新生児の脳反応を検討した研究では，言語音呈示により酸素化 Hb が左側頭部で大きく上昇した一方で，逆再生した非言語音では弱い反応しか得られなかった[23]．新生児で得られた言語音に対する左側頭部優位な反応は，すでに言語野が言語音に特異的に反応していることを示唆し興味深いが，他の NIRS，fMRI による研究結果をみると必ずしも言語だけが左聴覚野優位な活動を誘発するのでなく，たとえば逆再生音や音声を時間的にスクランブルした非言語音の呈示でも左聴覚野優位な反応が得られている[24,25]．生後 1 年内はほとんど言語の意味理解ができない時期ということを考慮しても，乳児の左側頭部優位な脳反応は，純粋な言語処理というより素早い音変化を持つ音声に対する音響的処理を反映しているという解釈もできるかもしれない．また，この新生児期では母語と非母語に対する脳反応の強さは有意差がみられず[26]，4ヵ月になると母語に対する反応が有意に強くなることが明らかになっている[25]．これは 4ヵ月間，母語の入力を受け母語処理に特化した脳内回路が構築され始めたことを示唆する．とはいえ，この時期の乳児の脳はまだ幅広い能力を秘め，成人と異なってサルのコールに対しても強く，広い脳活動を示す．

fMRI 研究での脳の connectivity（結合）解析の流れを受け，乳児の NIRS 研究でも脳部位の結合の強さ，密度が検討され始めている．乳児の Resting state connectivity については月齢グループ別に示されている[27]．フランス語の 2 種の方言を聴取した際の脳反応を検討した研究[28]では，5ヵ月児は同じ言語である方言に対して脳反応の強さに差はみられなかったが，結合の強さ，パターンに違いがみられた．すなわち，母語である音声に対してはモジュール性の高い，少ない結合がみられたのに対し，見知らぬ方言に対しては密度の高い結合がみられた．このように結合の検討によって脳活動の強度だけではわからない新しい知見が得られる．

4．音韻獲得と脳の発達

乳児は生下後にはあらゆる言語の音韻（母音，子音）を聞きわける能力を持つが，言語環境に応じて必要な音韻知覚能力が鋭敏になり，不必要なカテゴリーはその弁別能力を落とし，生後 1 年までに母語の音韻カテゴリーを獲得する．このカテゴリー獲得にかかわる聴覚野反応の発達変化が NIRS にて捉えられている．佐藤ら[29]は /itta/ をベースラインとして 15〜20 秒呈示し馴化させた後に，逸脱刺激 /itte/ と /itta/ を疑似ランダム順にテスト区間として呈示し，脳反応を計測することで変化検出にかかわる左右聴覚野の反応を計測している．生後 7〜10ヵ月では両側性の反応がみられるが，11ヵ月を過ぎるとこの母音の違いは左聴覚野優位に検出されるようになることが報告されている．成人では言語処理は多くの場合左半球優位であること，同じ刺激で同様な左聴覚野優位性がみられていること[30]を考えると乳児でみられた左半球の側性化は言語音処理に特化した脳内処理を反映すると考察される．ただし，この側性化のタイミングは音韻種で異なり日本語の長短母音は 1 歳過ぎ[31]，日本語ピッチアクセント[32]は 10ヵ月であることが報告されている．また非母語の音韻対立に対しては発達とともに脳反応が小さくなるばかりでなく，左聴覚野への側性化はみられず母語音韻とは異なる結果が得られた[33]．母語音韻獲得に伴い非母語の音韻対立に対する脳反応が生後 1 年には減衰することは脳波研究でも知られていたが，NIRS 研究によって初めて左右聴覚野の機

能が側性化してくることが示された．この節で述べた音声獲得と左右大脳半球側性化の詳細については，NIRS研究を中心とするレビュー論文[34]を参照されたい．

③ 社会認知：表情，視線，共同注意

光ファイバー以外に拘束がないNIRSではさまざまな社会認知的実験が行いやすく，たとえば乳児，実験者，モノの三項による共同注意のコミュニケーション活動中の脳反応測も行われ，乳児の能動的な共同注意と受容的なものでは左前頭前野の背側部で脳反応が異なっていることが示されている[35]．共同注意をモニター上の動画で成立させ5ヵ月児の共同注意受容時の脳反応を検討した研究[36]でも左前頭前野の同様な部分の脳活動が示唆されている．共同注意は事象に対する感情を視線で共有する過程であるが，その事象を抜いた単純な視線があう，あわない条件での脳反応を4ヵ月児で比べた研究[37]では前頭前野の別の右よりの部位そして右上側頭溝近傍で脳反応が得られている．この反応は成人における視線実験で得られた反応と似ており，4ヵ月児ですでに視線による意図，意思の疎通というコミュニケーションに関与する脳内基盤が形成されていることを示唆するかもしれない．このほかにも母親顔，非母親顔の動画刺激を用いて，平静顔，笑顔の表情の違いによる前頭前野の活動を1歳児で検討した研究[33]では，母親条件の平静顔に対する笑顔条件に眼窩前頭部前部で有意な脳活動を報告している．ここでは母親に対しても子供を刺激とした同様の実験を行い同様な結果を得ている．これまで動物実験やfMRI研究で母子愛着の脳内基盤は眼窩部を中心とすることが明らかにされていたが，同様な脳部位がヒト乳児でも関与していることを初めて示した．以上，前頭前野の活動を中心に述べたが，表情処理など社会認知機能に重要な役割を果たす上側頭溝についても「いない，いない，ばー」動画[38]やバイオロジカルモーション刺激[35]，喜び，怒り顔刺激[39]で活動することが明らかになっている．以上の研究は成人研究で提唱されている前頭前野や上側頭溝を含む社会認知の脳内ネットワークが乳児で一部機能し始めていることを示す．

まとめ

これらNIRSによる乳児研究は何を明らかにしてきたのであろうか．心理研究ないし行動学的研究から，乳児の認知能力の発達は生下後に持っている能力を環境にそって保持したり，落としたり，あるいはさらに精密化させていく過程であるといわれている．ヒトの認知システム脳内基盤はこの過程を経てできあがるものと考えられるが，シナプスの刈り込みという神経細胞レベルでの事象はこの過程をうまく説明し，刈り込みによって不必要な能力が落とされ，特定回路のシナプス強化によりある能力は向上する．これまでに認知神経科学レベルで，この発達過程は明らかにされていなかった．空間分解能の優れたNIRSにより，ようやくこの過程が明らかになりつつある．実際に，ここで紹介したとおりモノ，非モノの知覚処理が2～3ヵ月にかけて全体的な脳活動から，特定の活動へわかれていく過程[6,7]，成人では脳反応がほとんどないサルのコールに対して乳児は比較的広く強い反応がみられること，すなわちGeneralからSpecificに変遷する脳内機構の過程がNIRSにて捉えられてきた[25]．これまでの研究はまだ各認知機能の脳発達についてばらばらのパズルのピースを1つずつ組み合わせている状態であるが，各領域での研究が蓄積されれば各々共通する特徴が見出され，全貌が次第に明らかになるだろう．そのためにも今後は，脳の発達についての構造的基盤（神経線維束など）の発達解明と併せて，NIRSにて各認知機構が成立する（Specificになる）までの脳およびそれら各部位の結び付きの発達を明らかにし，システム発達の原理が少しでも解明されることを望む．

文　献

1) Meek JH, Firbank M, Elwell CE, et al. Regional haemodynamic responses to visual stimulation in awake infants. Pediatr Res 43：840-843, 1998
2) Hoshi Y, Kohri S, Matsumoto Y, et al. Haemodynamic responses to photic stimulation in neonates. Pediatr Neurol 23：323-327, 2000
3) Taga G, Asakawa K, Maki A, et al. Brain imaging in awake infants by near-infrared optical spectroscopy. Proc Natl Acad Sci USA 100：10722-10727, 2003

4) Kusaka T, Kawada K, Okubo K, et al. Noninvasive optical imaging in the visual cortex in young infants. Hum Brain Mapp 22：122-132, 2004

5) Csibra G, Henty J, Volein A, et al. Near infrared spectroscopy reveals neural activation during face perception in infants and adults. J Pediatr Neurol 2：85-89, 2004

6) Watanabe H, Homae F, Nakano T, et al. Functional activation in diverse regions of the developing brain of human infants. Neuroimage 43：346-357, 2008

7) Watanabe H, Homae F, Taga G. General to specific development of functional activation in the cerebral cortexes of 2- to 3-month-old infants. Neuroimage 50：1536-1544, 2010

8) Wilcox T, Bortfeld H, Woods R, et al. Haemodynamic changes in the infant cortex during the processing of featural and spatiotemporal information. Neuropsychology 47：657-662, 2009

9) Haxby JV, Hoffman EA, Gobbini MI. The distributed human neural system for face perception. Trends Cogn Sci 4：223-233, 2000

10) Otsuka Y, Nakato E, Kanazawa S, et al. Neural activation to upright and inverted aces in infants measured by near infrared spectroscopy. Neuroimage 34：399-406, 2007

11) Carlsson J, Lagercrantz H, Olson L, et al. Activation of the right fronto-temporal cortex during maternal facial recognition in young infants. Acta Paediatr 97：1221-1225, 2008

12) Nakato E, Otsuka Y, Kanazawa S, et al. When do infants differentiate profile face from frontal face? A near-infrared spectroscopic study. Hum Brain Mapp 30：462-472, 2009

13) Sakatani K, Chen S, Lichty W, et al. Cerebral blood oxygenation changes induced by auditory stimulation in newborn infants measured by near infrared spectroscopy. Early Hum Dev 55：229-236, 1999

14) Zaramella P, Freato F, Amigoni A, et al. Brain auditory activation measured by near-infrared spectroscopy （NIRS） in neonates. Pediatr Res 49：213-219, 2001

15) Chen S, Sakatani K, Lichty W, et al. Auditory-evoked cerebral oxygenation changes in hypoxic-ischemic encephalopathy of newborn infants monitored by near infrared spectroscopy. Early Hum Dev 67：113-121, 2002

16) 有光威志, 柳橋達彦, 三輪雅之, 他.『近赤外分光法による新生児の音声誘発脳反応』. 第55回日本未熟児新生児学会. 2010

17) Zatorre RJ, Belin P. Spectral and temporal processing in human auditory cortex. Cereb Cortex 11：946-953, 2001

18) Telkemeyer S, Rossi S, Koch SP, et al. Sensitivity of newborn auditory cortex to the temporal structure of sounds. J Neurosci 29：14726-14733, 2009

19) 保前文高, 乙部貴幸, 渡辺はま, 他. 日本赤ちゃん学会第10回学術集会抄録集. p111, 2010

20) Minagawa-Kawai Y, Cristià A, Vendelin I, et al. Assessing signal-driven mechanism in neonates：brain responses to temporally and spectrally different sounds. Frontiers in Psychology 2, 135, 2011

21) Mehler J, Jusczyk P, Lambertz G, et al. A precursor of language acquisition in young infants. Cognition 29：143-178, 1988

22) Nazzi T, Juscyzk PW, Johnson EK. Language discrimination by English-learning 5-month-olds. Effects of rhythm and familiality. J Mem Lang 43：1-19, 2000

23) Peña M, Maki A, Kovacic D, et al. Sounds and silence：An optical topography study of language recognition at birth. Proc Natl Acad Sci USA 100：11702-11705, 2003

24) Dehaene-Lambertz G, Dehaene S, Hertz-Pannier L. Functional neuroimaging of speech perception in infants. Science 298：2013-2015, 2002

25) Minagawa-Kawai Y, van der Lely H, Ramus F, et al. Optical Brain Imaging Reveals General Auditory and Language-Specific Processing in Early Infant Development. Cereb Cortex 21：254-261, 2011

26) Sato H, Hirabayashi Y, Tsubokura S. Cortical activation in newborns while listening to sounds of mother tongue and foreign language：an optical topography study. Proc Intl Conf Infant Studies. Kyoto, Japan, pp37-70, 2006

27) Homae F, Watanabe H, Otobe T, et al. Development of global cortical networks in early infancy. J Neurosci 30：4877-4882, 2010

28) Cristià A, Egorova N, Gervain J, et al. Socially relevant language in the infant brain（Submitted）

29) 佐藤 裕, 森 浩一, 古屋 泉, 他. 乳幼児の音声言語処理における左右聴覚野の発達―近赤外分光法による検討―. 音声言語医学 44：165-171, 2003

30) 古屋 泉, 森 浩一. 左右聴覚野の音声言語処理における機能分化―多チャンネル近赤外分光法（NIRS）による検討―. 脳と神経 55：226-231, 2003

31) Minagawa-Kawai Y, Mori K, Naoi N, et al. Neural

attunement processes in infants during the acquisition of a language-specific phonemic contrast. J Neurosci 27：315-321, 2007

32) Sato Y, Sogabe Y, Mazuka R. Development of hemispheric specialization for lexical pitch-accent in Japanese infants. J Cogn Neurosci 22：2503-2513, 2010

33) Minagawa-Kawai Y, Matsuoka S, Dan I, et al. Prefrontal activation associated with social attachment：facial-emotion recognition in mothers and infants. Cereb Cortex 19：284-292, 2009

34) Minagawa-Kawai Y, Cristià A, Dupoux E. Cerebral lateralization and early speech acquisition：A developmental scenario. J Dev Cogn Neurosci 1：217-232, 2011

35) Minagawa-Kawai Y, Naoi N, Kojima S. A New Approach to Functional Neuroimaging. Near-Infrared Spectroscopy (NIRS). Keio University Press, Tokyo, 2009

36) Grossmann T, Johnson MH. Selective prefrontal cortex responses to joint attention in early infancy. Biol Lett 6：540-543, 2010

37) Grossmann T, Johnson MH, Lloyd-Fox S, et al. Early cortical specialization for face-to-face communication in human infants. Proc R Soc B 275：2803-2811, 2008

38) Lloyd-Fox S, Blasi A, Volein A, et al. Social perception in infancy：a near infrared spectroscopy study. Child Dev 80：986-999, 2009

39) Nakato E, Otsuka Y, Kanazawa S, et al. Distinct differences in the pattern of hemodynamic response to happy and angry facial expressions in infants- A near-infrared spectroscopic study. Neuroimage 54：1600-1606, 2011

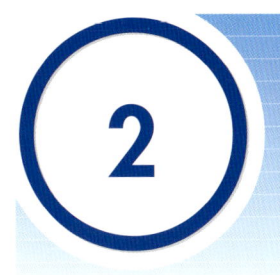

2 自閉症スペクトラムの前頭葉機能

文教大学教育学部 特別支援教育専修　成田奈緒子

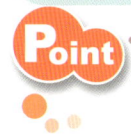

Point

- 自閉症スペクトラムは，社会性の障害，コミュニケーションの障害，および反復常同性の3点を共通した臨床症状として示す障害群の総称である．
- 前頭葉機能を含む高次脳機能の先天的異常が存在すると考えられているが，必ずしも課題遂行率が低いわけではないことが報告されている．
- 特にワーキングメモリ課題遂行に際しては前頭葉を用いない神経ネットワークを用いた処理が自閉症スペクトラム者では報告されている．
- 著者らのNIRSを用いた実験においても，自閉症スペクトラム者におけるワーキングメモリタスクでの異所性の活性化，もしくはdefault mode networkingの抑制不全の可能性が示唆された．

1 自閉症スペクトラムの概念

1943年にアメリカのカナーが初めて報告した「早期自閉症（Early Infantile Autism）」の概念は，それまでの疾病カテゴリーにはなかった，新しい疾患の単位として世界的に認められるようになった[1]．その後1990年代後半になってイギリスのウィングが，特に認知や感覚に関する脳の先天的な機能障害という共通の発症機序に基づく一連の疾患群として自閉症スペクトラムという概念を提唱した[2]．これは，重度の自閉症から高機能自閉症，アスペルガー症候群，さらにその周辺にあるどちらの定義も厳密には満たさない一群までを一つの連続した障害として捉え，①社会的相互関係の障害，②コミュニケーション能力の障害，③反復常同的あるいは執着的行動の3領域に障害があることを共通の定義とする．自閉症スペクトラム者では知的障害がなくても同調や集団行動が難しく，独特な世界観を持つことで社会適応が困難である．また，コミュニケーションにおいても相手の言葉の裏にある本意を読み取ることや比喩などの高度なスキルが身に付かないために生活場面での困難さがしばしば生じる．

2 脳機能イメージング法を用いた自閉症スペクトラムの脳機能解析

自閉症スペクトラムの成因は未だ不明である．その広汎な臨床像の初期発生に関与している要因としては，遺伝要因や胎生期の化学物質への暴露や感染など，現在までに多くの仮説が報告されている[3~5]．いずれにせよその結果として主に前頭葉がかかわる高次脳機能の発達の異常・遅延が引き起こされ，共通した臨床像がもたらされると考えられている．自閉症スペクトラム者においては前頭葉の高次機能のなかでも特に心の理論，統合的一貫性，そして実行機能の障害が程度の多寡はあれ共通して存在すると考えられている[6]．心の理論とは，文章の言外の意味を読み取り認知したうえで，行動や言動に反映させる能力のことである．たとえば同室の人物の「テレビの音がうるさいな」という言葉を聞いて自発的にテレビのボ

リュームを下げる行動を行う，というように，心の理論は円滑な人間同士の社会生活を行ううえでは必須の能力である．自閉症スペクトラム者においては，心の理論課題においてその課題遂行率は常に健常群と比して低下しており，fMRIを用いた検討においては，「心の理論」課題遂行中の自閉症スペクトラム者において責任部位とされる左側の前頭前野（medial prefrontal cortex：mPFC）の活性が健常に比較して低下していることが報告されている[7,8]．

一方，自閉症スペクトラム者でしばしばみられる臨床症状である不注意や多動性・衝動性，そして場にそぐわない言動や行動には実行機能異常が大きくかかわっていると考えられている．実行機能とは，将来の目標を達成するために，適切に問題処理をこなしていく神経認知的な処理過程のことを指す．この実行機能にかかわっている脳の部位は視床や大脳基底核と前頭葉を含んで広く分布しており，現在の自分の状況を判断して，これまでの経験や近い過去の記憶，すなわちワーキングメモリ（WM）と統合することによって，自分にとってもっとも適切な行動，言動を導き出す働きを行う．

WMについては，古くから自閉症スペクトラム者では機能低下が認められるとされてきた[9～11]．WMの責任部位である背外側前頭前野（dorsolateral prefrontal cortex：DLPFC）の賦活の低下も報告されたが[12]，その後詳細な検討が増えるにつれ，タスクの種類や難易度によっては健常者と同等の能力を有するとする報告も増えてきた[13～15]．この機序についてはごく最近，比較的難易度の低いWMタスクでは，視覚を用いた下位のネットワークの利用による課題の遂行が優位になり，自閉症スペクトラム者ではDLPFCとは異なる異所性の脳部位の活性化を伴い，機能を補っている可能性も示唆されている[16,17]．

3 NIRSを用いた自閉症スペクトラム者の脳機能解析─ワーキングメモリ機能関連のconnectivityの違いとは─

近年NIRSを用いた脳機能の知見が多く得られてきているが，自閉症スペクトラム者における研究はきわめて数が少ない．Kuwabaraらのグループは，自閉症スペクトラム者における語彙流暢性試験において健常者と比較して前頭葉の酸素化ヘモグロビン（Hb）濃度の上昇が少なく，同胞で健常者との中間値を示すことを報告した[18,19]．WMタスクを施行している際のNIRSでの前頭葉の酸素化Hb濃度変化に関しては，統合失調症と健常者の比較の報告が最近になって散見されるが，一貫した結論は得られていない[20,21]．

著者らは，自閉症スペクトラム者における，特に異所性のWM処理の可能性や，実際に臨床や教育現場での自閉症スペクトラム者における課題間切り替えの苦手さに着目し，NIRSを用いて彼らのタスクの切り替えに伴う前頭葉血流変化の測定を試みるために，図1に示すようなタスクを作成した[22]．まず，異なる色と形の図形を3種類，3秒ごとに連続してコンピューター画面に刺激提示して記憶させ，その後8個の図形を表示した画面上から，先に提示された図形を探索し順番どおりに指で示す課題（ワーキングメモリ課題：WM task）を行う．引き続いて8個の図形を表示した画面上から，同じ画面の上部枠内に示した図形を配置の順番どおり探索し，指で示すという課題（ノンワーキングメモリ課題：NWM task）を行う．この間NIRS（NIRO-200，浜松ホトニクス）を装着し，前頭葉における酸素化Hb，脱酸素化Hb，総Hbの濃度変化を毎秒ごとに測定した．図2に，このタスクを連続して行った際の各パラメーター変化の代表例のグラフを示す．被験者は，健常46歳女性（図中controlと示す），および複数の専門医により自閉症スペクトラム（高機能自閉症）の診断を受けた46歳女性（図中ASDと示す）である．いずれの被験者も右利きである．健常女性においては，WMタスク探索時間に一致して酸素化Hb濃度の上昇と脱酸素化Hb濃度の下降を認め，WM賦活による前頭葉の血流増加が明らかであった．一方自閉症スペクトラム女性ではこの変化がまったく認められず，WMによる前頭葉の活性の障害が予測される．また，その後のNWMタスク開始に伴い健常女性においては酸素化Hb濃度の低下が認められるのに対し，自閉症スペクトラム女性においてはこの傾向も観察されなかった．このように明確なNIRS上での差異が認められたにもかかわらず，課題の正答率は両被験者ともWMタスク66.7%，NWMタスク100%と差異

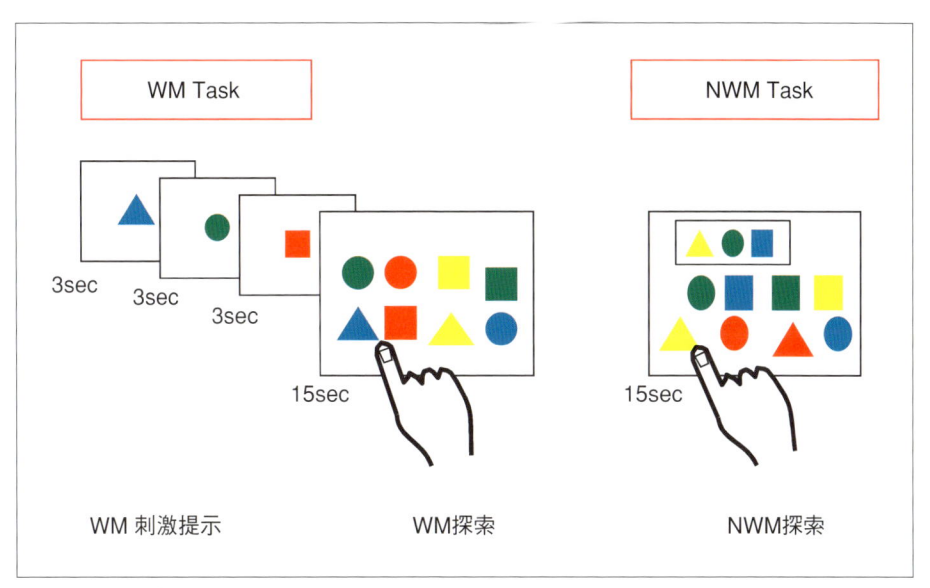

図1 タスク概要のシェーマ

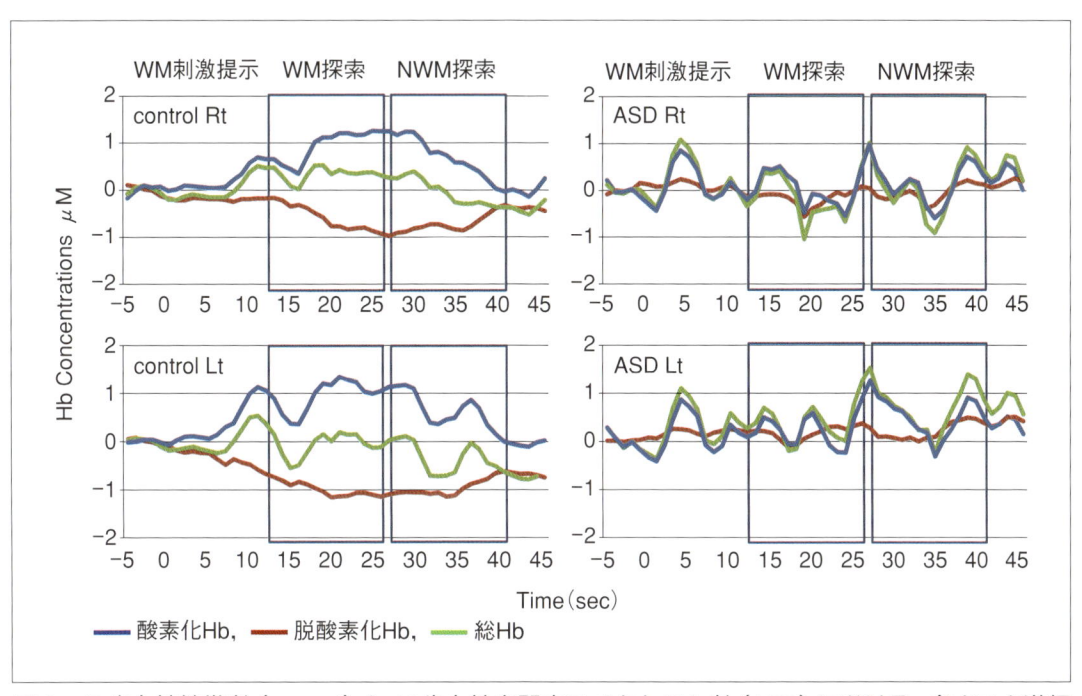

図2 46歳女性健常者（control）と46歳女性自閉症スペクトラム者（ASD）における，各タスク遂行時の右側（上段）および左側（下段）のNIRSパラメーターの変化

がなかった．このことは，WM遂行において前頭葉機能を賦活させていないがタスクそのものは遂行されている．すなわち前述の自閉症スペクトラム者における異所性のWM処理機能の存在を示

唆するものである．しかし，NIRSの連続測定から得られた自閉症スペクトラム女性における酸素化Hbの濃度変化の波形はWM探索時間のみならず，WM課題提示時間とNWM探索時間でも同

様の周期性の波形変化を示しており，当該部位における継続的で不規則な活性化が起こっていることを示唆する．

近年，default mode network（DMN），すなわち外部からの刺激を遮断している状態（resting state）での脳内の神経ネットワーキングの活動が注目されている[23,24]．この際には主にmPFCを中心としてsuperior frontal gyrus, parahippocampal gyrusのconnectivityなどが観察されるが，これらは外部からの刺激が入力されるとそれに応じて速やかに抑制され，刺激に応じた神経ネットワークが代わって賦活されることが特徴である．これまで，安静時とタスク刺激時での脳活動の差異を健常群と疾患群で比較検索する研究が主流であったが，近年DMNを考慮に入れ，さまざまな精神神経心理疾患において，タスク刺激時にDMN部位の抑制ないしdeactivationの障害が関連するとの研究報告が増加してきている[25]．たとえばPTSD児においてDanielsらは，WMタスクを施行し，安静状態からタスクをかけた際のfMRIによる脳機能の'スイッチング'変化を測定した[26]．その結果，健常者においてはDMNによるmPFCの賦活はタスク開始とともに抑制され，本来のWMで賦活されるべきDLPFCなどの部位の活性が観察されたのに対し，PTSD者ではDMNが抑制されないことによると考えられるsuperior frontal gyrus, parahippocampal gyrusへのネットワークが観察され，健常とは大きく異なる結果が得られた．

さらに，自閉症スペクトラムにおいても，Kennedyらはストループ課題施行時に，DMN部位のdeactivationが起こらないことをfMRIを用いた研究で報告している[27]．DMNで通常賦活化されるmPFCは心の理論課題遂行における責任部位でもあることから，DMNの抑制障害によって自閉症スペクトラムの成因の一端を説明できる可能性もある．

ごく最近では，NIRSを用いたDMNの研究も行われはじめており[28,29]，安静時における酸素化Hb，脱酸素化Hb変化の波形の存在を報告している．これらはまだ報告数が少なく，一致した結論はまだ出されてはいないが，著者らが観察した自閉症スペクトラム者における，WM刺激提示時，WM探索時，そしてNWM探索時に一貫した周期性の波形は，LuらのNIRSを用いたsensorimotor部位におけるresting stateの波形ときわめて類似していることは興味深い[28]．

NIRSは非侵襲的であると同時に，非拘束的であることがその最大の特徴であるといえる．このため，連続的に長時間の測定を行うことが可能であり，繰り返し複数のタスクを施行してその時間的変化を測定することも可能である．著者らの研究はpreliminaryなものであり断定できるものではないが，タスクの切り替えに伴うDMNの抑制と局所のdeactivationの遅延または欠如を反映した結果とも考えられるため，今後症例数を増やし，自閉症スペクトラム者において統括的に，タスクの切り替えに伴うNIRS派形の変化の健常者との差異を検討していき，異所性のfunctional connectivityとの可能性も含めて検索したいと考えている．

文　献

1) Kanner L. Autistic disturbances of affective contact. Nervous Child 2：217-250, 1943
2) Wing L. The autistic spectrum. Lancet 350：1761-1766, 1997
3) Rodier PM, Ingram JL, Tisdale B, et al. Linking etiologies in humans and animal models：studies of autism. Reprod Toxicol 11：417-422, 1997
4) Ingram JL, Peckham SM, Tisdale B, et al. Prenatal exposure of rats to valproic acid reproduces the cerebellar anomalies associated with autism. Neurotoxicol Teratol 22：319-324, 2000
5) Miyazaki K, Narita N, Narita M. Maternal administration of thalidomide or valproic acid causes abnormal serotonergic neurons in the offspring：implication for pathogenesis of autism. Int J Dev Neurosci 23：287-297, 2005
6) Deuel RK. Autism：a cognitive developmental riddle. Pediatr Neurol 26：349-357, 2002
7) Fletcher PC, Happe F, Frith U, et al. Other minds in the brain：a functional imaging study of "theory of mind" in story comprehension. Cognition 57：109-128, 1995
8) Happe F, Ehlers S, Fletcher P, et al. 'Theory of mind' in the brain. Evidence from a PET scan study of Asperger syndrome. Neuroreport 8：197-201, 1996
9) Minshew NJ, Luna B, Sweeney JA. Oculomotor evidence for neocortical systems but not cerebellar

dysfunction in autism. Neurology **52**：917-922, 1999
10) Hughes C, Russell J, Robbins TW. Evidence for executive dysfunction in autism. Neuropsychologia **32**：477-492, 1994
11) Steele SD, Minshew NJ, Luna B, et al. Spatial working memory deficits in autism. J Autism Dev Disord **37**：605-612, 2007
12) Luna B, Minshew NJ, Garver KE, et al. Neocortical system abnormalities in autism：an fMRI study of spatial working memory. Neurology **59**：834-840, 2002
13) Ozonoff S, Strayer DL. Further evidence of intact working memory in autism. J Autism Dev Disord **31**：257-263, 2001
14) Griffith EM, Pennington BF, Wehner EA, et al. Executive functions in young children with autism. Child Dev **70**：817-832, 1999
15) Russell J, Jarrold C, Henry L. Working memory in children with autism and with moderate learning difficulties. J Child Psychol Psychiatry **37**：673-686, 1996
16) Ring HA, Baron-Cohen S, Wheelwright S, et al. Cerebral correlates of preserved cognitive skills in autism：a functional MRI study of embedded figures task performance. Brain **122**：1305-1315, 1999
17) Koshino H, Carpenter PA, Minshew NJ, et al. Functional connectivity in an fMRI working memory task in high-functioning autism. Neuroimage **24**：810-821, 2005
18) Kuwabara H, Kasai K, Takizawa R, et al. Decreased prefrontal activation during letter fluency task in adults with pervasive developmental disorders：a near-infrared spectroscopy study. Behav Brain Res **172**：272-277, 2006
19) Kawakubo Y, Kuwabara H, Watanabe K, et al. Impaired prefrontal hemodynamic maturation in autism and unaffected siblings. PLoS One **4**：e6881, 2009
20) Quaresima V, Giosuè P, Roncone R, et al. Prefrontal cortex dysfunction during cognitive tests evidenced by functional near-infrared spectroscopy. Psychiatry Res **171**：252-257, 2009
21) Ikezawa K, Iwase M, Ishii R, et al. Impaired regional hemodynamic response in schizophrenia during multiple prefrontal activation tasks：a two-channel near-infrared spectroscopy study. Schizophr Res **108**：93-103, 2009
22) Narita N, Saotome A, Higuchi H, et al. Impaired prefrontal cortical response by switching stimuli in autism spectrum disorders. J Pediatr Neurol, 2011（in press）
23) Sridharan D, Levitin DJ, Menon V. A critical role for the right fronto-insular cortex in switching between central-executive and default-mode networks. Proc Natl Acad Sci USA **105**：12569-12574, 2008
24) Dove A, Pollmann S, Schubert T, et al. Prefrontal cortex activation in task switching：an event-related fMRI study. Brain Res Cogn Brain Res **9**：103-109, 2000
25) Buckner RL, Andrews-Hanna JR, Schacter DL. The brain's default network：anatomy, function, and relevance to disease. Ann NY Acad Sci **1124**：1-38, 2008
26) Daniels JK, McFarlane AC, Bluhm RL, et al. Switching between executive and default mode networks in posttraumatic stress disorder：alterations in functional connectivity. J Psychiatry Neurosci **35**：258-266, 2010
27) Kennedy DP, Redcay E, Courchesne E. Failing to deactivate：Resting functional abnormalities in autism. Proc Natl Acad Sci USA **103**：8275-8280, 2006
28) Lu CM, Zhanga YJ, Biswalb BB, et al. Use of fNIRS to assess resting state functional connectivity. J Neurosci Methods **186**：242-249, 2010
29) White BR, Snyder AZ, Cohen AL, et al. Resting-state functional connectivity in the human brain revealed with diffuse optical tomography. Neuroimage **47**：148-156, 2009

臨床編　D●小児科

3 新生児領域における近赤光を利用した脳機能，循環・代謝評価

香川大学医学部 総合周産期母子医療センター　日下　隆

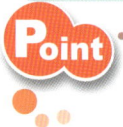

Point

- 新生児の頭部は，成人と比較し小さいため光が通過しやすく，頭皮，頭蓋骨，髄液などの層構造の測定値に与える影響が少ないためnear-infrared spectroscopy（NIRS）の臨床応用が容易である．
- NIRSは現在，新生児の脳機能評価や脳血流量，脳血液量，脳内Hb酸素飽和度，脳酸素消費量の測定に応用されている．
- 特にtime-resolved spectroscopyは測定が簡便で，従来不可能であったHbの定量的測定が可能であるため，ベッドサイドでの新生児脳循環循・酸素代謝の評価に有用である．

1 新生児期におけるnear-infrared spectroscopy（NIRS）測定

　新生児医療では，低酸素性虚血性脳症などの中枢神経系障害を有する児の，脳循環・酸素代謝の病態別特徴を見出し，酸素投与や循環制御を行う脳を中心とした治療指標を設定することが重要である．また早産児での慢性肺疾患や未熟児網膜症などの活性酸素による酸素毒性を回避し，脳酸素代謝を考慮した酸素投与の指標作りも重要である[1]．しかし現在，神経学的予後の改善に役立てることを目的として，適切な循環管理，酸素投与量を設定するために，ベッドサイドで脳循環・酸素代謝量のモニタリングを行うことは一般臨床で行われていない．

　MRI，PET，超音波などの画像診断装置の高精度化は，胎児・新生児の中枢神経系の発達や神経の解剖学，生理学的理解をより詳細にしてきた．特にMRIやPETは脳機能や脳代謝の発達的変化を観察するために利用が期待されるが，新生児集中治療室内でのリアルタイムな測定が不可能である．近年，生体に安全で透過性が良好な近赤外光（600～900 nm）を利用したnear-infrared spectroscopy（NIRS）が応用され，循環や酸素化状態などの機能評価が行われている．特に新生児の頭部は，成人と比較し小さいため光が通過しやすく，頭皮，頭蓋骨，髄液などの層構造の測定値に与える影響が少ないためNIRSの臨床応用が可能であり，さらに最近では従来不可能であった定量的測定が可能となってきた．

　ここでは，これからの新生児医療のベッドサイドでのモニターとして必要と考えられる，脳機能，脳循環・酸素代謝を評価するための，NIRSを用いた脳機能評価や脳血流量，脳血液量，脳内Hb酸素飽和度，脳酸素代謝量の測定方法と新生児への応用例を概説する．

2 新生児の脳機能評価について

　新生児期においては，中枢神経系の成長・発達のために，解剖学的，機能的，統合的な変化が急激に起こっている．また中枢神経系の発達的変化の時期は，各部位で異なっており，さまざまな個体の行動的発達の変化はその影響を受けている．このため出生前または出生時に障害を持った新生児の神経学的発達予後は，発達段階における脳へ

の障害の時期とその程度に依存する．たとえば，胎児の皮質下脳室周囲白質は妊娠第2三半期後期から第3三半期前期がより脆弱であるが，大脳基底核や皮質は妊娠末期がより脆弱である．この選択的障害は胎児脳の，血管構築，代謝機構，髄鞘化といった，特別な器官や機能の成熟の程度に関係する．PETによる脳代謝の検討では，新生児期から乳児期にかけてグルコース代謝の局所的な発達的変化を認め，その変化は神経細胞，シナプス形成や樹状突起などの増加や減少に関係していることが報告されている[2]．

中枢神経系の構造と機能の関係を発達的に評価することは，特に病的児への医療的介入を早期に行ううえで重要である．しかし従来までに神経伝達経路の可塑性の理解に非常に大切な，大脳皮質の運動・感覚野の支配領域の局在性の新生児期における発達的検討はあまりなされていない[3〜5]．BOLD効果を利用したfunctional MRI（fMRI）では，脱酸素化Hbを測定しているため，脳血流と酸素化状態の変化を区別して測定することは困難である．しかしNIRSでは，酸素化Hbと脱酸素化Hbを同時に測定可能であるため，局所脳血流と酸素化状態の反応を検討することが可能であり，脳循環の反応性の発達的変化をより詳細に検討可能と考えられる．またNIRSは，プローブの固定により体動の多い小児でも測定が可能であり，ベッドサイドでも簡便に測定が可能であるため，重症で全身状態が不安定な児でも，頻回に臨床現場での測定が可能で，その臨床応用が期待されている．

新生児領域におけるNIRS利用した脳機能評価例は，他覚的運動感覚刺激での運動感覚野[6,7]，覚醒や睡眠状態での光刺激等による視覚野[8〜12]，言語刺激での言語野や前頭葉の反応[13〜15]，嗅覚刺激による前頭葉の反応[16]が報告されている．これらの報告から，運動感覚野や聴覚野では生後早期から両半球の反応性を認めるが，その反応性の相違から半球優位性が認められることが証明されている．また神経活動に伴う血管作動の時間が新生児では成人と比較して長く，その発達的な変化が報告されており，その事実は動物を使用した基礎研究でも証明されている[17]．また光刺激での視覚野の反応について，fMRIを用いた研究では新生児と成人での脳血流増加の反応パターンは同様であるがその反応部位に差異が認められ[18]，修正月齢2ヵ月前後で脳血流が減少することが報告されている[19]．本事実についても，NIRSを用いて同様な検討がなされ，神経・血管作動反応の発達的変化の検証に期待が持たれる．

③ 新生児の脳血流量について

さまざまな測定法を用いた新生児での脳血流量の測定結果を表1に示す．NIRSを応用した非侵襲的な脳血流量の測定法は，Fick's principleを用い，酸素化Hbをトレーサーにした Edwardsら[20,21]の報告が最初である．本測定法は吸入酸素濃度を上昇させ，急激な動脈血酸素濃度の上昇を惹起させ，動脈血Hb酸素飽和度をパルスオキシメーターで測定すると同時に，NIRSを用いて脳内の酸素化Hbの上昇を測定し，脳血流量を算出する方法である．この方法は次の仮定が前提であり，① 測定中は脳血液量や酸素代謝量は一定である．② 測定時間は増加した酸素化Hbが静脈相に認められるまでの間である．③ 吸入酸素濃度が100％の症例では測定ができない．この妥当性は，^{133}Xe-clearance法により検討され，その有用性が報告されている[22,23]．その方法により早産児の脳血流量のautoregulationを検討し，平均血圧が24〜39 mmHgの範囲では脳血流が血圧に依存せず一定であることが報告されている[24]．

また酸素化Hbの代わりに，肝機能検査に使用されるindocyanine green（ICG）を用いた脳血流の測定例が報告されている[25]．定量的測定としてRobertsら[26,27]，本測定法を新生児の開胸手術中に応用し，露出した血管と頭部でのICG濃度変化を同時測定して脳血流量を評価している．ICGを用いる方法は，動脈血酸素含量の変化を惹起せずに測定できる点が利点であり，動脈血内のICG濃度をパルスオキシメーターの原理を応用したpulse densitometryを利用し，同時に脳内ICG濃度をNIR topograpyを利用して測定して，局所的脳血流量を定量的に測定する方法も開発され，その局所的分布の差異が報告されている[28,29]．また本測定法は左心拍出量も同時計測が可能で，新生児の左心拍出量と脳血流量に正の相関が認められることも報告されている[30]．

表1 NIRSなどを利用した新生児の脳血流量の報告例

測定方法	在胎週数	測定症例数	測定日齢	平均CBF値（範囲）(mL/100 g/min)	報告者
Plethysmography	正期産児	16	2～8	40（22～59）	Cross et al., 1979[31]
113Xe（IA）	29～39	19	0	30（12～64）	Lou et al., 1979[32]
113Xe（Inh）	26～32	15	0～1	38（12～70）	Ment et al., 1981[33]
113Xe（IV）	29～34	15	>3	42	Younkin et al., 1982[34]
113Xe（IV）	28～33	42	0～5	16（6～37）	Greisen, 1986[35]
NIRS（HbO₂）	25～44	9	1～10	18（12～33）	Edwards et al., 1988[20]
PET	26～36	16	6～39	12（5～23）	Altman et al., 1988[36]
	正期産児	14	2～39	30（9～73）	
NIRS（HbO₂）	24～34	30	0	13（5～33）	Tyszczuk et al., 1998[24]
NIRT（ICG）	24～38	15	0～79	16（10～21）	Kusaka et al., 2001[28]
NIRS（HbO₂）	25～30	5（正常血圧）	<2	19（12～27）	Munro et al., 2004[37]
	23～28	12（低血圧）	<2	14（7～25）	

IA：intra arterial, IV：intravenous, Inh, inhalation, PET：positron emission tomography, NIRS：near-infrared spectroscopy, NIRT：near infrared topography, HbO₂：oxyhemoglobin as a tracer, ICG：indocyanine green as a tracer.
（Kusaka T, et al. Neuroimage 13；944-952, 2001[28]より改変）

④ 新生児の脳血液量について

従来のNIRSを用いた脳血液量の測定は，Brazyらの新生児仮死児での報告があるが[38]，脳血液量の相対的変化だけで定量的測定は不可能であった．その後に酸素化HbやICGをトレーサーにして吸入酸素濃度を変化させ測定する方法が報告された[39～41]．酸素化Hb濃度の増加を惹起させる目的に，吸入酸素濃度を増加させて測定した報告では，新生児の脳血液量は2.3～3.0 mL/100 gであり，PCO_2を変化させ測定した報告では3.7 mL/100 gであった．またICGを用いて早産児を対象としたNIRS測定では，1.7±0.8 mL/100 gであった．定量的測定が可能なnear-infrared time-resolved spectroscopy（TRS）での報告では[42]，新生児の平均（標準偏差）は2.3（0.6）mL/100 gであり，その血液量の体積は脳の解剖学的血管の体積と同様な値であった．また，脳血液量は出生後の修正在胎週数が進むほど上昇することが見出された．これら新生児の値は，成人でのSPECTで測定した4.8（0.4）mL/100 g[43]，PETで測定した4.7（1.1）mL/100 g[44]より低値であり，成長とともに脳血液量が増加することが示されている．

TRSは光拡散方程式の解を用いて，生体の光散乱係数や光吸収係数が測定可能であるため，酸素化HbやICG等の光吸収物質の変化を惹起せずに，光吸収係数を用いて脳血液量や脳内Hb酸素飽和度の定量値が算出できるユニークな方法である．また光散乱係数は組織の微細構造，たとえば神経細胞数，髄鞘化，浮腫等の状態により変化すると考えられ，酸素化状態の影響はないが[45]，修正在胎週数とは正の相関が示されており[42]，今後その生理的意義の確立に期待が持たれる．しかし本測定方法は，組織内の水分量を新生児では85％に仮定する必要がある等，定量的測定における検討は必要である．

⑤ 脳内Hb酸素飽和度について

従来のHb酸素飽和度は，動脈血または静脈血の限られた血管内に存在する血液中Hbの酸素飽和度が使用されてきたが，NIRSの測定が応用され，頭部を均一な組織と仮定した脳内Hb酸素飽和度という概念が提唱された[46]．この方法は，脳全体の動脈，細動脈，毛細血管および静脈を含む血管内に存在するすべてのHbの酸素飽和度を混合して算出する方法で，酸素を供給する動脈血Hb酸素飽和度，脳酸素消費を反映する静脈血Hb酸素飽和度，および動脈と静脈の解剖学的な存在比率が決定因子となる．存在比率に関しては，新生仔豚を対象にした検討において，21％酸素呼吸管理下での脳内Hb酸素飽和度値に対する動脈と静脈の量的な割合が各々34：66であることが報告されている[45]．

3 新生児領域における近赤光を利用した脳機能，循環・代謝評価

表2　NIRSを利用した新生児を対象とした脳内Hb酸素飽和度の報告例

測定方法	測定症例数	測定週数	平均ScO₂値(%)	測定症例	報告者
FSS*	1		63		Cooper et al., 1996[51]
FSS	15	38±2	68	正期産児	Kusaka et al., 1998[52]
FSS	7	36〜41	69		Isobe et al., 2000[53]
FSS	26	37〜41	66	自然分娩児	Isobe et al., 2002[54]
			57	帝王切開出生時	
CW	40	<32	67	早産児	Dani et al., 2000[55]
FD	20	(0カ月〜6歳)	53	先天性心疾患児	Watzman et al., 2000[56]
SRS	15	<31	66	早産児	Naulaers et al., 2002[57]
TRS	22	30〜42	70		Ijichi et al., 2005[42]
SRS	46	<33	79	早産児	Sorensen and Greisen, 2009[47]
	25		75	正期産児	

FSS：full-spectral spectroscopy，＊：water reference method，CW：continuous wave spectroscopy，FD：frequency domain spectroscopy，SRS：spatially-resolved spectroscopy，TRS：time-resolved spectroscopy.
（Ijichi S, et al. Pediatr Res 58：568-573, 2005[42]より改変）

新生児における，脳内Hb酸素飽和度のNIRSによる測定結果を表2に示す．Ijichiらの報告では[42]，新生児の基準値は70.0（4.6）％であり，この結果は他の報告と類似している．さらに動脈血Hb酸素飽和度は修正在胎週数が異なっても相違ないが，脳内Hb酸素飽和度は修正在胎週数と負の相関を認めている．この理由として，早産児は正期産児と比較し脳内酸素代謝量が低値であるため静脈血Hb酸素飽和度が高値であること，静脈の動脈に対する存在比率が在胎週数が進むほどに減少すると考えられている．この結果は，早産児と正期産児の脳内Hb酸素飽和度を比較検討し，早産児が高値であった報告でも支持されており[47]，脳酸素消費量に応じた酸素投与の指標に脳内Hb酸素飽和度が使用できる可能性がある．

新生児仮死児で予後を検討した結果では，生後24時間以降に脳内Hb酸素飽和度が高値を示した症例は予後不良であることが報告されており，遅発性エネルギー障害症例における脳酸素消費の減少を示していると考えられる[48]．新生仔豚を用いた新生児仮死モデルでは，遅発性エネルギー代謝障害時には，組織障害軽症例ではphosphocreatine/inorganic phosphate比と脳内Hb酸素飽和度は負の相関関係を示すが，重症例では正の相関関係を示し，軽症例では組織酸素消費が減少し静脈内Hb酸素飽和度が高値であったのに対し，より重症例では脳血流の急激な上昇の後に脳浮腫が進行し虚血が進行したと報告されている．NIRSによる脳内Hb酸素飽和度の評価で，ベッドサイドでの遅発性脳内エネルギー代謝障害が評価できる可能性を示され[49]，今後は脳内Hb酸素飽和度と脳血液量の組み合わせによる，予後評価等に期待が持たれる．さらに早産児において，脳内Hb酸素飽和度と動脈血圧の変動の関連を検討し，脳血流量のautoregulationを評価して，予後推測に有用であることも報告されている[50]．

6　脳酸素代謝量について

NIRSを用いた脳酸素代謝量の測定方法として，動脈血と脳内静脈Hb酸素飽和度の差に脳血流を乗じて脳酸素代謝量を算出する方法が提唱されている．Tichauerら[58]の新生仔豚での基礎的検討では，近赤外領域のスペクトル測定を応用して，脳内の動脈相と静脈相の比率および脳内水分量を一定と仮定して脳内静脈Hb酸素飽和度を測定し，ICGを用いて脳血流を測定している．そしてこの方法を低酸素性虚血性脳症モデルで検討し，重症な組織学的所見を認めた個体ほど脳酸素代謝量が低値で経過したことが報告されている[59]．臨床的検討では，これまでにPETを用いた新生児における脳酸素代謝量の報告はあるが[60]，在胎週数や日齢別の検討はなされていない．そこでNIRSを利用した脳酸素代謝量の新生児への応用例が報告されており，総頸静脈を圧迫させて脳内静脈血Hb酸素飽和度を算出し，吸入酸素濃度を

変化させて脳血流量を測定している[61,62]．その結果，在胎週数が進むに伴い，脳酸素代謝量が増加することが報告されている．しかしこれらの方法は，光路長がどのような状態でも一定，あるいは脳動静脈の解剖学的比率が一定と仮定したうえでの測定であり，それらの測定値への影響が問題となる．また脳血流量と脳組織Hb酸素飽和度の測定値から脳酸素代謝量を推定する新たな方法も提唱されており[63,64]，今後は測定値に関する妥当性や局所的相違など，臨床的応用に関しては基礎的な検討が必要であると考えられる．

まとめ

新生児の脳機能，脳循環・酸素代謝状態を評価するため，NIRSは脳機能評価や脳血流量，脳血液量，脳内Hb酸素飽和度，脳酸素消費量の測定にさまざまに応用されている．NIRSは測定が簡便であるためベッドサイドでの循環管理，酸素投与量を設定するために有用であり，他の脳機能評価（脳波など）との組み合わせによる総合的評価での，脳を中心とした治療に貢献できると期待される．

文献

1) 大西鐘壽, 伊藤 進, 磯部健一, 他. 酸素代謝の適応生理. 小児科 41：2265-2289, 2000
2) Chugani H, Phelps M, Mazziotta J. Positron emission tomography study of human brain functional development. Ann Neurol 22：487-497, 1987
3) Erberich SG, Friedlich P, Seri I, et al. Functional MRI in neonates using neonatal head coil and MR compatible incubator. Neuroimage 20：683-692, 2003
4) Erberich SG, Panigrahy A, Friedlich P, et al. Somatosensory lateralization in the newborn brain. Neuroimage 29：155-161, 2006
5) Heep A, Scheef L, Jankowski J, et al. Functional magnetic resonance imaging of the sensorimotor system in preterm infants. Pediatrics 123：294-300, 2009
6) Isobe K, Kusaka T, Nagano K, et al. Functional imaging of the brain in sedated newborn infants using near infrared topography during passive knee movement. Neurosci Lett 299：221-224, 2001
7) Hintz SR, Benaron DA, Siegel AM, et al. Bedside functional imaging of the premature infant brain during passive motor activation. J Perinat Med 29：335-343, 2001
8) Meek JH, Firbank M, Elwell CE, et al. Regional hemodynamic responses to visual stimulation in awake infants. Pediatr Res 43：840-843, 1998
9) Hoshi Y, Kohri S, Matsumoto Y, et al. Hemodynamic responses to photic stimulation in neonates. Pediatr Neurol 23：323-327, 2000
10) Taga G, Asakawa K, Maki A, et al. Brain imaging in awake infants by near-infrared optical topography. Proc Natl Acad Sci USA 100：10722-10727, 2003
11) Kusaka T, Kawada K, Okubo K, et al. Noninvasive optical imaging in the visual cortex in young infants. Hum Brain Mapp 22：122-132, 2004
12) Karen T, Morren G, Haensse D, et al. Hemodynamic response to visual stimulation in newborn infants using functional near-infrared spectroscopy. Hum Brain Mapp 29：453-460, 2008
13) Sakatani K, Chen S, Lichty W, et al. Cerebral blood oxygenation changes induced by auditory stimulation in newborn infants measured by near infrared spectroscopy. Early Hum Dev 55：229-236, 1999
14) Peña M, Maki A, Kovacić D, et al. Sounds and silence：an optical topography study of language recognition at birth. Proc Natl Acad Sci 100：11702-11705, 2003
15) Nishida T, Kusaka T, Isobe K, et al. Extrauterine environment affects the cortical responses to verbal stimulation in preterm infants. Neurosci Lett 443：23-26, 2008
16) Bartocci M, Winberg J, Ruggiero C, et al. Activation of olfactory cortex in newborn infants after odor stimulation：a functional near-infrared spectroscopy study. Pediatr Res 48：18-23, 2000
17) Colonnese MT, Phillips MA, Constantine-Paton M, et al. Development of hemodynamic responses and functional connectivity in rat somatosensory cortex. Nat Neurosci 11：72-79, 2008
18) Born P, Rostrup E, Leth H, et al. Change of visually induced cortical activation patterns during development. Lancet 347：543, 1996
19) Yamada H, Sadato N, Konishi Y, et al. A milestone for normal development of the infantile brain detected by functional MRI. Neurology 55：218-223, 2000
20) Edwards AD, Wyatt JS, Richardson C, et al. Cotside measurement of cerebral blood flow in ill newborn infants by near infrared spectroscopy. Lancet 332：

770-771, 1988

21) Edwards AD, Richardson C, van der Zee P, et al. Measurement of hemoglobin flow and blood flow by near-infrared spectroscopy. J Appl Physiol **74**：1884-1889, 1993

22) Skov L, Pryds O, Greisen G. Estimating cerebral blood flow in newborn infants：comparison of near infrared spectroscopy and ^{133}Xe clearance. Pediatr Res **30**：570-573, 1991

23) Bucher HU, Edwards AD, Lipp AE, et al. Comparison between near infrared spectroscopy and [133]Xenon clearance for estimation of cerebral blood flow in critically ill preterm infants. Pediatr Res **33**：56-60, 1993

24) Tyszczuk L, Meek J, Elwell C, et al. Cerebral blood flow is independent of mean arterial blood pressure in preterm infants undergoing intensive care. Pediatrics **102**：337-341, 1998

25) Colacino JM, Grubb B, Jöbsis FF. Infra-red technique for cerebral blood flow：comparison with [133]Xenon clearance. Neurol Res **3**：17-31, 1981

26) Roberts I, Fallon P, Kirkham FJ, et al. Estimation of cerebral blood flow with near infrared spectroscopy and indocyanine green. Lancet **342**：1425, 1993

27) Patel J, Marks K, Roberts I, et al. Measurement of cerebral blood flow in newborn infants using near infrared spectroscopy with indocyanine green. Pediatr Res **43**：34-39, 1998

28) Kusaka T, Isobe K, Nagano K, et al. Estimation of regional cerebral blood flow distribution in infants by near-infrared topography using indocyanine green. Neuroimage **13**：944-952, 2001

29) Kusaka T, Isobe K, Nagano K, et al. Estimation of regional cerebral blood flow distribution in infants by multichannel near-infrared spectroscopy with indocyanine green. Proc SPIE **4250**：301-305, 2001

30) Kusaka T, Okubo K, Nagano K, et al. Cerebral distribution of cardiac output in infants. Arch Dis Child Fetal Neonatal Ed **90**：F77-F78, 2005

31) Cross KW, Dear PRF, Hathorn MKS, et al. An estimation of intracranial blood flow in newborn infant. J Physiol **289**：329-345, 1979

32) Lou HC, Lassen NA, Friis-Hansen B. Impaired autoregulation of cerebral blood flow in the distress newborn infant. J Pediatr **94**：118-121, 1979

33) Ment L, Ehrenkrantz RA, Lange RC, et al. Alternations in cerebral blood flow in preterm infants with intraventricular hemorrhage. Pediatrics **68**：763-769, 1981

34) Younkin DP, Reivich M, Jaggi J, et al. Noninvasive method of estimating human newborn regional cerebral blood flow. J Cereb Blood Flow Metab **2**：415-420, 1982

35) Greisen G. Cerebral blood flow in preterm infants during the first week of life. Acta Pediatr Scandi **75**：43-51, 1986

36) Altman DI, Powers WJ, Perlman JM, et al. Cerebral blood flow requirement for brain viability in newborn infants is lower than in adults. Ann Neurol **24**：218-226, 1988

37) Munro MJ, Walker AM, Barfield CP. Hypotensive extremely low birth weight infants have reduced cerebral blood flow. Pediatrics **114**：1591-1596, 2004

38) Brazy JE, Lewis DV, Mitnick MH, et al. Noninvasive monitoring of cerebral oxygenation in preterm infants：preliminary observations. Pediatrics **75**：217-225, 1985

39) Wyatt JS, Cope M, Delpy DT, et al. Quantitation of cerebral blood volume in human infants by near-infrared spectroscopy. J Appl Physiol **68**：1086-1091, 1990

40) Brun NC, Greisen G. Cerebrovascular responses to carbon dioxide as detected by near-infrared spectrophotometry：comparison of three different measures. Pediatr Res **36**：20-24, 1994

41) Leung TS, Aladangady N, Elwell CE, et al. A new method for the measurement of cerebral blood volume and total circulating blood volume using near infrared spatially resolved spectroscopy and indocyanine green：application and validation in neonates. Pediatr Res **55**：134-141, 2004

42) Ijichi S, Kusaka T, Isobe K, et al. Developmental changes of optical properties in neonates determined by near-infrared time-resolved spectroscopy. Pediatr Res **58**：568-573, 2005

43) Sakai F, Nakazawa K, Tazaki Y, et al. Regional cerebral blood volume and hematocrit measured in normal human volunteers by single-photon emission computed tomography. J Cereb Blood Flow Metab **5**：207-213, 1985

44) Powers WJ, Grubb RL Jr, Darriet D, et al. Cerebral blood flow and cerebral metabolic rate of oxygen requirements for cerebral function and viability in humans. J Cereb Blood Flow Metab **5**：600-608, 1985

45) Ijichi S, Kusaka T, Isobe K, et al. Quantification of cerebral hemoglobin as a function of oxygenation using near-infrared time-resolved spectroscopy in a piglet model of hypoxia. J Biomed Opt **10**：24026, 2005

46) Nioka S, Chance B, Smith DS, et al. Cerebral energy metabolism and oxygen state during hypoxia in neonate and adult dogs. Pediatr Res **28**：54-62, 1990

47) Sorensen LC, Greisen G. The brains of very preterm newborns in clinically stable condition may be hyperoxygenated. Pediatrics **124**：e958-963, 2009

48) Toet MC, Lemmers PM, van Schelven LJ, et al. Cerebral oxygenation and electrical activity after birth asphyxia：their relation to outcome. Pediatrics **117**：333-339, 2006

49) Kusaka T, Ueno M, Miki T, et al. Relationship between cerebral oxygenation and phosphorylation potential during secondary energy failure in hypoxic-ischemic newborn piglets. Pediatr Res **65**：317-322, 2009

50) Wong FY, Leung TS, Austin T, et al. Impaired autoregulation in preterm infants identified by using spatially resolved spectroscopy. Pediatrics **121**：e604-611, 2008

51) Cooper CE, Elwell CE, Meek JH, et al. The noninvasive measurement of absolute cerebral deoxyhemoglobin concentration and mean optical path length in the neonatal brain by second derivative near infrared spectroscopy. Pediatr Res **39**：32-38, 1996

52) Kusaka T, Isobe K, Kawada K, et al. Postnatal changes in the cerebral oxygenation in normal and asphyxiated neonates. Proc SPIE Int Soc Opt Eng **3194**：92-102, 1998

53) Isobe K, Kusaka T, Fujikawa Y, et al. Changes in cerebral hemoglobin concentration and oxygen saturation immediately after birth in the human neonate using full-spectrum near infrared spectroscopy. J Biomed Opt **5**：283-286, 2000

54) Isobe K, Kusaka T, Fujikawa Y, et al. Measurement of cerebral oxygenation in neonates after vaginal delivery and cesarean section using full-spectrum near infrared spectroscopy. Comp Biochem Physiol A Mol Integr Physiol **132**：133-138, 2002

55) Dani C, Bertini G, Reali MF, et al. Brain hemodynamic changes in preterm infants after maintenance dose caffeine and aminophylline treatment. Biol Neonate **78**：27-32, 2000

56) Watzman HM, Kurth CD, Montenegro LM, et al. Arterial and venous contributions to near-infrared cerebral oximetry. Anesthesiology **93**：947-953, 2000

57) Naulaers G, Morren G, Van Huffel S, et al. Cerebral tissue oxygenation index in very premature infants. Arch Dis Child Fetal Neonatal Ed **87**：F189-F192, 2002

58) Tichauer KM, Hadway JA, Lee TY, et al. Measurement of cerebral oxidative metabolism with near-infrared spectroscopy：a validation study. J Cereb Blood Flow Metab **26**：722-730, 2006

59) Tichauer KM, Wong DY, Hadway JA, et al. Assessing the severity of perinatal hypoxia-ischemia in piglets using near-infrared spectroscopy to measure the cerebral metabolic rate of oxygen. Pediatr Res **65**：301-306, 2009

60) Altman DI, Perlman JM, Volpe JJ, et al. Cerebral oxygen metabolism in newborns. Pediatrics **92**：99-104, 1993

61) Kissack CM, Garr R, Wardle SP, et al. Cerebral fractional oxygen extraction is inversely correlated with oxygen delivery in the sick, newborn, preterm infant. J Cereb Blood Flow Metab **25**：545-553, 2005

62) Yoxall CW, Weindling AM. Measurement of cerebral oxygen consumption in the human neonate using near infrared spectroscopy：cerebral oxygen consumption increases with advancing gestational age. Pediatr Res **44**：283-290, 1998

63) Roche-Labarbe N, Carp SA, Surova A, et al. Noninvasive optical measures of CBV, StO(2), CBF index, and rCMRO(2) in human premature neonates' brains in the first six weeks of life. Hum Brain Mapp **31**：341-352, 2010

64) Grant PE, Roche-Labarbe N, Surova A, et al. Increased cerebral blood volume and oxygen consumption in neonatal brain injury. J Cereb Blood Flow Metab **29**：1704-1713, 2009

4 小児起立性調節障害と脳循環障害

大阪医科大学 小児科学教室　田中英高

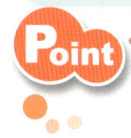

Point

- 立ちくらみ，朝起き不良，頭痛などの体調不良，不登校傾向で小児科を受診する子どもが多いが，その7割が起立性調節障害（OD）である．
- ODは起立に対する循環調節機構が破綻して脳循環不全をきたしている．
- 近赤外分光計を用いるとODは健常児に比較して，起立後の酸素化ヘモグロビン（Hb）低下がいちじるしい．
- 本検査はODの脳循環不全を適確に評価できる臨床検査機器として期待される．

1 現代の子ども達にみられる心とからだの変調

小学高学年から思春期の子どもが体調不良を訴えて小児科を受診することが少なくない．身体がだるい，慢性頭痛や腹痛，朝が起きづらい，立ちくらみなどの症状があり，登校などの日常生活に支障がでることも少なくない．医療機関で検査を行っても原因となる異常を発見できないことも多く，その場合，不定愁訴とよばれる．一般小中学校の不定愁訴の出現率に関していくつか報告がみられる[1~3]．調査方法によっても結果は異なるが，頭痛を持つ子どもは20～30％，腹痛は30～40％，易疲労性は20～30％，立ちくらみは10～20％，朝の体調不良は20～30％，また小学生より中学生で多くなるのが，日本での傾向である[4]．

このような子どものなかには，心身症や神経症に相当する場合が少なくない．厚生労働省の大規模全国一斉調査によれば[5]，小児科外来を受診した10～15歳の患者全員のうち，男子7.0％，女子10.1％が心身症・神経症と診断されている．またその内訳では，起立性調節障害（OD）が70.8％（過敏性腸症候群は11.7％）を占めていた．すなわち，10歳以上の一般外来受診小児のうち，1割弱が心身症，その7割がODであり，ODがいかに子どもの健康障害に重要な位置を占めているかがわかる．

2 起立性調節障害の疾患概念

ODは思春期に起こりやすい循環系自律神経機能不全であり，自律神経中枢の機能異常に関連した症状（睡眠リズムの乱れ，微熱や冷えなどの体温調節異常，いらいらなど精神症状）と末梢性自律神経機能異常に関連したさまざまな臓器症状（低血圧，頻脈などの心血管症状，腹痛などの消化器症状，発汗過多などの汗腺症状など）が出現する．しかし基本病態は起立による下半身への血液移動に対する自律神経系の代償不全であり，その結果，血圧低下，頻脈をきたす．

ODの症状は，起立時の立ちくらみ，起立時に増強する倦怠感・頭痛・動悸があり，特に午前中にいちじるしい．午後から夕方にかけて軽減するため，日常の行動は夜型になることから生活リズムや睡眠の乱れにつながる．したがって治療は起立時の循環反応を正常化させること（特に午前中）に重点が置かれる．

本疾患の診断・治療法は，日本小児心身医学会

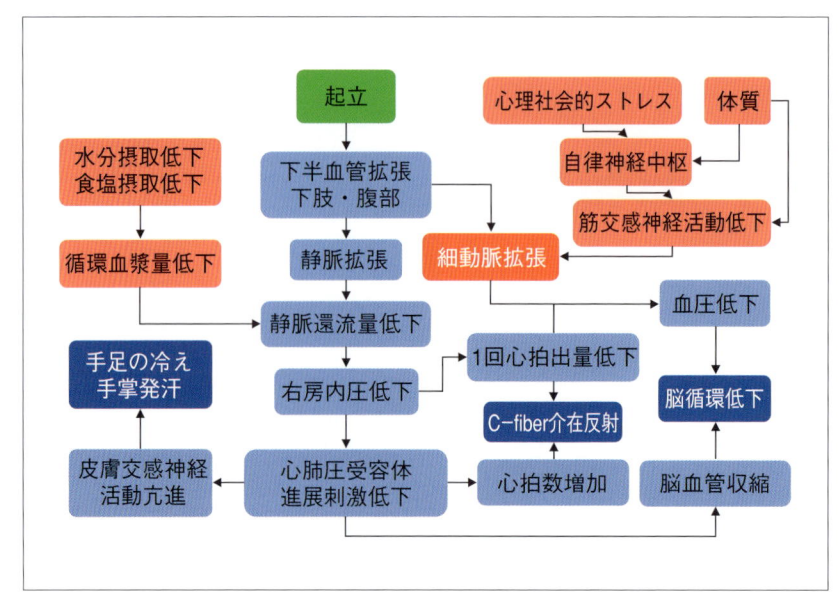

図1 起立時の循環動態と起立性調節障害の発症機序
(田中英高. 自律神経 43：5-13, 2006[9])より引用)

ガイドラインによって示されているように，今日では標準化されている[6,7]．また本ガイドラインは海外にも向けて発信されており，全世界で診療の標準化が可能となっている[8]．

3 起立性調節障害における病態生理（図1）[9]

血圧値は，理論的には心拍出量と末梢血管抵抗の積で決定される．起立動作のような短時間に生ずる血圧変動に対しては，主に2つの自律神経反射機構，すなわち低圧系と高圧系の圧受容体反射によって制御されている．前者の圧受容体は心房や大静脈に存在し循環血液容量の変化をモニターする．一方，頸動脈洞や大動脈に存在する高圧系圧受容体は，動脈内圧の変化を素早く感知し，血管運動中枢に命令を伝達する．起立時には約500〜700 mL もの血液が，胸腔内から下半身に急激に移動する．これを代償するため低圧系，高圧系圧受容体反射が素早く生じて，抵抗血管や容量血管の収縮，ならびに心拍上昇が起こる．その結果，健常者では心拍出量は約20%低下するが，血圧は一定に維持される[10,11]．一方，OD においては，これらの圧受容体反射経路のある部分が障害されている．容量血管（静脈系）の収縮不全は，静脈還流量の低下，心拍出量の低下を招き，一方，細動脈の収縮力低下は末梢血管抵抗を減少させて，起立時の血圧低下が生ずることになる．また，腹部や下肢にプーリングした血液を右心房に送り還す筋肉のポンプ作用も静脈還流に影響を与えている．ODでは身体を臥位にすることで症状が改善することから，脳循環を含めて起立に伴う循環不全が関与していることは明らかである．

4 起立性調節障害における脳循環調節不全

我々は，ODの子どものさまざまな症状に脳循環不全が関与していると考え，起立時の脳循環を近赤外分光計によって評価した[12]．対象は，OD症状のある28名（11〜22歳）と対照者20名（6〜27歳）であった．非侵襲的連続血圧測定装置Finapres と近赤外分光計（島津製作所製OM-100）を右前額部に装着し，安静座位を15分間保ち，臥位7分間，その後，能動的起立を行い7分間の立位を保ち，測定を行った．その結果，16名がODと診断された（起立直後性低血圧8名，体位性頻脈症候群6名，遷延性起立性低血圧2名）．近赤外分光計による酸素化 Hb 量の起立に伴う OD の異常な変化は，起立直後の回復遅延と持続する低下であり，16名中，それぞれ15名と13名に認めた．

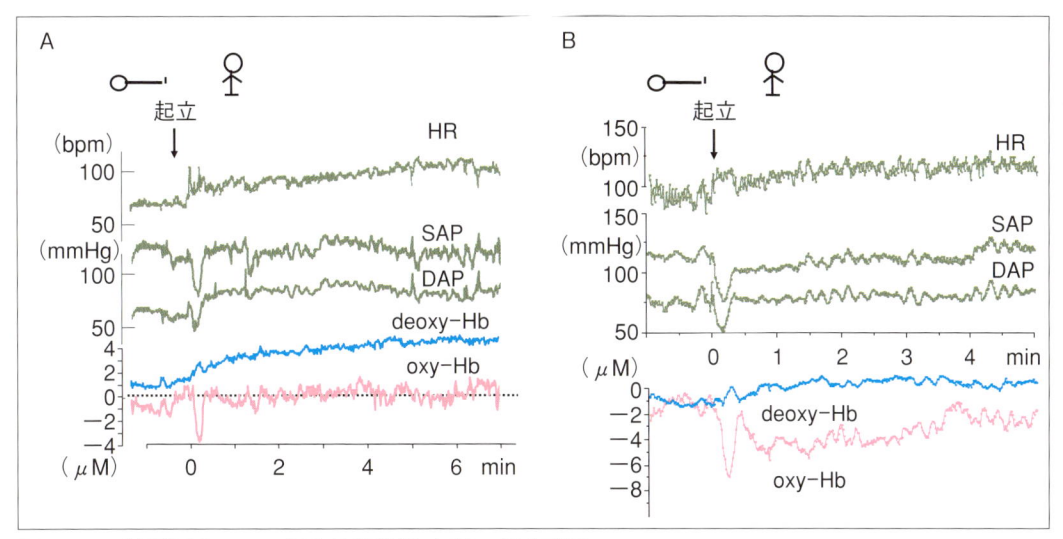

図2 A：健常児と，B：起立性調節障害児の起立試験
上から心拍数（HR），収縮期血圧（SAP），拡張期血圧（DAP），脱酸素化Hb（deoxy-Hb），酸素化Hb（oxy-Hb）．代表的な2症例を呈示した．
（Kim YT, et al. Acta Paediatr 98：466-471, 2009[13]より引用）

また，ODと診断されなかった症状保持者12名のうち，6名に酸素化Hbの起立直後回復がみられなかった．一方，20名の対照者では，2名に異常が認められたのみであった．このことから，ODやOD症状を持つ患者では，脳循環に異常のあることが推測された．

この研究では，脳血液量の変化を定量化できず，健常群と疾患群の判別が定性的にしかできなかった．そこで，起立時脳血液量検査法を臨床検査として確立する目的で，定量化の可能な浜松ホトニクス NIRO-300 を用いて，健常児とOD症状のある子どもの脳循環を検討した[13]．一般小中学生の検査希望者に対して，前研究と同じ方法で実施した．33名の子どもは健康でOD症状はなく，Finapres による起立試験は正常であった（Group I）．一方，16名の子どもはOD症状があり，Finapres による起立試験で異常を認めた（Group II，起立直後性低血圧9名，体位性頻脈症候群3名，神経調節性失神3名，遷延性起立性低血圧1名）．起立時の酸素化Hbの変動を，起立直後と起立1〜7分において検討した．起立直後には両群とも血圧低下と一致して大きな低下を認めたが，それは，Group I より Group II で統計学的に有意に大きかった（$-2.9 \pm 2.8\ \mu M$ vs $-6.4 \pm 7.2\ \mu M$, $p<0.05$）（図2A, B）．また GroupI の33名中29名が25秒

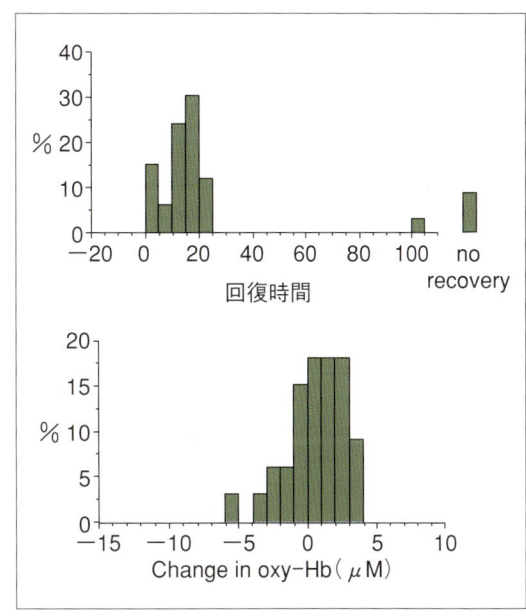

図3 健常児（Group I）における起立直後の酸素化Hb量の回復時間（秒）（上段）と，起立中1〜7分の酸素化Hb量の変動の分布（下段）
（Kim YT, et al. Acta Paediatr 98：466-471, 2009[13]より引用）

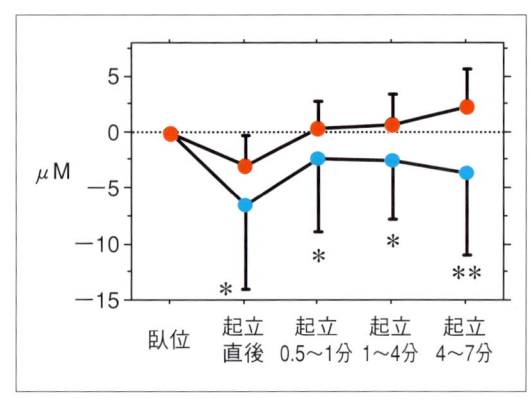

図4 健常児（赤丸）と起立性調節障害児（青丸）の起立時酸素化Hb量の変動

点と棒は，それぞれ平均値と標準偏差を示す．＊：p<0.05，＊＊：p<0.01．
（Kim YT, et al. Acta Paediatr 98：466-471, 2009[13]より引用）

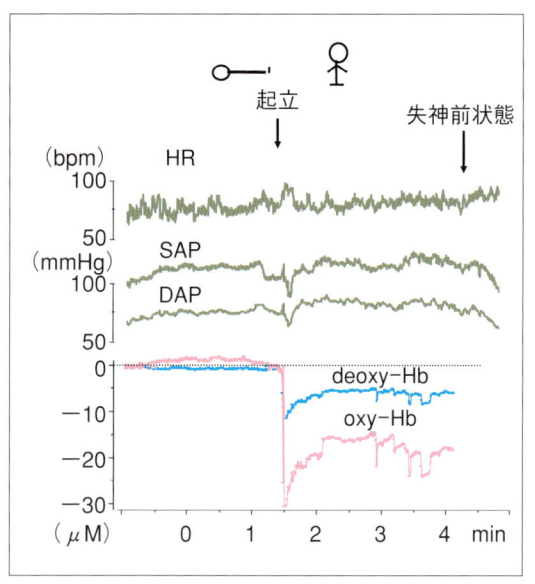

図5 起立性調節障害様症状を持つ子どもの起立試験

上から心拍数（HR），収縮期血圧（SAP），拡張期血圧（DAP），脱酸素化Hb（deoxy-Hb），酸素化Hb（oxy-Hb）．詳しくは本文参照．
（Kim YT, et al. Acta Paediatr 98：466-471, 2009[13]より引用）

以内で酸素化Hbが前値に回復したが，GroupⅡでは16中9名しか回復しなかった．起立1～7分における酸素化Hbは，GroupⅠは1名を除き全員が－4μM以上であった（図3）．また起立中1～7分の酸素化Hbの低下はGroupⅡで統計学的に有意に大きかった（p<0.05）（図4）．

以上のことから，ODでは起立時の循環調節異常に伴い脳循環不全をきたしており，脳への血流供給に障害をきたしていると推定できた．本検査法は健常小児者とOD児を判別できたし，成人では治療効果の判定にも利用されており[14]，臨床検査として有用性は高いと考えられる．

⑤ 今後の臨床応用への展開

近赤外分光計は，その非侵襲性，簡便性からみてODの脳循環を明らかにする最適の検査機器であろう．ODには未知の部分があり，体循環と脳循環が大きく解離しているケースもある．たとえば，図5に示した子どもでは，起立失調症状は強かったが，起立時の血圧，心拍変動は正常でありODと診断できなかった．しかし，近赤外分光計を用いると起立直後から酸素化Hbと脱酸素化Hbはいちじるしく低下し，さらに検査途中から測定不能となり，その直後に突然，低血圧発作をきたしている．このケースはこれまでにあまり知られておらず，ODの新しいタイプかもしれない．

今後，ケースを蓄積して検討する必要がある．

また，脱水症患者において脳循環だけでなく体循環評価法としても[15]，また脳機能評価における検査法[16]としても大いに期待されているところである．

文　献

1) 伊藤淳一，石井朋子，沖　潤一．小中学生の不定愁訴に関する検討．日本小児科学会雑誌 104：1019-1026, 2000
2) 大国真彦，天野あき．小児の不定愁訴．日本医師会雑誌 103（suppl 6）：60-66, 1990
3) 田中英高．公立小中学校児童生徒の身体愁訴，精神症状の国際間比較―Nazism が潜む日本の教育下の子どもとスウェーデンの子どもの比較―．（財）明治生命厚生事業団第6回健康文化研究助成論文集．pp73-81, 2000
4) Tanaka H, Möllborg P, Terashima S, et al. Comparison between japanese and swedish schoolchildren in regards to physical symptoms and psychiatric complaints. Acta Paediatr 94：1661-1666, 2005
5) 奥野晃正（主任研究者）．心身症，神経症等の実態把握

及び対策に関する研究．平成 11 年度厚生科学研究補助金（子ども家庭総合研究事業）

6) 田中英高, 藤田之彦, 石谷暢男, 他．日本小児心身医学会・小児起立性調節障害ガイドライン 2005．子どもの心とからだ **15**（2）：89-143, 2007

7) 日本小児心身医学会 編．小児起立性調節障害診断・治療ガイドライン．小児心身医学会ガイドライン集―日常診療に活かす 4 つのガイドライン．南江堂，東京, 2009

8) Tanaka H, Fujita Y, Takenaka Y, et al. Japanese Clinical Guidelines for Child Orthostatic Dysregulation Ver 1. Ped Internat **51**：169-179, 2009

9) 田中英高．小児起立性調節障害の診断と治療．自律神経 **43**：5-13, 2006

10) Bevegård BS, Holmgren A, Jonsson B. The effect of body position on the circulation at rest and during exercise, with special reference to the influence on the stroke volume. Acta Physiol Scand **49**：279-298, 1960

11) Blomqvist CG. Orthostatic hypotension. In：(ed), Chatterjee K, Parmley WW. Cardiology. Philadelphia, JB Lippincott Co, pp1129-1143, 1991

12) Tanaka H, Matsushima R, Tamai H, et al. Impaired postural cerebral hemodynamics in young patients with chronic fatigue with and without orthostatic intolerance. J Pediatr **140**：412-417, 2002

13) Kim YT, Tanaka H, Takaya R, et al. Quantitative study on cerebral blood volume determined by a near-infrared spectroscopy during postural change in children. Acta Paediatr **98**：466-471, 2009

14) Harms MP, Wieling W, Colier WN, et al. Central and cerebrovascular effects of leg crossing in humans with sympathetic failure. Clinical Science **118**：573-581, 2010

15) Hanson SJ, Berens RJ, Havens PL, et al. Effect of volume resuscitation on regional perfusion in dehydrated pediatric patients as measured by two-site near-infrared spectroscopy. Pediatr Emerg Care **25**：150-153, 2009

16) Nagamitsu S, Nagano M, Yamashita Y, et al. Prefrontal cerebral blood volume patterns while playing video games-a near-infrared spectroscopy study. Brain Dev **28**(5)：315-321, 2006

臨床編　E●麻酔科

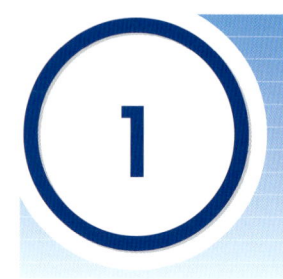

1 全身麻酔中の脳循環・酸素代謝とNIRSモニター

山口大学医学部 麻酔科・蘇生科　石田和慶
山口労災病院　坂部武史

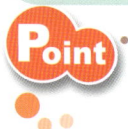

Point

- 一般に吸入麻酔薬は脳代謝を減少し，脳血流量を増加させる．亜酸化窒素はいずれも増加させる．静脈麻酔薬はケタミン，麻薬を除き，脳代謝，脳血流量を減少させる．高濃度の揮発性吸入麻酔薬は自己調節能を障害し，静脈麻酔薬では維持される．二酸化炭素反応性はほぼ維持される．
- 全身麻酔中のNIRSによる脳酸素飽和度は，測定機種，プローブの位置，患者の体位や人工心肺などに影響されるため，脳虚血の危険値はこれらの影響を考慮する必要がある．
- CEAでは，rSO_2の基準値から20％以上の低下，あるいは絶対値で50％未満への低下が脳虚血の指標となるが，心臓手術では明らかな基準はない．左右差の15％以上の乖離は片側の虚血の指標となる可能性がある．
- TOIの揺らぎを用いた脳の自己調節能の評価がなされている．また，術中rSO_2値に基づく積極的介入により脳障害の軽減や，予後の改善が期待される．

　高齢化社会を迎え，動脈硬化を合併する手術・麻酔症例が増加しており，周術期に脳や重要臓器の障害を生じる可能性は高い．術中の脳低酸素・虚血の合併は脳梗塞のみならず術後高次脳機能障害（postoperative cognitive dysfunction：POCD）を生じる可能性がある[1,2]．近赤外分光法（near-infrared spectroscopy：NIRS）は脳内の酸素飽和度を無侵襲に測定でき，脳虚血の検出にとどまらず，POCD発生の予測も可能と考えられている[3〜5]．NIRS情報をガイドに積極的に介入することにより臓器障害の軽減や入院日数の短縮が可能である[6]．ここでは，全身麻酔中の脳循環・代謝を述べ，麻酔中のNIRSの変化に関する報告を紹介する．さらに，脳外科手術，心臓大血管手術におけるNIRSモニターとPOCDを含めた術後脳障害の合併との関連について述べる．

1 全身麻酔中の脳循環・代謝[7]

　全身麻酔の要素は鎮痛，無意識，交感神経過剰反応などを含む有害反射の抑制，適度の筋弛緩からなる．全身麻酔薬は中枢神経（脳・脊髄）の局所機能を変化させるため，局所組織の血流や酸素代謝に影響する．

1．吸入麻酔薬

　亜酸化窒素（N_2O）は鎮痛作用が強いガス麻酔薬で，揮発性吸入麻酔薬や麻薬などと併用される．脳血流量や脳代謝，頭蓋内圧を増加させる作用がある．30〜60％単独吸入で脳血流量が20％増加する[8,9]．前頭部や帯状回前部の血流増加が大きい[9,10]．脳酸素消費量は50％吸入で脳全体では明らかな増加はないが，基底核，視床で増加する[11]．
　キセノン（日本では麻酔薬として未承認）は効果の発現・消失がきわめて速く，調節性が期待されるガス麻酔薬である．1 MAC（1 MAC＝1 minimum alveolar concentration：50％のヒトが皮膚へ

の侵害刺激に対して体動を生じない麻酔薬の最小肺胞濃度)で灰白質では11％の血流低下が,白質では22％の血流増加が報告されている[12].

揮発性吸入麻酔薬であるイソフルラン,セボフルランの脳循環・代謝への作用はほぼ類似し,脳代謝抑制作用と脳血管拡張作用を持つ.イソフルラン1 MAC以下で帯状回前部,島での血流増加がみられるが[13],セボフルランでは後頭皮質,小脳,尾状葉,視床などで血流が低下する[14].2 MACまで濃度を増すと,1 MACと比べ脳血流量は17～20％増加し[15,16],血流増加作用はイソフルランのほうがセボフルランより強い.

2. 静脈麻酔薬

バルビツレート,プロポフォールはGABA_A受容体に作用し麻酔作用を発揮する.両麻酔薬ともほぼ用量依存性に脳血流量,脳酸素消費量を低下させる.頭蓋内圧も低下する.バルビツレートでは脳波が平坦になる深さで,脳酸素消費量は40％に低下し,それ以上用量を増やしても変わらない.プロポフォールでの脳血流/脳代謝比は吸入麻酔より低い.脳代謝は皮質下よりも皮質で減少が大きく,側頭葉,前頭葉,後頭葉で大きい[17].

ベンゾジアゼピン系薬物も脳血流と脳酸素消費量を軽度減少する.ミダゾラムでは覚醒や注意,記憶をつかさどる領域の島,帯状回,前頭前野皮質,視床,頭頂側頭葉などの血流が低下する[18].

麻薬は鎮痛作用が強く,軽度の鎮静作用もあるが,一般に血圧低下や呼吸抑制がなければ脳血流量,脳代謝への影響は小さい.しかし,PETを用いた研究では,合成麻薬フェンタニルの投与は帯状回,眼窩前頭皮質,内側前頭皮質,尾状核などの脳血流量を増す[19].レミフェンタニルは低濃度では外側前頭前皮質,下側頭頂皮質,運動野などで血流は増加し,中等量では前頭皮質中央,前帯状回皮質,後頭葉移行部,尾側脳室周囲灰白質などの血流が増加する[20].局所脳代謝の報告はない.

ケタミンはNMDA受容体拮抗作用を持ち,鎮痛作用が強い.麻酔中体動や眼振がみられ,脳血流量や脳代謝の上昇がみられる.脳血流は濃度依存性に増加し,前帯状回,視床,被殻,前頭皮質でその増加は大きく,25～35％となる[21].ブドウ糖消費量も視床,前頭葉,頭頂葉で上昇する[22].脳酸素消費量は島,前頭葉,楔前部,頭頂葉,後頭葉,前帯状回皮質でわずかに増加し,小脳で減少するが,全体としての変化は少ない[21].ケタミンは頭蓋内圧を亢進させる.

α_2-agonistデクスメデトミジンは脳血流速度を減少させる.脳代謝への影響は少ないか軽度減少する.頭蓋内圧への影響は少ない.

② 麻酔中のNIRSの変化に関する報告

1. NIRSの機種による評価の差

NIRSは機種により脳組織酸素飽和度の測定方法が異なる.Somanetics社製のINVOSはmodified Beer-Lambert則から脳内の局所酸素飽和度(regional cerebral oxygen saturation:rSO_2)を測定する.浜松ホトニクス社製のNIROは空間分解分光法を用いて組織酸素飽和度(tissue oxygen index:TOI)を測定する.FDAの認可を受けたINVOSでの報告が多い.しかし,rSO_2は患者の平均血圧や頭蓋骨の厚み,頭蓋下の脳脊髄液層,ヘモグロビン(Hb)値に影響され,TOIは影響されない[23].Hb値の低下は光路長を延長させ[24],頭蓋骨や脳脊髄液層の存在は受光のintensityを増加させる[25].これらから,光路長の影響を受けるrSO_2は個体因子に大きく左右される[26].

プロポフォールでの麻酔導入時の血圧変化とrSO_2の変化を検討した報告では,導入時や導入後の平均血圧の20％以上の低下に対して,rSO_2はほとんど変化せず,自己調節能が維持されていることが示されている[27,28].プロポフォールによる麻酔と吸入麻酔薬での維持麻酔中脳酸素飽和度を比較した報告では,内頸静脈球部酸素飽和度(SjO_2)の値はプロポフォールでは,セボフルラン+N_2Oによる麻酔に比べ低く(55±8％ vs 71±10％),脳全体の血流量は低下している.しかし,rSO_2値は差がはっきりしない(57±10％ vs 59±9％)[29].これに対して,TOIでの評価では,プロポフォール麻酔ではイソフルラン単独麻酔よりも低い(60～63％ vs 67～69％)[30].麻酔薬による脳酸素飽和度の差の検出にはTOIのほうがより鋭敏かもしれない.

2. 測定体位,部位とNIRS

麻酔中の脳内酸素飽和度は体位や測定部位で影響を受ける.

NIRO 500を用いて総Hbの測定から脳血液量

を測定した報告によると，覚醒時とプロポフォール麻酔時とも，水平から頭低位での脳血液量の相対的増加がみられる．頭高位ではプロポフォール麻酔で脳血液量の相対的減少が少ない[31]．プロポフォール麻酔では仰臥位ですでに脳血液量が減少しており，頭高位にしてもそれ以上の低下は少ないためと説明されている．

これに対しセボフルラン麻酔で頭部を挙上するビーチチェア体位にすると，脳酸素飽和度（FORE-SIGHT system, CAS Medical Systems で測定）はおよそ80％の症例でベースラインの20％以上の低下，あるいは絶対値が55％未満に低下すると報告されている[32]．橈骨動脈のレベルで測定した血圧は大きくは低下していないが，頭部挙上により脳灌流圧は低下し，セボフルラン麻酔による自己調節能の障害が加わって局所脳酸素飽和度の低下を生じた可能性が考えられる．

プローブを貼付する位置によっても値が異なる．セボフルラン，フェンタニル，N_2O麻酔下に両前額で測定したrSO₂は，正中で両プローブが接するように測定した場合（左/右：61±11/61±10％）よりもプローブを外側に1cm離したほうが測定値は低く（59±10/58±11％），前額正中を挟んで測定すると64±12％と高くなる．センサーの位置により頭蓋や頭蓋下の構造物，脳血流などが異なり，測定値に反映されると推測される[33]．

3．NIRSを用いた脳血管の反応性の評価

頭蓋内に病態を持つ患者の脳血管の二酸化炭素（CO_2）反応性と自己調節能の障害の有無は麻酔管理上重用なポイントの一つである．一般に揮発性吸入麻酔薬では脳血管のCO_2反応性は維持され，自己調節能は浅い麻酔では維持されるが，深麻酔では障害される．N_2Oは50％吸入で脳血管のCO_2反応性を抑制する[9]が，血圧が緩徐に変化したときの静的な自己調節能は70％吸入で維持され[34]，血圧の急激な変動に対する動的な自己調節能は50％でも障害されている[35]．静脈麻酔薬では一般に自己調節能は維持されるが，CO_2反応性は吸入麻酔薬に比べて低い．

最近のNIRO 200にはTOIのゆらぎを検出する機能が備わり，これを用いて脳循環の自己調節能を評価した報告がみられる．血圧の変動に対するTOIのゆらぎを評価し（自己調節能が維持されていれば血圧の変化に対してTOIは変化せず相関は0，完全に障害されていれば1），相関が0.15より大きい場合を自己調節の障害とすると，くも膜下出血患者での自己調節能の破綻が検出できる[36]．

③ NIRSを用いた全身麻酔中の脳循環・代謝の評価と脳合併症

1．脳外科手術におけるモニター

NIRSは，麻酔・手術中の脳虚血の検出にきわめて有用である．脳虚血を表すと考えられるNIRSの危険値は，頸動脈内膜剥離術（CEA）の報告が参考にされることが多い．rSO₂が基準値よりも20％以上低下[37]，あるいは絶対値が50％未満を危険値とすると[38]，脳虚血検出の感度・特異度が高い．CEA中の脳虚血の検出を経頭蓋ドプラ，NIRS，体性感覚誘発電位で比較すると，NIRSの％変化に対するarea under the curve（AUC）は経頭蓋ドプラについで感度・特異度が高い[39]．

CEA手術時，頸動脈遮断後の酸素化Hbとチトクロームオキシダーゼ（Cerebral redox monitor 2001, Johnson and Johnson Medical で測定）の自然回復はイソフルランとN_2Oでの全身麻酔よりも局所麻酔のほうがよい[40]．ただし，CEA手術後の脳合併症は多施設共同研究の報告では麻酔法による差はない[41]．

内頸動脈や中大脳動脈領域の脳梗塞を生じた症例でのrSO₂は，梗塞後12時間から4日以内では，梗塞側のrSO₂が非梗塞側よりもむしろ高くなる[42]．側副血行による梗塞側への血流の増加，梗塞側の脳酸素消費量の減少によるとの見方があるが，詳細は定かではない．

2．心臓大血管手術でのNIRS

心臓大血管手術後の脳障害の発生は0.8～11％[43-46]で，術中の低灌流，emboliなどが原因である．術後のPOCDの発生は33～83％とさらに高い[1]．NIRSは術中の脳虚血の検出・予防に有用である．

① 体外循環を用いるときのNIRSの評価の問題点

CEAでのrSO₂の危険値を，人工心肺（CPB）を用いる心臓大血管手術症例に当てはめてよいかは疑問が残る．

NIROでモニターした酸素化Hbは，CPB開始

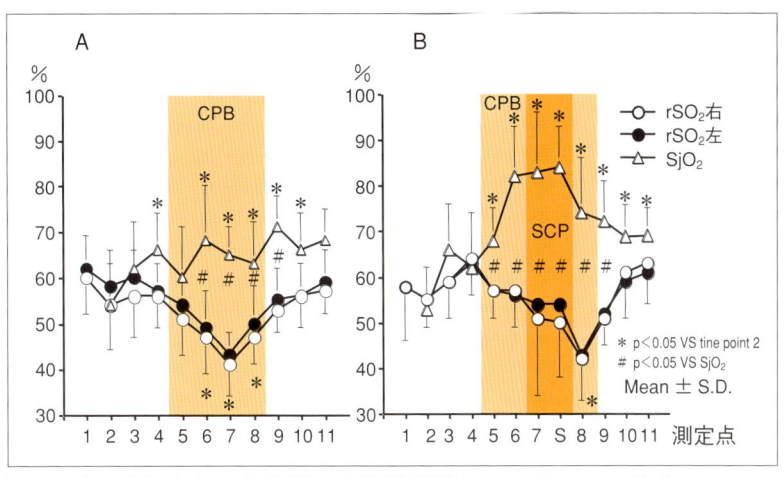

1 全身麻酔中の脳循環・酸素代謝とNIRSモニター

図1 人工心肺を用いた心臓大血管手術時のrSO₂とSjO₂の変化

A：冠動脈バイパス術でのrSO₂とSjO₂の変化

人工心肺（CPB，食道温32℃，流量2.2〜2.4 L/m²/分）を開始すると，SjO₂は体温低下とともに65±6%に上昇するが，rSO₂は絶対値として13〜15%低下した（平均左43±5%，右41±7%）．

B：脳分離循環を用いた弓部大動脈置換術でのrSO₂とSjO₂の変化

脳分離循環（CPB/SCP，両腋窩＋左内頸動脈送血，食道温21℃，10 mL/kg）を行うとSjO₂は84±9%に上昇した．rSO₂は左54±12%，右50±12%と大きく変化せず，復温時のみ低下した．

測定点1：麻酔導入前，2：麻酔導入後，3：胸骨切開，4：ヘパリン化後，5：CPB開始直後，6：大動脈遮断後，7：最低温度，S：SCP中，8：遮断解除（復温時），9：CPB後，10：胸骨閉鎖後，11：手術終了時

とともにHbの希釈や体温低下（32℃）に影響され低下する[47]．軽度低体温（35℃）でのCPB中は，rSO₂がベースラインより7%程度低下するが，30℃でのCPBではrSO₂はほとんど変化しない[48]．われわれの冠動脈バイパス術（CABG）での検討では，32℃のCPBでは，内頸静脈球部血酸素飽和度（SjO₂）は54±12%から65±6%に上昇するが，rSO₂は絶対（相対）値として13〜15（24〜26）%低下した（図1A）[49]．21℃での脳分離循環（SCP流量10 mL/kg）症例での検討では，SjO₂は84±9%に上昇するが，rSO₂は復温時の低下を除き変化しない（図1B）[49]．したがって，rSO₂は脳虚血がなくても32℃までは体温依存性に低下し，それ以下の体温では変化しない．低体温療法中の頭部外傷患者の脳表面で直接測定した脳酸素分圧は32℃までは体温依存性に低下するのに対し，SjO₂は体温依存性に上昇することから，低体温による脳表層動脈静脈のシャント形成の可能性が考えられている[50]．32℃以下の体温でrSO₂の低下が著明でなくなる理由は明らかでないが，脳の酸素消費量の低下がより大きくなるためではないかと推測される．

SCPを用いた弓部大動脈置換術中に脳梗塞を合併した症例の術中のrSO₂の変化は，脳梗塞側が健常側に比べ基準値の20%以上低くなる[51]．われわれも上行弓部置換術で広範な右脳梗塞を生じた症例で，rSO₂がSCP開始後に両側とも基準値の20%を超える低下と，絶対値が50%未満へ低下し，左右の乖離（右側で最大20%低値）が生じた（図2）．

NIRSの左右差から低下側の血流障害を早期に検出できた報告もある．CABG症例で麻酔開始時から左側のrSO₂が低く，左の鎖骨下動脈の狭窄のため左の椎骨動脈から左鎖骨下動脈へ盗血現象が生じていた症例[52]や，SCP用の右腕頭動脈のカテーテルの右鎖骨下への迷入による右総頸動脈の血流障害[53]，胸部大動脈瘤でのステントグラフト内挿後の左側総頸動脈の血流障害[54]，解離の進行

213

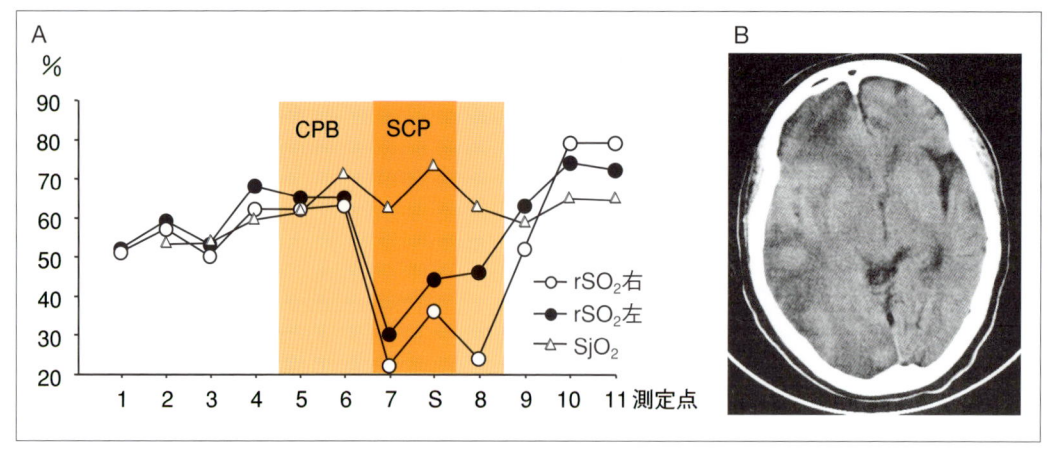

図2　弓部大動脈置換術で脳障害を生じた症例のrSO$_2$とSjO$_2$の変化と術後4日目の頭部CT
A：大動脈遮断以後両側のrSO$_2$は基準値の20%以上の低下を生じ，その後，左右差が20%と顕著となった．
B：術後4日目にJapan coma scale（JCS）300と意識障害を認め，右に広範囲の脳梗塞を生じた．4ヵ月後にはJCS1まで回復退院した．
測定点1：麻酔導入前，2：麻酔導入後，3．：胸骨切開，4：ヘパリン化後，5：CPB開始直後，6：大動脈遮断後，7：最低温度，S：SCP中，8：遮断解除（復温時），9：CPB後，10：胸骨閉鎖後，11：手術終了時

に伴う右総頸動脈の血流障害[55]などで，いずれも介入により脳障害を起こさず管理できている．

われわれも，解離性動脈瘤により右総頸動脈の灌流障害を右側のrSO$_2$の低値から検出できた症例を経験している．人工血管置換後も較差が14〜20%残存した症例は術後に意識障害，脳梗塞などの合併症を生じた[56]．

SCP中の脳酸素飽和度55%あるいは60%（NIRS system, TOS-96, TOSTEC Co., Tokyo, Japanで測定）を危険値とすると，障害の発生と関連性があるとの報告がある[57]が，CPBの低体温だけでも脳表層組織の酸素飽和度は影響されるためその評価は難しい．測定機種などを統一し，さらなる検討を行う必要がある．左右差の評価は片側の脳虚血の検出に役立つと考えられ，われわれは15%以上の乖離は危険と考えている．

② NIRSに基づく積極的管理と予後

術中のrSO$_2$の低下は術後の経過に影響を与える．たとえば腹部手術中にベースラインの75〜80%，あるいは，絶対値が50%未満に低下した症例では術後のPOCD発生頻度が高く，入院日数も長くなる[4]．CPBを用いた心臓手術症例でも，rSO$_2$の絶対値が35%未満あるいは40%未満に10分以上低下する[3]，あるいは50%未満のAUCの度合い[5]などがPOCD発現と関連する．CPBを用いたCABG症例でrSO$_2$がベースラインの75%未満を危険値とみなし，積極的介入（PaCO$_2$≧40 mmHg，平均血圧＞60 mmHg，CVP＜10 mmHg，脳灌流圧＞50 mmHg，CPB流量増加，拍動流併用，ヘマトクリット20%≧など）を行った場合，ICU滞在期間は短く，脳梗塞，腎障害，人工呼吸の長期化，縦隔感染，再手術，死亡などの発生が少ない[6]．

われわれも心臓弁手術44症例で術後に神経心理学検査でスコアが20%以上低下した症例において，特に1検査でもスコアが低下した症例（20例45%）では，スコアが低下しなかった症例に比べrSO$_2$の50%未満のAUCは大きかった（p＝0.05）（図3, 4）[58]．

これらのことからrSO$_2$モニターを用いた積極的な周術期管理は，POCDや臓器合併症の予防などにつながる可能性がある．

まとめ

NIRSによる脳酸素飽和度の測定は，その値の解釈や機種による測定精度，危険値の評価が異なるほか，CPBの影響を受ける．現時点では多くの因子に影響されるINVOSによるrSO$_2$の報告が多いが，それでもモニター情報に基づく積極的管理

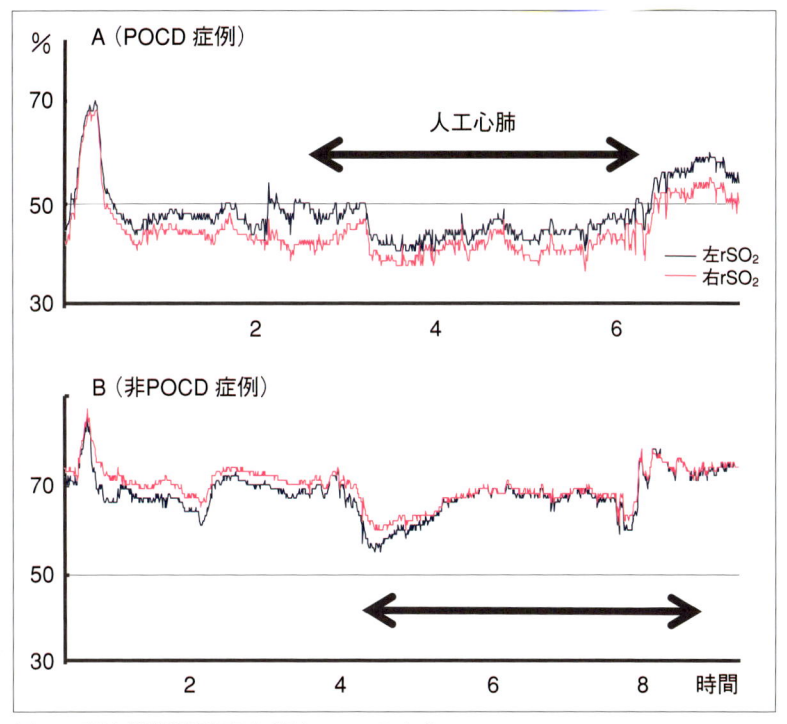

図3 高次脳機能障害と術中rSO₂の変化

A：67歳，女性，僧帽弁置換＋radial 手術施行．3検査以上の神経心理学検査で術後の
スコアが低下し，術後高次脳機能障害（POCD）と判定した．rSO₂のベースライン
はもともと50%以下と低く，術中50%未満に低下した時期も長い．

B：58歳，男性，大動脈弁置換術施行．rSO₂が50%未満に低下することはなく，術後
POCDは起こらなかった．

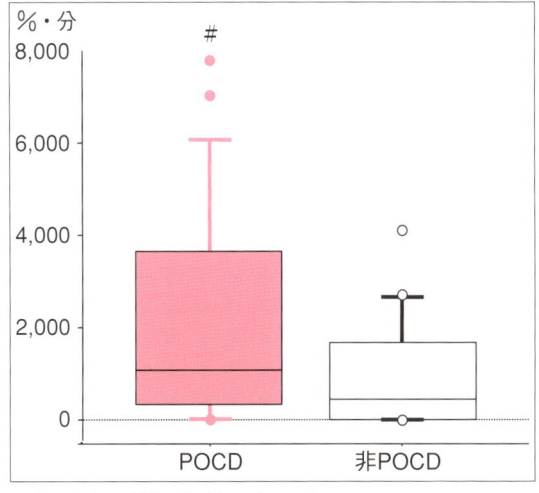

図4 高次脳機能障害とrSO₂

rSO₂の絶対値が50%未満に低下した area under the curve
（AUC）を計算．AUCは神経心理学検査のスコアの低下が
なかった群（非POCD）に比べて，低下した群（POCD）
では大きかった（#：p＝0.05）．

は予後を改善する可能性が示されている．いろいろな因子の影響が少ない TOI を用いての検討が期待される．TOIによるNIRSの揺らぎを検出することにより脳血流の自己調節能を評価することが可能となりつつあり，NIRSのさらなる改良により低侵襲で簡便に手術・麻酔中の脳循環・代謝の評価が可能となると考えられる．

文　献

1) 石田和慶，松本美志也，坂部武史．脳：高次機能障害．術後高次脳機能障害（POCD）を考える　病態の理解と麻酔管理の考え方．LiSA 15：546-549，2008
2) 石田和慶，福田志郎，坂部武史．非心臓手術における麻酔後の高次脳機能障害-心臓手術との比較-．手術・麻酔後の高次脳機能障害．真興交易医書出版部，東京 pp110-127，2009
3) Yao FS, Tseng CC, Ho CY, et al. Cerebral oxygen desaturation is associated with early postoperative

neuropsychological dysfunction in patients undergoing cardiac surgery. J Cardiothorac Vasc Anesth 18：552-558, 2004
4) Casati A, Fanelli G, Pietropaoli P, et al. Monitoring cerebral oxygen saturation in elderly patients undergoing general abdominal surgery：a prospective cohort study. Eur J Anaesthesiol 24：59-65, 2007
5) Slater JP, Guarino T, Stack J, et al. Cerebral oxygen desaturation predicts cognitive decline and longer hospital stay after cardiac surgery. Ann Thorac Surg 87：36-44, 2009
6) Murkin JM, Adams SJ, Novick RJ, et al. Monitoring brain oxygen saturation during coronary bypass surgery：a randomized, prospective study. Anesth Analg 104：51-58, 2007
7) Sakabe T, Matsumoto M. Chapter 5. Effects of Anesthetic Agents and Other Drugs on Cerebral Blood Flow, Metabolism, and Intracranial Pressure. In：(ed), Cottrell JE, Young WL. Cottrell and Young's Neuroanesthesia, 5th Edition. Mosby Elsevier, Philadelphia, pp78-94, 2010
8) Field LM, Dorrance DE, Krzeminska EK, et al. Effect of nitrous oxide on cerebral blood flow in normal humans. Br J Anaesth 70：154-159, 1993
9) Reinstrup P, Ryding E, Algotsson L, et al. Effects of nitrous oxide on human regional cerebral blood flow and isolated pial arteries. Anesthesiology 81：396-402, 1994
10) Gyulai FE, Firestone LL, Mintun MA, et al. *In vivo* imaging of human limbic responses to nitrous oxide inhalation. Anesth Analg 83：291-298, 1996
11) Reinstrup P, Ryding E, Ohlsson T, et al. Regional cerebral metabolic rate (positron emission tomography) during inhalation of nitrous oxide 50% in humans. Br J Anaesth 100：66-71, 2008
12) Laitio RM, Kaisti KK, Laangsjo JW, et al. Effects of xenon anesthesia on cerebral blood flow in humans：a positron emission tomography study. Anesthesiology 106：1128-1133, 2007
13) Schlunzen L, Cold GE, Rasmussen M, et al. Effects of dose-dependent levels of isoflurane on cerebral blood flow in healthy subjects studied using positron emission tomography. Acta Anaesthesiol Scand 50：306-312, 2006
14) Kaisti KK, Langsjo JW, Aalto S, et al. Effects of sevoflurane, propofol, and adjunct nitrous oxide on regional cerebral blood flow, oxygen consumption, and blood volume in humans. Anesthesiology 99：603-613, 2003
15) Olsen KS, Henriksen L, Owen-Falkenberg A, et al. Effect of 1 or 2 MAC isoflurane with or without ketanserin on cerebral blood flow autoregulation in man. Br J Anaesth 72：66-71, 1994
16) Bundgaard H, von Oettingen G, Larsen KM, et al. Effects of sevoflurane on intracranial pressure, cerebral blood flow and cerebral metabolism. A dose-response study in patients subjected to craniotomy for cerebral tumours. Acta Anaesthesiol Scand 42：621-627, 1998
17) Alkire MT, Haier RJ, Barker SJ, et al. Cerebral metabolism during propofol anesthesia in humans studied with positron emission tomography. Anesthesiology 82：393-403, 1995
18) Veselis RA, Reinsel RA, Beattie BJ, et al. Midazolam changes cerebral blood flow in discrete brain regions：an $H_2^{15}O$ positron emission tomography study. Anesthesiology 87：1106-1117, 1997
19) Firestone LL, Gyulai F, Mintun M, et al. Human brain activity response to fentanyl imaged by positron emission tomography. Anesth Analg 82：1247-1251, 1996
20) Wagner KJ, Willoch F, Kochs EF, et al. Dose-dependent regional cerebral blood flow changes during remifentanil infusion in humans：a positron emission tomography study. Anesthesiology 94：732-739, 2001
21) Langsjo JW, Kaisti KK, Aalto S, et al. Effects of subanesthetic doses of ketamine on regional cerebral blood flow, oxygen consumption, and blood volume in humans. Anesthesiology 99：614-623, 2003
22) Langsjo JW, Salmi E, Kaisti KK, et al. Effects of subanesthetic ketamine on regional cerebral glucose metabolism in humans. Anesthesiology 100：1065-1071, 2004
23) Yoshitani K, Kawaguchi M, Miura N, et al. Effects of hemoglobin concentration, skull thickness, and the area of the cerebrospinal fluid layer on near-infrared spectroscopy measurements. Anesthesiology 106：458-462, 2007
24) Yoshitani K, Kawaguchi M, Okuno T, et al. Measurements of optical pathlength using phase-resolved spectroscopy in patients undergoing cardiopulmonary bypass. Anesth Analg 104：341-346, 2007
25) Young AE, Germon TJ, Barnett NJ, et al. Behaviour of

near-infrared light in the adult human head: implications for clinical near-infrared spectroscopy. Br J Anaesth **84**: 38-42, 2000
26) Henson LC, Calalang C, Temp JA, et al. Accuracy of a cerebral oximeter in healthy volunteers under conditions of isocapnic hypoxia. Anesthesiology **88**: 58-65, 1998
27) Hung YC, Huang CJ, Kuok CH, et al. The effect of hemodynamic changes induced by propofol induction on cerebral oxygenation in young and elderly patients. J Clin Anesth **17**: 353-357, 2005
28) Nissen P, van Lieshout JJ, Nielsen HB, et al. Frontal lobe oxygenation is maintained during hypotension following propofol-fentanyl anesthesia. AANA J **77**: 271-276, 2009
29) Yoshitani K, Kawaguchi M, Iwata M, et al. Comparison of changes in jugular venous bulb oxygen saturation and cerebral oxygen saturation during variations of haemoglobin concentration under propofol and sevoflurane anaesthesia. Br J Anaesth **94**: 341-346, 2005
30) Yoshitani K, Kawaguchi M, Tatsumi K, et al. Intravenous administration of flurbiprofen does not affect cerebral blood flow velocity and cerebral oxygenation under isoflurane and propofol anesthesia. Anesth Analg **98**: 471-476, 2004
31) Lovell AT, Marshall AC, Elwell CE, et al. Changes in cerebral blood volume with changes in position in awake and anesthetized subjects. Anesth Analg **90**: 372-376, 2000
32) Murphy GS, Szokol JW, Marymont JH, et al. Cerebral oxygen desaturation events assessed by near-infrared spectroscopy during shoulder arthroscopy in the beach chair and lateral decubitus positions. Anesth Analg **111**: 496-505, 2010
33) Kishi K, Kawaguchi M, Yoshitani K, et al. Influence of patient variables and sensor location on regional cerebral oxygen saturation measured by INVOS 4100 near-infrared spectrophotometers. J Neurosurg Anesthesiol **15**: 302-306, 2003
34) Jobes DR, Kennell E, Bitner R, et al. Effects of morphine-nitrous oxide anesthesia on cerebral autoregulation. Anesthesiology **42**: 30-34, 1975
35) Girling KJ, Cavill G, Mahajan RP. The effects of nitrous oxide and oxygen on transient hyperemic response in human volunteers. Anesth Analg **89**: 175-180, 1999
36) Zweifel C, Castellani G, Czosnyka M, et al. Continuous assessment of cerebral autoregulation with near-infrared spectroscopy in adults after subarachnoid hemorrhage. Stroke **41**: 1963-1968, 2010
37) Samra SK, Dy EA, Welch K, et al. Evaluation of a cerebral oximeter as a monitor of cerebral ischemia during carotid endarterectomy. Anesthesiology **93**: 964-970, 2000
38) Cho H, Nemoto EM, Yonas H, et al. Cerebral monitoring by means of oximetry and somatosensory evoked potentials during carotid endarterectomy. J Neurosurg **89**: 533-538, 1998
39) Moritz S, Kasprzak P, Arlt M, et al. Accuracy of cerebral monitoring in detecting cerebral ischemia during carotid endarterectomy: a comparison of transcranial Doppler sonography, near-infrared spectroscopy, stump pressure, and somatosensory evoked potentials. Anesthesiology **107**: 563-569, 2007
40) McCleary AJ, Dearden NM, Dickson DH, et al. The differing effects of regional and general anaesthesia on cerebral metabolism during carotid endarterectomy. Eur J Vasc Endovasc Surg **12**: 173-181, 1996
41) Lewis SC, Warlow CP, Bodenham AR, et al. General anaesthesia versus local anaesthesia for carotid surgery (GALA): a multicentre, randomised controlled trial. Lancet **372**: 2132-2142, 2008
42) Damian MS, Schlosser R. Bilateral near infrared spectroscopy in space-occupying middle cerebral artery stroke. Neurocrit Care **6**: 165-173, 2007
43) Selnes OA, Goldsborough MA, Borowicz LM, et al. Neurobehavioural sequelae of cardiopulmonary bypass. Lancet **353**: 1601-1606, 1999
44) Svensson LG, Crawford ES, Hess KR, et al. Deep hypothermia with circulatory arrest. Determinants of stroke and early mortality in 656 patients. J Thorac Cardiovasc Surg **106**: 19-28, 1993
45) Ergin MA, Galla JD, Lansman L, et al. Hypothermic circulatory arrest in operations on the thoracic aorta. Determinants of operative mortality and neurologic outcome. J Thorac Cardiovasc Surg **107**: 788-797, 1994
46) Di Eusanio M, Schepens MA, Morshuis WJ, et al. Brain protection using antegrade selective cerebral perfusion: a multicenter study. Ann Thorac Surg **76**: 1181-1188, 2003
47) Lassnigg A, Hiesmayr M, Keznickl P, et al. Cerebral oxygenation during cardiopulmonary bypass measured by near-infrared spectroscopy: effects of hemodilution, temperature, and flow. J Cardiothorac Vasc Anesth **13**: 544-548, 1999

48) Kadoi Y, Kawahara F, Saito S, et al. Effects of hypothermic and normothermic cardiopulmonary bypass on brain oxygenation. Ann Thorac Surg 68：34-39, 1999

49) Ishida K, Ohtake K, Gohara T, et al. Dissociation between regional cerebral and jugular venous oxygen saturation in cardiovascular surgery with hypothermic cardiopulmonary bypass. Anesth Analg 96：S60, 2003

50) Gupta AK, Al-Rawi PG, Hutchinson PJ, et al. Effect of hypothermia on brain tissue oxygenation in patients with severe head injury. Br J Anaesth 88：188-192, 2002

51) Olsson C, Thelin S. Regional cerebral saturation monitoring with near-infrared spectroscopy during selective antegrade cerebral perfusion：diagnostic performance and relationship to postoperative stroke. J Thorac Cardiovasc Surg 131：371-379, 2006

52) Bar-Yosef S, Sanders EG, Grocott HP. Asymmetric cerebral near-infrared oximetric measurements during cardiac surgery. J Cardiothorac Vasc Anesth 17：773-774, 2003

53) Orihashi K, Sueda T, Okada K, et al. Malposition of selective cerebral perfusion catheter is not a rare event. Eur J Cardiothorac Surg 27：644-648, 2005

54) Santo KC, Barrios A, Dandekar U, et al. Near-infrared spectroscopy：an important monitoring tool during hybrid aortic arch replacement. Anesth Analg 107：793-796, 2008

55) Sakaguchi G, Komiya T, Tamura N, et al. Cerebral malperfusion in acute type A dissection：direct innominate artery cannulation. J Thorac Cardiovasc Surg 129：1190-1191, 2005

56) 福本剛之，石田和慶，守田季郎，他．脳虚血を合併した急性大動脈解離に対してBISおよびNIRSモニター下に人工血管置換術を行った4症例．Cardiovascular Anesthesia 14：164, 2010

57) Orihashi K, Sueda T, Okada K, et al. Near-infrared spectroscopy for monitoring cerebral ischemia during selective cerebral perfusion. Eur J Cardiothorac Surg 26：907-911, 2004

58) Ishida K, Fukuda S, Yamashita A, et al. The evaluation of early cognitive dysfunction and cognitive behavioral impairment in the patients undergoing valvular surgery under BIS and rSO$_2$ monitoring. J Neurosurg Anesthesiol 22：450, 2010

2 低酸素脳障害のチトクロームオキシダーゼ（cyt. ox.）計測

鹿児島大学病院 救急・集中治療部　垣花泰之，岡山奈穂子，生駒香名子，安田智嗣，今林　徹，中原真由美，大宮司明子，菊池　忠

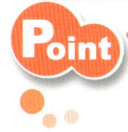

Point

- 生体内の cyt. ox. シグナルを検出するには適切な解析アルゴリズムが必要である．
- Cyt. ox. は脳内の危機的状況を検出する際に有用な指標となる．
- 脳浮腫を併発した重篤な脳障害の検出には cyt. ox. 測定が有用である．
- Cyt. ox. は脳蘇生療法を行う際の効果判定の一指標として利用できる．
- 低酸素脳障害の病態を正確に把握するには脳内 Hb と cyt. ox. を同時にモニタリングする必要がある．

　Roach ら[1]は，体外循環を用いた冠動脈-大動脈バイパス術症例に対する前向き検討から，重症（昏睡，麻痺，一過性脳虚血発作）および軽症（痙攣，譫妄，高次脳機能障害）を含めた脳障害の発生頻度は 24 施設の 2,108 例中 129 例（6.1％）であり，脳障害を併発した症例では，病院滞在日数や院内死亡率が有意に高くなることを報告している．このような体外循環に関連した脳障害の発生機序としては，① 大塞栓症，② 微小塞栓症，③ 脳血流量の減少，④ 脳酸素需給バランスの異常，などが考えられているが，これらの病態は，脳全体あるいは脳局所の血流低下，脳酸素需給のアンバランスによる脳低酸素症が原因である．一方，心停止後の蘇生後脳症は軽度脳低温療法の導入により若干の改善傾向はあるものの[2]，依然として重篤な脳障害を回避するまでには至っていない．つまり，心臓血管外科術中の中枢神経障害の防止や，重篤な蘇生後脳症の回避には，まず脳組織内の酸素化状態の変化を連続的にモニタリングし，脳組織への酸素供給低下を改善するような対策を行うことが重要である．それを可能にするのが，簡便かつ無侵襲的な脳モニタリング法として登場してきた近赤外分光法（Near-infrared Spectroscopy：NIRS）である．NIRS による脳内ヘモグロビン（Hb）測定の有用性に関しては，すでに多くの報告があるが，ミトコンドリア内チトクロームオキシダーゼ（cyt. ox.）測定に関しては未だ一定の見解が得られていない[3]．そこでここでは，NIRS による脳内 Hb の酸素化状態と脳内 cyt. ox. の酸化-還元状態の変化を示しながら，重篤な脳障害発症時の脳内 cyt. ox. 測定の有用性に関して解説する．

1 脳内 cyt. ox. 測定の意義とアルゴリズム

　cyt. ox. はミトコンドリア内膜の電子伝達系の末端に位置し，生体エネルギーである ATP（アデノシン三リン酸）を産生する過程で直接酸素に電子を伝達する役割を担っている．組織内の cyt. ox. の還元が始まる酸素濃度が critical PO_2 であり，in vitro では 1.0×10^{-6} M と報告されている[4]．つまり，生体内の cyt. ox. は通常ほぼ完全酸化状態に保たれているため，cyt. ox. の還元開始は，細胞の危機的な状況を表すアラームとしての意味を持つ．したがって cyt. ox. の酸化-還元状態は，臨床の現場においてもっとも有用なパラメータとなり得るが，生体で cyt. ox. の酸化-還元状態を求めるには，いくつかの問題がある．生体内に多量に存在する Hb の吸収に比べて cyt. ox. の吸収シグナ

ルがきわめて微弱であることや，他の物質による吸収や散乱の影響を除くため，複数の波長を用いて種々の演算を行わなければならないことなどである．したがって，cyt. ox. のシグナルを正確に検出できるのかどうかは，それぞれの装置の演算方式（解析アルゴリズム）に依存しているといえる[5]．特にHb濃度が大きく変化する体外循環下（体外循環導入時に血液希釈が起こる）では，cyt. ox. の正確な測定が困難であると考えられている[3]．我々は，体外循環を用いた動物実験より，我々が開発したcyt. ox. 測定用アルゴリズム（4波長解析法）[6]を用いて測定すると，血中ヘマトクリットが5％（Hbで約2 g/dL）まで低下しても，cyt. ox. のシグナルを正確に測定できることを証明した[7]．これから提示するデータはすべてこの4波長（700 nm, 730 nm, 750 nm, 805 nm）解析法を用いて測定したものである．

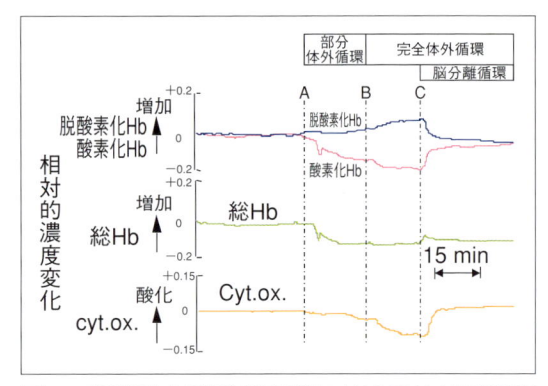

図1 解離性大動脈瘤患者における体外循環開始時の脳内酸素化状態の変化

完全体外循環を開始するとcyt. ox. の有意な還元を認め，脳分離循環を開始すると回復した．線A：部分体外循環開始，線B：完全体外循環開始，線C：脳分離循環開始．
（Kakihana Y, et al. J Biomed Opt 13：033001, 2008[5]より引用改変）

② 臨床における脳内cyt. ox. 測定の実際

図1は，解離性大動脈瘤に対して弓部大動脈置換術が行われた症例の術中の脳内酸素化状態の変化である[8]．NIRSの送・受光プローブ間を距離4 cm離し手術開始前に右前額部に装着した．組織内の光路長は不明なため，測定開始時を基準とし，測定中の脳内Hbや脳内cyt. ox. の濃度の変化は相対的な変化で表示した．体外循環の脱血は右心房より，送血は足の大腿動脈より逆行性に行われた．体外循環を開始（図中の線A）すると，血液希釈に伴い総Hb，酸素化Hbの低下が認められたが，酸化型cyt. ox. に変化を認めなかった．自己心拍を保った状態で体外循環を継続（部分体外循環）し，直腸温が18℃（咽頭温35℃）に低下した時点で体外循環下に大動脈をクランプし心停止を行った（完全体外循環）（図中の線B）．その直後，酸化型cyt. ox. の有意な低下が検出された．脳細胞が危機的な状態に陥ったと判断し，ただちに頸動脈に送血チューブを挿入し脳分離循環を開始（図中の線C）したところ，咽頭温は14℃へ低下，cyt. ox. は速やかに前値へ回復，瞳孔の散大も消失した．その後の術中所見より，右の腕頭動脈の基部にフラップがあり，足からの逆行性送血だけでは右の脳血流が完全に遮断されてしまうことが判明した．通常，脳内Hbの酸素化状態だけでは脳細胞の危機的な状況を判断することは困難であるが，cyt. ox. の酸化-還元状態をモニタリングしていたために危機的状況を早期に判断し，迅速に対応できた症例である．

次に，術中の脳内Hbの酸素化状態とcyt. ox. の還元状態から，重篤な脳障害発生を予測できるのかを，胸部大動脈瘤の手術を行った66症例において検討した[9]．まず，脳内Hbの酸素化状態を酸素化Hbと脱酸素化Hbの差で求め，脳内酸素化状態を3つのパターン（改善，変化なし，悪化）に分類した．同様に，cyt. ox. の酸化-還元状態に関しても，体外循環開始前を基準とし，体外循環中，手術終了時点の値から3パターン（還元なし，一過性還元後回復，持続還元（回復なし））に分類し，それぞれのパターンと術後脳障害発生の有無とを比較検討した．その結果，術中の脳内Hbの酸素化状態パターンと術後脳障害の間には有意な相関関係は認めなかったが，cyt. ox. の持続還元を示す症例は，全例で術後に昏睡等の重篤な脳障害を呈し，脳内cyt. ox. の還元パターンと術後脳障害との間には有意な相関関係が認められた．このことから，術中のcyt. ox. の還元状態から術後の重篤な脳障害が予測できることが示された[9]．内頸静脈血酸素飽和度（$SjvO_2$）値は，脳組織の酸素需給バランスを示すため，脳障害発生を検出する

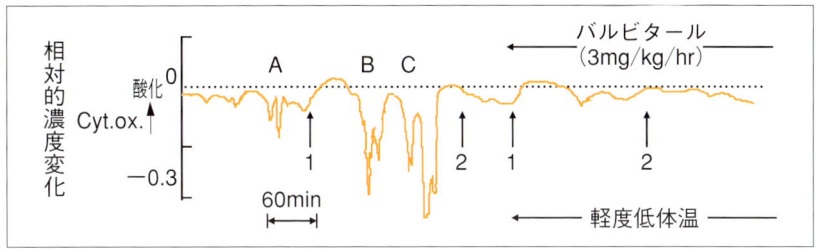

図2 大動脈解離患者の術中の脳内酸素化状態の変化（体外循環は使用せず）
術中に心停止を起こし cyt. ox. の有意な還元が認められたが，積極的な脳保護療法により回復した．A：大量出血，B：心室頻拍・細動，C：心停止，1：マンニトール（60 g）投与，2：グリセオール（200 mL）投与．
（Kakihana Y, et al. J Biomed Opt 13：033001, 2008[5]）より引用改変）

ための有用なモニタリング法として用いられているが，重篤な脳障害が発生すると $SjvO_2$ 値は低下するどころか，逆に脳組織の酸素化状態が改善したように上昇し，異常高値を示すことが知られている．これは，虚血に陥った脳細胞の酸素消費量が減少するためだと考えられていたが，実は，脳浮腫により頭蓋内圧が急激に上昇し，内頸動脈からの血流が脳内へ流入できず，代わりに抵抗の低い外頸動脈支配領域（頭皮，筋肉）へシフトするためであることがわかってきた[10]．実際，脳浮腫が強い症例の頭部造影CTでは，脳内血流がほとんど検出されない．つまり，総頸動脈から外頸動脈支配領域へシフトした血液が内頸静脈に流れ込んでくるため $SjvO_2$ が異常高値を示すと考えられている．このような状況下では，NIRSで測定したHbのシグナルは，血流が極端に低下した脳組織よりも血流が増加した外頸動脈支配領域からの影響を強くうけるため，$SjvO_2$ と同様に高値を示し，脳内の酸素化状態悪化を正確に検出することができなくなる．つまり，強い脳浮腫が生じた場合の脳障害を検出するには，血管内の情報（脳内Hbや $SjvO_2$）だけでは不十分であり，脳細胞内の情報を直接示す cyt. ox. の酸化-還元状態の測定が有用である．

大動脈解離を起こし緊急手術が行われた症例を図2に示す[5]．この症例は術前の検討から，体外循環を用いない術式が選択されていた．術中に大量出血（図中A），致死的な不整脈（図中B），心停止（図中C）となり cyt. ox. の有意な還元を認めた．開胸下に心臓マッサージを行い，30分後に心拍再開し，cyt. ox. の再酸化が認められた．しかし，一時間後に再び cyt. ox. の還元が認められた．そこで，バルビタール持続投与，軽度脳低温療法を行いながら，cyt. ox. の酸化-還元状態を指標にマンニトール（図中1），グリセオール（図中2）等の脳保護療法を積極的に続けたところ，cyt. ox. の完全酸化に成功し，症例は脳障害を起こすことなく意識を回復した．以上のことから，重篤な脳障害（脳全体の虚血・低酸素や脳浮腫）の場合には，前額部から測定した cyt. ox. の酸化-還元変化を指標に脳保護療法を積極的に行えば脳蘇生に成功する症例があることもわかってきた．これは，NIRSが単に脳障害発生を検出するだけのモニタリング法ではなく，脳蘇生療法を進めていくうえで治療効果判定の一指標として利用できることを示したものである．

まとめ

cyt. ox. の測定に関しては，装置の演算方法（解析アルゴリズム）が重要であり，脳浮腫を生ずる重篤な脳障害発生を検出するには，脳内Hbの酸素化状態より cyt. ox. の酸化-還元状態が有用であることが示された．また，cyt. ox. の酸化-還元状態は，積極的な脳治療法を行うための指標として応用できることも示された．NIRSによる脳内Hbの酸素化状態と cyt. ox. の酸化-還元状態の変化は異なった脳内の情報であり，脳内Hbの酸素化状態は，状態が少しでも悪化すると早期に変化する鋭敏な指標であるが，cyt. ox. は危機的状況にならない限り最後まで変化しない指標である[5]．それぞれの特徴を十分に理解することで，脳内の酸素

化状態の変化を正確かつリアルタイムに把握できるため，適切な患者管理ができるものと思われる．

文　献

1) Roach GW, Kanchuger M, Mangano CM, et al. Adverse cerebral outcomes after coronary bypass surgery. Multicenter Study of Perioperative Ischemia Research Group and the Ischemia Research and Education Foundation Investigators. N Engl J Med **335**：1857-1863, 1996
2) Bernard SA, Gray TW, Buist MD, et al. Treatment of comatose survivors of out-of-hospital cardiac arrest with induced hypothermia. N Engl J Med **346**：557-563, 2002
3) Sakamoto T, Jonas RA, Stock UA, et al. Utility and limitations of Near-infrared spectroscopy during cardiopulmonary bypass in a piglet model. Pediatr Res **49**：770-776, 2001
4) Clark JB, Nicklas WJ, Degn H. The apparent Km for oxygen of rat brain mitochondrial respiration. J Neurochem **26**：409-411, 1976
5) Kakihana Y, Matsunaga A, Yasuda T, et al. Brain oxymetry in the operating room：current status and future directions with particular regard to cytochrome oxidase. J Biomed Opt **13**：033001, 2008
6) Hoshi Y, Hazeki O, Kakihana Y, et al. Redox behavior of cytochrome oxidase in the rat brain measured by near-infrared spectroscopy. J Appl Physiol **83**：1842-1848, 1997
7) Kakihana Y, Kuniyoshi T, Isowaki S, et al. Re-evaluation of the reliability of cytochrome oxidase-signal study of cardiopulmonary bypass. Adv Exp Med Biol **540**：71-75, 2003
8) Kakihana Y, Matsunaga H, Yamada H, et al. Continuous noninvasive measurement of cytochrome oxidase in cerebral cortex by near-infrared spectrophotometry during aortic arch surgery. J Anesth **10**：221-224, 1996
9) Kakihana Y, Matsunaga A, Tobo K, et al. Redox behavior of cytochrome oxidase and neurological prognosis in 66 patients who underwent thoracic aortic surgery. Eur J Cardiothorac Surg **21**：434-439, 2002
10) Minami T, Ogawa M, Sugimoto T, et al. Hyperoxia of internal jugular venous blood in brain death. J Neurosurg **39**：442-447, 1973

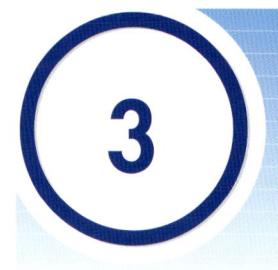

3 TRSによる周術期脳モニタリング法

鹿児島大学病院 救急・集中治療部　垣花泰之，岡山奈穂子，生駒香名子，安田智嗣，今林　徹，中原真由美，大宮司明子，菊池　忠

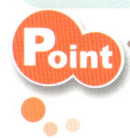

Point

- NIRSの測定法の一つに時間分解分光法（TRS）がある．
- TRSとは短パルス光を照射しその時間応答特性を利用した測定法である．
- TRSを用いると光路長の計測や吸収物質濃度の定量化が可能である．
- TRSと内頸静脈血酸素飽和度（$SjvO_2$）の同時測定で高次脳機能障害を早期に検出できる可能性がある．
- TRSで測定した散乱係数にはミトコンドリアの形態情報が含まれている可能性がある．

　術後の重篤な合併症の一つに，術後脳神経障害があるが，そのなかでも体外循環下の心臓・大血管手術後の脳障害発生頻度は有意に高く，さらに認知障害（注意力，集中力，記憶，空間認識，構成概念などの障害）などの高次脳機能障害を含めるとその発生頻度は約50％ともいわれている[1]．比較的軽度の術後脳障害と考えられている高次脳機能障害でさえも，発症するとその後の生活の質，仕事の継続，予後に大きく影響することが報告されている[2]．つまり，手術患者の高齢化が進む現在において，術後脳神経障害の原因究明，予防および治療法を確立することは最重要課題である．現在，いくつかの脳機能モニタリング法が用いられているが，そのなかでも，脳の酸素需給バランスを簡便かつ無侵襲的・連続的に測定できる近赤外分光法（NIRS）は有用性が高い．近年，散乱吸収体である生体に短パルス光を照射し，その時間応答特性から光路長の計測や，吸収物質濃度の定量化ができる時間分解分光法（time-resolved spectroscopy：TRS）が開発され[3]，臨床でも用いられるようになってきた．ここでは，NIRSに関して簡単に概説した後，術中におけるTRSを用いた脳モニタリング法の有用性に関して臨床のデータをもとに解説する．

① NIRSの特徴と原理

　NIRSは，生体透過性の高い700〜1,300 nmの近赤外領域の光を用い，体のなかに存在する酸素濃度指示物質の吸収変化を生体外から連続的に測定する手法である．それにより，我々は生体内で起こっている組織の酸素化状態の変化を無侵襲的かつリアルタイムに知ることができる（基礎編参照）．現在，NIRSによる測定法には，相対的変化を連続的に測定するCW光計測と，それ以外に，絶対定量化を目指した，①ピコ秒領域の短パルス光を用いた時間分解分光法（TRS）[3]（基礎編A-4参照），②空間分解法（spatially resolved spectroscopy：SRS）[4]（基礎編A-3参照），③光子密度波をつかう位相変調法（phase-modulation spectroscopy：PMS）[5]などがある．NIR-TRSの原理で重要なのは，散乱のない均一な透明試料でのみ成立するBeer-Lambert則（吸光度は，その光が透過してきた物質の濃度と光路長に比例する）を生体のような不均一系でも近似的に用いることができるということと，Tamuraらが提唱している，生体内の吸収と散乱は独立であることを前提とした境界条件に依存しない解析法である[3,6]．今回提示するTRSでは，ピコ秒領域の短パルス光を用いて平均

光路長，吸収係数 μ_a，散乱係数 μ'_s，酸素化ヘモグロビン（Hb），脱酸素化 Hb 濃度の絶対値を求めることが可能である．Yoshitani ら[7]は，いくつかの NIRS の測定法を実際の臨床の現場で用い，そのなかで TRS は信頼性が高く，近い将来，臨床で広く応用されていく可能性を示している．

2　NIRS と周術期脳モニタリング

1．内頸静脈血酸素飽和度（SjvO₂）と脳内 Hb 酸素化状態

Hb は酸素の有無で近赤外領域にヘム蛋白に由来する特徴的な吸収スペクトルを示す．拍動している Hb の吸光度変化から動脈血の酸素飽和度を検出したものがパルスオキシメトリーである．一方，NIRS では組織（動脈，静脈，毛細血管）に含まれるすべての Hb の吸光度変化をまるごと検出している．検出された組織内血液の 70％以上は静脈系に分布しているため，NIRS の測定結果は静脈血酸素濃度に大きく左右される．我々にとって脳静脈血の情報は魅力的であるが，それは次の関係式が示すとおり，脳静脈血は脳への酸素供給量（$CDO_2=1.39×Hb×SaO_2×CBF$）と脳酸素消費量（$CMRO_2$）の比（$CMRO_2/CDO_2$）によって規定されており，脳組織の酸素需給バランスの指標となるからである．

$$SjvO_2 = SaO_2 - CMRO_2/(1.39 × Hb × CBF)$$
$$= 1 - (CMRO_2/CDO_2)$$

（ただし血液中の溶存酸素は無視する）

$SjvO_2$：内頸静脈血酸素飽和度，SaO_2：動脈血酸素飽和度，$CMRO_2$：脳酸素消費量，CBF：脳血流量，CDO_2：脳酸素供給量．

$SjvO_2$ と比べると，NIRS による脳内 Hb の酸素化状態は脳局所の変化を計測したものである．そのため，脳内 Hb の酸素化状態と $SjvO_2$ とは，必ずしも相関するとは限らない．それは，脳局所（脳内 Hb）と脳全体（$SjvO_2$）とで脳循環と脳代謝の関係が必ずしも同じだとは限らないからである．ただし，全身酸素供給量が低下するような状況（心拍出量低下，心停止，低酸素症など）では，脳全体と脳局所の酸素化状態はほぼ同じように変化するため，$SjvO_2$ と NIRS を用いて測定した脳内 Hb 酸素化状態の間には有意な相関関係が成り立つことになる[8]．

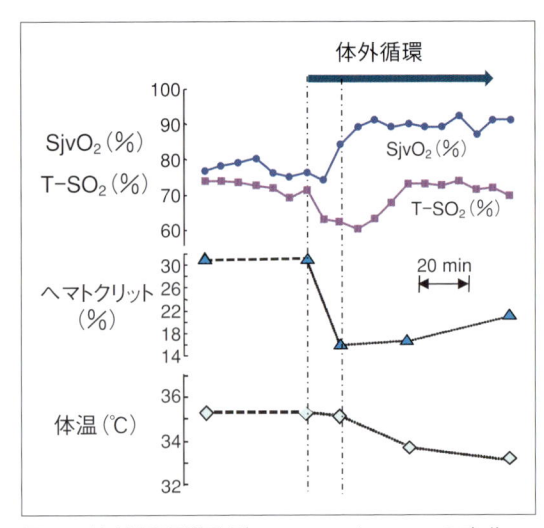

図1　体外循環導入時の T-SO₂ と SjvO₂ の変化
血液希釈によるヘマトクリットの低下に対して，T-SO₂ 値は低下し，SjvO₂ 値は逆に上昇した．

2．TRS による脳内 Hb 酸素化状態と SjvO₂ の同時測定の実際

体外循環下に心臓手術を行った症例に対して，麻酔導入後，右前額部に 3 波長時間分解計測システム（TRS-10，浜松ホトニクス）測定用プローブをファイバー間距離 4 cm として装着し，TRS で計測した脳内酸素飽和度（T-SO₂）を連続モニタリングすると同時に，右内頸静脈よりオプチカテーテルを頭側へ挿入し SjvO₂ も同時にモニタリングした．循環動態の比較的安定した体外循環開始前と体外循環終了後の T-SO₂ と SjvO₂ は有意な相関関係を示したが，体外循環中の T-SO₂ と SjvO₂ の間には有意な相関関係はみられなかった．体外循環中（特に体外循環導入時や離脱時）は，循環変動だけではなく，血液希釈や体温の急激な変化などにより脳組織の酸素需給バランスは大きく変化する．図1は，体外循環導入時に，血液希釈により血中ヘマトクリットが 32％～16％まで急激に低下したときの T-SO₂ と SjvO₂ の変化である．TRS で計測した T-SO₂ 値は低下し，脳酸素化の悪化を示したが，SjvO₂ 値は逆に上昇し，脳の過剰酸素化状態を示した．Ali ら[9]も，体外循環中の NIRS で測定した脳内酸素化状態と SjvO₂ を比較して同様な現象を認めている．さらに，体外循環中に SjvO₂ 値が高い症例は，術後に高次脳機能障害を引き起こすとの報告もある[10]．そこで，体外

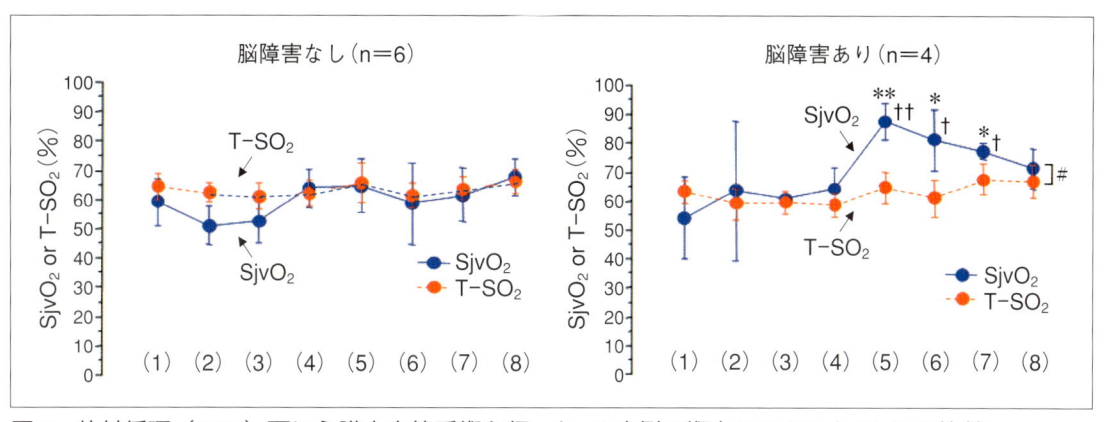

図2 体外循環（CPB）下に心臓大血管手術を行った10症例の術中のT-SO₂とSjvO₂の比較
術後高次脳機能障害を起こした4症例では復温時，遮断解除直後，復温終了時のSjvO₂値がT-SO₂値と比較して有意に高かった．(1) CPB導入前，(2) 導入直後，(3) 大動脈遮断前，(4) 遮断直後，(5) 復温時，(6) 遮断解除直後，(7) 復温終了時，(8) CPB終了時．†：p＜0.05と††：p＜0.01は「(1) CPB導入前」に対する比較，＊：p＜0.05と＊＊：p＜0.01は同じポイントでのT-SO₂に対する比較．＃：p＜0.01はSjvO₂とT-SO₂の群間比較．

循環（CPB）下に心臓大血管手術が予定された10症例を対象に，術中のT-SO₂とSjvO₂の変化を，①CPB導入前，②導入直後，③大動脈遮断前，④遮断直後，⑤復温時，⑥遮断解除直後，⑦復温終了時，⑧CPB終了時，の各ポイントで比較した．その際，SjvO₂値は内頸静脈カテーテルより直接採血しガス分析装置で測定した．Mini mental state examinationを用い手術前と術後7日目で高次脳機能障害発症を評価したところ，10例中4例に術後高次脳機能障害が認められた．術後脳障害を起こさなかった6症例の術中のT-SO₂とSjvO₂の間に有意差は認めなかったが，術後脳障害を起こした4症例ではT-SO₂値と比較して復温時，遮断解除直後，復温終了時のSjvO₂値が有意に高いことが示された（図2）．しかし，このような不思議な現象（脳酸素供給量の急激な減少（CPB導入時）や脳酸素消費量の急激な増加（復温時）に対して，なぜSjvO₂値が上昇を示すのか）に対する病態解明はこれからであり，今後の研究結果に期待したい．また，今回の結果より，体外循環中にSjvO₂とT-SO₂を同時に測定することで，高次脳機能障害発生を早期に予測できる可能性が示唆された．

TRSを用いると吸収係数μ_aだけでなく散乱係数μ_s'もリアルタイムに計測することができる．この吸収係数，散乱係数は組織構築の情報としても期待されている[11]．一方，生体内において散乱の変化にもっとも寄与しているのはミトコンドリアの形態変化である．一方，重篤な脳障害が発生すると約3時間でミトコンドリアは最大に膨化する[12]．つまり，TRSを用いて散乱係数μ_s'を連続的に計測することで，脳細胞内のミトコンドリアの形態変化をリアルタイムに検出できる可能性があり[13]，このことは生体組織のviabilityを知り得ることに繋がるのかもしれない．ミトコンドリアの形態変化は，脳障害発生だけでなく，治療効果判定の指標としても用いることができる可能性があり，今後の研究の成果が大いに期待される．

③ NIRSの問題点

ロンドン大学のグループは，簡単な頭部構造モデルを用いたシミュレーションから，頭部に照射された光は頭蓋骨と脳表の間（髄液中）を通り抜けてしまい脳組織には到達していないと報告した[14]．しかし，外頸動脈（頭皮や筋肉へ血液供給）と内頸動脈（脳組織へ血液供給）を別々に遮断すると，NIRSで検出した全信号の60％以上が内頸動脈遮断時にみられることから[15]，NIRSで検出している60％以上は脳組織由来であると考えられてきた．脳血管を選択的に拡張させる薬物（アセタゾラミド：炭酸脱水酵素阻害薬）を用いた研究から，NIRSの送・受光プローブ間距離と脳組織から検出された信号の寄与には一定の関係があることがわかってきた[16]．さらに，TRSとPET (positron emission tomography) の同時測定において送・受光プローブ間を4cmとすると，頭皮よりも脳組織（灰白質，白質）の変化を検出できることが示されている[17]．しかし，NIRSを前額部に取り付けた場合，測定部位から離れた領域（後頭葉はもちろんのこと，側頭葉や大脳基底核領域など）の検出は不可能である（光が到達しない）．そのため，NIRS測定の限界（測定部位から離れた領域のモニタリングはできないこと）は知っておく必要がある．

まとめ

簡便かつ無侵襲的なNIRSは，パルスオキシメーターと同じぐらい，あるいはそれ以上に全身酸素供給状態の悪化を検出する鋭敏なモニタリングとして有用である．さらに，SjvO$_2$との同時測定により，体外循環に伴う高次脳機能障害の発生を検出できる可能性もある．つまり，吸収物質の定量化ができ測定値の信頼性が高いTRSは，今後，周術期管理において脳障害の発生を早期に検出し，積極的な脳管理法を行う際に必要不可欠なデバイスになるものと思われる．

文献

1) Newman MF, Kirchner JL, Phillips-Bute B, et al. Longitudinal assessment of neurocognitive function after coronary-artery bypass surgery. N Engl J Med 344：395-402, 2001
2) Funder KS, Steinmetz J, Rasmussen LS. Cognitive dysfunction after cardiovascular surgery. Minerva Anestesiol 75：329-332, 2009
3) Oda M, Yamashita Y, Nishimura G, et al. A simple and novel algorithm for time-resolved multiwavelength oximetry. Phys Med Biol 41：551-562, 1996
4) Search EM, Chance B, Ligh J, et al. Quantitation of time-and frequency-resolved optical spectra for the determination of tissue oxygenation. Analytical Biochemistry 195：330-351, 1991
5) Honma S, Kagaya A. Detection of oxygen consumption in different forearm muscles during handgrip exercise by spatially resolved NIR spectroscopy. Adv Exp Med Biol 428：327-332, 1997
6) Nomura Y, Tamura M. Quantitative analysis of the hemoglobin oxygenation state of rat brain *in vivo* by picosecond time-resolved spectrophotometry. J Biochem 109：455-461, 1991
7) Yoshitani K, Ohnishi Y. The clinical validity of the absolute value of near infrared spectroscopy. J Anesth 22：502-504, 2008
8) McCormick PW, Stewart M, Ray P, et al. Measurement of regional cerebrovascular hemoglobin oxygen saturation in cats using optical spectroscopy. Neurol Res 13：65-70, 1991
9) Ali MS, Harmer M, Vaughan RS, et al. Spatially resolved spectroscopy (NIRO-300) does not agree with jugular bulb oxygen saturation in patients undergoing warm bypass surgery. Can J Anaesth 48：497-501, 2001
10) Yoshitani K, Kawaguchi M, Sugiyama N, et al. The association of high jugular bulb venous oxygen saturation with cognitive decline after hypothermic cardiopulmonary bypass. Anesth Analg 92：1370-1376, 2001
11) Suzuki K, Yamashita Y, Ohta K, et al. Quantitative measurement of optical parameters in the breast using time-resolved spectroscopy. Phantom and preliminary *in vivo* results. Invest Radiol 29：410-414, 1994
12) Lifshitz J, Janmey PA, McIntosh TK. Photon correlation spectroscopy of brain mitochondrial populations. application to traumatic brain injury. Exp Neurol 197：318-329, 2006
13) 田村 守．新・光を使った生体計測―医用光学への招待―．O plus E 20：94-99, 1998
14) Okada E, Firbank M, Schweiger M, et al. Theoretical and experimental investigation of near-infrared light propagation in a model of the adult head. Appl Opt 36：21-31, 1997
15) Kuroda S, Houkin K, Abe H, et al. Mear-infrared monitoring of cerebral oxygenation state during carotid endarterectomy. Surg Neurol 45：450-458, 1996
16) Kohri S, Hoshi Y, Tamura M, et al. Quantitative evaluation of the relative contribution ratio of cerebral tissue to near-infrared signals in the adult human head：a preliminary study. Physiol Meas 23：301-312, 2002
17) Ohmae E, Ouchi Y, Oda M, et al. Cerebral hemodynamics evaluation by near-infrared time-resolved spectroscopy：correlation with simultaneous positron emission tomography measurements. Neuroimage 29：697-705, 2006

1 活動筋の酸素・エネルギー代謝の測定

立命館大学 スポーツ健康科学部　浜岡隆文

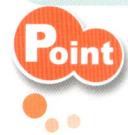

Point

- 骨格筋有酸素代謝の概略を理解する.
- 近赤外分光法による骨格筋酸素動態の測定原理とその限界を理解する.
- 筋酸素動態の個人間および部位間の比較のためには,何らかのキャリブレーションが必要である.
- 健康科学領域への応用としては,健常人の筋血管系の健康度の測定,運動トレーニングによる筋血管系の適応等について検討されている.
- 臨床科学領域への応用としては,心疾患,肺疾患,筋疾患,末梢血管疾患などが対象となる.

　筋の有酸素代謝を測定する方法としてこれまで種々の方法が考案されており,大きくわけると侵襲的および非侵襲的方法が用いられてきた.侵襲的方法としてはカテーテルによる動静脈血酸素濃度較差の測定,マイクロ電極による組織内の酸素分圧のモニター,マイクロダイアリーシス法等がある.非侵襲的方法としてはプレチスモグラフィーや超音波ドプラー法による血流量測定,磁気共鳴分光法（MRS）によるリン酸化合物濃度測定,近赤外分光法（NIRS）による酸素動態の測定等がある.また全身運動時については,心拍出量測定や呼気ガス分析法により,呼吸循環機能が評価できる.骨格筋代謝の非侵襲的測定について,代表的な方法を表に示した.

　とりわけ NIRS は,他の類似情報の測定機器である MRS,ポジトロン放射型横断断層撮影法（PET）,超音波ドプラー法に比べて,小型,軽量,容易な操作性の点で優れている.この測定上の利点を生かして,これまでにも健康科学,スポーツ医学,臨床科学分野における NIRS による筋酸素動態の測定が数多く行われてきた[1].さらには,NIRS が近年,骨格筋代謝研究に多用されるようになっている理由として,骨格筋のエネルギー代

表　骨格筋代謝の非侵襲的筋代謝・循環測定法
(Non-invasive Methods for Muscle Metabolism and Circulation)

- 磁気共鳴分光法（Magnetic Resonance Spectroscopy）
- 近赤外分光法（Near Infrared Spectroscopy）
- 超音波ドプラー法（Doppler Ultrasound）
- 呼気ガス分析法（Pulmonary Gas Analysis）

謝が酸化的リン酸化反応に大きく依存することが挙げられる.もちろん運動強度がさらに高くなると,解糖系やクレアチンリン酸系といった無酸素系の活性が高まってくるものの,通常の運動では,酸化的リン酸化反応（有酸素系）が優位である.

　骨格筋における酸化的リン酸化の経路は以下の式により示される[2].

$3ADP + 3Pi + NADH + H^+ + 1/2 O_2$
$= 3ATP + NAD^+ + H_2O$ 　　　　（式1）

　Pi は無機リン酸,NADH は還元型ニコチンアデニンジヌクレオチド,NAD^+ はニコチンアデニンジヌクレオチドを示す.

　一般に,運動時には,骨格筋は酸素消費を50倍以上,酸素供給を10倍以上に増加させることが

できる．したがって，骨格筋への血流と筋内酸素代謝は運動パフォーマンスに直接影響を与えるとともに，高齢者の生活の質にも関連する．また，循環系疾患をはじめとする病態においては，有酸素代謝と酸素供給が制限を受け，その結果として運動機能の低下が起こる．

1 測定に際しての留意点

Jöbsis[3]により近赤外光が生物組織の測定に応用されて以来，1980年代から多くの研究者によって生体応用へ向けての機器開発が進められた．ヒトを対象とした研究で現在もっとも広く用いられているのは連続光を用いたNIRcwsである[4]．近赤外領域とは700～3,000 nmの波長であり，このうち酸素測定に用いられるのは700～900 nmの波長である．測定対象は毛細血管および細動・静脈内のヘモグロビン（Hb），細胞内のミオグロビン（Mb）とされており，現在のところこれらの情報を光計測のみによって区別することは困難である．NIRcwsによる情報は，筋への酸素の供給と消費のバランスを反映した筋酸素化レベルとして測定されることが多い．

NIRcwsにより測定される酸素化Hbの変化はBeer-Lambert則の変法をもとに計算される．

$$I = I_0 \cdot \exp(-\varepsilon \cdot C \cdot L)$$
$$\mathrm{Log}(I_0/I) = \varepsilon \cdot C \cdot L$$
$$C = OD/(\varepsilon \cdot L) \quad (式2)$$

I：透過光，I_0：入射光，ε：吸光係数，C：物質濃度，L：光路長，OD：吸光度をそれぞれ示す．

しかし，生体内での光路長の測定が困難であることから，定量的測定ができない．NIRcwsにおける定量的測定の最大の障害は，皮下脂肪厚の個体差および測定部位差である．したがって，ヒトの骨格筋内の血液・酸素動態の測定において，皮下脂肪厚の違いによるNIRcwsシグナル減衰の違いを補正しなければならない[5,6]．その方法として，生理学的キャリブレーション法[4]と皮下脂肪厚を考慮したNIRcwsシグナル感度の補正[5]が用いられている．前者は，安静時の酸素化Hbレベルもしくは運動後の最大値を100％，動脈血流遮断時の最低値を0％として，異なる個人間あるいは実験間での比較を試みるものである（図1）[4]．

後者は，測定した酸素化Hb，脱酸素化Hb，お

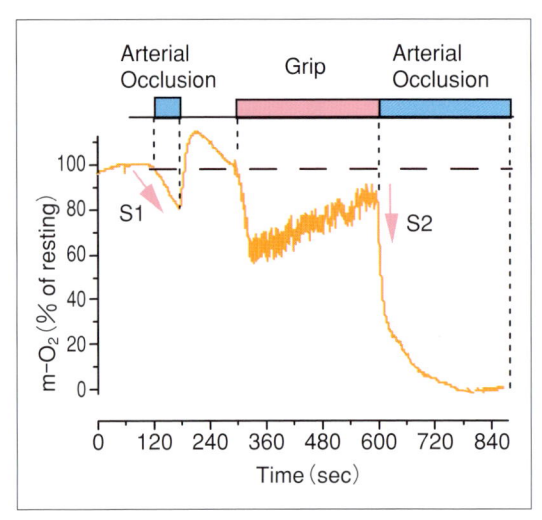

図1 NIRSによる筋酸素消費量の測定

まず，安静時に動脈血流遮断（Arterial Occlusion）を行うことにより，安静時の酸素消費量（S1）を求める．次に，運動（Grip）終了直前に再度動脈血流遮断を行い，その際の酸素化レベルの低下量（S2）を求め，安静時の量と比較する．
(Hamaoka T, et al. J Appl Physiol 81(3)：1410-1417, 1996[4]より引用改変)

よび総Hb濃度を，皮下脂肪厚（h）を考慮した測定感度（S）で除することで求めることができる[5]．

$$S = \exp\{-(h/A_1)^2\} - A_2 G(a, b) \quad (式3)$$

ただし，G(a, b)はガンマ分布，A_1，A_2，a，bは送受光間距離によって決まる定数である．

たとえば，送受光間距離が30～40 mmの場合，皮下脂肪厚が5 mmの測定部位は，皮下脂肪厚0 mmに比較して受光する信号強度が2割程度低下し，送受光間距離が15～20 mmの場合には，信号強度が3～6割程度低下する．定性的には，皮下脂肪層の厚い測定部位では，薄い測定部位に比較して信号強度が低下することが示されている（図2）[6]．また，測定機器や指標の演算方法による違いも指摘されている[7]ので，NIRcwsを用いた測定の際，またはデータ解析の際には，皮下脂肪厚の違いに十分留意する必要がある．

さらに，NIRcws測定においては，安静時，筋収縮時，運動後等の負荷介入時に光路長が変化しないことを前提に測定値を表出している（式2）．これまで，この点について検討した研究は少ないが，前腕動脈血流遮断時には光路長の変動は，780 nmでは−2～−8％，830 nmでは−2～+1％とされ

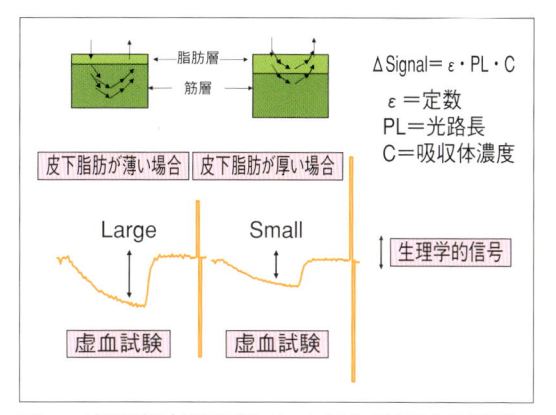

1 活動筋の酸素・エネルギー代謝の測定

図2 皮下脂肪厚の違いによる生体信号の差異
NIRcws における定量的測定の最大の障害は，皮下脂肪厚の個体差および測定部位差である．したがって，ヒトの骨格筋内の血液・酸素動態の測定において，皮下脂肪厚の違いによる NIRcws シグナル減衰の違い（皮下脂肪層が厚いと生体信号が低下する）を補正しなければならない．
（McCully KK, Hamaoka T. Exerc and Sport Sci Rev 28(3) : 123-127, 2000[6]より引用改変）

ている[8]．また，最大随意収縮時の光路長の変動は 10％以下であるとの報告もある[9]．しかし一方，自転車最大運動時の大腿部の Differential Pathlength Factor（DPF）は，減少量は小さい（690 nm では －7％，830 nm では －5％）ものの有意に変化するとの報告もある[10]．したがって，動脈血流遮断時，運動時，運動後の回復時などの光路長の変化量については，今後の NIRcws 定量的測定のために，幅広く検討することが求められる．

また，筋を対象とした測定の際には，NIRS 測定のみでは原理的に Hb と Mb とのシグナルが分離できないことが指摘されている．^{1}H-MRS と NIRS を用いた測定等の結果から一般的には，少なくとも NIRS により測定したシグナルの 80％以上が Hb であるとされている[11]．しかし一方で，Mb シグナルの関与のほうが圧倒的に大きいとする研究[12]もあり，この点についても今後さらに検討する必要があると考えられている．

2 測定例

1. 骨格筋酸素消費量の評価

NIRcws により骨格筋酸素消費量を測定するためには，筋への酸素供給量を正確に把握する必要がある．そこで，筋への酸素の供給を遮断するこ

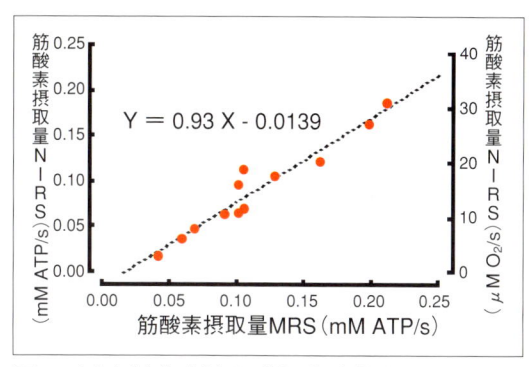

図3 近赤外分光法と磁気共鳴分光法により求めた筋酸素摂取量の比較
両者の値はかなり一致することがわかる．
（Sako T, et al. J Appl Physiol 90(1) : 338-344, 2001[13]より引用改変）

と（一時的動脈血流遮断法）でその際の酸素化 Hb の低下率を求めて，筋での酸素消費量を推定する方法が考案されている．運動時の酸素消費量は安静時および運動終了直後に一時的動脈血流遮断を行い，安静時の酸素化 Hb の低下率に対する比として評価される（図1）．この方法で評価した運動時の骨格筋酸素消費量の測定の妥当性については Sako ら[13]により検証されている（図3）．ただし，その際の注意点としては，酸素化 Hb が低下している最中に NIRcws によりモニターされる総 Hb 量が一定であること，運動後の一時的動脈血流遮断時の酸素化 Hb レベルが低下しすぎていないこと，短時間の遮断により評価することなどが挙げられる[13]．

また一定強度以上での等尺性収縮時においては活動筋への血流が遮断されることを利用して，漸増負荷運動における骨格筋酸素消費量の評価の試みもなされている[14]．

2. 筋酸素化レベルによる評価

運動後の酸素化 Hb レベルの回復動態による骨格筋の有酸素能の評価が試みられている．Hamaoka ら[15]は最大下の自転車運動後の酸素化 Hb レベルの回復時間において，一般健常者に比べてトライアスロン選手のほうが 34％程度優れており，さらにこの違いは両群間の最大酸素摂取量の違いと同等であることを報告している．

Ichimura ら[16]は，加齢に伴い最大運動後の筋再酸素化速度の低下が起こるが，身体活動レベルの高い対象者は，低い対象者に比べて，加齢に伴う

再酸素化の遅延が抑制されると報告している．また，再酸素化速度は最高酸素摂取量との間に相関がみられたことから，加齢による全身持久力の低下には，年齢だけでなく局所筋への酸素供給の低下が関与していることも報告している．Nishioら[17]は骨折後の3週間のギプス固定により萎縮した筋を対象として，運動後の筋酸素下レベルの回復時間に対する影響について検討した結果，コントロール群に比べておよそ4倍遅延したことを報告している．一方，ギプス固定終了後に行ったリハビリテーションにより，3～4週間で健常レベルにまで回復した．

運動後の酸素化Hbレベルの回復動態については高齢者および末梢血管疾患（PVD）患者を対象とした研究が数多く行われている．McCullyら[18]は若年群（26.2歳）と高齢者群（68.9歳）では下腿三頭筋群における酸素化Hbレベルの回復動態には違いが認められないことを報告している．さらに高齢のPVD患者（71.6歳）のPVD脚においては，健常高齢者群に比べて5倍の遅延が認められることが確認されている．また，PVD患者の運動中の脱酸素化および再酸素化のパターンにより，その重症度を分類できるとする報告もみられる（図4）[19]．さらには，間歇性跛行を有する閉塞性動脈硬化症患者に対して，自転車エルゴメータによる運動療法を行った研究もみられる[20]．最大負荷強度の70%で，1日30分，週3回，6週間運動を実施した結果，運動療法の前後で，最大歩行距離（MWD），最高酸素摂取量および近赤外分光法で測定した外側広筋（VL），腓腹筋外側頭（GC）における酸素化Hbの回復時間（Tr）に改善が認められた．MWDの改善率は，GCにおけるTrの改善率と有意な相関を示し，MWDの改善にGCの筋有酸素能の改善が寄与していることが示唆された．

NIRSによる心疾患患者の筋血流低下の測定も行われている[21,22]．心不全患者においては，健常者に比べて筋への酸素供給が低下するために，筋脱酸素化が起こりやすいことを報告している[21]．その原因として，心不全による心ポンプ機能低下が挙げられている．その他，肺疾患[23,24]や筋疾患患者[25,26]を対象とした測定も行われており，臨床科学分野においてもNIRSの利用が進んでいる．

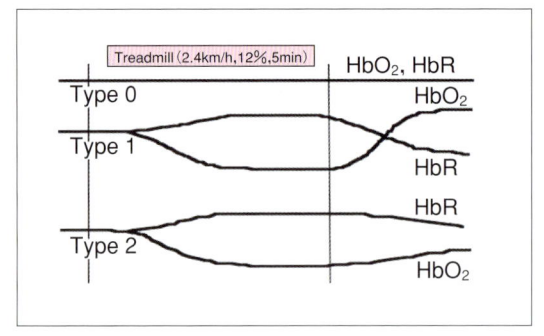

図4 閉塞性動脈硬化症患者のトレッドミル運動中および運動後の回復期における筋酸素動態の変化

Type 0，Type 1，Type 2の順に重症度が増す．
（Komiyama T, et al. Int Angiol 15(3)：215-218, 1996[19]より引用）

まとめ

近赤外分光法による組織代謝研究は，1977年にJöbsisが書いた一本の論文[3]から盛んとなり，その妥当性および有用性はさまざまな分野で確かめられている．筋代謝研究においては，種々の筋を対象としてさまざまな対象者の運動時の測定が行われている．近赤外分光法の最大の利点は，非侵襲的かつリアルタイムに，これまでにない代謝情報を測定できる点にあり，この利点は今後とも揺るぎないものであろう．しかし一方で，生体における測定深度，測定対象物質の血管内および細胞内の割合（血管のどの部分からの割合が多いか，またMbの割合等）等，未だに解決されていない問題も数多い．今後の研究の進展が望まれる．

文献

1) Hamaoka T, McCully K, Quaresima V, et al. Near-infrared spectroscopy/imaging for monitoring muscle oxygenation and oxidative metabolism in healthy and diseased humans. J Biomed Opt 12(6)：62105-62120, 2007

2) Chance B, Leigh JS, Kent J, et al. Multiple controls of oxidative metabolism in living tissues as studied by phosphorus magnetic resonance. Proc Natl Acad Sci 83：9458-9462, 1986

3) Jöbsis FF. Noninvasive infrared monitoring of cerebral and myocardial oxygen sufficiency and circulatory

parameters. Science **198**:1264-1267, 1977
4) Hamaoka T, Iwane H, Shimomitsu T, et al. Noninvasive measures of oxidative metabolism on working human muscles by near-infrared spectroscopy. J Appl Physiol **81**(3):1410-1417, 1996
5) Niwayama M, Yamamoto K, Kohata D, et al. A 200-channel imaging system of muscle oxygenation using CW near-infrared spectroscopy. IEICE Trans Inf & Syst **E85-D**:115-123, 2002
6) McCully KK, Hamaoka T. Near-infrared spectroscopy: What can it tell us about oxygen saturation in skeletal muscle? Exerc and Sport Sci Rev **28**(3):123-127, 2000
7) Komiyama T, Quaresima V, Shigematsu H, et al. Comparison of two spatially resolved near-infrared photometers in the detection of tissue oxygen saturation: poor reliability at very low oxygen saturation. Clin Sci (Lond) **101**:715-718, 2001
8) Hamaoka T, Katsumura T, Murase N, et al. Quantification of ischemic muscle deoxygenation by near infrared time-resolved spectroscopy. J Biomed Opt **5**:102-105, 2000
9) Ferrari M, Wei Q, Carraresi L, et al. Time-resolved spectroscopy of the human forearm. J Photochem Photobiol **16**:141-153, 1992
10) Ferreira LF, Hueber DM, Barstow TJ. Effects of assuming constant optical scattering on measurements of muscle oxygenation by near-infrared spectroscopy during exercise. J Appl Physiol **102**:358-367, 2007
11) Ferrari M, Mottola L, Quaresima V. Principles, techniques, and limitations of near infrared spectroscopy. Can J Appl Physiol **29**:463-487, 2004
12) Tran TK, Sailasuta N, Kreutzer U, et al. Comparative analysis of NMR and NIRS measurements of intracellular PO_2 in human skeletal muscle. Am J Physiol **276**:R1682-1690, 1999
13) Sako T, Hamaoka T, Higuchi H, et al. Validity of NIR spectroscopy for quantitatively measuring muscle oxidative metabolic rate in exercise. J Appl Physiol **90**(1):338-344, 2001
14) Hamaoka T, Katsumura T, Nishio S, et al. Muscle oxygen consumption at onset of exercise by near infrared spectroscopy in humans. Adv Exp Med Biol **530**:475-83, 2003
15) Hamaoka T, Albani C, Chance B, et al. A new method for the evaluation of muscle aerobic capacity in relation to physical activity measured by near-infrared spectroscopy. Med Sport Sci **37**:421-429, 1992
16) Ichimura S, Murase N, Osada T, et al. Age and activity status affect muscle reoxygenation time after maximal cycling exercise. Med Sci Sports Exerc **38**(7):1277-1281, 2006
17) Nishio S, Iwane H, Hamaoka T, et al. Metabolism in local atrophied skeletal muscle after immobilization monitored by near infrared spectroscopy. Med Sci Sports Exerc **26**(5):S98, 1994
18) McCully K, Halber C, Posner J. Exercise-induced changes in oxygen saturation in the calf muscles of elderly subjects with peripheral vascular disease. J Geron Biol Sci **49**(3):128-134, 1994
19) Komiyama T, Shigematsu H, Yasuhara H, et al. An objective evaluation of muscle oxygen content in claudicants receiving drug therapy. Int Angiol **15**(3):215-218, 1996
20) 村瀬訓生, 市村志朗, 北原 綾, 他. 閉塞性動脈硬化症患者に対する自転車エルゴメータによる通院型運動療法の効果. 脈管学 **43**:339-344, 2003
21) Wilson JR, Mancini D, McCully K, et al. Noninvasive detection of skeletal muscle underperfusion with near-infrared spectroscopy in patient with heart failure. Circulation **80**:1668-1674, 1989
22) Hanada A, Okita K, Yonezawa K, et al. Dissociation between muscle metabolism and oxygen kinetics during recovery from exercise in patients with chronic heart failure. Heart **83**(2):161-166, 2000
23) Maltais F, LeBlanc P, Jobin J, et al. Peripheral muscle dysfunction in chronic obstructive pulmonary disease. Clin Chest Med **21**:665-677, 2000
24) Whittom F, Jobin J, Simard PM, et al. Histochemical and morphological characteristics of the vastus lateralis muscle in patients with chronic obstructive pulmonary disease. Med Sci Sports Exerc **30**:1467-1474, 1998
25) Bank W, Chance B. An oxidative defect in metabolic myopathies: diagnosis by noninvasive tissue oximetry. Annals of Neurology **36**(6):830-837, 1994
26) Grassi B, Marzorati M, Lanfranconi F, et al. Impaired oxygen extraction in metabolic myopathies. detection and quantification by near-infrared spectroscopy. Muscle Nerve **35**(4):510-520, 2007

臨床編　F●スポーツ医学

2 運動による実行機能の向上と神経基盤：背外側前頭前野の役割

筑波大学体育系・運動生化学研究室　征矢英昭，兵頭和樹

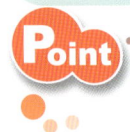

Point

- 習慣的な運動は，海馬や前頭前野など高次認知機能を司る脳部位の機能を高めることが報告されているが，運動が脳に与える直接的な影響に関しては，未だ明らかにはなっていない．
- 我々は一過性運動モデルを構築し，10分間の中強度運動が，左の背外側前頭前野（DLPFC）の活動を高め，実行機能を向上させることを明らかにした．
- 運動による脳機能向上の背景には，前頭前野が運動出力に関係していることや，運動による快感情の高まり，神経伝達物質，神経栄養因子の増加の影響などが考えられる．
- こうした運動効果と神経基盤の解析を他の運動条件（様式や強度など）で行うことが，認知機能を高める運動処方確立に不可欠である．

最近の研究から，運動はメタボリックシンドロームの予防や治療を高める効果を持つだけでなく，脳にも作用し，メンタルヘルスの維持・増進に寄与する可能性が示唆されている．長期にわたる運動介入研究では，加齢により低下する認知機能，とりわけ実行機能が向上し，その際の神経基盤として背外側前頭前野（dorsolateral prefrontal cortex：DLPFC）の機能の関与が示唆されている．しかし，長期的な運動介入では，睡眠-覚醒リズム，食事，運動習慣など，それだけでも脳機能に影響する変数が変容するため，果たして運動が直接脳にどう作用するかは未だ決着をみない．そこで我々は，運動の効果を直接的に検証できる一過性の運動モデルをヒトで構築する必要性を感じ，近赤外分光法（functional near-infrared spectroscopy：fNIRS）の利点を生かした評価法を開発・応用することで，運動により高まる実行機能の神経基盤を明らかにした[1]．ここでは，こうした知見を含む最近の研究動向を紹介しながら，運動が人の実行機能に及ぼす効果ならびにその神経基盤について概説する．

1 実験で明らかにされている運動と認知機能について

ここ10年の間，動物とヒト，双方から運動と認知機能の研究が盛んに行われている．動物では，主にラットやマウスなどげっ歯類を用いた基礎研究が盛んであり，大脳の発達が人ほど大きくないことから，海馬を中心にして，認知機能と運動の関連が研究されてきた．海馬は大脳辺縁系の一部で，エピソード記憶や空間学習能力を担う脳部位である．海馬の歯状回では神経細胞の新生が生涯にわたって継続することで，海馬機能が維持されている[2,3]．マウスを使った実験によると，走運動によってこの神経新生が高まり，空間記憶能力が向上するという[4]．人でも，有酸素能力と海馬の大きさ，そして空間記憶能力に相関があることが報告されている[5]．

一方，人を対象に運動と認知機能との関連を調べた研究は，その多くが大脳皮質，とりわけ前頭前野の機能に着目したものとなっている．

前頭前野は前頭葉のなかで，運動野と運動前野

を除いた領域を示す．前頭前野は注意，学習，思考，記憶，行為などの認知機能の中枢であると考えられており，腹側部や底面は情動や動機付けとの関係が深いのに対して，DLPFCは記憶，注意，学習，行動のモニタリングとの関係が深く[6~9]，いわゆる実行機能を制御する．実行機能とは，ある目的に向かい，行動や思考を制御する能力であり，社会生活を営むうえでもっとも重要な能力の一つである．1999年，米イリノイ大学のKramerらの研究グループは，高齢者に有酸素運動を6ヵ月行わせることで，認知機能のなかでも選択的に実行機能が向上することを初めて明らかにした[10,11]．その後，6ヵ月の有酸素運動により実行機能の課題遂行時にDLPFCの活動が高まること，さらに白質，灰白質の体積が増加することを報告している[12]．運動が認知機能に与える影響を調査した18の研究についてメタ分析を行った結果，運動がもっとも影響を与える認知機能は実行機能であったことからも[10]，DLPFCを含む前頭前野は運動に反応しやすい部位であることがわかる．

② fNIRSを用いて，運動により向上する実行機能の神経基盤を解明する

これまで述べたように，運動が海馬や前頭前野機能を向上させることが数多く報告されているが，長期的な運動介入では，睡眠-覚醒リズム，食事，日常の身体活動量など，脳機能に影響を与える種々の要因が変化しうる[13]．したがって，運動が真に脳に作用しているかどうか検証するためには，一過性の運動効果をみる必要があった．これまで一過性の運動が実行機能を高めることは報告されているが，課題成績や脳波からその機能を評価しており，運動が影響を与える詳細な脳部位は明らかではなかった．そこで，我々は脳機能イメージング法の一つであるfNIRSの特性を利用し，一過性の運動が認知機能に及ぼす神経基盤を明らかにすることを試みた．

③ 実験プロトコルの作成

fNIRSは，手軽に装着できること，測定場所を選ばない，非侵襲的であることなどから，運動をした直後の脳を測定するには最適な装置である．

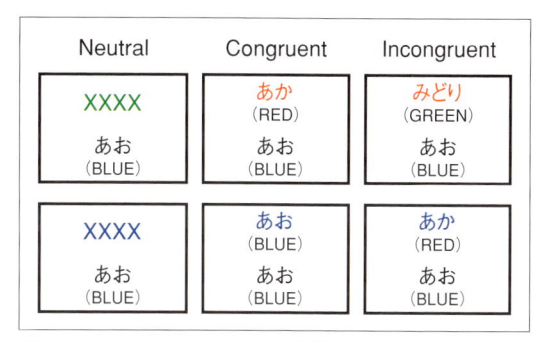

図1 color-word Stroop 課題
画面の上に表示された文字の"色"と，下に表示された色名文字の"意味"の一致・不一致を判断させる．

しかし，fNIRSは頭皮上から赤外線光を投射して神経活動に伴う血管内のヘモグロビンの変化を測定するため，①運動で亢進する脳血流[14]，血圧，体温，呼吸などを考慮すること，②fNIRSで測定可能な脳部位の活動が主な認知課題を選ぶことの2点に注意しなければ正確なデータを得ることができない．まず①の問題に関しては，中大脳動脈血流速度や皮膚血流量，心拍数は運動後15分で安静時レベルに戻ることから，このタイミングで課題を行うことで解決した．そして②に関しては，実行機能評価の代表的な課題でありfNIRSでも課題中の脳活動が評価されている，color-word Stroop 課題（CWST）を採用した（図1）[15]．

CWSTは，2つの文字列が同時に示され，上段に表示された文字の色と，下段に表示された文字の意味の一致不一致を判断させる課題であり，通常反応時間とエラー率を評価する．課題は3つ，難易度が易しい順からNeutral課題とCongruent課題，Incongruent課題にわけられる．Neutral課題は上段に"××××"という意味を成さない色つきの文字列が並ぶ．Congruent課題は色と意味が一致した色名単語が，Incongruent課題は色と意味が不一致な色名単語が上段に表示される．ヒトは優先的に文字の"意味"について処理する傾向があることから，Incongruent課題では，そうした無意識下で起こる反応を抑制し，"色"に対して選択的に集中・反応しなければならない．このとき起こる認知的葛藤が「ストループ干渉」といわれている[16]．この干渉を乗り越え課題解決する能力が，実行機能として評価される．Incongruent課題とNeutral課題の反応時間の差分値がストルー

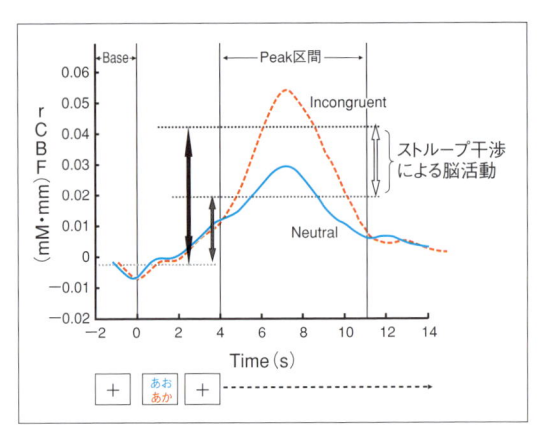

図2　事象関連血流応答の解析
局所脳血流は，問題提示前2秒間の値の平均をBase区間，問題表示後4〜11秒の平均をPeak区間とし，Peak-Baseの値を事象関連血流応答とした．そして，Incongruent課題とNeutral課題の差分値を，ストループ干渉による脳活動として解析に用いた．

図3　実験プロトコル
運動条件と対照条件を設定した．運動条件は50% $\dot{V}_{O_{2peak}}$ の強度で10分間の自転車ペダリング運動を行い，対照条件は何もせず安静を維持した．各条件とも実験の前後に課題を行った．実験参加者はまず運動条件か対照条件にランダムに振りわけられ，別の日に残りの実験に参加した．

プ干渉を表す計測変数となり，この値が小さいほど干渉解決能力が高いといえる．

また，課題中のfNIRSデータ解析は，Schroeterの方法に倣い，3課題ごとの血流応答を事象関連血流応答として捉えた[15]．課題成績同様，ストループ干渉による血流応答もIncongruent課題とNeutral課題の差分から求めるが，血流応答ではこの差分が大きいほど，ストループ干渉を解決するために脳の活動が起こっていることを表す（図2）．

ところで，運動強度の厳密な設定は，運動が認知機能に与える影響を検討するうえでもっとも重要な点の一つである．運動は，乳酸性作業閾値（lactate threshold：LT）を境に，その生理的応答は異なる．LT以上の運動を行うと，ストレス反応系である視床下部-下垂体-副腎皮質系の活動が亢進してストレス反応が起こる[17]．ストレス反応により増加する血中グルココルチコイドは海馬における細胞死を促進するという[18]．LT強度（最大酸素摂取量の50〜60%強度）の運動が課題成績を向上させるという先行研究[19,20]から，本実験では50% $\dot{V}_{O_{2peak}}$ の，中強度と定義される運動の効果をみた．

実験は，10分間の50% $\dot{V}_{O_{2peak}}$ ペダリング運動の前後でCWSTを行う「運動条件」，運動の代わりに安静の前後でCWSTを行う「対照条件」の2回の実験を同一被験者に行った（図3）．

4　運動で高まるDLPFCの活動

実験の結果，運動条件における運動前後と，対照条件における安静前後の課題成績を比較したところ，ストループ干渉を反映する反応時間が運動条件で有意に短縮した．また，fNIRSでCWST中の脳活動をみてみると，対照条件と比較したところ，左のDLPFCの活動が運動により高まっていた（図4, 5）．さらに，ストループ干渉の克服を表す反応時間の短縮と左DLPFCの活動増加は正の相関関係を示すことが明らかになった[1]．

DLPFCはこれまで，多くのニューロイメージング研究からCWST時に特異的に活動が高まる領域とされ[21,22]，ストループ干渉を解決する役割のなかでも，課題のルール（色に対して反応する）を保持し，選択的注意に関係するとされる[23]．運動によりDLPFCの選択注意能力が高まった結果，干渉処理速度が短縮された可能性が考えられる．一方，今回fNIRSでは測ることはできなかったが，不必要な反応に対して抑制的に働くとされる前帯状回（anterior cingulated cortex：ACC）の活動も，運動によるストループ干渉処理速度の改善に寄与している可能性がある[23]．前述したように，Kramerらは高齢者に対して6ヵ月間にわたる運動介入実験を行い，有酸素運動群（心拍数で調節した中強度のウォーキングを行う）は，対照群（ストレッチ，軽い筋力トレーニングを行う）に対して，認知課題時のDLPFCの活性が増加するこ

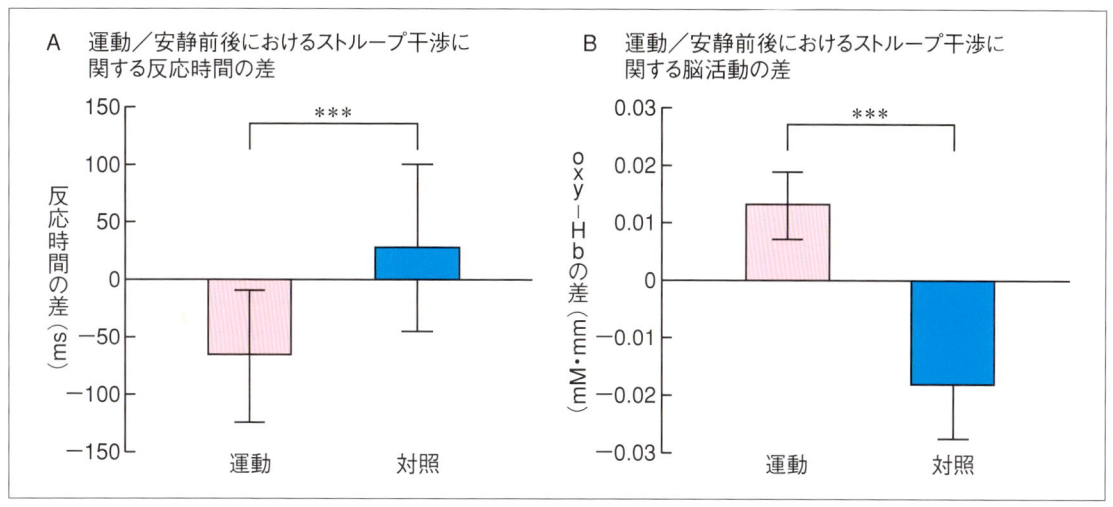

図4　CWSTの反応時間と脳活動

A：ストループ干渉に関する反応時間の差が各条件の前後でどのように変化したのかを表す．運動条件では，運動後において反応時間の差が小さくなっており，対照条件では大きくなっていることがわかる．統計をとると，対照条件に比べ，運動条件で有意に反応時間の差が短縮されている．

B：ストループ干渉による左DLPFCの脳活動が，各条件の前後でどのように変化したのかを表す．脳活動は酸素化ヘモグロビン信号の変化として表している．対照条件に比べ，運動後に有意に脳活動が増加している．

＊＊＊：p＜0.0001 平均値±標準誤差

とを報告している[13]．したがって，本研究の結果は，長期的な運動介入による認知機能向上に関連した神経基盤が，一過性の運動の積み重ねで生じる可能性を強く支持するものとなった．

5　運動によるDLPFC活動増加のメカニズム

ところで，運動はどのような機構を介してDLPFCの活動を高めたのか．解剖学的に運動にかかわる脳部位は前頭前野と密接な関係が知られている．前頭前野のなかでもDLPFCは運動出力系のもっとも高次の中枢であり，後頭頂葉連合皮質からうけた感覚情報を統合し，二次運動野に運動指令を伝える役割を担っているほか，大脳基底核や小脳と連絡をとりあい運動を制御している[7,24]．したがって，運動中にDLPFCの活動が高まる可能性は十分考えられる．実際，宮井らは，9 km/hという軽いジョギングでDLPFC（46野）が活動することをfNIRSを用いた局所血流応答から明らかにしている[25]．さらに，前頭前野の腹側や底面は，扁桃体や視床下部，大脳辺縁系とループを形成しており，情動の制御に深くかかわっていることから，DLPFCと腹側・底面との相互の神経投射によって，運動による情動の変化が認知機能に影響を及ぼすことも考えられる[26]．

一方，神経の活性化や可塑性を高める分子基盤は上記の現象説明にはまだ少し距離があるものの，血中の栄養因子の関与が想定されている．その代表格として脳由来神経栄養因子（brain derived neurotropic factor：BDNF）が挙げられる．シナプス可塑性を高める作用を持つBDNFは，本来は脳内の合成・発現のみが注目され，研究が積み上げられてきたが，血中にも十分存在しており，それが一過性の運動により高まることがヒトで報告された[27]．脳内で神経由来のBDNFが増加し，それが作用する場合も想定されるが，こうした血中由来のBDNFが運動時に血液脳関門（blood brain barrier：BBB）を通過することで脳内に作用することも無視できない．血中にある栄養（成長）因子が脳内に作用するという仮説は，インスリン様成長因子（insulin like growth factor-1：IGF-Ⅰ）で生じることがTorres-Alemanと征矢の二国間共同研究の成果でまとめられている．動物を運動

臨床編　F●スポーツ医学

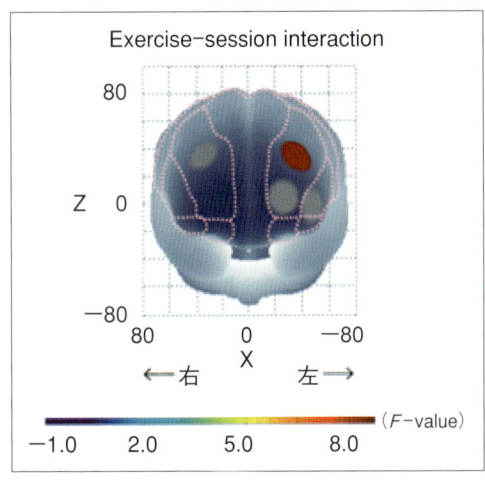

図5　ストループ干渉を反映する脳活動が高まった脳領域

対照条件と比較し，運動後は左のDLPFC（赤丸の部分）でストループ干渉による脳活動が高まっている．

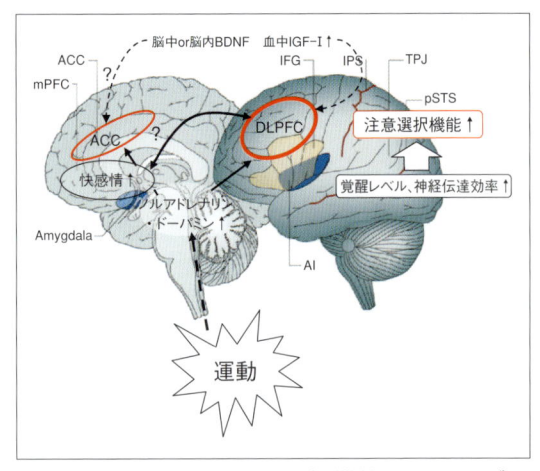

図6　運動により高まる認知機能のメカニズム（推定）

や豊かな環境に曝したりすると，特定の神経で活動が亢進する．その際，神経-グリア-血管の3つ組みに連関作用が生じ，局所血流の増加とともにIGF-Iが結合タンパクを離し，フリーとなってBBBを通って脳内（細胞間質液内）に移行し，神経に取り込まれ，神経の活動がより高まるというものである（詳細は，脚注を参照）[28]．一方，中強度運動の場合，中枢ドーパミンや橋・延髄のノルアドレナリン神経の活動（上行性脳幹網様体賦活系）が高まり，非特異的覚醒レベルを調節することで認知機能を向上させる[29]など，運動が前頭前野の機能を向上させる経路はいくつか想定される（図6）．

まとめ

運動がヒトの認知機能，とりわけ実行機能を向上させることが次第に明らかになりつつある．しかし，実行機能を高める運動条件や神経基盤は未

脚注：神経が活動すると，その近傍の血管が開き局所血流が増すことで酸素やブドウ糖の供給が有利に運ぶ．その際，神経由来のNO（一酸化窒素）だけでなく，グリア細胞由来の血管拡張因子（ATPやPGE$_2$など）も一役買う．面白いのは，こうした因子により内皮細胞近傍のMMP-9（マトリックスメタロプロテアーゼ）が酵素活性が高まり，IGF-Iが結合タンパクを離してフリーとなり，さらにLPL受容体の差応を受けて，脳内に取り込まれるというものである．

だ決着をみない．今回，我々は誰もが経験する自転車で10分間の中強度ペダリング運動を負荷し，その後，脳血流（中大脳動脈血流速度）や皮膚血流が基礎値に戻るタイミング（運動後15分）に選択的注意力をみる課題（CWST）を行わせ，その際のパフォーマンス並びにfNIRSによる事象関連局所血流応答を解析した．その結果，運動群で課題に対する反応時間が短縮し，特に，左側のDLPFCにおいて有意な血流応答が観察された．したがって，一過性の中強度運動が実行機能を高める神経基盤として，左側のDLPFCの活動は重要な役割を果たすことが明らかとなった．Kramerらは，高齢者に対し，中強度運動による長期の運動介入効果を検証し，DLPFCの活動増加と実行機能の向上を報告していることから，こうした運動を繰り返すことは，DLPFCの神経に何らかの可塑的変化をもたらし，安静レベルでもDLPFCの機能を高める可能性があり興味深い．

本研究は，運動の長期介入効果の背景を明らかにするうえで，運動の直接的効果，さらには運動の条件をパフォーマンスだけでなく神経基盤から同時に検討できる点で，有用なモデルを提供する．今後は，このモデルを用い，運動強度や時間，様式，さらに被験者などを変えることで，認知機能を高める最適運動条件や効果の応用性を詳細に検討できる．すでに運動時間は，2分，5分，10分の異なる時間で効果を比較しており，10分の効果の有効性を確認している[30]．より長い時間の効果は

今後の課題となる．一方，運動強度は，少しの違いでも生理応答や適応に違いをもたらす点できわめて重要である．認知機能[31]やストレス耐性[32]がともに低下する高齢者では，運動のコンプライアンスや継続性を考慮すると，より低負荷，低強度の運動効果に期待が集まることから，低強度域の運動効果を検討することは意義深い．被験者についても，健常高齢者だけでなく，認知症[33]やうつ病[34]や自閉症[35]，あるいはADHD（注意欠陥／多動性障害）[36]などで前頭前野の機能低下が報告されており，運動の有益な効果の検討が待たれるところである．

文　献

1) Yanagisawa H, Dan I, Tsuzuki D, et al. Acute moderate exercise elicits increased dorsolateral prefrontal activation and improves cognitive performance with Stroop test. Neuroimage **50**：1702-1710, 2009

2) Rao MS, Hattiangady B, Abdel-Rahman A, et al. Newly born cells in the ageing dentate gyrus display normal migration, survival and neuronal fate choice but endure retarded early maturation. Eur J Neurosci **21**：464-476, 2005

3) van Praag H, Schinder AF, Christie BR, et al. Functional neurogenesis in the adult hippocampus. Nature **415**：1030-1034, 2002

4) van Praag H, Christie BR, Sejnowski TJ, et al. Running enhances neurogenesis, learning, and long-term potentiation in mice. Proc Natl Acad Sci USA **96**：13427-13431, 1999

5) Erickson KI, Prakash RS, Voss MW, et al. Aerobic fitness is associated with hippocampal volume in elderly humans. Hippocampus **19**：1030-1039, 2009

6) Goldman-Rakic PS. The prefrontal landscape：implications of functional architecture for understanding human mentation and the central executive. Philos Trans R Soc Lond B Biol Sci **351**：1445-1453, 1996

7) Miller EK. The prefrontal cortex：complex neural properties for complex behavior. Neuron **22**：15-17, 1999

8) Watanabe M. Reward expectancy in primate prefrontal neurons. Nature **382**：629-632, 1996

9) Watanabe M, Hikosaka K, Sakagami M, et al. Functional significance of delay-period activity of primate prefrontal neurons in relation to spatial working memory and reward/omission-of-reward expectancy. Exp Brain Res **166**：263-276, 2005

10) Colcombe S, Kramer AF. Fitness effects on the cognitive function of older adults：a meta-analytic study. Psychol Sci **14**：125-130, 2003

11) Colcombe SJ, Kramer AF, McAuley E, et al. Neurocognitive aging and cardiovascular fitness：recent findings and future directions. J Mol Neurosci **24**：9-14, 2004

12) Colcombe SJ, Erickson KI, Scalf PE, et al. Aerobic exercise training increases brain volume in aging humans. J Gerontol A Biol Sci Med Sci **61**：1166-1170, 2006

13) Colcombe SJ, Kramer AF, Erickson KI, et al. Cardiovascular fitness, cortical plasticity, and aging. Proc Natl Acad Sci USA **101**：3316-3321, 2004

14) Timinkul A, Kato M, Omori T, et al. Enhancing effect of cerebral blood volume by mild exercise in healthy young men：a near-infrared spectroscopy study. Neurosci Res **61**：242-248, 2008

15) Schroeter ML, Zysset S, Kupka T, et al. Near-infrared spectroscopy can detect brain activity during a color-word matching Stroop task in an event-related design. Hum Brain Mapp **17**：61-71, 2002

16) Stroop J. Studies of interference in serial verval reactions. Exp Psychol **18**：643-662, 1935

17) Soya H. Stress response to exercise and its hypothalamic regulation：Role of arginine-vasopressin In：Exercise, nutrition and environmental stress. Cooper Publishing, Traverse, pp21-37, 2001

18) McEwen BS, Gould EA, Sakai RR. The vulnerability of the hippocampus to protective and destructive effects of glucocorticoids in relation to stress. Br J Psychiatry Suppl **160**：18-23, 1992

19) Hillman CH, Snook EM, Jerome GJ. Acute cardiovascular exercise and executive control function. Int J Psychophysiol **48**：307-314, 2003

20) Kamijo K, Hayashi Y, Sakai T, et al. Acute effects of aerobic exercise on cognitive function in older adults. J Gerontol B Psychol Sci Soc Sci **64**：356-363, 2009

21) Banich MT, Milham MP, Jacobson BL, et al. Attentional selection and the processing of task-irrelevant information：insights from fMRI examinations of the Stroop task. Prog Brain Res **134**：459-470, 2001

22) Derrfuss J, Brass M, Neumann J, et al. Involvement of the inferior frontal junction in cognitive control：meta-analyses of switching and Stroop studies. Hum Brain Mapp **25**：22-34, 2005

23) MacDonald AW 3rd, Cohen JD, Stenger VA, et al. Dissociating the role of the dorsolateral prefrontal and anterior cingulate cortex in cognitive control. Science 288：1835-1838, 2000

24) Asanuma C, Thach WT, Jones EG. Distribution of cerebellar terminations and their relation to other afferent terminations in the ventral lateral thalamic region of the monkey. Brain Res 286：237-265, 1983

25) Suzuki M, Miyai I, Ono T, et al. Prefrontal and premotor cortices are involved in adapting walking and running speed on the treadmill：an optical imaging study. Neuroimage 23：1020-1026, 2004

26) Pessoa L. On the relationship between emotion and cognition. Nat Rev Neurosci 9：148-158, 2008

27) Ferris LT, Williams JS, Shen CL. The effect of acute exercise on serum brain-derived neurotrophic factor levels and cognitive function. Med Sci Sports Exerc 39：728-734, 2007

28) Nishijima T, Piriz J, Duflot S, et al. Neuronal activity drives localized blood-brain-barrier transport of serum insulin-like growth factor-I into the CNS. Neuron 67：834-846, 2010

29) McMorris T, Collard K, Corbett J, et al. A test of the catecholamines hypothesis for an acute exercise-cognition interaction. Pharmacol Biochem Behav 89：106-115, 2008

30) Yanagisawa H, Kato M, Dan I, et al. Effect of duration of acute moderate exercise on exericse-elicited cortical activation and cognitive performance on Stroop task：a preliminary examination. International Journal of Human Movement Science 3：111-132, 2009

31) Lambourne K, Tomporowski P. The effect of exercise-induced arousal on cognitive task performance：a meta-regression analysis. Brain Res 1341：12-24, 2010

32) Wilkinson CW, Peskind ER, Raskind MA. Decreased hypothalamic- pituitary- adrenal axis sensitivity to cortisol feedback inhibition in human aging. Neuroendocrinology 65：79-90, 1997

33) Drzega A, Lautenshlager N, siebner H, et al. Cerebral metabolic changes accompanying conversion of mild cognitnive impairment into Alzheimer's disease：a PET follow-up study. Eur J Nucl Med Mol Imaging 30：1104-1113, 2003

34) Suto T, Fukuda M, Ito M, et al. Multi-channel near-infrared spectroscopy in depression and schizophrenia：cognitive brain activation study. Biological Psychiatry 55：501-511, 2004

35) Müller RA, Chugani DC, Behen ME, et al. Impairment of dentato-thalamo-coritical pathway in autistic men；language activation data from positron emission tomography. Neurosci Letter 245：1-42, 1998

36) Jourdan-Moser S, Cutini S, Weber P, et al. Right prefrontal brain activation due to Stroop interference is altered in attention-deficit hyperactivity disorder-A functional near-infrared spectroscopy study. Psychiatry Research 173：190-195, 2009

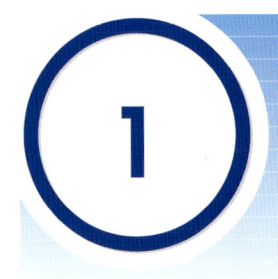

1 聴覚領域への応用：聴覚機能

国立障害者リハビリテーションセンター研究所 感覚機能系障害研究部　森　浩一

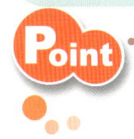

Point

- NIRSは原理的に静寂であり，また，人工内耳や補聴器と電磁的交互作用がないので，難聴者・乳幼児を含めた聴覚誘発反応の記録に適する．
- NIRSによって二次聴覚野以降の大脳皮質の反応を記録することができる．
- NIRSによる聴性反応は，高い感度と刺激への順応が特徴的であり，刺激の変化に対する反応性を調べることにより，聴性言語機能の左右の機能分化（側性化）や発達的変化を調べることができる．

近赤外分光法（near-infrared spectroscopy：NIRS）による脳機能計測を聴覚反応の記録に用いることについては，局所反応が得られるなど，他の分野でも共通する利点に加えて，以下の2点にも有用性がある．

① 原理的に無騒音であり，防音室内に被験者を，装置本体を防音室外に置くことで，音環境を完全に制御した聴覚反応が得られる．

② 電磁気との干渉がない．難聴者には補聴器や人工内耳装用下の検査が必要となるが，電磁干渉のためにMRI，脳波，脳磁図は使用できないことが多い．繰り返し計測の安全性も含めて考えると，PETとSPECTも除外されるため，小児の聴覚反応の発達の研究や，難聴児・者の聴覚中枢機能評価のために繰り返し計測が必要な場合は，NIRSがほとんど唯一の非侵襲的脳機能計測手段になる[1]．

聴覚刺激の反応は，側頭部のみならず，頭頂葉や前頭葉でも記録できるが，ここではより直接的な側頭葉（聴覚野）の反応に限定して述べる．

① 聴覚刺激の反応潜時

NIRSの聴覚反応の潜時は数秒あり，反応振幅は，刺激の持続時間がある程度短いと時間に依存して積算されるが，10～20秒以上刺激しても反応の最大値は増加せず，最大反応の後は順応で反応が低下する．これにより，持続刺激に対する反応のピーク潜時は数秒～20秒程度[1,2]となり，乳幼児では若干遅延する[3]．

② 反応記録部位

一次聴覚野は側頭葉上面のHeschl回内側部にあるため，頭皮上からは記録できないと考えられる．主に記録されるのは聴覚連合野を含む上側頭回と中側頭回の反応であり，一次聴覚野より複雑な音に反応し，単純な音への反応は出にくくなる[4]．聴覚連合野は同じ音の繰り返しに対する順応が顕著であり，数回の呈示で反応がほとんど消失することもある[2]．成人では睡眠中には反応が出ないが，新生児期には側頭部で反応が認められている[3,5]．

③ 聴覚閾値刺激に対する反応

健聴成人被験者については閾値の音に対して有意な反応が得られた[4]．難聴者についてもほぼ閾

臨床編　G●その他（耳鼻科，眼科，歯科）

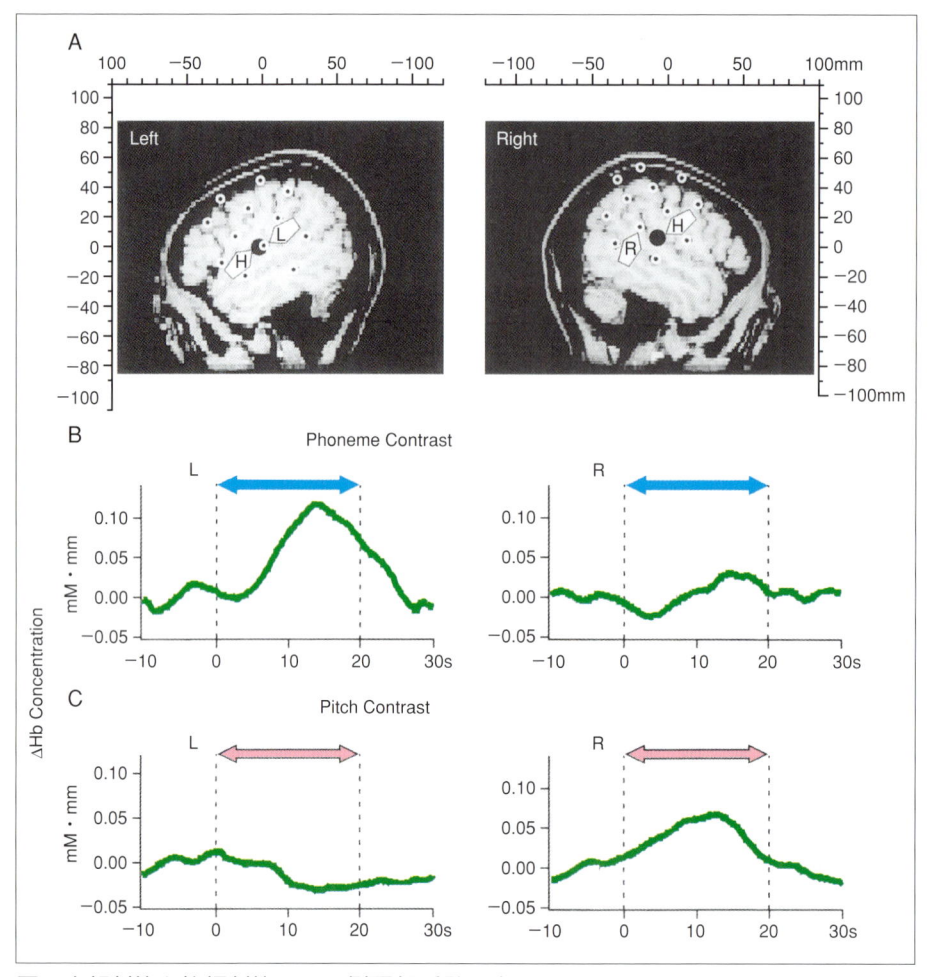

図　音韻対比と抑揚対比による側頭部誘発反応

右利き被験者の典型的な左右聴覚野のNIRSの反応を示す．

A：左右の傍矢状断MRI画像上に投射した記録チャネルの中心（黒点を含む○）と，Heschl回外側端（Hが指す●）．L・RはB, Cに記録波形を示す左・右のチャネル．上と左右のスケールは相対位置を示す（mm）．

B：刺激前10秒の平均値を0として，矢印の間（0～20秒）に呈示した音韻対比刺激に対する総ヘモグロビン（Hb）変化．

C：同様に，抑揚（音声のピッチ）対比刺激に対する総Hbの変化を示す．刺激の種類によって，左右の優位側が異なることに注意．

（古屋　泉，森　浩一. 脳と神経 55：226-231, 2003[6])の図2より引用）

値の反応が得られるが，人工内耳装用者の場合には理由は不明であるが，一部の被験者で自覚閾値未満の刺激に対しても脳反応が検出された．

4　言語音刺激に対する反応

音韻や抑揚を比較する刺激を用いると，聴覚野の言語優位側を判定することができる[6]．比較の種類として，音韻が一部のみ異なるもの（音韻対比刺激）と，抑揚が異なるもの（抑揚対比刺激）を使用すると，前者には左優位の，後者には右優位の反応が出現する（右利き健常者，図）．左・右の最大反応（L, Rとする）を刺激ごとに求め，側化指数 $LI = (L-R)/(L+R)$ を計算し，抑揚対比と音韻対比のLIを比較し，言語優位側を決定する．この方法で右利き成人では85％が左優位を示

した．左利き成人の半数は右優位であった．残りの被験者は刺激種類によるLIの違いが有意でなかった．左利きの結果はワダ法（アミタールテスト）の結果と一致しない．このことは，前言語野と後言語野の優位側が必ずしも一致しないことを示唆する[7]．

中途失聴の人工内耳装用成人（右利き）でも音韻対比刺激への反応の左右差は健聴成人とほぼ同様であった．しかし，同じ抑揚対比の刺激に対し，音韻対比に異聴すると反応が左に側性化し，本人の自覚する聴取内容に対応していた[8]．

⑤ 聴覚言語反応の発達

NIRSによる聴覚反応の発達研究の多くは自然発話や音楽を使っており，新生児期から反応が認められる．しかし左右差については必ずしも一致をみない[3,9]．自然発話には音韻情報と韻律情報（抑揚を含む）の両方が含まれ，成人ではそれぞれ左・右優位に反応することが知られている．そのため，自然発話の聴取で反応の左右差を議論すること自体，あまり生産的とはいえない．

分析的な刺激を用いると，6ヵ月齢以降の乳児で対比刺激に対する反応は認められるが，側性化が認められない．これが有意になるのは12ヵ月齢以降であり[10,11]，行動上母国語以外の言語の音韻に対する感受性が低下する時期とほぼ一致する．

言語習得前失聴の人工内耳装用児では，装用早期に聴覚反応が出現するが[1]，音韻対比刺激に対する反応が安定して左側性化を示すまでにはかなりの月数が必要であった[8]．つまり，先天難聴児は人工内耳装用開始後に，健聴小児と同様な発達変化が起きることが，NIRSで観察された．

抑揚の聴取に関しては，3ヵ月齢と10ヵ月齢で反応性に大きな差が生じており[12]，言語環境による学習が韻律についても早期に進むことが，NIRSによって観察された．

まとめ

NIRSはその静寂性と乳幼児にも安全に繰り返し使えること，さらには補聴器や人工内耳と干渉しないことから，聴覚・言語の発達や難聴に関連する脳機能の評価に大変有用な手段である．しかし，言語は複雑な現象であるため，自然発話のみを刺激とすると，脳反応を起こした要因を特定することが困難である．分析合成音声を使うなどして特定の差異を検出するパラダイムを用いることで，言語・聴覚の発達的側面を分析的に捉えることができ，行動が未発達な段階でも知覚の発達を調べられるようになった．

文 献

1) Sevy AB, Bortfeld H, Huppert TJ, et al. Neuroimaging with near-infrared spectroscopy demonstrates speech-evoked activity in the auditory cortex of deaf children following cochlear implantation. Hear Res 270：39-47, 2010
2) 古屋 泉, 森 浩一, 平田直樹, 他. 近赤外分光法による聴覚野の誘発反応の測定. 日本音響学会聴覚研究会資料 30：1-6, 2000
3) Kotilahti K, Nissila I, Nasi T, et al. Hemodynamic responses to speech and music in newborn infants. Hum Brain Mapp 31：595-603, 2010
4) 古屋 泉, 森 浩一. 近赤外分光法による閾値付近の聴覚誘発反応の測定. Audiol Jpn 43：190-195, 2000
5) Nakano T, Homae F, Watanabe H, et al. Anticipatory cortical activation precedes auditory events in sleeping infants. PLoS One 3：e3912, 2008
6) 古屋 泉, 森 浩一. 左右聴覚野の音声言語処理における機能分化：多チャネル近赤外分光法（NIRS）による検討. 脳と神経 55：226-231, 2003
7) Lehericy S, Cohen L, Bazin B, et al. Functional MR evaluation of temporal and frontal language dominance compared with the Wada test. Neurology 54：1625-1633, 2000
8) 田中章浩, 森 浩一, 佐藤 裕, 他. 人工内耳装用者・児の音声弁別に対する脳反応と行動反応. 日本音響学会聴覚研究会資料 34：189-194, 2004
9) Pena M, Maki A, Kovacic D, et al. Sounds and silence：An optical topography study of language recognition at birth. Proc Natl Acad Sci USA 100：11702-11705, 2003
10) 佐藤 裕, 森 浩一, 古屋 泉, 他. 乳児の音声言語処理における左右聴覚野の発達―近赤外分光法による検討―. 音声言語医学 44：165-171, 2003
11) Minagawa-Kawai Y, Mori K, Naoi N, et al. Neural attunement processes in infants during the acquisition of a language-specific phonemic contrast. J Neurosci 27：315-321, 2007
12) Homae F, Watanabe H, Nakano T, et al. Prosodic processing in the developing brain. Neurosci Res 59：29-39, 2007

臨床編　G ● その他（耳鼻科，眼科，歯科）

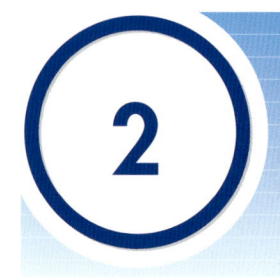

2 眼科領域への応用：眼不快の定量的評価

日本医科大学 眼科学教室　小野眞史

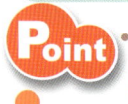

Point

- ドライアイ様症状は開瞼時の眼不快（眼乾燥感）が主体である．
- ドライアイ様症状は複雑で呼吸同様，随意，不随意の両支配を受ける「瞬目」が関連している．
- 瞬目の研究は心理学領域を含め，f-MRI等により行われているが，静粛性，頭位，姿勢などの点でドライアイ様症状を研究するには不向きである．
- f-NIRSを用いることにより，ドライアイ様症状を他覚的，客観的に測定できる可能性がある．

1　視機能に対する非侵襲的評価方法

近年，大脳の非侵襲的な機能測定法として，機能的近赤外分光法（functional near-infrared spectroscopy：f-NIRS）が開発され基礎，臨床領域で広く用いられるようになってきた．

感覚器科としての眼科領域では，重要な愁訴として視覚と知覚の愁訴がある．視力低下，視野異常など視機能に伴うものと，眼痛，異物感，眼不快などである．

視機能に対しては視覚の認知機能の客観的評価に対し，各種の電気生理学的測定法が比較的古くから発展し，臨床においても一般に用いられている．それらは視路において眼球から大脳皮質まで，角膜電極による網膜電図（electroretinogram：ERG），脳波（electroencephalogram：EEG）計測による視覚誘発電位（visual evoked potential：VEP），事象関連電位（event-related potential：ERP）などがあり，ERGは受光部の視細胞レベルの評価方法，VEPは視神経から一次視覚野の評価方法，ERPはさらに高次の認知関連における評価方法として知られている．また視覚認知に関する大脳機能の研究は，f-MRI，MEG，PET等多くの脳科学的手法により心理学，脳科学等多くの臨床分野においても研究がさかんに行われている．

2　大脳における視機能測定の特徴

f-NIRSは他項ですでに述べられているように，主に大脳表面における血流，酸素消費を近赤外線により測定し，大脳表面の脳の賦活化を知ることのできる手段である．その大きな利点は，非侵襲性，簡便性，静粛性，頭位，姿勢の大きな自由度であり，その一方で毛髪，皮膚，筋肉，頭蓋骨といった解剖学的制約から通常の測定が脳表に近い部分に限られ，また空間分解能がcmオーダーで，時間分解能も数百ミリ秒オーダーという測定条件となるのが一般的である．さらに実際の測定に関しては皮膚，筋肉の血流の影響を受けやすく，検出プローブが頭皮に垂直に位置するといった条件も，アーチファクトを少なくするうえで重要な条件となる．

大脳において視覚による認知評価を行うという観点からは，視覚認知のプロセスの処理速度が数十から数百ミリ秒であること，後頭葉の視覚野の領域が比較的狭いこと，後頭葉を覆う頭蓋骨の形

状が大脳後頭葉表面に対しあまり平行でないこと，毛髪，筋肉の影響も多いことから，少なくとも一次視覚野における視覚認知のプロセスをとらえることに，f-NIRS は現状ではあまり優位性が高い計測法ではないといえる．

③ 視機能領域以外の眼科愁訴

一般眼科臨床では視機能以外に知覚の愁訴である眼痛，異物感，眼不快などがある．これらの鋭敏な角結膜の知覚情報は知覚神経の求心路である三叉神経第一枝（眼神経）により体性感覚情報として一次感覚野に送られ知覚認知されるが，これらの評価研究は視覚認知領域の研究に比べ少ない．ドライアイ（乾性角結膜炎）は眼不快を愁訴とする代表的な症候群であり[1]，高度な涙液の減少を示すシェーグレン症候群のほかに類似の症状を示す関連疾患として，マイボーム腺機能不全，アレルギー性結膜炎，コンタクトレンズ関連疾患，眼瞼痙攣，VDT 症候群（visual display terminal）等々さまざまが知られている．その治療目標は角結膜障害の改善と愁訴の眼不快が主であり，愁訴の評価に対しさまざまなアンケートによる自覚的愁訴の評価がなされているが[2]，眼不快に対する他覚的評価の研究はきわめて少ない．これは，ドライアイ関連疾患におけるドライアイ様眼不快の発生が，角結膜の乾燥感の知覚に加え，涙液分泌，瞬目反射，といったさまざまな器官の活動に加え，注視作業による瞬目の抑制といった，意志による関与も合わさった感覚として眼不快を感じている可能性が考えられている．瞬目は，呼吸と同様に随意，不随意の神経系の制御を受けている運動であり[3,4]，近年，意志の関与の影響について心理学，脳神経科学領域で注目を集め多くの研究がなされるようになった領域でもある．今後は疾患も含め眼科学の立場からもドライアイ様症状の測定を含めた研究が望まれる．

④ 眼不快の測定

先の瞬目の研究の多くは，f-MRI を用いた研究であり，大脳のみならず小脳領域，皮質表面以外の深部領域まで測定可能な手法による研究であるといえる．しかしながら，眼不快のように精神的

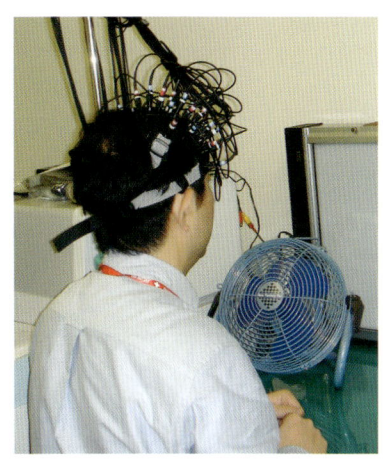

図1 眼不快測定時のf-NIRS測定法
健常者に対し 1.8 m/秒の顔面風負荷によりドライアイ様眼不快を生じさせた．

な諸条件や，他の体性知覚や感覚知覚からも外乱を受けやすい意識的な感情（feeling または emotional feeling）の測定には，頭位や姿勢が眼不快発生時と同様であること，さらに精神科領域の測定も可能な静粛な測定状態が重要であると考えられる[5]．したがって f-MRI による眼不快の測定には，頭位および姿勢の自由度，静粛性の面で越えるべき問題が大きいと考えられる．

一方 f-NIRS による測定は，視機能認知測定に対しては，時間空間分解能ならびに部位の点で現状では多くの問題が認められたが，眼不快の測定に対しては，不快や葛藤[6]を検出するターゲットとして前頭葉が重要であること，前頭葉の測定では比較的毛髪および筋肉の外乱が少ないこと，静粛であり頭位，姿勢の自由度が高いことが測定法の優位な点として挙げられる．さらに不快という feeling の発生は視機能認知のプロセスの数十から数百ミリ秒にくらべ，数秒の変化であり，測定が脳表に限ること，空間分解能が cm オーダーであるという欠点は残すものの f-NIRS による優位性が活かされる測定対象であると考えられる．

⑤ 実際の測定例

実際の眼不快測定時の f-NIRS 測定例を示す．暗室にて健常者顔面に 1.8 m/秒の風を負荷し（図1），開瞼時のドライアイ様の眼不快を発生させた．

臨床編　G●その他（耳鼻科，眼科，歯科）

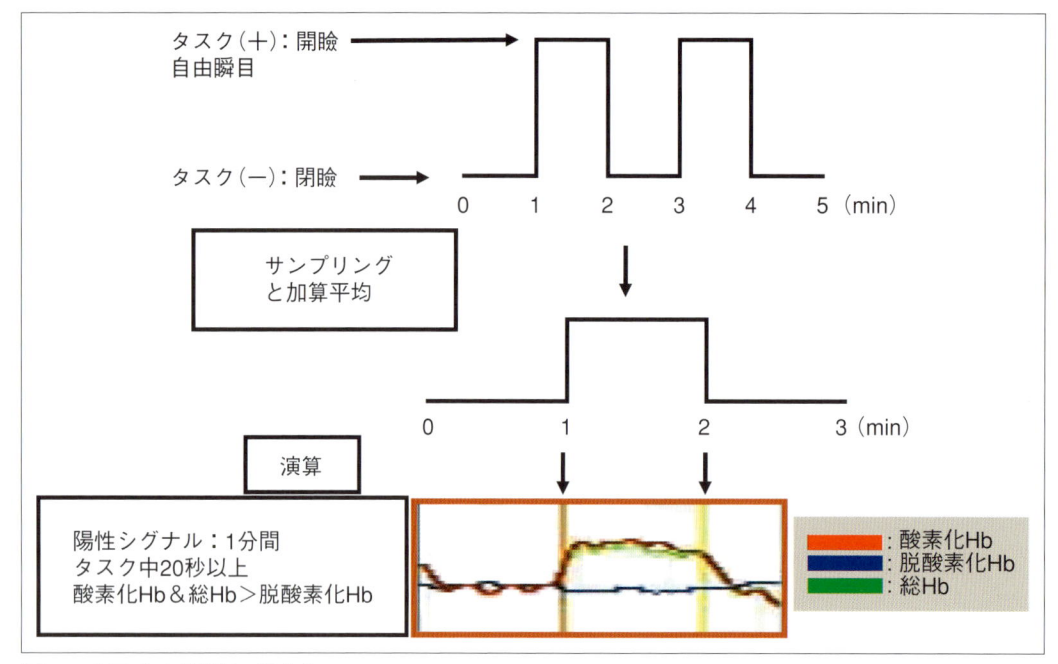

図2　タスクと陽性シグナル
開瞼タスク時の値を2度加算平均し，20秒以上の酸素化 Hb & 総 Hb＞脱酸素化 Hb を陽性シグナル[7]とした．

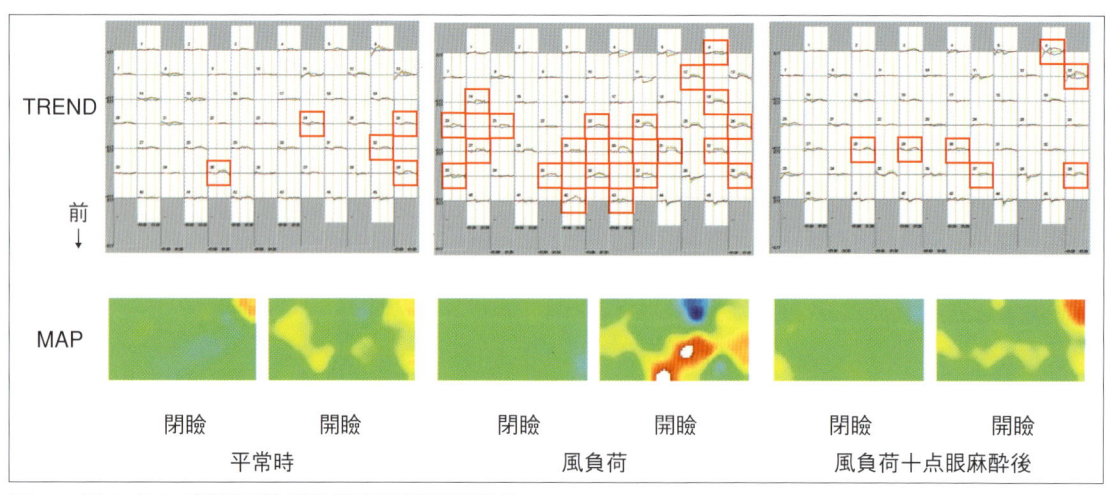

図3　ドライアイ様眼不快発生時の前頭葉賦活化
上図は TREND 表示で赤枠は前頭葉賦活化シグナル陽性チャンネルを示し，下図は MAP 表示で，ここでは酸素化 Hb の分布を示す．風負荷により開瞼時のシグナル陽性チャンネル数が増加し，点眼麻酔により減少した．これは被験者の自覚的眼不快の増減と同様の結果となった．

f-NIRS システム（OMM-3000，島津製作所，近赤外光（780 nm，805 nm，830 nm））により前頭葉の酸素化 Hb，総 Hb，脱酸素化 Hb を測定し，1分間の閉瞼後1分間の開瞼自由瞬目と1分間の閉瞼を2度繰り返し，開瞼をタスクとし値を2度加算平均した．20秒以上の酸素化 Hb & 総 Hb＞脱酸素化 Hb を前頭葉賦活化陽性シグナル[7]とした（図2）．図3に結果を示す．上方は TREND 表示で赤枠は前頭葉賦活化シグナル陽性チャンネルを示し，下方は MAP 表示で，ここでは酸素化 Hb の分

布を示す．風負荷により開瞼時のシグナル陽性チャンネル数が増加し，点眼麻酔により減少した．これは被験者の自覚的眼不快の増減と同様の結果となり他覚的に自覚的不快の検出できる可能性がある[8,9]．

文献

1) Lemp MA. Report of the National Eye Institute/Industry workshop on Clinical Trials in Dry Eyes. CLAO J **21**：221-232, 1995
2) Mangione CM, Lee PP, Pitts J, et al. Psychometric properties of the National Eye Institute Visual Function Questionnaire（NEI-VFQ）. NEI-VFQ Field Test Investigators. Arch Ophthalmol **116**：1496-1504, 1998
3) Blaxton TA, Zeffiro TA, Gabrieli JD, et al. Functional mapping of human learning：a positron emission tomography activation study of eyeblink conditioning. J Neurosci **16**：4032-4040, 1996
4) Tsubota K. Tear dynamics and dry eye. Prog Retin Eye Res **17**：565-596, 1998
5) Hoshi Y. Functional near-infrared optical imaging：utility and limitations in human brain mapping. Psychophysiology **40**（Review）：511-520, 2003
6) Fink GR, Marshall JC, Halligan PW, et al. The neural consequences of conflict between intention and the senses. Brain **122**：497-512, 1999
7) Haida M. Implication of a signal from brain optical topography. Medix **33**：17-21, 2002
8) Ono M, Haida M. Detection of discomfort sensations in eyes by brain optical topography. Ocular Surface **3**（Suppl）：99, 2005
9) Ono M, Haida M. Objective discomfort：non-invasive detection of brain activation of the prefrontal cortex from eye opening in patients with dry eye by functional near-infrared ray spectroscopy（投稿中）

臨床編　G●その他（耳鼻科，眼科，歯科）

3 歯科領域への応用：顎口腔機能，ストレスなど

東京歯科大学 スポーツ歯学研究室　武田友孝，石上惠一

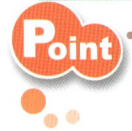

Point

- 歯科領域において，咀嚼，摂食，咬合，嚥下，味覚，ストレス，痛みなどと関連したヒトの脳機能活動を検討することは重要である．
- これらを研究する場合，自然な姿勢，ある程度の頭部，下顎の動きが許容されねばならず，これまでの装置ではその目的を十分に達成できないことも少なくなかった．
- これらの点を容認できる NIRS は，歯科領域の研究において多くの情報をもたらすことが期待されている．
- NIRS を用いた① 咀嚼，咬合と脳神経活動との関連，② 歯科領域のストレス・痛みとの関連，③ 味，香りの認知，④ 嚥下時の脳活動を検討した研究の成果について紹介する．

① 咀嚼，咬合と脳神経活動性との関連

志賀ら[1]は，咀嚼運動と他の身体運動が脳内血流に及ぼす影響を検討し，脳内血流はいずれの運動時でも増加したが，増加量は咀嚼運動時がもっとも大きく，以下，指タッピング運動時，動的掌握運動時の順に小さくなる傾向を認めたとした．Shibusawa ら[2]も，指のクレンチングに比べ咬合のほうが，活動性が高い傾向であったとしている．また，ガム（図1）咀嚼時の脳内血流は主咀嚼側咀嚼時，非主咀嚼側咀嚼時ともに増加し，咀嚼後速やかに減少し咀嚼前の状態に回復したこと，ならびに主咀嚼側咀嚼時のほうが非主咀嚼側咀嚼時よりも有意に多いことを示した[3]報告もある．成田[4]も，ガム咀嚼に対応した脳血流の上昇を前頭前野の広範囲に認め，特にその活動の中心は両側前頭皮質の背側中央領域にあるとし，この脳血流の上昇は，咀嚼の企画と実行，口腔の体性感覚ならびに味覚の認知にかかわる皮質活動と推定している．また，咀嚼の想起も実際の咀嚼に比べその活性度は低いものの同様の部位に機能局在を示したとしている．

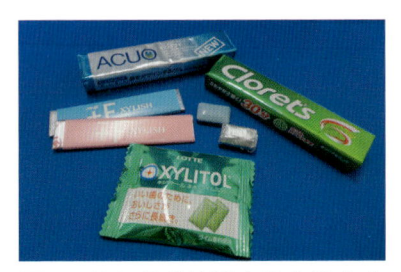

図1　ガム咀嚼は脳血流を増大させる？

Shibusawa ら[5]および Takeda ら[6]は，噛みしめおよび3段階（最大噛みしめの20％，50％，80％）の噛みしめの強さが一次運動感覚野，運動前野に及ぼす影響を検討した．側頭筋の活動の影響を極力さけるために右側上下の犬歯が接する位置で咬合力センサを噛みしめ，そのときの左側の脳神経活動の計測を行った点に特徴がある．その結果，噛みしめにより一次運動感覚野，運動前野での賦活が認められ，また噛みしめの強さが増す（図2）に従い脳活性強度が高まる傾向であったこと（図3）を報告している．噛みしめにより随意的要素の強い咬筋筋収縮が作業側優位に活動するため対側

246

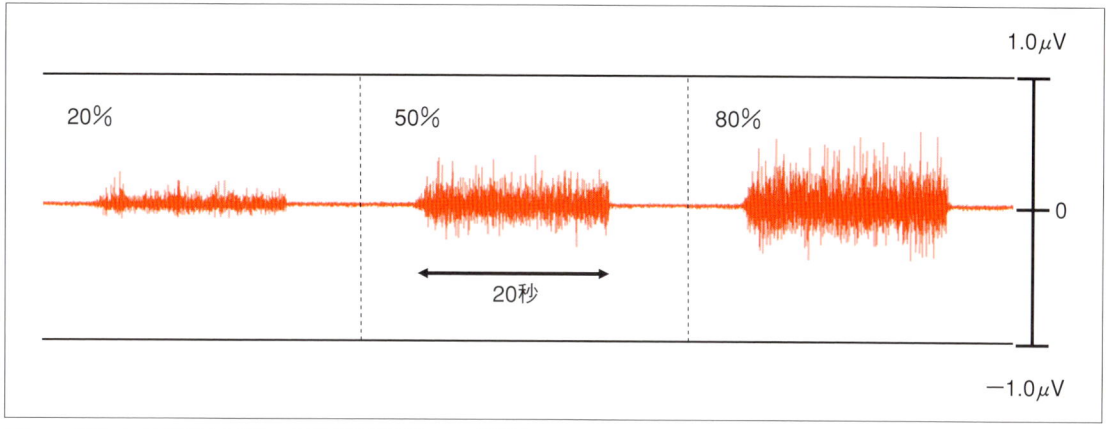

図2 噛みしめ強度の違いの咬筋筋活動への影響

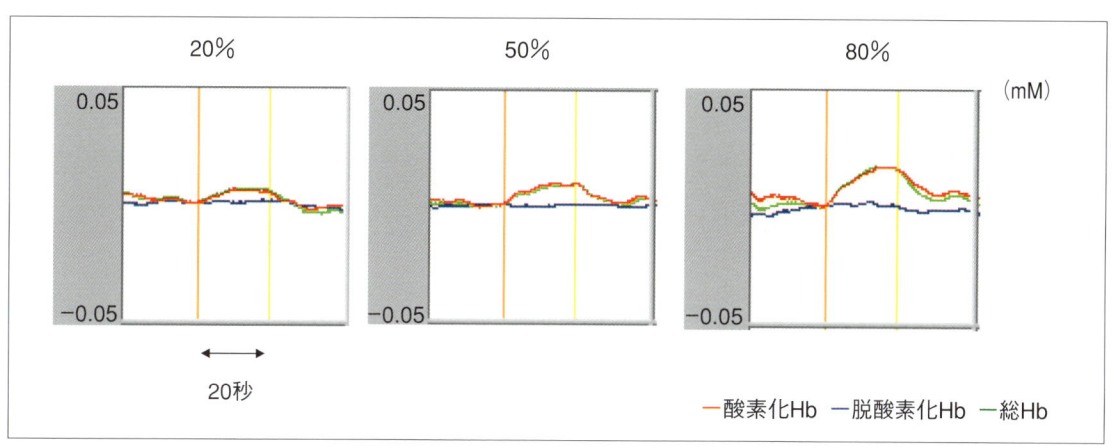

図3 噛みしめ強度の違いの一次運動野への影響

の一次運動野，運動前野が活動し，また歯根膜受容器からの感覚情報が三叉神経中脳路核，視床後内側腹側核などを経て入力し一次感覚野が活動し，またこれらの部位は，噛みしめなどの随意運動および咀嚼運動の開始および遂行・調節にかかわるため，噛みしめの増大および強度調節によって，活動が増大したものと思われるとしている．

義歯（図4）装着による前頭前野への影響として成田[4]，Narita ら[7]は，部分義歯にて咬合器機能を回復したことで咀嚼筋活動と咀嚼運動リズム性に明らかな向上を認め，同時に前頭前野の背側中央領域の活動性に明らかな上昇を認めたとし，部分義歯装着は咬筋および背側前頭前野活動を有意に刺激することにより，高齢者において認知障害の予防に関与する可能性があるとした．

2 歯科領域のストレス，痛みとの関連

Mishima ら[8]は，歯科用タービンと細い水流によって発生する音（サラサラ音）と無音（対照群）が，心拍数，収縮期血圧および拡張期血圧，血行動態，ならびに前頭葉血流に及ぼす影響を検討し，対象者はサラサラ音，無音，タービン音をそれぞれ快適，普通，不快と評価し，タービン音に対し血圧は高値となったこと，酸素化ヘモグロビン（Hb）濃度は歯科用タービン音に反応して劇的に低下したが，脱酸素化 Hb 濃度は不変であり，総 Hb 濃度は減少したとし，歯科用タービン音は自律反応と同様に皮質血流と代謝に影響する可能性があったと述べている．

また，Kudo ら[9]は，歯科治療で不愉快な経験を有する者とそうでない者にわけ，超音波デンタル

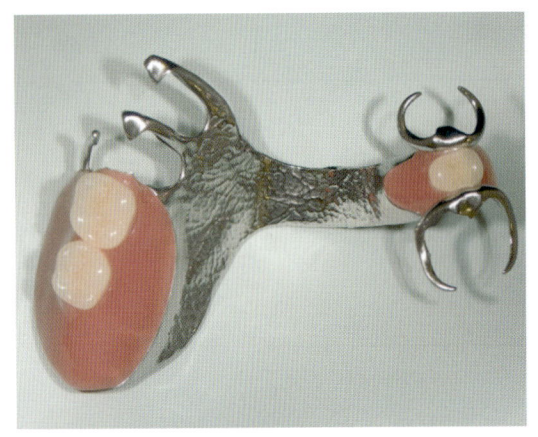

図4　義歯装着の影響

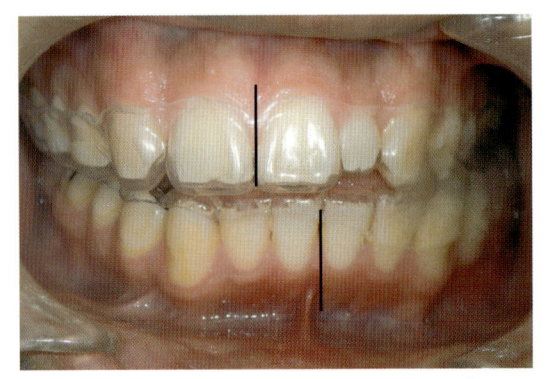

図5　実験的下顎偏位はストレスとして作用する？

　スケーラーおよびデンタルタービンの音が前頭葉の血流力学的変化に与える影響を，純音刺激との比較により検討し，歯科治療に関連する音によって不愉快な経験を有する群では脳血流が有意に減少したが，そうでない群では有意な変化は認められなかったとし，歯科治療関連音による脳血流の減少は，それまでの歯科治療経験次第であることを示唆した．
　Kasaharaら[10]は，歯科治療の際の痛みに対する大脳皮質の応答を測定し，大脳皮質側頭から前頭部の応答は義歯による痛みに明らかな関連を示したとしている．応答速度は速く，痛みが生じて数秒以内に応答がみられ，痛みがなくなるとすぐに応答は消えたとしている．
　澁澤ら[11]は，一連の研究において，顎口腔系の異常がストレスとしていかに影響を及ぼすかを明らかにするため，実験的下顎偏位装置（図5）を装着した際の，前頭前野背外側部脳活動状態および心拍数，心理的指標としてのVASを検討し，前頭前野背外側部脳活動状態は左右ともにコントロール群と比較して下顎偏位により有意な賦活が，心拍数，VASともに増加傾向が認められたとし，下顎偏位はストレスとして作用し，不快な情動の発現とともにストレス反応として前頭前野背外側部の賦活，自律神経系状態の不調和を引き起こしたものと考えられるとしている．
　Kamiyaら[12]は，ガム咀嚼による前頭前野領域の活動亢進が，セロトニン（5-HT）の分泌を増大させ，侵害性応答を抑圧する要因となるかもしれないとの仮説を立て，20分のガム咀嚼時の前頭前野の活動を測定し，前頭前野背側部に比べ腹側部で酸素化Hbレベルの有意な増加が観測されたとし，20分のガム咀嚼がセロトニンニューロンの活動を増大させ，結果として侵害性応答を抑圧する可能性があるとしている．
　成田は[4]，咬合違和感を訴える身体表現性障害と診断された患者の咀嚼時において，咀嚼筋活動と咀嚼運動に障害は明らかではなかったが，健常者の咀嚼時に認められる前頭前野の背側中央領域の活動が認められなかったとし，前頭前野の低活性が口腔の体性感覚，味覚の認知過程，咀嚼の実行意欲と何らかの関連があるのではないかと推測している．

3　味，香りの認知

　Okamotoら[13]は，お茶の香りを注意深く観察しその後に供されるお茶との一致不一致を応えることで感覚評価を検討し，左側の外側前頭前野と右側の下前頭回に著明な活動を認めたとし，これらの皮質部位は他の感覚刺激での先行研究と同様であったとしている．また，同様に言葉で表現できない4種の味の混合物の一致不一致を検討した課題においても両側の腹側外側前頭前野と右側後部の外側前頭前野に活動がみられたとしている[14,15]．

4　嚥下時の脳活動

　山脇[16]は，種々の摂食・嚥下関連動作ならびに随意嚥下運動と自然嚥下運動の相違について，顔

面から口腔咽頭に関連する運動感覚野での脳血流 NIRS 信号の検討を行い，咀嚼，口輪筋収縮，舌運動，連続唾液嚥下運動時では，それぞれ NIRS 信号の分布が異なるパターンを，また随意嚥下運動時は，自然嚥下運動時に比べて NIRS 信号の広範な上昇を認めたとした．2 つの嚥下運動は異なるメカニズムで制御されている可能性があるとし，今後嚥下障害患者の努力性嚥下開始における大脳の関与を検討することは，嚥下障害のリハビリテーションを考えるうえで有用としている．

文献

1) 志賀 博, 小林義典, 荒川一郎, 他. 近赤外分光装置（NIRO300）による脳内血流分析システムの開発. 日本顎口腔機能学会雑誌 11：7-13, 2004
2) Shibusawa M, Takeda T, Nakajima K, et al. Functional near-infrared spectroscopy study on primary motor and somatosensory cortex response to biting and finger clenching. Adv Exp Med Biol 662：485-490, 2010
3) 志賀 博, 小林義典, 荒川一郎, 他. 近赤外分光装置によるチューインガム咀嚼時の脳内血流の変化. 日本咀嚼学会雑誌 14：68-73, 2004
4) 成田紀之. 咀嚼と前頭前野. 日本咀嚼学会雑誌 18：12-21, 2008
5) Shibusawa M, Takeda T, Nakajima K, et al. Functional near-infrared spectroscopy study on primary motor and sensory cortex response to clenching. Neurosci Lett 449：98-102, 2009
6) Takeda T, Shibusawa M, Sudal O, et al. Activity in the premotor area related to bite force control-a functional near-infrared spectroscopy study. Adv Exp Med Biol 662：479-484, 2010
7) Narita N, Kamiya K, Yamamura K, et al. Chewing-related prefrontal cortex activation while wearing partial denture prosthesis：Pilot study. J Prosthodont Res 53：126-135, 2009
8) Mishima R, Kudo T, Tsunetsugu Y, et al. Effects of sounds generated by a dental turbine and a stream on regional cerebral blood flow and cardiovascular responses. Odontology 92：54-60, 2004
9) Kudo T, Yamamura K, Mostafeezur R. Difference in physiological responses to sound stimulation in subjects with and without fear of dental treatments. Odontology 96：44-49, 2008
10) Kasahara S, Kato T, Kimura K. Changes in Cerebral Function Associated with Oral Pain Caused by Dentures. Prosthodont Res Pract 7：180-182, 2008
11) 澁澤真美, 武田友孝, 奈良和彦, 他. 実験的下顎偏位によるストレスが前頭部脳血流におよぼす影響（第 2 報）. 日本補綴歯科学会雑誌 50：249, 2006
12) Kamiya K, Kikuchi H, Sekiyama T, et al. Prolonged gum chewing evokes activation of the ventral part of prefrontal cortex and suppression of nociceptive responses：Involvement of the serotonergic system. J Med Dent Sci 57：35-43, 2010
13) Okamoto M, Dan H, Singh AK, et al. Prefrontal activity during flavor difference test：application of functional near-infrared spectroscopy to sensory evaluation studies. Appetite 47：220-232, 2006
14) Okamoto M, Dan I. Functional near-infrared spectroscopy for human brain mapping of taste-related cognitive functions. J Biosci Bioeng 103：207-215, 2007
15) Okamoto M, Matsunami M, Dan H, et al. Prefrontal activity during taste encoding：an fNIRS study. Neuroimage 31：796-806, 2006
16) 山脇正永. fNIRS を用いた嚥下関連運動時の脳機能解析. 耳鼻と臨床 52：S270-S275, 2006

Ⅲ トピックス編

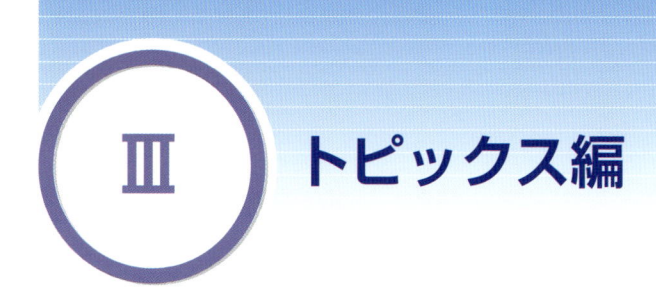

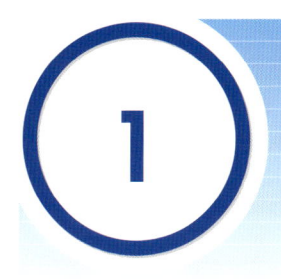

1 PocketNIRS Duo

株式会社 ダイナセンス　水野利彦
浜松ホトニクス株式会社　三輪光春

近赤外分光法（Near-Infrared Spectroscopy：NIRS）に基づく組織酸素モニタは，近年，被験者に対する負担も少なく拘束性も低いことから，医療分野だけでなく生体情報モニタ機器として脳機能研究などさまざまな分野への応用が進められている．しかし，従来の組織酸素モニタは装置本体が大型で据置型である場合が多く，被験者の行動に制約が生じ，その応用が制限されていた．そこで，無線通信機能を搭載した携帯型近赤外線組織酸素モニタシステム「PocketNIRS Duo」の開発を行った（図1)[1]．

本システムは，Bluetooth®無線技術を搭載した本体部と光源・光検出器を内蔵したプローブ部から構成されている．2本の単4形電池で駆動し連続6時間の2チャンネル同時計測が可能である．電池を含めたシステムの総重量は約200 g，本体部のサイズは携帯電話程度ときわめて小型軽量であることを特徴とする．本システムは，プローブ内に735 nm，810 nm，850 nmの3波長のLED光源とフォトダイオード検出器を3 cmの距離にて配置し，検出された各波長の光量変化からMBL（Modified Beer-Lambert）則によりヘモグロビン濃度変化を計測する．プローブ内で光信号を電気信号に変換し，デジタル信号として本体に転送するため，高いS/Nが達成でき，データ取得レート60 Hzの高速なサンプリング計測が可能となっている（図2)．プローブは医療用両面粘着テープで生体表面に貼り付けて使用し，測定部位の形状にフィットするように軽量・薄型でフレキシブルな素材で形成されている．

本システムとパソコン間のデータ通信はBluetooth®無線技術（Class 2）で行い，被験者は測定

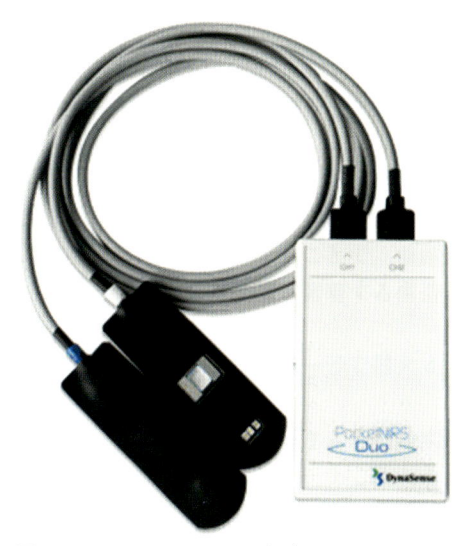

図1　PocketNIRS Duo 概観

中，約10 mの範囲内で自由に動くことができる．測定データはリアルタイムでパソコンに送信・解析・表示されるため，被験者の行動と測定データの関係性を確認することが容易である．また，小型化したことにより他のモダリティとのスペースの問題も軽減され，同時計測の親和性も増している．データ通信先としてPDA（Personal Digital Assistant）等の携帯情報端末を用いることも可能となっており，本システムと携帯情報端末を被験者に装着することで被験者の行動範囲をさらに広げることも可能である．

このような携帯型近赤外線組織酸素モニタシステムを用いることによりNIRS計測の使用可能環境を広げ，さまざまな分野への応用展開につながることで，さらなるNIRS技術の普及拡大に貢献

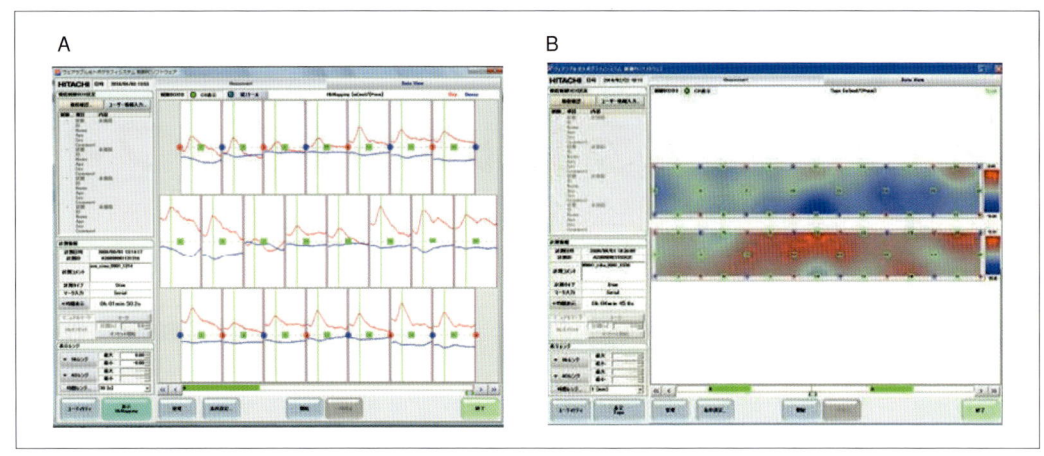

図2 「Hb Mapping」形式表示例（A）と「Topo」形式表示例（B）

れている会話時の複数脳の同時計測など新たな研究分野での利用が可能となる．

② WOT-220による脳血流の計測表示例

WOT-220の計測結果は，前頭部の全22チャンネルのヘモグロビン（酸素化Hb，脱酸素化Hb，総Hb）の時間変化であり，データ取込間隔は200 msである．

図2Aは「Hb Mapping」形式の計測コントローラの画面表示例であり，全22チャンネルの波形表示を前頭部の測定位置と対応させた表示を行う．「Hb Mapping」形式では，各チャンネルの計測結果の時間変化を確認することができる．図2Bは「Topo」形式の画面表示例で，2次元に各チャンネルの計測結果を配置しており，前頭部のどの部位が活性化しているかを直感的に判断することができる．

計測コントローラに計測結果を送信しないスタンドアロンモードでは，計測結果は携帯制御ボックスに装着されたCFカードに記録され，計測終了後に計測コントローラでその計測結果を読み出して，表示を行う．また，計測結果を外部ファイルに保存し，日立製作所基礎研究所からユーザーに対して無償使用許諾される「光トポグラフィ解析プラットフォーム」に取り込むことで，計測結果の補正処理，脳座標の表示など，さらに研究に有益な情報を得ることができる．

3　Spectratech OEG-16

株式会社 スペクトラテック　大橋三男

本装置は前頭葉での脳機能測定の研究者向けに開発された多チャンネルの携帯型 NIRS 装置である．本装置の基礎をなす光変復調技術には独自開発した最新デジタル技術のスペクトラム拡散変調方式を採用しており，従来技術に比べて格段のコストダウン，小型化ならびに高性能を実現している．また複数の被験者を対象にした同時測定にも利用できるよう配慮がされている．

特長

本装置はヘッドモジュール部（図1）と計測装置本体（図2）から構成される．ヘッドモジュール部は約 250 g と超軽量，計測装置本体はノートパソコンの半分程度と小型で，かつバッテリー動作可能なので移動時の計測が可能である．光射出点6ヵ所，光受光点6ヵ所による計測点16チャンネルの同時計測が可能であり酸素化ヘモグロビン（Hb），脱酸素化 Hb の信号帯域は 0.76 Hz（＝0.65秒/サンプル）である．計測方法としてはイベント-リレーテッド測定，ブロックデザイン測定のいずれにも対応しており，両測定に使う他社刺激提示装置あるいは手操作ボタン等との同期機能が標準で準備されている．パソコンとは USB にて接続可能でパソコン接続計測時にはリアルタイム表示可能（図3）．バッテリー動作で最長1時間，AC 100 V 動作時は最長10時間連続測定可能である．

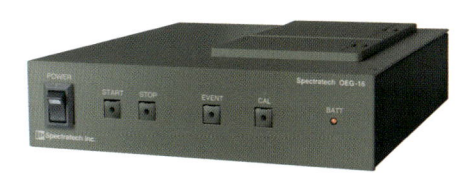

図2　計測装置本体

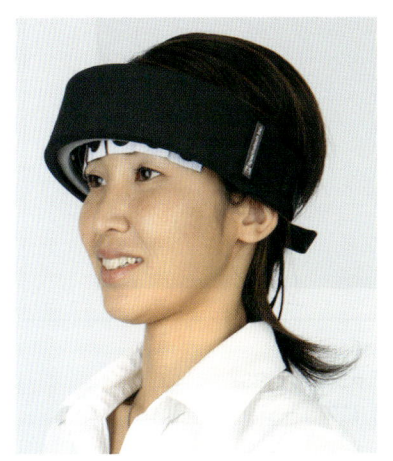

図1　ヘッドモジュール部

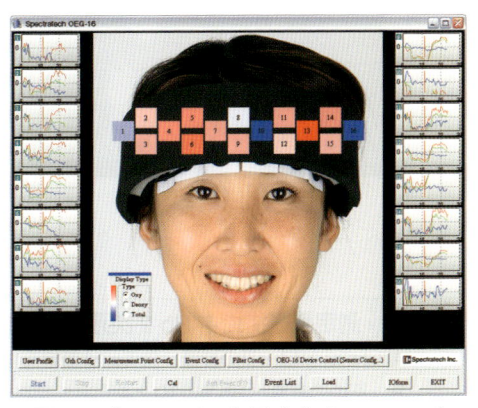

図3　パソコンに表示された NIRS パラメータ変化

トピックス編

5 マルチチャンネル NIRS を用いた皮質マッピング中のモニタリング

日本大学医学部 脳神経外科　酒谷　薫, 星野達哉

　言語野などの脳の重要領域に脳腫瘍が存在する症例では，術前に皮質マッピングを行うことがあるが，硬膜下グリッド電極を用いて大脳皮質を電気刺激する方法がもっとも信頼性が高い．電極ごとに適切な電気刺激の強度は異なるが，電気ノイズのため刺激中の大脳皮質の生理的状態や神経活動の程度を知ることは困難である．この問題を解決するために，マルチチャンネルNIRSを用いたモニタリング法が考案された[1]．図は，左前頭葉のBroca領域に存在するグリオーマの症例である（図A）．Broca領域から運動野にかけて硬膜下グリッド電極を設置した（図B）．マルチチャンネルNIRSを用いて，電気刺激中の両側前頭葉の活動を計測した．左運動野の指の領域を5Hzで刺激（刺激強度5mA）すると，右手はtwitchingを示し，刺激部位を中心に酸素化Hbの上昇と脱酸素化Hbの低下が認められた．次に，同部は50Hzで刺激すると，酸素化Hbはいちじるしく上昇し，脱酸素化Hbも上昇した．このとき，右手から右上肢へとけいれんが広がり始めたが，刺激を中止することにより治まった．

　5Hzで刺激したときの酸素化Hbの上昇と脱酸

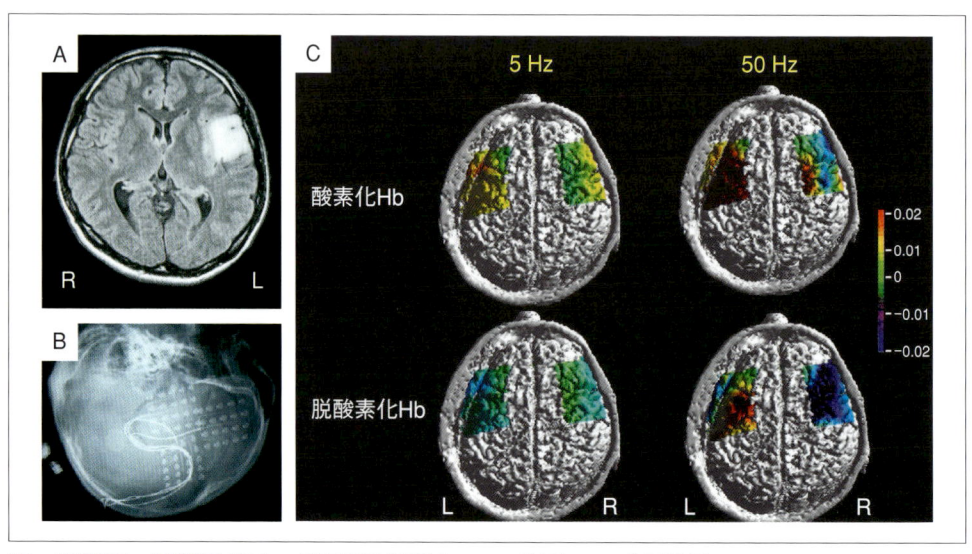

図　脳腫瘍，硬膜下グリッド電極の位置とHb2次元マップの関係
A：術前MRI（FLAIRイメージ）．左前頭用にグリオーマを認める．
B：硬膜下グリッド電極を設置後の頭蓋骨レントゲン写真．
C：5Hzと50Hzにおける酸素化Hb（上段）と脱酸素化Hbの2次元マップをMRI（Surface image）にフュージョンした画像．

素化 Hb の低下は，神経活動時の典型的な Hb 酸素化状態の変化を示している（図 C）．一方，50 Hz の刺激における酸素化 Hb の上昇に伴った脱酸素化 Hb の上昇は，神経活動時の酸素消費のいちじるしい増大を示唆している．このような反応はてんかん発作で報告されており[2]，事実，この症例でも上肢のけいれん発作が誘発された．このように，NIRS のパラメータ変化から，皮質電気刺激時の神経活動の程度を推定することができ，硬膜下グリッド電極を用いた皮質マッピングを安全に行うことができる．

文　献

1) Hoshino T, Sakatani K, Katayama Y, et al. Application of multi-channel near infrared spectroscopic topography to physiological monitoring of the cortex during cortical mapping : Technical case report. Surgical Neurology **64** : 272-275, 2005
2) Adelson PD, Nemoto E, Scheuer M, et al. Noninvasive continuous monitoring of cerebral oxygenation periictally using near-infrared spectroscopy : A preliminary report. Epilepsia **40** : 1484-1489, 1999

トピックス編

6 脳深部刺激療法における脳機能モニタリング

日本大学医学部 脳神経外科　酒谷　薫，深谷　親，山本隆充，片山容一

　パーキンソン病や振戦，あるいは難治性疼痛などの脳機能異常に対する脳深部刺激療法（以下，DBS）は，脳の一定部位に植込まれた電極によって脳を電気刺激し，脳機能異常を制御する外科的治療法である．DBSの治療効果やそのメカニズムを検討するうえで，MRIは刺激装置を損傷する可能性があり使用できないが，光トポグラフィーにはそのような危険性はなく，また電気ノイズの影響を受けないので，DBS例における脳機能イメージングに威力を発揮する[1]．

　図はDBS治療（視床Vop-Vim核刺激）を受けている本態性振戦の大脳皮質活動を示している．DBSによる電気刺激を中止した状態で指・指試験を行わせると左上肢に強い振戦が認められ，この

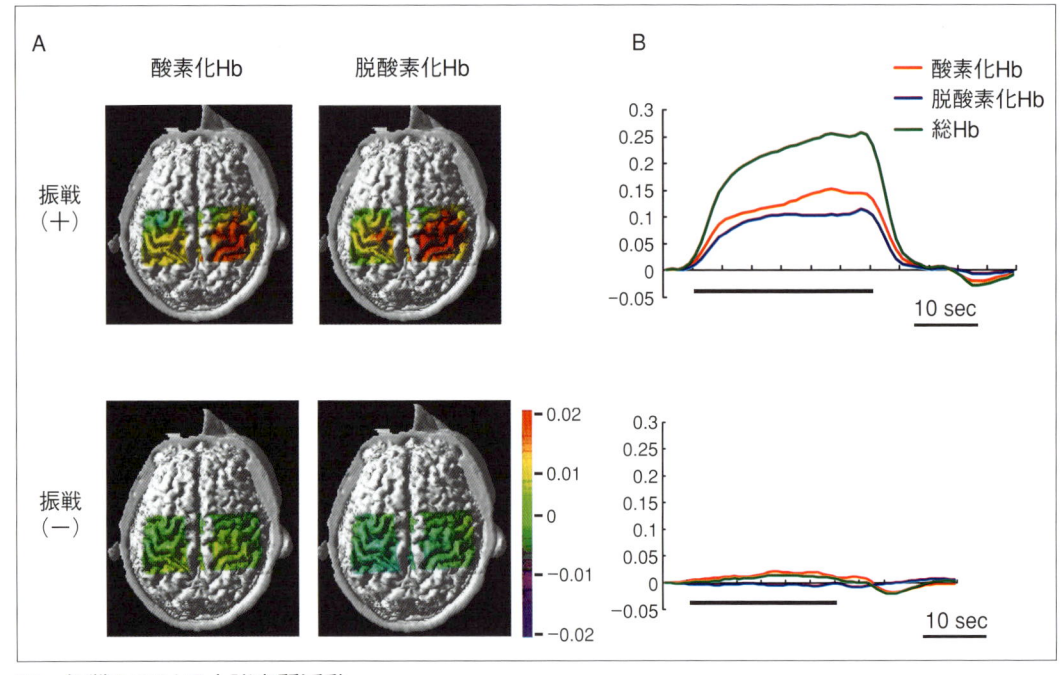

図　振戦における大脳皮質活動

A：DBSのスイッチがオフのとき（上段）に指・指試験を行うと左側上肢に振戦が出現し，右側運動野において酸素化Hbと脱酸素化Hbが著明に増加する．しかしDBSのスイッチを入れると（下段）振戦は軽減し，Hbの濃度変化は抑制される．

B：振戦を認めるとき（上段）と認めないとき（下段）の右側運動野におけるNIRSパラメータ変化を示す．

ときNIRSトポグラフィーでは，右運動野を中心に酸素化Hbの顕著な上昇とともに脱酸素化Hbの上昇が認められた．このような神経活動時の脱酸素化Hbの上昇は，酸素代謝の異常亢進を示しており，てんかんなどで報告されている[2]．一方，DBSをオンにした状態で指・指試験を行わせると，振戦は発生せずスムーズに指・指試験を行うことができた．このとき，右運動野の脱酸素化Hbの上昇は消失し，酸素化Hbの上昇も軽度なものに抑制された．これらの結果は，大脳皮質は振戦発生メカニズムの構成要素であり，振戦発生時に異常神経活動を伴うことを示している．さらにDBSは，視床Vop-Vim核から運動野，前運動野への促進性の投射を抑制し，運動野周囲の異常神経活動を抑制していることが推察された．

文 献

1) 酒谷 薫, 片山容一. NIRSトポグラフィーによる脳機能イメージング. 脳神経外科 31：1139-1146, 2003
2) Hoshino T, Sakatani K, Katayama Y, et al. Application of multi-channel near infrared spectroscopic topography to physiological monitoring of the cortex during cortical mapping：Technical case report. Surgical Neurology 64：272-275, 2005

7 森林浴による リラクゼーション効果

千葉大学 環境健康フィールド科学センター　宮崎良文，李　宙営
森林総合研究所　恒次祐子

　テクノストレスという言葉に象徴される現代のストレス社会において，森林浴がもたらす生理的リラックス効果に国民の関心や期待が高まっているが，今に至るまで生理的データの蓄積は少ない．

　今回は，森林浴の生理的効果を明らかにするため，時間分解分光法（TRS）を用いた前頭前野活動計測を実施した．森林浴実験は千葉県清和県民の森で行い，対照としての都市部実験はJR千葉駅前にて同じ実験スケジュールで行った．被験者は12名の男子大学生とした．なお，被験者は6名ずつ2つの群にわけられ，前日の午後，森林と都市部の下見を行った．1日目はそれぞれ森林浴，ならびに都市部の被験者となり，2日目は互いに交代した．測定は1日5回行った．1回目はホテルの会議室で行い，その後，森林群と都市群にわかれて車にて移動した．2，3回目は20分間の歩行実験の前と後に行った．4，5回目は20分の座観実験の前と後に行い，6回目はホテルにて行った．

　前頭前野活動計測の結果を図1に示す[1]．移動前の計測（朝食前）では森林群において有意に前頭前野の活動が鎮静化していることがわかった．また，歩行後，座観前ともに森林浴時において都市部に比べて，危険率6%，8%ではあるが，前頭前野の活動が鎮静化する傾向が示された．さらに，座観前，座観後ともに森林浴時において都市部に比べ有意にコルチゾール濃度が低いことが示された（図2）[1]．つまり，森林浴時には，前頭前野の活

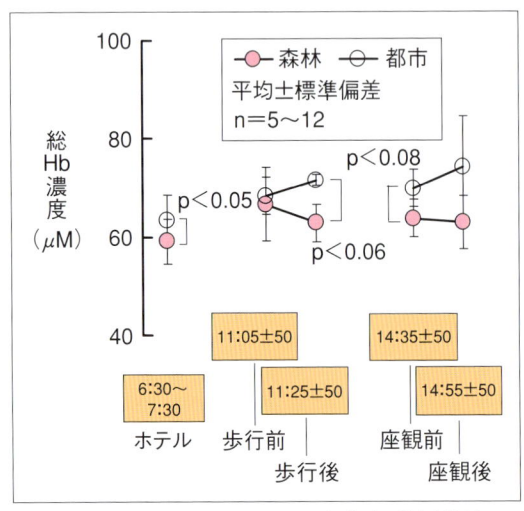

図1　前頭前野における脳血液濃度（絶対値）の変化
（Park BJ, et al. J Physiological Anthropology 26(2)：123-128, 2007[1]より引用）

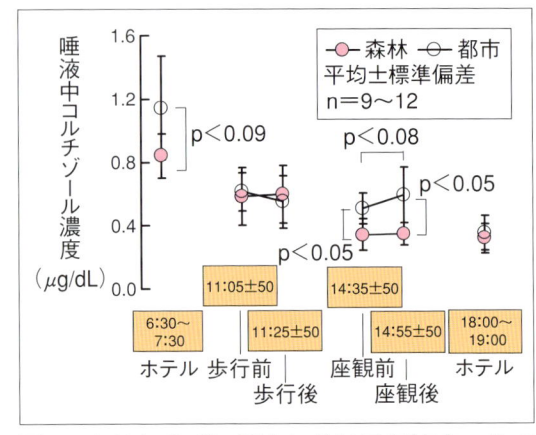

図2　森林ならびに都市における唾液中コルチゾール濃度の変化
（Park BJ, et al. J Physiological Anthropology 26(2)：123-128, 2007[1]より引用）

動の鎮静化ならびに唾液中コルチゾール濃度の低下を生じ，生体が生理的にリラックスしていることが明らかとなった．一方，森林浴ならびに都市部に行く前の朝の測定においては，主観的快適感においては，差異が認められなかったにもかかわらず，脳活動に有意差が認められた．

人は自分の状態を正確に評価できないため，主観的には差異がないと評価されていたが，生理的には森林浴群において，都市群に比べ，脳活動が鎮静化していることが示され，生理指標の優位性が明らかとなった．

文 献

1) Park BJ, Tsunetsugu Y, Miyazaki Y, et al. Physiological effects of Shinrin-yoku (taking in the atmosphere of the forest)-using salivary cortisol and cerebral activity as indicators. J Physiological Anthropology 26 (2)：123-128, 2007

トピックス編

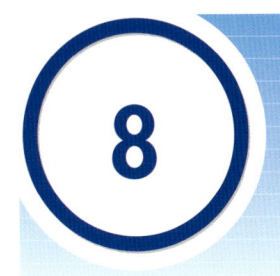

8 ドライビング中の脳活動

日本大学医学部 脳神経外科　酒谷　薫

　車をドライビングしているときにはどのような脳活動を示すのか？　この問題を明らかにすることは交通事故を軽減させる可能性がある．Walterらは fMRI（BOLD法）を用いてドライビングシミュレーション中の脳活動を計測し，運動感覚野，視覚野，小脳など複数の領域で活動を認めたが，前頭葉の活動は認めなかったと報告している[1]．一方，Calhoun らは，ドライビングシミュレーション中に前頭葉の BOLD 信号が低下したと報告している[2]．NIRS を用いてドライビングシミュレーション中の前頭葉活動を計測した報告がある[3]．図は言語活動（語想起課題）とドライビングシミュレーション中の前頭葉の Hb 濃度変化を示している．語想起課題では，脱酸素化 Hb の低下を伴う酸素化 Hb の上昇を認めており，前頭葉が活動していることがわかる．一方，ドライビングシミュレーション中には脱酸素化 Hb の上昇と酸素化 Hb の低下という語想起課題と逆のパターンを示していた．脱酸素化 Hb は常磁性体であり，脱酸素化 Hb 濃度の上昇は BOLD 信号を低下させる方向に働く[4]．この変化は神経活動の抑制（deactivation）と考えられている．

　なぜドライビング中に前頭葉の神経活動が抑制されるのか明らかではないが，ドライビングに"集中"するときには余計なことを考えないからもしれない．語想起課題のように何かを考えるときには"集中"することが必要だが，座禅のように心を空にして雑念を払うのにも"集中"が必要である．"集中"には，前頭葉の活動（activation）を

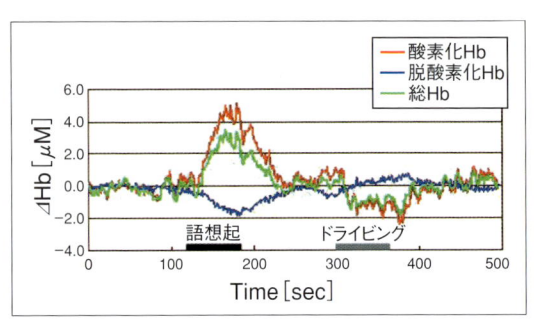

図　ドライビングシミュレーション中の前頭葉の Hb 濃度変化

伴うものと抑制（deactivation）を伴うものがあるのかもしれない．

文　献

1) Walter H, Vetter SC, Grothe J, et al. The neural correlates of driving. Neuroreport 13：1763-1767, 2001
2) Calhoun VD, Pekar JJ, McGinty VB, et al. Different activation dynamics in multiple neural systems during simulated driving. Hum Brain Mapp 17：141-142, 2002
3) Sakatani K, Yamashita D, Yamanaka T, et al. Changes of cerebral blood oxygenation and optical pathlength during activation and deactivation in the prefrontal cortex measured by time-resolved near infrared spectroscopy. Life Sciences 78：2734-2741, 2006
4) Ogawa S, Lee TM, Kay AR, et al. Brain magnetic resonace imaging with contrast dependent on blood oxygenation. Proc Natl Acad Sci USA 87：9868-9872, 1990

9 社会脳

日本大学医学部 脳神経外科　辻井岳雄

　脳研究のなかで近年もっとも脚光を浴びているトピックスの一つに，社会的認知の神経基盤を探る試みが挙げられる[1]．社会的認知，すなわち社会集団を構成する他者との相互作用を円滑に行うためには，上側頭溝（superior temporal sulcus：STS），扁桃体（amygdala），眼窩前頭皮質（orbitofrontal cortex：OFC）の3つの脳部位が特に重要な役割を果たすことが指摘されている（図）．

　扁桃体は脳深部に位置するためNIRSでは測定不能だが，上側頭溝と眼窩前頭皮質の活動についてはわが国の研究者がNIRS計測に成功している．Otsukaらは，新生児（5～8ヵ月）の脳活動をNIRSで計測したところ，ヒトの顔をみているときは右半球の上側頭溝に相当する領域で強い活動が起きることを示した[2]．また，Minagawa-Kawaiらは，母親が自分の子供の笑顔をみているときに眼窩前頭皮質が強く活動すること，そして新生児が自分の母親をみているときも同様の脳活動が生じることを報告している[3]．

　NIRSは安全性の高さから発達研究に向いた脳画像装置といわれており，彼女達が行った研究は健全な母子関係の脳基盤を探るうえできわめて重要な研究と思われ，今後の発展が期待される．

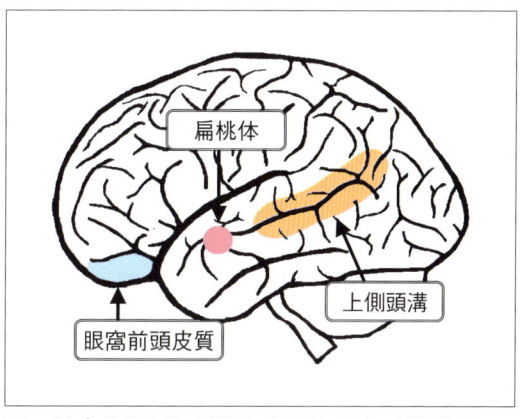

図　社会的認知に重要な役割を果たす脳機構

文　献

1) Watanabe S, Tsujii T, Keenan JP. Comparative Social Cognition. Keio University Press, Tokyo, Japan, 2007
2) Otsuka Y, Nakato E, Kanazawa S, et al. Neural activation to upright and inverted faces in infants measured by near infrared spectroscopy. Neuroimage 34：399-406, 2007
3) Minagawa-Kawai Y, Matsuoka S, Dan I, et al. Prefrontal activation associated with social attachment：facial-emotion recognition in mothers and infants. Cerebral Cortex 19：284-292, 2009

トピックス編

10 NIRSを用いたALS患者の意思伝達装置
—Yes/No判定装置「心語り」の開発—

(株)日立製作所　小澤邦昭，木戸邦彦，木口雅史，牧　敦，伊藤嘉敏(元所員)　東京女子大学　内藤正美
エクセル・オブ・メカトロニクス(株)　金澤恒雄，尾形　勇　日本ALS協会元理事　柳田憲佑

　筋萎縮性側索硬化症（Amyotrophic Lateral Sclerosis：ALS）患者は，進行性神経難病のために，筋肉を次第に動かせなくなる．症状が進むと，話すことも筆談もできなくなる．身体の一部がわずかにでも動かせるときは，文字を選択する意思伝達装置が使える．すなわち，五十音表の文字の上をカーソルが自動的に動く同装置の画面で，目標とする文字の位置にカーソルが来たときに身体をわずかに動かす．この微小な動きをセンサが検知して，同装置はその文字を選択する．

　さらに症状が進むと身体をまったく動かせなくなる場合がある．この状態になると，脳機能計測技術を活用する以外に意思表示は困難となる．このようななか，日立製作所は，光トポグラフィ技術を応用して脳血液量の変化を測定し，問い掛けに対する患者のYes/No（以下Y/N）回答を判定する意思伝達装置「心語り」の研究を1999年から開始した[1]．2005年12月には，エクセル・オブ・メカトロニクスが「心語り」を製品化した．

1　装置概要

　「心語り」装置は，プローブおよび信号処理部，Y/N判定プログラムを組み込んだパソコンからなる（図1）．プローブは光源と受光素子からなり，光源として発光ダイオードを使用し（波長840 nmの近赤外光），戻り光量の測定にはSi PINダイオードを使用する．

2　測定概要

　測定は安静期間，回答期間，安静期間の3区間

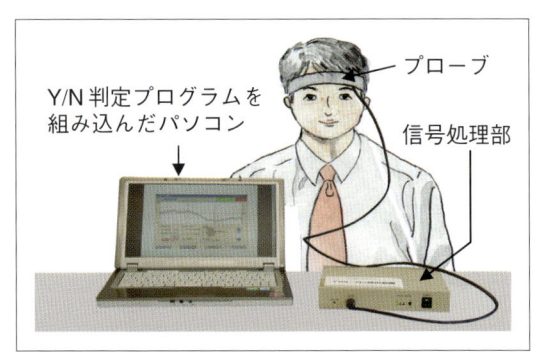

図1　「心語り」装置の概要

からなる（図2）．1つの回答を得るのに36秒かかる．

　Y回答のときは，12秒ごとに安静，活性，安静のように頭を切替え，N回答では，36秒間続けて安静にする．頭脳を安静にするには，「無念無想」が理想であるが，雑念が起き血液量が増える場合が多いので，むしろ，軽い負荷をかける（数をゆっくり数える，知人の顔をイメージするなど）．頭脳を活性にするには，できるだけ速く頭を使う（暗算する，歌をうたう，尻取りをするなど）．

3　Y/N判定方法[2]

　Y/N波形から2つの特徴が得られる．N回答の安静時の波形では，NIRS信号に特有な約10秒周期の低周波ゆらぎがみられる．一方，Y回答の波形では，低周波ゆらぎが脳活性化に伴う大きな変動にマスクされ，振幅が大きくなるとともに振動回数が減る．すなわち，①血液量変化の最大振幅，②振動回数，に着目して，Y/N波形を区別するこ

A Yes の波形

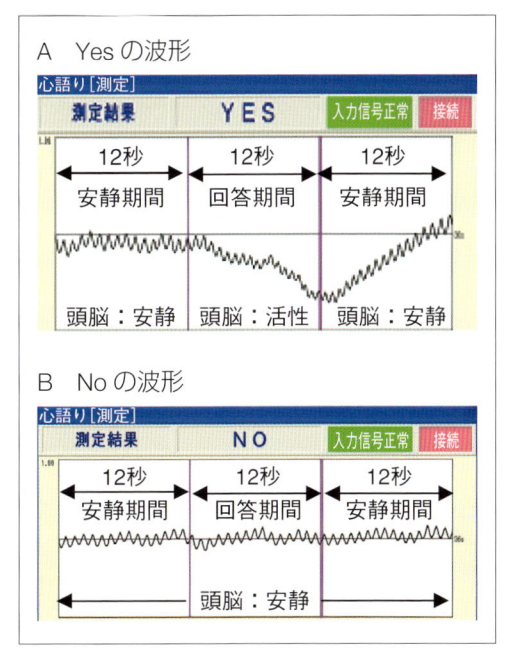

図2 戻り光量の波形

B No の波形

図3 判定線
●：Y モデルデータ，＊：N モデルデータ，□：Y/N モデルデータの重心．

とにした．

　Y/N 波形の変化は個人差があるので，判定をする前に，あらかじめ Y/N モデルデータを取る．①を縦軸に②を横軸にとり，Y/N のモデルデータ波形を座標軸にプロットし，判別分析により判定線を引く（図3）．判定線の両側が Y/N 領域となる．その後に，質問に対する Y/N 回答の測定データを取る．測定データが Y/N 領域のどちらに位置するかで Y/N を判定する（図3）．

　上記の方法に対して，完全な閉じ込め状態の患者17名を対象に正答率を調べた．70％以上の正答率は7名であり（41％），その平均正答率は，約80％であった．

まとめ

　これまでに「心語り」を累積68台出荷しており（2011年6月末），利用者はほとんど ALS 患者である．

　「心語り」導入により，患者との双方向の会話が可能になり，介護に対して意欲が高まったなどの意見が家族から寄せられている．また，患者の認知機能の低下を防止するために，毎日利用するなどのケースも存在する．

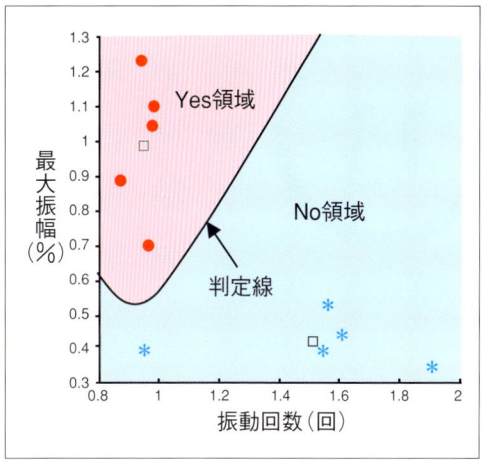

　なお利用に際して，「週に2日，1日のうちでもっとも安定している時間帯を選び，1回20分程度」[3]等のノウハウも，少しずつ蓄積されつつある．

　今後は，計測時間の短縮と正答率のさらなる改善を図り，ユーザの利便性を向上して行く予定である．

謝　辞

　本研究の一部は，(財) ニューメディア開発協会からの委託研究の成果です．また厚生労働省の助成事業により，「心語り」改良の研究を実施することができました．日本 ALS 協会からもご支援をいただき，感謝いたします．

文　献

1) 小澤邦昭，伊藤嘉敏，金澤恒雄，他．：脳血液量変化を利用した Yes/No 判定装置とその使用ノウハウ．第20回リハ工学カンファレンス講演論文集．pp 269-261, 2005
2) Naito M, Michioka Y, Ozawa K, et al. A Communication Means for Totally Locked-in ALS Patients Based on Changes in Cerebral Blood Volume Measured with Near-Infrared Light. IEICE Transactions on Information and Systems **E90-D**(7)：1028-1037, 2007
3) 池野玉枝．「心語り」(Yes/No 判定装置) と私たち．日本 ALS 協会機関誌（JALSA）**80**：49-51, 2010

トピックス編

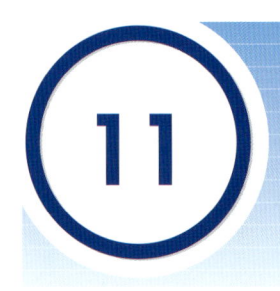

11 酸素化ヘモグロビンをトレーサーとした脳虚血検出法

自治医科大学 脳神経外科　渡辺英寿

　NIRSの最大の欠点は安静時の絶対値計測ができない点であり，このため，虚血の部位診断は基本的には無理と考えていた．しかし，酸素化ヘモグロビン（Hb）をトレーサーとしてdiffusion studyを行うと，虚血の部位診断は可能となりつつある[1]．

　NIRSを両側の前頭・側頭部を覆うように測定プローブを配置した．患者に酸素マスクを装着し，圧縮空気を送気しておき，NIRSの測定を開始する．データが安定したところで圧縮空気から純酸素へ切り替え，2分後に再び酸素から圧縮空気に切り替える．末梢の酸素飽和度（SpO_2）を同時に測定する．SpO_2は台形波状に変化するが，それに伴う脳内の酸素化Hb濃度変化をNIRSで測定してSpO_2と比較すると，虚血部位にはSpO_2の波形が伝播しにくいことを突き止めた．

　図に典型例を示す．脳血管撮影にて左側頸部内頸動脈狭窄を認め，頸動脈ステント留置術（CAS）を施行した．酸素吸入によるNIRSでは，CAS前は左大脳半球において酸素吸入に伴う酸素化Hbの上昇が対側と比べて遅延しピークも低かったが（図A），CAS後は左側において酸素吸入に伴う酸素化Hbの上昇が増し，酸素化Hbの上昇の左右差はみられなくなった（図B）．これらの所見はCAS後にSPECTで患側の血流改善がみられた所見に一致した．

文　献

1) 海老原彰, 田中裕一, 渡辺英寿, 他. 酸素吸入NIRSによる脳虚血診断法の開発. BRAIN and NERVE—神経研究の進歩 60(5)：547-553, 2008

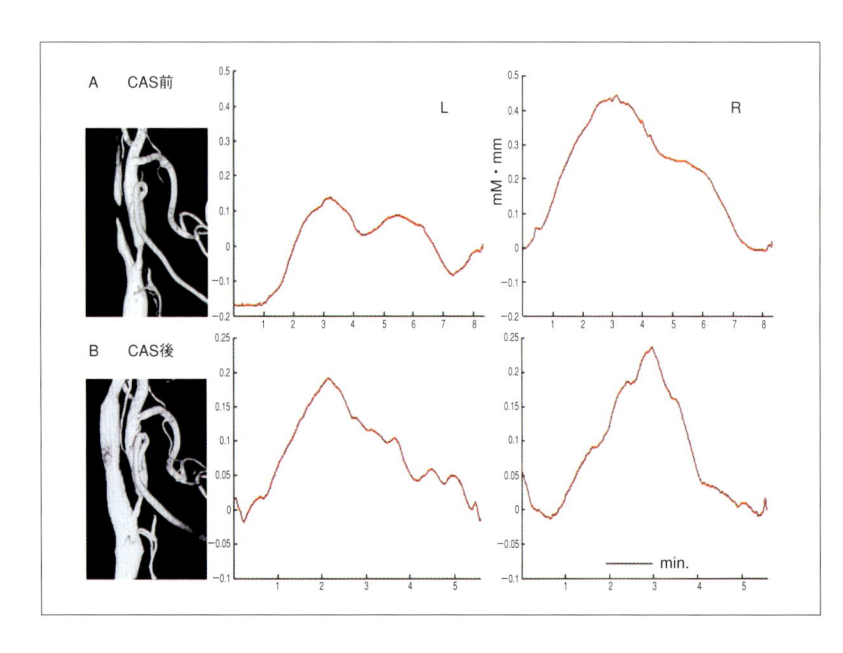

図　左内頸動脈狭窄症に対して拡張術（CAS）を行った症例のCAS前後の血管撮影と，酸素吸入時のNIRSの結果
左右半球の代表的な対応する2チャンネルを提示した．

12 NIRSによるClosed Loop Brain-Machine Interfaceを応用したリハビリテーションシステム

日本大学医学部 脳神経外科　酒谷　薫, 永岡右章, 片山容一

　Closed Loop Brain-Machine Interface（BMI）は，被験者の脳活動を被験者自身に意識させ，被験者と測定装置との間に閉じた情報のループを形成し，脳の可塑性を効果的に引き出すものである．Closed loop BMIの原理を応用し，脳機能計測にNIRSを用いたリハビリテーション装置を開発した[1]．装置はマルチチャネルNear-infrared spectroscopy（NIRS），機能的電気刺激装置（Functional electrical stimulation：FES）およびPCより構成されている（図1）．まず運動タスク（grasping）および運動イメージタスクを行い，マルチチャネルNIRSにより一次運動野付近の血管内ヘモグロビン（Hb）濃度変化を測定した．次に両タスク時のNIRS信号をPCに送り，酸素化Hb濃度が設定した閾値を超えるとFESが作動し，電気刺激（50 Hz, 5〜10 mA）を上腕二頭筋に送るようセットした．

　運動タスクでは主に一次運動野に酸素化Hb濃度の上昇を認めたが，運動イメージタスクでは主に運動前野，補足運動野に酸素化Hb濃度の上昇を認めた．図2は運動イメージにおけるHb濃度変化を示している．運動イメージ時には酸素化Hbが上昇し，脱酸素化Hbが低下する典型的な賦活脳酸素代謝変化を示している．矩形波はFESの作動を示している．

　本システムを使用することにより，運動イメージ時の脳活動をトリガーとして筋肉を電気的に収縮させることが可能であり，脳卒中後遺症による片麻痺などを有する患者のリハビリテーションに

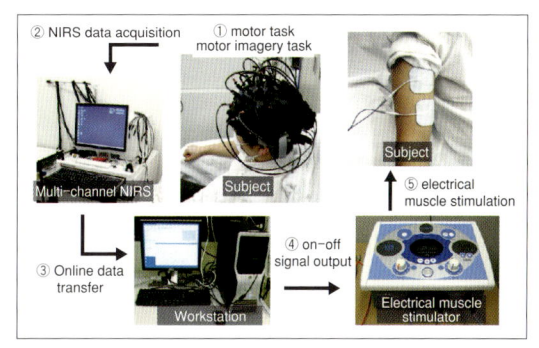

図1　システム構成図

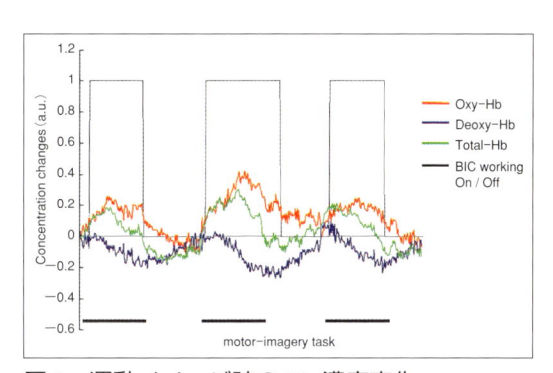

図2　運動イメージ時のHb濃度変化

応用できると思われる．

文　献

1) Nagaoka T, Sakatani K, Awano T, et al. Development of a new rehabilitation system based on a brain-computer interface using near-infrared spectroscopy. Adv Exp Med Biol 662：497-503, 2010

索 引

和文

●あ●

アーチファクト 78
　体動— 58
亜酸化窒素（N$_2$O） 210
味 248
アストロサイト（星状膠細胞）
　............... 30, 36, 38
アスペルガー症候群 193
アセタゾラミド 142, 165
アセチル CoA 35
圧受容体反射 206
アミタール 121
アルコール摂取量 175
アンカップリング 35
暗算課題 69, 162

●い●

意思伝達装置 268
イソフルラン 211
痛み 247
一次運動野 129, 130
一過性脳虚血発作（TIA）... 145
一般化逆行列 79
一般化パルススペクトル法 ... 24
イベント-リレーテッド測定（事
　象関連デザイン）...... 46, 257
インスリン様成長因子 235
インパルス応答 84

●う●

ウェーブレット変換 ... 66, 67, 84
うつ病 153

●え●

運動イメージ 271
運動学習 184
運動効果 233
運動タスク 26
運動野 ... 79, 128, 129, 130, 144
　一次— 129, 130
　補足— 171

●え●

液体ファントム 21
エピナスチン 175
嚥下 248

●お●

音韻 240

●か●

外側中心前回 171
解糖系 35
海馬 125
会話 157
香り 248
拡散光トモグラフィー ... 23, 85
拡散板 111
確率的レジストレーション法
　........................... 53
過剰酸素化状態 224
下前頭回 178
片麻痺歩行 182
カップリング 35
カテコールアミン 161
噛みしめ強度 247
カルシウム（Ca） 30
眼窩前頭皮質 267
眼瞼痙攣 243
換算散乱係数 104
関心チャンネル解析法 51
関心領域解析 51
関心領域（シード） 83

●き●

義歯 247
気質 150
キセノン 210
機能検査オキシメータ ... 87, 88
機能的再構成 181
機能的磁気共鳴画像法 97
機能的電気刺激 271
揮発性吸入麻酔薬 211
逆投影法 23
吸光係数 16
　モルースペクトル 23
吸光スペクトル 3
吸収係数 15, 23, 104
吸入麻酔薬 210
協調性 157
巨視的視点 109
起立性調節障害 205
起立直後性低血圧 206
筋萎縮性側索硬化症 268
筋再酸素化速度 229

●く●

空間感度分布 8
空間均一係数 74
空間の局在性 81
空間分解スペクトロスコピー
　........................... 15
クモ膜下出血 141
グリア細胞 35, 38
グループ解析 50
グルタミン 36
グルタミン酸 36

●け●

経頭蓋磁気刺激 150, 178
経頭蓋ドップラー
　............... 134, 137, 141
頸動脈ステント留置術 270

索引

頸動脈内膜剝離術 ………… 132, 134, 138, 258
頸動脈バルーン閉塞試験 … 134
軽度脳低温療法 ……………… 221
頸部内頸動脈狭窄症 ……… 258
ケタミン ……………………… 211
血液脳関門 …………… 37, 38, 235
血液量 ………………………… 100
血管拡張因子 ………………… 30
血行動態応答関数 …… 47, 106
血流速度 ……………………… 100
ケトチフェン ………………… 175
言語 …………………………… 188
健康科学 ……………………… 227
減光度変化 …………………… 6
言語活動 ……………………… 127
言語習得 ……………………… 241
言語周辺野 …………………… 124
言語タスク …………………… 122
言語優位側判定 ……………… 240
言語優位半球 ………………… 121
言語リハビリテーション … 123
顕微分光システム …………… 29

● こ ●

語彙流暢性課題（語想起課題）
　………………………… 176, 266
交感神経-副腎髄質システム
　……………………………… 161
好気的リン酸化 ……………… 35
工業標準 ………………… 86, 89
光源-検出器配置 ……………… 78
咬合 …………………………… 246
高次脳機能障害 ……………… 223
　術後— 210
高速フーリエ変換 …………… 163
抗ヒスタミン薬 ……………… 175
硬膜下グリッド電極 ……… 260
光路長 …… 3, 5, 16, 45, 126, 228
　総— 103

部分— 45, 103
部分実効— 7
平均— 20
国際 10-20（基準点，システム，
　法）…………………… 41, 52, 105
国際規格 ……………………… 86
心の理論 ……………………… 193
固執 …………………………… 150
個人解析 ……………………… 49
語想起課題（語彙流暢性課題）
　………………………… 176, 266
骨格筋酸素消費量 …………… 229
骨格筋代謝 …………………… 227
コルチゾール ………………… 161
　唾液中—濃度　265

● さ ●

最適化アルゴリズム ………… 73
細胞外電位 …………………… 31
作動記憶（課題）（ワーキング
　メモリ）…………… 175, 194
酸素・グルコース代謝 …… 32
酸素消費速度 ………………… 100
酸素消費量 …………………… 36
散乱 …………………………… 109
散乱係数 ……………………… 24
散乱体 ………………………… 4

● し ●

時間-周波数解析 ……………… 67
時間応答特性 ………………… 20
時間分解計測装置 …………… 164
時間分解計測法/時間分解スペ
　クトロスコピー/時間分解分
　光法 ………… 5, 19, 24, 84, 141,
　142, 198, 223, 264
時間分解分光システム …… 20
磁気共鳴分光法 ……………… 227
時系列データ ………………… 46
自己調節能 …………………… 212

視床下部-下垂体-副腎皮質（系，
　システム）…………… 161, 234
事象関連デザイン（イベント-
　リレーテッド測定）… 46, 257
実行機能 ………………… 194, 232
失語症 ……………………… 122, 128
失語症回復過程 ……………… 123
失調 …………………………… 182
自動調節能 …………………… 36
自発発火 ……………………… 32
自閉症スペクトラム ………… 193
社会認知 ……………………… 190
周術期脳モニタリング …… 224
自由度 ………………………… 50
主成分分析 …………………… 72
術後高次脳機能障害 ……… 210
順応 …………………………… 239
瞬目 …………………………… 243
上行性脳幹網様体賦活系 … 236
上肢機能 ……………………… 183
常磁性体 ……………………… 127
上側頭溝 ……………………… 267
静脈麻酔薬 …………………… 211
生薬 …………………………… 174
自律神経機能 ………………… 161
自律神経機能不全 ………… 205
自律神経反射機構 ………… 206
人格特性 ……………………… 150
新奇性追求 …………………… 150
神経血管カップリング …… 29
神経心理学検査 ……………… 214
神経調節性失神 ……………… 207
信号解析ツール ……………… 55
人工内耳 ………………… 240, 241
新生児 ………………………… 198
心臓手術 ……………………… 210
深部電極 ……………………… 125
深部脳波モニタリング …… 124
心理現象 ……………………… 148

273

森林浴 ･･････････････････････ 264

●す●

ストループ干渉 ･････････････ 233
ストレス ･･････････････ 161, 247
ストレッサー ･･････････････ 161
スペクトラム拡散変調方式
　　　･･････････････････････ 257
スポーツ医学 ･･････････････ 227

●せ●

性格 ･････････････････････ 150
星状膠細胞（アストロサイト）
　　　･･････････････････ 30, 36, 38
精神疾患 ･･････････････････ 148
正中神経 ･･･････････････････ 91
静的脳血流自動調節能 ･･････ 36
性能試験 ･･････････････････ 86, 88
生理学的キャリブレーション法
　　　･･････････････････････ 228
生理的リラックス効果 ･････ 264
セカンドレベル解析 ･････････ 50
摂食・嚥下運動 ････････････ 169
摂食障害 ･･････････････････ 157
セボフルラン ･･････････････ 211
遷延性起立性低血圧 ･･･････ 206
先進医療 ･･････････････････ 156
全身麻酔 ･･････････････････ 210
浅側頭動脈-中大脳動脈吻合術
　　　･･････････････････････ 144
前頭前野 ･････････ 26, 161, 162
前頭葉 ･･･････････････････ 128

●そ●

双極子 ･･････････････････ 92, 94
双極子追跡法 ･･･････････････ 90
双極性障害 ････････････････ 153
総光路長 ･･････････････････ 103
相互相関分析 ･･････････････ 106
測定点密度 ･････････････････ 13
側頭葉 ････････････････････ 239

咀嚼 ･････････････････････ 246
損失関数 ･･･････････････････ 73

●た●

体位性頻脈症候群 ･････････ 206
体外循環 ･･････････････ 212, 220
代償仮説 ･･････････････････ 180
体性感覚誘発電位
　　　･･････････････ 90, 92, 134, 137
体動アーチファクト ･････････ 58
唾液中コルチゾール濃度 ･･･ 265
多重解像度解析 ･････････････ 67
多重散乱系 ････････････････ 108
多重比較補正 ･･･････････････ 52
タッピング ･･････････････ 79, 149
丹参複合剤 ････････････････ 174

●ち●

チトクロームオキシダーゼ
　　　･･････････････ 132, 133, 219
チャンネル解析 ･････････････ 51
中医学的診断法 ････････････ 174
中心後回 ･･････････････････ 171
中大脳動脈血流速度 ･･･････ 233
聴覚閾値 ･･････････････････ 239
聴覚言語反応 ･･････････････ 241
聴覚反応 ･･････････････････ 239
聴覚野 ････････････････････ 239
聴覚連合野 ････････････････ 239

●て●

定常光測定 ････････････････ 108
低体温 ････････････････････ 213
適応学習 ･･････････････････ 185
デクスメデトミジン ･･･････ 211
デジタイザー ･････････････ 53, 105
デフォルトモードネットワーク
　　　･･････････････････････ 82
電位トポグラフィー ･････････ 92
てんかん ･････････ 121, 124, 261, 263
電流源密度 ･････････････････ 92

電流源密度解析 ･････････････ 91
電流源密度分布 ･････････････ 94

●と●

統合失調症 ････････････････ 153
動的脳血流自動調節能 ･･････ 37
独立成分分析 ･･････････ 72, 83
ドライアイ ･･････････････ 242, 243
ドライビングシミュレーション
　　　･･････････････････････ 266

●な●

内因性シグナル ･････････････ 29
内頸静脈球部酸素飽和度（SjO$_2$）
　　　･･････････････････････ 211
内頸静脈血酸素飽和度
　　　･･････････････････ 221, 224
難治性疼痛 ････････････････ 262
難聴 ･･････････････････････ 239

●に●

二酸化炭素（CO$_2$）反応 ･･･ 212
二層光学モデル ･････････････ 78
二波長差分光法 ････････････ 114
日本小児心身医学会
　　ガイドライン ･･････････ 205
乳酸 ･･････････････････････ 33
乳酸性作業閾値 ････････････ 234
乳児 ･･････････････････････ 33
任意単位（au） ･･････････････ 45
認知 ･･････････････････････ 188
認知抑制 ･･････････････････ 178

●ね●

眠気 ･････････････････････ 150

●の●

脳合併症 ･･････････････････ 212
脳灌流圧 ･･･････････････････ 36
脳グルコース消費量 ･････････ 36
脳血液量 ･･････････････････ 198
脳血管撮影 ････････････････ 142

索 引

脳血管障害 …………… 127, 128
脳血管攣縮 …… 141, 142, 143
脳血流 ………………… 35, 37
脳血流量 ……………… 35, 198
脳梗塞 …………………… 213
脳酸素消費量 ………… 35, 198
脳腫瘍 ………… 127, 129, 130
脳循環・代謝 …………… 210
脳循環予備能 ……………… 37
脳深部刺激療法 ………… 262
脳脊髄液 ………………… 9, 105
脳定位的 ………………… 96
脳波 …………… 90, 133, 137
脳分離循環 …………… 213, 220
脳保護療法 ……………… 221
脳由来神経栄養因子 …… 235

●は●

パーキンソン病 ………… 262
バーチャル・
　レジストレーション法 … 53
背外側前頭前野 ……… 194, 232
パニック障害 …………… 153
バランス ………………… 182
パルスオキシメータ …… 132
バルビツレート ………… 211
半球非対称性 …………… 178
判別分析 ………………… 269

●ひ●

皮下脂肪厚 ……………… 228
光拡散方程式 ……………… 23
光拡散理論 ………… 19, 84, 167
光散乱 ……………………… 3
光伝播 …………………… 23
光トポグラフィー ………… 55
ピコ秒パルス光 ………… 23
非散乱体 ………………… 4
皮質脳波 ………………… 83
皮質マッピング ………… 260

微視的視点 ……………… 109
非侵襲的脳機能マッピング法
　………………………… 121
非侵襲的連続血圧測定装置
　………………………… 206
非特異的覚醒レベル …… 236
皮膚血流量 ……………… 233
非分化仮説 ……………… 179
標準化 …………………… 61
標準脳座標 ……………… 42
表層信号変化 ………… 72, 74
ピルビン酸 ……………… 33, 35
疲労 ……………………… 150
貧困灌流症候群 ………… 37
貧困血流 ……………… 127, 128

●ふ●

ファーストレベル解析 …… 49
ファントム ……………… 88, 89
　液体— 21
フェンタニル …………… 211
フォトン ………………… 5
複雑部分発作 …………… 125
物理単位 ………………… 45
不定愁訴 ………………… 205
部分光路長 …………… 45, 103
部分実効光路長 ………… 7
ブロードマン（Brodmann）
　エリア ………………… 41
ブロックデザイン（測定）
　…………………… 46, 257
プロポフォール ………… 211
分水嶺梗塞 ……………… 258

●へ●

平均光路長 ……………… 20
ペナンブラ ……………… 37
ヘモグロビン変化 … 87, 88, 89
ベンゾジアゼピン系薬物 … 211
扁桃体 …………………… 267

●ほ●

補間マップデータ ……… 51
歩行 ……………………… 182
補足運動野 ……………… 171
ホルダー ………………… 40

●ま●

マッピング法 …………… 11
マルチモーダル・モニタリング
　………………………… 95

●み●

みかけの吸光度 ………… 109
みかけのヘモグロビン濃度変化
　光路長積 ……………… 88
ミダゾラム ……………… 211
ミトコンドリア ……… 36, 225
ミトコンドリア異常 …… 167
ミトコンドリアマトリックス
　………………………… 35

●も●

モル吸光係数スペクトル … 23
モンテカルロシミュレーション
　………………………… 104

●ゆ●

有酸素代謝 ……………… 227

●よ●

抑揚 ……………………… 240
予防医学 ………………… 163

●ら●

ランダム効果解析 ……… 50

●り●

立位姿勢 ………………… 182
リハビリテーション …… 181
　言語— 123
リラクゼーション ……… 161

●れ●

レミフェンタニル ……… 211

索引

● わ ●

ワーキングメモリ（作動記憶（課題）） 175, 194
和田法／ワダ法 122, 241

欧文

● A ●

acetazolamide 142, 165
Amyotrophic Lateral Sclerosis（ALS） 268
ASL 法（Arterial Spin Labeling 法） 101
Astrocyte-neuron lactate shuttle hypothesis（ANLSH） 36
ATP 35, 133
ATP/ADP 比 35

● B ●

balloon occlusion test（BOT） 134
Beer-Lambert 則 3, 26, 112
block design 46, 257
blood brain barrier（BBB） 37, 38, 235
BOLD 97, 99, 127, 129, 266
brain derived neurotropic factor（BDNF） 235
Brain-Machine Interface（BMI） 185, 271
Broca 121, 260

● C ●

carotid endarterectomy（CEA） 132, 134, 138, 258
Categorical design 46
character 150
color-word Stroop 課題（CWST） 233
command swallow 169
compensatory hypothesis ... 180
Constraint induced movement therapy（CIMT） 185
coupling 35
critical PO_2 219
cytochrome oxidase（cyt. ox.） 132, 133, 219

● D ●

Daubechies のウェーブレット 70
DBS 262
dedifferentiation hypothesis 179
default mode network 196
differential pathlength factor（DPF） 4, 5, 8
Diffuse Optical Tomography（DOT） 23
dipole tracing method（DT 法） 90, 94
dorsolateral prefrontal cortex（DLPFC） 194, 232
DWI 法（Diffusion-Weighted Imaging 法） 101
dynamic autoregulation 37

● E ●

event-related design ... 46, 257

● F ●

factorial design 46
$FADH_2$ 35
family-wise error（FWE） ... 52
fMRI 97
Functional electrical stimulation（FES） 271

● G ●

γ 波 32
General Linear Model（GLM） 50, 61, 91

● H ●

H_1 受容体占拠率 175
HAROLD 現象（Hemispheric Asymmetry Reduction in Old Adults） 178
hemodynamic response function（HRF） 47, 106
Heschl 回 239
hypofrontality 164

● I ●

indocyanine green 199
insulin like growth factor-1（IGF-I） 235

● L ●

lactate threshold（LT） 234
local field potential（LFP） ... 31

● M ●

Magnetic Resonance Spectroscopy（MRS） 227
Mini mental state examination 225
Misery perfusion 127, 128
MNI（Montreal Neurological Institute）標準脳座標系 42, 52
modified Beer-Lambert 則 ... 3, 5, 15, 45, 85, 103, 112, 166
MRIcro 44
multiunit activity（MUA） ... 31

● N ●

NADH 35
Neuro-glia-vascular coupling 35, 38
Neuro-glia-vascular unit ... 38
neurovascular coupling（NVC） 29
NIRS-SPM 60, 63
NIRS トポグラフィー 8

276

noncommand swallow 169

●P●

parametric design 46
perfusion reserve 146
personality 150
Platform for Optical Topography Analysis Tools 55
postoperative cognitive dysfunction（POCD）.................. 210

●R●

regional cerebral oxygen saturation（rSO_2）................. 211

●S●

Single Photon Emission CT（SPECT）... 124, 128, 134, 146
$SjvO_2$ 221, 224
somatosensroy evoked potential（SEP）......... 90, 92, 134, 137
Spatially Resolved Spectroscopy（SRS）........................... 15
State trait anxiety inventory（STAI）............................ 161

static autoregulation 36
statistical parametric map（SPM）
.... 103
Subarachnoid Hemorrhage（SAH）........................... 141
superficial temporal artery−middle cerebral artery（STA−MCA）吻合術 144

●T●

$T_2{}^*$信号 127
TAC（Time−to−Amplitude Converter）............................ 25
Talairach 標準脳座標系 42
TCA サイクル 33, 35
temperament 150
Temperament and Character Inventory（TCI）............ 150
time−resolved spectroscopy（TRS）...... 5, 19, 24, 84, 141, 142, 198, 223, 264
tissue oxygen index（TOI）
.... 211

transcranial Doppler（TCD）
.... 134, 137, 141
transcranial magnetic stimulation（TMS）............ 150, 178
t 検定 49

●U●

uncoupling 35

●V●

VASO 法（Vascular Space Occupancy 法）................. 101
VAS（Visual Analogue Scale）
.... 176

●W●

Watershed infarction 258
Wavelet−MDL 60

©2012

第1版1刷発行　2012年1月31日
第1版2刷発行　2016年7月19日

NIRS —基礎と臨床—

（定価はカバーに表示してあります）

検印省略

監修	酒谷　　薫
編集	岡田　英史
	星　　詳子
	宮井　一郎
	渡辺　英寿

発行者　　　服部治夫
発行所　　　株式会社 新興医学出版社
〒113-0033　東京都文京区本郷6丁目26番8号
電話　03(3816)2853　FAX 03(3816)2895

印刷　三報社印刷株式会社　　ISBN 978-4-88002-714-2　　郵便振替　00120-8-191625

- 本書の複製権・翻訳権・上映権・譲渡権・公衆送信権（送信可能化権を含む）は株式会社新興医学出版社が保有します。
- 本書を無断で複製する行為（コピー，スキャン，デジタルデータ化など）は，著作権法上での限られた例外（「私的使用のための複製」など）を除き禁じられています。研究活動，診療を含み業務上使用する目的で上記の行為を行うことは大学，病院，企業などにおける内部的な利用であっても，私的使用には該当せず，違法です。また，私的使用のためであっても，代行業者等の第三者に依頼して上記の行為を行うことは違法となります。
- JCOPY〈出版者著作権管理機構　委託出版物〉
本書の無断複製は著作権法上での例外を除き禁じられています。複製される場合は，そのつど事前に，出版者著作権管理機構（電話 03-3513-6969，FAX03-3513-6979，e-mail：info@jcopy.or.jp）の許諾を得てください。